骨 折 手 册

第6版

主　编	Kenneth A. Egol
	Kenneth J. Koval
	Joseph D. Zuckerman
主　审	唐佩福
主　译	周雪峰　陈　华
副主译	王晓平　齐红哲　张瀚夫
译　者	（以姓氏笔画为序）

王　蒙	王晓平	白克文	毕　争
朱正国	刘光波	齐红哲	祁　麟
李嘉琦	吴　岩	吴金超	沙　鑫
张汉清	张瀚夫	陈　华	陈志明
周　皓	周家宁	周雪峰	孟祥宁
封国超	袁　伟	郭　浩	姬　勇
常祖豪	彭　军		

河南科学技术出版社

· 郑州 ·

内容提要

本书为引进版，由资深骨科学专家编写和翻译，共分六部分 53 章。第一部分为总论，介绍了闭合复位、石膏固定和牵引，多发伤、开放性骨折、枪伤、病理性骨折、假体周围骨折及骨科镇痛等基础知识和基本技术；第二至第五部分按部位排序，分别介绍了中轴骨骨折、上肢骨折和脱位、下肢骨折及脱位、小儿骨折和脱位，包括每种骨折或脱位的流行病学、解剖学、损伤机制、临床评估、影像学评估、治疗方法和并发症防治等；第六部分为术中影像学。本书内容丰富，阐述简明，图文并茂，理论与实践、临床与影像、经典与新知紧密结合，可供骨科医师、医学院校师生和基层全科医师阅读参考。

图书在版编目（CIP）数据

骨折手册：第 6 版 /（美）肯尼斯·A. 埃戈尔（Kenneth A. Egol），（美）肯尼斯·J. 科瓦（Kenneth J. Koval），（美）约瑟夫·D. 朱克曼（Joseph D. Zuckerman）主编；周雪峰，陈华主译.—郑州：河南科学技术出版社，2024.4
ISBN 978-7-5725-1323-7

Ⅰ.①骨… Ⅱ.①肯… ②肯… ③约… ④周… ⑤陈… Ⅲ.①骨折-诊疗-手册 Ⅳ.①R683-62

中国国家版本馆 CIP 数据核字（2023）第 211188 号

Kenneth A. Egol，Kenneth J. Koval，Joseph D. Zuckerman
Handbook of Fractures，6th Edition.
ISBN：9781496384850
Copyright © 2020 Wolters Kluwer，All rights reserved.
Published by arrangement with Wolters Kluwer Health Inc.，USA
Wolters Kluwer Health did not participate in the translation of this title and therefore it does not take any responsibility for the inaccuracy or errors of this translation.

Wolters Kluwer Health Inc. 授权河南科学技术出版社独家发行本书中文简体字版本。

版权所有，翻印必究。

备案号：豫著许可备字-2021-A-0062

出版发行：河南科学技术出版社
北京名医世纪文化传媒有限公司
地址：北京市丰台区万丰路 316 号万开基地 B 座 115 室　　邮编：100161
电话：010-63863186　010-63863168
策划编辑：焦万田　刘英杰
责任编辑：焦万田　郭春喜
责任校对：龚利霞
封面设计：中通世奥
版式设计：崔刚工作室
责任印制：程晋荣
印　　刷：河南瑞之光印刷股份有限公司
经　　销：全国新华书店、医学书店、网店
开　　本：787 mm×1092 mm　1/16　**印张**：30.75　**字数**：616 千字
版　　次：2024 年 4 月第 1 版　　2024 年 4 月第 1 次印刷
定　　价：368.00 元

如发现印、装质量问题，影响阅读，请与出版社联系并调换

第6版编委会

主　审　唐佩福　中国工程院院士、主任医师、教授、博士研究生导师

主　译　周雪峰　主任医师，战略支援部队特色医学中心骨科主任

　　　　陈　华　主任医师、教授、博士生导师，解放军总医院第四医学中心创伤骨科一病区主任

副主译　王晓平　副主任医师，战略支援部队特色医学中心骨科副主任

　　　　齐红哲　主治医师，战略支援部队特色医学中心骨科

　　　　张瀚夫　上海恒润达生生物科技股份有限公司 MSL 医学联络官。西澳大学生物医学科学硕士，博士研究生在读

译　者　（以姓氏笔画为序）

　　　　王　蒙　战略支援部队特色医学中心骨科

　　　　王晓平　战略支援部队特色医学中心骨科

　　　　白克文　战略支援部队特色医学中心骨科

　　　　毕　争　解放军总医院骨科学部

　　　　朱正国　解放军总医院骨科学部

　　　　刘光波　战略支援部队特色医学中心骨科

　　　　齐红哲　战略支援部队特色医学中心骨科

　　　　祁　麟　解放军总医院骨科学部

　　　　李嘉琦　解放军总医院骨科学部

　　　　吴　岩　解放军总医院骨科学部

　　　　吴金超　战略支援部队特色医学中心骨科

　　　　沙　鑫　战略支援部队特色医学中心特勤诊疗三科

　　　　张汉清　战略支援部队特色医学中心脊柱外科

　　　　张瀚夫　上海恒润达生生物科技股份有限公司 MSL 医学联络官。西澳大学生物医学科学硕士，博士研究生在读

陈　华　　解放军总医院骨科学部

陈志明　战略支援部队特色医学中心脊柱外科

周　皓　　解放军总医院骨科研究所

周家宁　战略支援部队特色医学中心骨科

周雪峰　战略支援部队特色医学中心骨科

孟祥宁　北京大学第一医院急诊科

封国超　战略支援部队特色医学中心骨科

袁　伟　　战略支援部队特色医学中心骨科

郭　浩　　武警北京市总队医院骨科

姬　勇　　战略支援部队特色医学中心特勤诊疗三科

常祖豪　解放军总医院骨科学部

彭　军　　战略支援部队特色医学中心骨科

版面编辑

脊柱

Themistocles Protopsaltis, MD
Chief, Division of Spine Surgery
Department of Orthopedic Surgery
NYU Langone Health
NYU Langone Orthopedic Hospital
New York, New York

手

Nader Paksima, DO, MPH
Chief of Orthopedic Surgery
Jamaica Hospital Medical Center
Clinical Professor Orthopedic Surgery
Associate Chief of Hand Service
NYU Langone Health
NYU Langone Orthopedic Hospital
New York, New York

儿科

Pablo Castañeda, MD
The Elly and Steven Hammerman Professor of Pediatric Orthopaedic Surgery
Department of Orthopedic Surgery
Chief, Division of Pediatric Orthopaedic Surgery
Hassenfeld Children's Hospital at NYU Langone
NYU Langone Health
NYU Langone Orthopedic Hospital
New York, New York

其他贡献作者
麻醉

Uchenna O. Umeh, MD
Assistant Professor of Anesthesiology
Associate Regional Fellowship Director
Department of Anesthesiology, Perioperative Care and Pain Medicine
NYU Langone Health
NYU Langone Orthopedic Hospital
New York, New York

感谢我的家人，Lori，Alexander，Jonathan 和 Gabrielle，以及我的导师 KJK、JDZ 和 MJB。

——Kenneth A. Egol

感谢我的孩子们，他们是我生命中不变的人，一直在我身边。谢谢！Courtney、Michael 和 Lauren。感谢我的父母，他们在我的一生中给予我指导和鼓励。

——Kenneth J. Koval

感谢纽约大学朗格尼健康骨科部的住院医师和全体教员，感谢他们在过去 30 年的支持，也感谢 Ken Egol，是他把这本书提升到了卓越的新水平。

——Joseph D. Zuckerman

原著第6版前言

这部书展现了许多在本医院接受关节疾病训练的医师的工作。从 20 世纪 80 年代开始,骨科开始每周举办一次与教学主题相关的骨折病例会议。这项会议由一位资深住院医师主讲有关解剖学、骨折机制、影像学和临床评估、分型及治疗方案选择等内容,并结合一系列病例进一步阐明骨折治疗的方案。这位资深住院医师还负责准备一份关于骨折主题的讲义,并在讲座前分发。

随着时间的推移,很明显,这些骨折主题的讲义非常有用,可作为以后研究的参考,并被新入职的住院医师用作急诊室工作的辅助工具。这导致了《关节疾病骨折医院手册》的最初编撰工作,由我们自己组织并准备"内部"出版,参与人为 Scott Alpert 和 Ari Ben-Yishay 两位高年资住院医师,以及我们的编辑助理 William Green。《骨折手册》很快就变得非常流行。它的流行导致了第 2 版的编写和出版。第 3 版的设计,在一定程度上是为了配合《洛克伍德和格林的成人骨折》,第 4 版也是如此,它也完全更新了。

我们非常荣幸地向大家介绍第 6 版《骨折手册》,它最初是我们骨折会议的讲义,现在已经发展成为骨科中使用最广泛的教科书之一。尽管内容越来越多,我们仍然尝试保持它的"口袋大小"。最重要的是,我们一直努力保持《骨折手册》的本质,将其作为治疗骨折和相关损伤的全面的、有用的指南。我们希望这部《骨折手册》能给使用者在日常的骨折治疗中带来帮助。

Kenneth A. Egol,MD
Kenneth J. Koval,MD
Joseph D. Zuckerman,MD

目 录

第一部分

总　论

Part Ⅰ

第 *1* 章　闭合复位、石膏固定和牵引

一、闭合复位原则

- 移位骨折,包括即将进行内固定的骨折,必须进行闭合复位以减少软组织损伤和提高患者的舒适度。
- 夹板固定时必须考虑对软组织的保护。
  - 软垫填充所有骨性突起防止压疮。
  - 要为受伤后的肢体的进一步肿胀预留出空间。
- 充分的镇痛和肌肉放松是成功的关键。
- 利用轴向牵引和逆损伤机制复位骨折。
- 纠正短缩畸形、旋转畸形和成角畸形。
- 骨折部位不同,复位方法也不同。
- 固定必须超过上、下邻近的关节。
- 三点接触法固定维持骨折复位。

二、常用的夹板固定技术

- 夹板可以预制或定制。
- "Bulky" Jones 夹板(指衬垫材料)
  - 下肢夹板,通常用于足踝骨折和膝关节周围骨折,通过柔软的棉花和大量的石膏棉来填充,以保护伤后肿胀的软组织。该类夹板包括用于固定踝/胫骨的单独的后方托板和由内到外包绕内外踝的"U"形板,以及用于膝关节损伤的膝关节固定器。受伤部位的近端和远端应充分填充保护。
- Sugar-tong 夹板
  - 用于治疗前臂远端骨折的"U"形上肢夹板,环绕肘部,固定前臂的掌侧和背侧(图 1.1)。

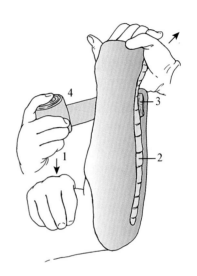

图 1.1　Sugar-tong 石膏夹板固定。包绕在肘部和前臂,并使用纱布绷带缠绕固定。从掌指关节的背面开始,到骨折部位的掌侧面

- Coaptation 夹板
  - 是应用于肱骨骨折的上肢夹板,"U"形固定在上臂的内、外侧面,环绕肘部并在肩关节处重叠。
- 尺骨沟形夹板。
- 手部掌侧/背侧夹板。
- 拇指"人"字形夹板。
- 踝关节后托带或不带"U"形夹板。
- 长腿后托。
- 膝关节固定器。
- 颈托。
- 骨盆兜/绑带。

　　了解常规的石膏技术和使用特殊夹板与石膏的方法,请访问渥太华大学网站:www.med.uottawa.ca/procedures/cast/。

三、石膏固定

- 目的是半坚强固定,避免出现压迫或引起皮肤的并发症。
- 在治疗急性期的骨折时,由于存在肢体肿胀和软组织并发症,要谨慎使用。
  - 石膏衬垫:衬垫从远端到近端铺垫,重叠50%,至少两层,骨突起处(腓骨头、内外踝、髌骨、髁部、尺骨鹰嘴)应加厚。
  - 石膏:使用冷水可延长塑形时间。使用热水可能导致皮肤的烫伤。最好使用常温的水。
    - 大腿应用 6 英寸(15cm)宽的石膏。
    - 小腿应用 4～6 英寸(10～15cm)宽的石膏。
    - 上臂应用 4～6 英寸(10～15cm)宽的石膏。
    - 前臂应用 2～4 英寸(5～10cm)宽的石膏。
  - 玻璃纤维材料
    - 这种材料塑形更难,但更加防水和防折断。
    - 一般来说,这种材料的强度是同等厚度石膏强度的 2～3 倍。

  了解一般的石膏技术和使用特殊夹板和石膏的方法,请访问渥太华大学网站:www.med.uottawa.ca/procedures/cast/。

(一)膝以下石膏(短腿石膏)

- 石膏应超过跖骨头。
- 踝关节应固定于中立位;在膝关节屈曲位时制作。
- 确保足趾能自由活动。
- 制作行走石膏应加厚足底。
  - 考虑耐用性最好采用玻璃纤维。
- 软垫充分填充腓骨头和足底部。

(二)膝以上石膏(长腿石膏)

- 首先固定膝关节以下部分。
- 保持膝关节屈曲 5°～20°。

- 在股骨髁上塑形,增强旋转稳定性。
- 在髌骨前额外添加衬垫。

(三)长和短的上肢石膏

- 掌指关节(MCP)应该能够自由活动
  - 不要越过手掌近端掌横纹。
- 石膏不超过第 1 掌骨基底部,拇指能够自由活动;拇指与小指的对掌活动不受限。
- 为更好塑形,应均匀用力。
- 用手掌的大鱼际部塑形,避免用其他部位塑形产生受压点。

四、石膏和夹板的并发症

- 复位后再移位。
- 应用石膏/夹板后最早 2h 就可出现压力性坏死。
- 石膏过紧或发生骨筋膜室综合征
  - 单槽切开:压力降低 30%。
  - 双槽切开:压力降低 60%。
  - 切开石膏填充物进一步降低压力。
  - 在单槽石膏中使用"石膏剪刀"可以显著降低接触压力。
- 热损伤
  - 避免使用厚度超过 10 层的石膏。
  - 避免水温超过 24℃。
  - 玻璃纤维材料一般不会有此并发症。
- 石膏拆除过程中由于技术失误造成的割伤和烧伤。
- 血栓性静脉炎或肺栓塞:下肢骨折及骨折固定后发生率增高,但预防性治疗存在争议。上肢骨折发病率可达 0.7%。
- 关节僵硬:关节应尽可能不被固定(如短臂石膏不应固定拇指掌指关节),如果一定要被固定,尽量固定于功能位。

五、功能位置

- 踝关节:背屈的中立位(无跖屈和内翻)。
- 手部:掌指关节屈曲(70°～90°),指间关节伸展(也称为手内在肌伸展位)(图 1.2)。

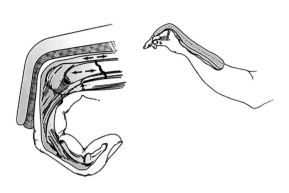

图 1.2　掌指关节的功能位

六、牵引

- 为长骨干骨折的初始稳定提供持续控制力量,并有助于手术过程中的复位。
- 根据具体情况选择骨牵引或皮牵引。

(一)皮牵引

- 施加的牵引力有限,一般不超过 10 磅 (4.5kg)。

- 可能会导致软组织并发症,特别是在老年患者或有类风湿皮肤病的患者。
- 手术中应用时,皮牵引无论是控制长度还是控制旋转,力量都是不足的。
- Buck 牵引是用柔软的敷料包绕小腿和足,并与床尾的牵引重物连接。
  - 它能为髋部骨折和某些儿童骨折患者提供临时制动。
  - 最大牵引力不超过 7～10 磅(3～4.5kg)。
  - 密切关注皮肤情况,尤其是老年人和类风湿疾病的患者。

(二)骨牵引(图 1.3)

- 比皮牵引的力量更大,对骨折块的把控力更强。
- 下肢骨折的骨牵引重量可达体重的 15%～20%。
- 患者清醒的情况下,打入骨牵引针需要局麻

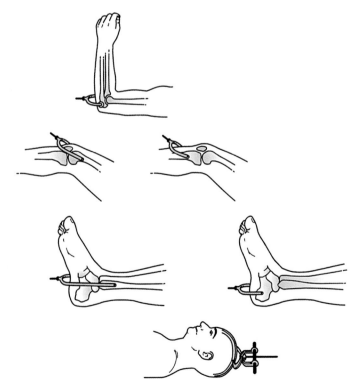

图 1.3　骨牵引的位置。可在不同部位进行骨牵引。图为各种骨牵引技术 (Modified from Connolly J. Fractures and Dislocations:Closed Management. Philadelphia:WB Saunders;1995.)

- 局麻应浸润到敏感的骨膜。
- 对于长骨、骨盆和髋臼骨折，在进行手术治疗之前，它是首选的治疗方法。
- 选择细的克氏针（Kirschner 针）还是粗的斯氏针（Steinmann 针）
  - 用手钻插入克氏针比较困难，需要使用张力牵引弓。
  - 斯氏针可以是光滑的，也可以是带螺纹的
    - 光滑的针强度更大，但更容易滑动。
    - 带螺纹的针强度更差，并且随着重量的增加，更容易弯曲，但好处是不容易滑动，并且更容易钻入骨组织。
    - 一般来说，尽量选择最粗的针（5～6mm），特别是选择螺纹针的时候。

（三）胫骨结节牵引

- 进针点为胫骨结节后 2cm，向远端 1cm
  - 骨质疏松时进针位置更靠远端。
- 从外侧向内侧进针，避开腓总神经。
- 在进针处和出针处尽量切开，减轻皮肤张力。
- 最好避免穿过前间室。
- 进针处用无菌敷料覆盖。尖头处应加以保护，避免划伤。

（四）股骨髁上牵引（图 1.4）

- 这是临时固定骨盆骨折、髋臼骨折和大部分股骨干骨折（尤其是伴有膝关节韧带损伤）的首选方法。
- 从内侧到外侧进针（避开神经和血管束），进针点位于内收肌结节处，股骨内上髁略向近端的位置。
  - 牵引针的位置可通过膝关节正位上的髌骨位置来定位。
- 尽量分离至骨面，以免损伤股浅动脉。

（五）跟骨结节牵引

- 最常见的是与超关节的外固定架联合应用

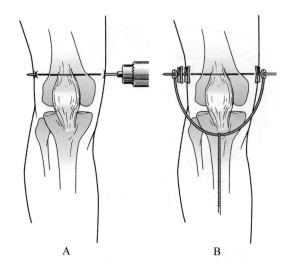

图 1.4　股骨髁上牵引的穿针技术。 A. 骨牵引针在股骨远端从内侧钻向外侧。局麻浸润骨膜后，注意避开膝关节后内侧的神经和血管束。使用手钻钻入 3mm 的斯氏针，注意避免牵扯皮肤，造成疼痛。B. 放置牵引针衬垫后，连接牵引弓（Modified from Connolly J. Fractures and Dislocations：Closed Management. Philadelphia：WB Saunders；1995.）

形成的"可移动的牵引"，也可与布朗氏架一同使用。
- 它用于难复位的旋转性踝关节骨折，部分 pilon 骨折，以及一侧下肢有多处长骨骨折或软组织损伤。
- 针从内侧向外侧打入，远离神经和血管束，进针位置位于内踝尖向后和向下 2.0～2.5cm 处。

（六）鹰嘴牵引

- 现在很少使用。
- 由尺骨鹰嘴的内侧向外侧置入一个小号到中号的牵引针，距鹰嘴尖 1.5cm。
- 肘关节屈曲 90°，前臂和腕关节用皮牵引维持。

（七）Gardner Wells 颅骨牵引

- 用于颈椎复位与牵引。
- 牵引针固定于耳郭上方一横指宽，外耳道

稍微偏后一点的地方,用单皮质螺钉固定颅骨。

- 牵引重量从 5 磅(2.3kg)开始,之后根据后续的 X 线片和临床检查调整,每次增加 5 磅(2.3kg)。

(八)Halo 环

- 适用于某些特定颈椎骨折,作为最终治疗或内固定的辅助保护。
- 缺点
  - 钉道问题。
  - 影响呼吸功能。
- 操作技术
  - 调整好患者的体位,保持脊柱稳定。
  - 安装 Halo 环。
  - 放置螺钉位置
    - 前方:眉弓上方,避开眶上动脉、神经和额窦。
    - 后方:耳的后上方。
- 将针拧紧至 6～8(英尺・磅)/[8.1～10.8(N・m)]的扭矩。
- 如果松动需再次拧紧
  - 牵引针在置入后 24h 内只能紧一次。
  - 根据需要随时调整架子。

(九)跨关节的外固定架

- 骨科损伤控制(DCO)的概念。
- 可以使长骨临时稳定。
- 使患者容易搬动。
- 不会引起患肢筋膜室压力升高
  - 通常在手术室透视下进行,但在紧急情况下也可在床边或现场进行。
  - 半针固定可放置于髂骨、股骨、胫骨、跟骨、距骨和前足。
  - 用各种夹钳和连杆连接固定。
  - 适用于长骨骨折和关节骨折的牵开。

第**2**章　多发伤

一、引言

- 高速创伤是全球 18－44 岁年龄组死亡的主要原因。
- 对于医疗系统来说，钝性创伤的花费比其他任何疾病都要高。
- 目前对多发伤的定义尚未统一，但多发伤的患者定义包括以下几种。
  - 损伤严重程度评分（ISS）＞18。
  - 入院时血流动力学不稳定或凝血功能障碍。
  - 损伤涉及多个系统：中枢神经系统（CNS）、呼吸系统、消化系统、运动系统等。

二、现场处理

优先处理

- 气道和通气的评估和建立。
- 循环和灌注的评估。
- 出血的控制。
- 患者脱离现场。
- 休克处理。
- 骨折固定。
- 患者转运。

三、创伤死亡

　　创伤死亡往往分为以下三个阶段。

- 即刻死亡：通常由严重的脑损伤或心脏、主动脉或大血管破裂导致。它取决于公共卫生措施和教育，如使用安全头盔和乘客约束装置。
- 早期死亡：发生在伤后数分钟至数小时内，通常是由于颅内出血、血气胸、脾破裂、肝破裂或大量失血的多发性损伤所致。这些创伤是可救治的，在一级创伤中心进行紧急、联合、正确的治疗是最有益的。
- 晚期死亡：发生于创伤后数天至数周，与感染、血栓或多器官功能衰竭有关。
- 死亡率随着患者年龄的增长而增加（图 2.1）。

四、黄金 1h

- 快速运送严重创伤的患者到创伤中心是进行正确评估和治疗的必要条件。
- 严重的、多发伤的患者若没有进行及时正确地处理，其存活的概率在 1h 后迅速下降，每过 30min，死亡率增加 3 倍。

五、抢救团队

- 创伤小组由创伤外科医师领导，作为"船长"的角色，处理和指导抢救患者。
- 骨科会诊有利于评估所有肌肉、骨骼系统损伤，早期固定骨折，并与创伤外科医师合作，治疗休克和出血。

六、复苏

- 对患者进行初步评估[高级创伤生命支持（Advance Trauma Life Support，ATLS），ABCDE]：气道、呼吸、循环、功能的评估、显露。

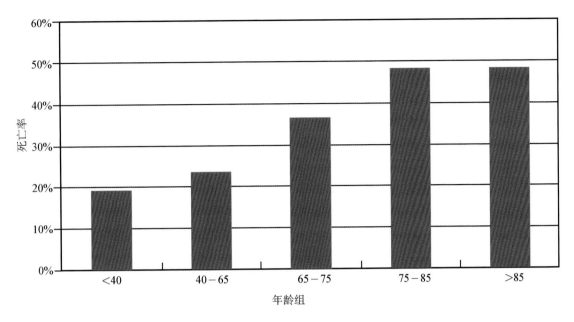

图 2.1 死亡率随年龄增长而增加

七、气道管理

- 保证上呼吸道通畅。
- 清除异物并吸出分泌物。
- 根据需要建立经鼻、气管或鼻气管的通气道,必要时行气管切开术。
- 患者应接受与颈椎损伤一样的固定和处理。不要因为担心可能存在颈椎损伤而影响气道通畅的实施,而导致患者死亡。操作时轻柔,如轴向牵引,通常可以在不损害神经系统的情况下安全进行气管插管。

八、呼吸

- 包括对通气情况(呼吸)和氧饱和度的评估。
- 气道建立后通气不良的最常见原因包括气管插管位置的不正确、气胸和血胸
  - 张力性气胸
    - 诊断:气管移位,一侧呼吸音消失,叩诊呈鼓音,颈静脉怒张。
    - 治疗:在锁骨中线的第2肋间插入大号针头减压,然后留置胸腔引流管。

- 开放性气胸
  - 诊断:胸部吸吮式伤口。
  - 治疗:密闭性敷料留一侧不与胸壁粘贴,允许空气向外出,不允许空气向内进入,然后通过手术闭合伤口,留置胸腔引流管。
- 连枷胸伴肺挫伤
  - 诊断:通气时胸壁的反常活动。
  - 治疗:适当进行液体复苏(注意液体过负荷),气管插管,必要时进行呼气末正压通气。
- 气管插管位置不正确
  - 诊断:胸片表现气管内插管位置不正确,只有一侧存在呼吸音,呼吸过程中胸廓起伏不对称。
  - 治疗:调整气管插管的位置,或者重新进行气管插管。
- 血胸
  - 诊断:胸片可见液性暗区,呼吸音减弱或消失。
  - 治疗:放置胸腔引流管。
- 气管插管的适应证

- 患者对气道失去控制(或估计失去控制)。
- 防止昏迷患者误吸。
- 治疗颅内压升高时过度通气。
- 面部创伤和水肿导致气道梗阻。

九、循环

- 血流动力学的稳定是指单纯通过维持机体的液体容量水平就能让患者的生命体征(血压、心率)达到正常范围。
- 在创伤患者中,若无明显的其他原因,一般为失血性休克。
- 在肘窝或腹股沟处建立至少 2 条大口径的静脉通路,不要置于患侧肢体。
- 另外,成人可进行大隐静脉切开,6 岁以下的儿童可使用骨内(胫骨)注射。
- 对血压和尿量一定要进行连续监测,中心静脉压监测可通过中心静脉进行,或使用 Swan-Ganz 导管监测血流动力学的稳定性。在血流动力学稳定之前,应连续监测血细胞比容。
- 监测外周血压。
- 能触诊到各种外周动脉搏动的最低血压。

外周动脉搏动	最低血压
桡动脉	80mmHg
股动脉	70mmHg
颈动脉	60mmHg

十、休克患者的早期治疗

- 首先控制明显出血:直接压迫止血优于使用止血带或盲目使用止血钳止血。
- 建立大口径的静脉通路,液体复苏(使用生理盐水或林格液),监测尿量、中央静脉压和血气的 pH。
- 连续的血细胞比容监测,根据指征输血。
- 用 Thomas 架牵引或四肢夹板来固定不稳定骨折,减少出血。

- 也可考虑行血管造影(必要时进行血管栓塞)或立即手术止血。

十一、创伤性低血压的鉴别诊断

(一)心源性休克

- 心律失常,心肌损害。
- 心包填塞
  - 诊断:颈静脉扩张,低血压,心音遥远(Beck 三联征)。
  - 治疗:剑突下心包穿刺。

(二)神经源性休克

- 发生于胸段脊髓损伤的患者中,交感神经损伤导致不能维持血管张力。
  - 诊断:低血压,不伴有心动过速或血管收缩。常见于头部受伤或脊髓受伤的患者,液体复苏无效。
  - 治疗:血容量恢复后,使用血管活性药物(注意防止液体过负荷)。

(三)感染性休克

- 常见于气性坏疽、漏诊的开放性损伤和污染伤口行早期闭合的患者。
  - 诊断:低血压伴发热、心动过速、皮肤发冷、多器官功能衰竭。可发生在早期到晚期阶段,一般不是急性发病。
  - 治疗:液体平衡,血管活性药物,抗生素。

(四)失血性休克

- 超过 90% 的患者在创伤后处于急性休克状态。
- 常见于大面积开放性损伤、活动性出血、骨盆和(或)股骨骨折、腹部或胸部创伤的患者。
  - 诊断:低血压、心动过速。在没有开放性出血的情况下,必须排除大量出血在容积较大的腔隙中(胸腔、腹腔、盆腔、大腿)。这可能需要诊断性腹腔灌洗

(DPL)，创伤超声重点评估（FAST）基于患者病情可选择血管造影、CT、MRI或其他检查。

- 治疗：积极的液体复苏，输血，血管栓塞，手术止血，骨折固定，以及根据出血原因应用其他止血方法。

十二、出血分级

- 一级：循环血量损失<15%。
  - 诊断：血压、脉搏或毛细血管充盈无变化。
  - 治疗：补充晶体液。
- 二级：循环血量损失15%～30%。
  - 诊断：血压正常，心动过速。
  - 治疗：补充晶体液。
- 三级：循环血量损失30%～40%。
  - 诊断：心动过速、呼吸急促、低血压。
  - 治疗：快速补充晶体液，再输血。
- 四级：循环血量损失>40%。
  - 诊断：明显的心动过速和低血压。
  - 治疗：立即输血。

十三、输血

- 最好使用交叉配型的全血，需要大约1h的实验室交叉配型和血液准备。
- 生理盐水交叉配血可能在10min内完成；但可能有少量抗体。
- O型Rh阴性血液只用于危及生命的大出血。
- 血液复温有助于防止体温过低。
- 监测凝血因子、血小板和血钙水平。

十四、气压抗休克服或军用抗休克裤（仅用于野外）

- 用于控制骨盆骨折引起的出血。
- 通过增加外周血管阻力来维持收缩压。
- 可通过减少下肢血流灌注来维持中心静脉压。
- 优点：简单、快速、可重复使用、即刻固定

骨折。
- 缺点：限制腹腔、盆腔和下肢的显露，加重充血性心力衰竭，降低肺活量，可能引起骨筋膜室综合征。
- 严重胸部创伤患者禁用。

十五、急诊手术适应证

- 出血继发于以下器官
  - 肝、脾或肾实质损伤：剖腹探查。
  - 主动脉、腔静脉或肺血管撕裂：剖胸探查。
  - 颅骨凹陷性骨折或急性脑出血：开颅手术。

十六、功能障碍（神经系统评估）

- 初步检查包括评估患者的意识水平、瞳孔对光反射、四肢感觉和运动功能、肛门张力和肛周感觉。
- 格拉斯哥（Glasgow）昏迷评分（表2.1）通过测量三种行为反应：睁眼能力、最佳言语反应和最佳运动反应来评估意识水平、脑功能损伤的严重程度和患者潜在康复情况。
- 改良后的创伤评分由呼吸频率、收缩压和Glasgow昏迷评分相加得出，可用于决定哪些患者应送往创伤中心（表2.2）。

表2.1 Glasgow昏迷评分

Glasgow 评分	分数
1. 睁眼（E）	
（1）自主睁眼	4
（2）呼唤睁眼	3
（3）刺激睁眼	2
（4）无睁眼反应	1
2. 最佳运动反应（M）	
（1）遵嘱活动	6
（2）刺激定位	5
（3）刺激躲避	4
（4）刺激屈曲	3
（5）刺激过伸	2
（6）无运动反应	1

（续 表）

Glasgow 评分	分数
3. 最佳言语反应（V）	
（1）回答正确	5
（2）回答错误	4
（3）只能说话	3
（4）只能发音	2
（5）不能言语	1

GCS＝E＋M＋V（范围，3～15）。

Glasgow 评分＜13，收缩压＜90mmHg，或呼吸频率＞29 或每分钟＜10 次，应该送到创伤中心。这些损伤无法通过身体检查进行充分评估。

表 2.2 修订创伤评分：创伤评分系统

修订创伤评分（RTS）	数值	分数
1. 呼吸频率（次/min）	10～29	4
	＞29	3
	6～9	2
	1～5	1
	0	0
2. 收缩压（mmHg）	＞89	4
	76～89	3
	50～75	2
	1～49	1
	0	0
3. Glasgow 评分	13～15	4
	9～12	3
	6～8	2
	4～5	1
	3	0

RTS ＝ 0.9368 GCS ＋ 0.7326 SBP ＋ 0.2908 RR。RTS 与存活率有很高的相关性。

十七、创伤严重程度评分（表 2.3）

- 这个解剖评分系统为多发创伤患者提供了一个整体评分。
- 它基于简明损伤定级标准（AIS），对个人伤害的严重程度进行分类，从 1（轻度）～6（致命）。

表 2.3 多发创伤患者床上严重程度评分（ISS）

身体部位（外部结构）的简明损伤定级标准
- 软组织
- 头部和颈部
- 胸部
- 腹部
- 四肢和（或）骨盆
- 面部

严重度代码
- 轻度＝1
- 中度＝2
- 重度（无生命危险）＝3
- 重度（有生命危险）＝4
- 危重（不确定是否能存活）＝5
- 死亡（到达时已死亡）＝6

$ISS＝A^2＋B^2＋C^2$。A、B 和 C 代表个体身体区域严重度代码。

- 对身体的六个区域（头部、面部、胸部、腹部，包括骨盆在内的四肢和软组织）进行评估，每个部位的损伤都进行一个 AIS 评分。
- ISS 总分是根据 3 个损伤最严重的部位分值的平方和计算得出的。必须强调的是，只对每个部位最严重的损伤进行评分。
- ISS 评分的分值 1～75 分，任何部位得分为 6 时，总分自动评为 75 分。
- ISS 评分只计算 3 个损伤最严重的部位，每个部位只计算最严重的损伤；如果患者有 3 个以上部位存在 1 个以上的严重创伤，或 1 个部位有多处严重创伤时，则创伤的严重程度可能会被低估。
- 为了解决这些局限性，Osler 等提出了一种改良的系统，他们称之为新创伤严重度评分（NISS）。即患者遭受最严重的 3 个损伤 AIS 分数的平方和，而不考虑损伤发生的部位。结果表明，两种系统都可很好预测多发性创伤患者的预后。

十八、显露

- 去除创伤患者所有的衣服，检查全身是否有损伤的症状和体征这一点很重要。

十九、影像学评估

- 如果存在以下任何一项 NEXUS（国家急诊放射学应用研究会）的标准，则不应在无影像学检查的情况下排除颈椎损伤。
  - 颈椎后中线压痛。
  - 神经功能缺失。
  - 痛苦的、分散注意力的创伤（这种创伤干扰了提问和检查的可靠性）。
  - 意识的改变。
  - 中毒迹象。
- 在需要颈椎影像学检查的情况下，CT 已经取代了传统的 X 线片。MRI 可能是排除椎间盘突出、硬膜外血肿、脊髓压迫和韧带损伤的必要手段（见第 9 章）。
- 胸部正位片。
- 当损伤机制提示时拍摄骨盆正位片。
- 许多部位的 CT 用作初步检查。
- 条件允许时，FAST 超声检查（腹部超声）筛查腹腔内出血已取代诊断性腹腔灌洗（DPL）。

二十、稳定期

- 初步复苏后即进入稳定期，可能维持数小时到数天，在此期间要调整全身状态。包括以下情况。
  - 恢复血流动力学的稳定。
  - 给予足够的氧疗和器官灌注。
  - 肾功能恢复。
  - 出血性疾病的治疗。
- 在此期间，发生深静脉血栓的风险最高，多发伤患者的发生率高达 58%。发生率最高的损伤包括脊髓损伤、股骨骨折、胫骨骨折和骨盆骨折。高度怀疑有深静脉血栓的患者必须行超声检查。
- 无出血风险的患者中，低分子肝素在预防血栓方面比梯度加压装置更有效。但在有出血风险的患者，特别是伴有颅脑损伤的患者中，禁忌使用。应持续预防深静脉血栓，直至患者可自由下床活动。
- 在血管造影时可以放置下腔静脉滤网，对深静脉血栓的患者有效。使用临时可拆卸的滤网更加方便和有效。
- 肺损伤（如肺挫伤）、菌血症、多器官功能衰竭（因休克时间过长）、大量输血及骨盆或长骨的骨折可导致急性呼吸窘迫综合征（ARDS）。

二十一、骨科手术的时机

- 从心肺功能角度来看，经抢救的大多数患者都能在伤后 4～6h 稳定下来。
- 早期的骨科手术介入的指征
  - 股骨或骨盆骨折，其肺部并发症发生率较高（如脂肪栓塞、ARDS）。
  - 胫骨或前臂骨折最容易发生骨筋膜室综合征。
  - 开放性骨折。
  - 血管损伤。
  - 不稳定的颈椎或胸腰段损伤。
  - 肩关节、肘关节、腕关节、腕骨、髋关节、膝关节、踝关节、后足关节和中足关节的脱位，在急诊室（ED）无法复位的患者。
- 患者一般状态下的稳定性测定
  - 免疫系统的激活导致炎性介质的释放和抑制
    - 可能导致"二次打击"现象（图 2.2）。
  - 复苏的质量
    - 复苏时的生命体征具有欺骗性。
    - 碱缺乏和乳酸酸中毒等检验指标能准确反映内环境的情况。
  - 没有凝血异常的迹象。
  - 只要维持内环境的稳定，没有证据表明，手术的持续时间会导致肺或其他器官功能障碍、患者预后恶化。
  - 必须根据患者的情况随时准备改变计划。
  - 血流动力学稳定而无急诊手术指征的患者，在手术前应接受内科优化治疗（即心源性风险分级和优化）。

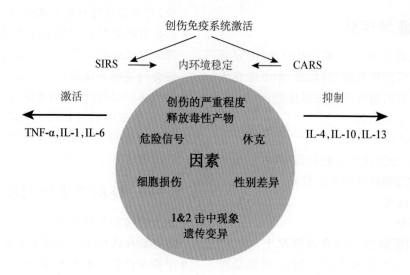

图 2.2　与"二次打击"现象相关的因素。CARS. 代偿性抗炎症反应综合征；IL. 白细胞介素；SIRS. 全身炎症反应综合征；TNF-α. 肿瘤坏死因子-α

- 手术时机的判定
  - 由普外科、麻醉科和骨科共同决定。
  - 手术大小可以根据患者的情况来选择。
  - 根据患者生理状态决定手术时机和范围。
  - 早期全面处理（ETC）是一种理念，主张尽早、终极稳定或固定所有的骨科创伤。
  - 不能接受 ETC 的患者可能需要进行损伤控制手术，其作为一种暂时的稳定措施。
- 不完全复苏
  - 基于生理学评估。
  - 重症监护包括监测、复苏、复温、纠正凝血功能异常和碱缺失。
  - 一旦患者体温恢复正常，氧供正常，应重新考虑进一步的手术治疗。

二十二、合并伤

（一）颅脑损伤

- 颅脑损伤的早期诊断、早期处理是初始治疗的重点。
- 与其他系统相比，创伤患者的死亡率与颅

脑损伤的严重性高度相关。
- 使用 Glasgow 评分评估神经系统功能（见上文）。
- 必要时进行颅内压监测。

评估

在进行初步神经学评估后，如果有指征急诊可行 CT 检查（不需要增强 CT）对损伤进行放射学评估。http://www. itim. nsw. gov. au/images/2/2b/Head _ injury _ CPG _ full_report.pdf

- 脑挫伤
  - 诊断：伴有神经系统的体征且长期意识不清。
  - 治疗：密切观察。
- 硬膜外出血（脑膜中动脉撕裂）
  - 诊断：意识丧失后间断性清醒，随后出现严重意识丧失。
  - 治疗：手术减压。
- 硬膜下出血（硬膜下静脉撕裂）
  - 诊断：神经症状出现较晚。伤后逐渐出现意识不清伴间断性清醒。
  - 治疗：手术减压。

- 蛛网膜下腔出血(伴脑脊液漏)
  - 诊断:脑膜刺激征。
  - 治疗:密切观察。

(二)胸部损伤

- 是由于钝器伤(如挤压伤)、穿透伤(如枪击伤)或减速伤(如机动车事故)引起。
- 损伤包括大血管破裂、主动脉夹层、胸骨骨折、心脏或肺挫伤等。
- 伴有肩胛骨骨折的患者应高度怀疑有胸部损伤。
- 严重的血流动力学不稳定的患者可急诊开胸。
- 血胸或气胸需放置胸腔闭式引流。

评估

- 胸片可显示纵隔增宽、血胸、气胸或肌肉骨骼损伤。
- 怀疑胸部创伤的患者行增强 CT 检查,还可显示胸椎损伤。

(三)腹部损伤

- 主要是指伴有钝性或穿透性创伤。

评估

- 口服钡餐的 CT 或增强 CT 用于诊断腹腔或盆腔脏器损伤。同时了解骨盆骨折、腰骶部骨折或髋关节疾患。
- 诊断性腹腔灌洗(DPL)一直是快速诊断需要行手术治疗的腹部损伤的金标准。通常用于患者病情不稳定、无法进行 CT 检查时。
- 阳性的腹腔灌洗结果
  - 血液、胆汁或粪便。
  - 红细胞>100 000/ml。
  - 白细胞>500/ml。

- 超声检查(FAST)已被广泛用于评估腹腔积液和胸腔积液的量。它是一种快速、无创、床旁操作、可重复使用的方法,可检测心包、肝肾隐窝、盆腔或 Douglas 陷凹的积液情况。

(四)泌尿系统损伤

- 15%的腹部创伤可导致泌尿系统损伤。

评估

- 如果怀疑有泌尿系统损伤(如尿道口有血),在留置导尿管之前应进行逆行尿道造影。尿道损伤需要留置耻骨上膀胱造瘘管。如果有骨盆骨折,必须请泌尿科医师会诊。
- 如果发现血尿,则应行尿路造影、膀胱造影和静脉肾盂造影。

(五)骨筋膜室综合征

- 由筋膜室内大量出血引起。

评估

- 其表现为疼痛与损伤程度不符,肢体肿胀紧张,麻木或感觉异常,以及肌肉被动牵拉痛。

(六)脂肪栓塞综合征

- 当脂肪球渗漏到血液系统并积聚到一定程度时,便会阻塞血液流动。通常发生在下肢长骨骨折。脂肪栓塞综合征最终会导致器官损伤、炎症和神经损伤。

评估

- 症状主要表现为贫血、发热、呼吸急促、反射迟钝、精神错乱、昏迷和瘀点、皮疹。

第 **3** 章　开放性骨折

- 开放性骨折是指骨的连续性中断,同时伴有皮肤的破裂,导致其下方的软组织、骨折端和血肿直接与外界相通。旧称复合性骨折。
- 1/3 的开放性骨折患者伴有多发性损伤。
- 任何与骨折发生在同一段肢体的伤口,在证实其不与骨折端相通之前,均应怀疑是开放性骨折引起的。
- 开放性骨折中的软组织损伤有三个重要后果
  - 因暴露于外部环境中,伤口和骨折会受到污染。
  - 挤压伤、剥脱伤和血供差可加重软组织损伤和感染发生率。
- 软组织封套的破坏或缺失可能影响骨折固定的方式;影响覆盖在骨表面的软组织对骨折愈合的促进作用(如提供成骨细胞);并导致肌肉、肌腱、神经、血管、韧带的功能丧失或皮肤的损伤。

一、损伤机制

- 开放性骨折是由于暴力直接作用造成的。作用的动能($KE = \frac{1}{2}mv^2$)被软组织和骨结构减弱(表 3.1)。

表 3.1　不同损伤机制传递的能量

伤害	能量(ft-lb)
路边摔倒	100
滑雪摔伤	300～500
高速枪伤(单发飞弹)	2000
每小时 20 英里(9m/s)速度的撞击伤(假设为保险杠撞击固定目标)	100 000

　　From Rajasekaran S, Devendra A, Ramesh P, et al. Initial management of open fractures. In: Tornetta P Ⅲ, Ricci WM, Ostrum RF, et al. , eds. Rockwood and Green's Fractures in Adults. Vol 1. 9th ed. Philadelphia: Wolters Kluwer; 2020:484-530.

- 骨折移位和粉碎的程度反映软组织损伤的程度,与暴力的大小成正比。

二、临床评估

- 患者评估包括高级创伤生命支持(advanced trauma life support,ATLS),包括主要检查[气道(airway)、呼吸(breathing)、循环(circulation)、功能障碍(disability)和显露(exposure),ABCDE],二次检查(病史、完整的体格检查、X 线片)和第三次检查(仔细评估检查)。
- 早期复苏并处理危及生命的损伤。
- 评估头、胸、腹、骨盆和脊柱的损伤。
- 明确四肢的所有损伤。
- 评估受损肢体的血管神经情况。
- 评估皮肤和软组织损伤;如果计划进行手术

干预,则不建议在紧急情况下探查伤口,因为它有进一步污染伤口的风险,提供有用信息的能力有限,并可能导致进一步的出血。

- 在无菌条件下,可在急诊室清除明显的和容易去除的异物。
- 如果预计手术延迟时间较长,可以在急诊室用无菌生理盐水冲洗伤口。
- CT 可有效地评估是否需要行关节切开术。在开放伤口中,CT 提示气体的存在是行关节切开术的诊断依据。
- 确定骨骼系统的损伤;行必要的 X 线检查。

三、骨筋膜室综合征

- 开放性骨折并不能排除骨筋膜室综合征的发生,尤其是严重的钝器损伤或挤压伤。
- 严重疼痛、感觉减退、手指或脚趾的被动牵拉痛及组织张力增高都是其诊断依据。在适当的条件下,高度怀疑骨筋膜室综合征的患者或意识不清的患者需要监测筋膜室内的压力。
- 筋膜室内的压力>30mmHg,与舒张压之间的压力差(ΔP)<30mmHg 提示骨筋膜室综合征,需要立即行筋膜室切开减压术。
- 远端动脉搏动可能在肌肉和神经缺血后很长时间内仍然存在,但损伤是不可逆的。

四、血管损伤

- 如有血管损伤需测量踝-肱指数(ABI)
  - 通过测量踝关节和上臂的收缩压获得。
  - 正常比值>0.9。
- 如果怀疑有血管损伤,应请血管外科医师会诊和进行血管造影检查。
- 血管造影的适应证
  - 膝关节脱位进行复位后,ABI<0.9。
  - 皮温凉,足部苍白,远端血供不佳。
  - 受累部位的高能损伤(如腘动脉分叉处)。
  - ABI<0.9 与下肢损伤有关(注意:伤前有外周血管疾病可能导致 ABI 的异常;

与对侧肢体的对照可发现有血管疾病)。

五、影像学评估

- 根据临床表现、损伤机制和患者的主诉来评估需要行 X 线检查的部位。尽量多拍摄损伤肢体的体位片,至少 2 个相互垂直平面体位片(正侧位片),要包括损伤部位邻近的远端、近端关节。
- 如果损伤累及关节内,则应行进一步 CT 检查。

六、分型

1. Gustilo 和 Anderson 分型(开放性骨折)(表 3.2 和表 3.3)

- 最初是用于开放性胫骨干骨折相关的软组织损伤的分型,后来扩展到所有开放性骨折。描述中包括皮肤创伤的大小,但与肢体承受暴力的程度直接相关的皮下软组织损伤,更具有临床意义。因此,伤口的最终分型应在清创术后。
- 它偏向于定量而非定性。尽管不同的评估者之间重复性有差异,但这种分型更有助于相互学习交流。
  - Ⅰ型:伤口<1cm,清洁伤口,通常是低能量的单纯螺旋形骨折或短斜形骨折由内向外刺出,轻度肌肉挫伤。
  - Ⅱ型:撕裂的伤口>1cm,有更广泛的软组织损伤;轻度到中度的碾压伤;简单的横形或短斜形骨折,轻度粉碎性骨折。
  - Ⅲ型:广泛的软组织损伤,包括肌肉、皮肤和神经血管结构;通常是具有严重挤压成分的高能量损伤。
  - ⅢA:广泛的软组织撕裂,足够的骨覆盖;节段性骨折,枪伤,极少的骨膜剥离。
  - ⅢB:广泛的软组织损伤伴骨膜剥离和骨外露,需要软组织皮瓣覆盖;通常伴有严重的污染。
  - ⅢC:合并血管损伤,需要修复。

表 3.2 开放性骨折的分类

类型	伤口	污染程度	软组织损伤	骨损伤
Ⅰ	<1cm	清洁	轻微	简单骨折
Ⅱ	>1cm	中度污染	中度损伤,伴有肌肉损伤	轻度粉碎性骨折
ⅢA[a]	通常>10cm	高度污染	伴严重挤压伤	常为粉碎性骨折;软组织覆盖良好
ⅢB	通常>10cm	高度污染	非常严重的软组缺损	软组织覆盖差;通常需要软组织重建
ⅢC	通常>10cm	高度污染	非常严重的软组织缺损伴有需要修复的血管损伤	软组织覆盖差;通常需要软组织重建

[a] 多段骨折、农场伤、严重污染环境中发生的骨折、霰弹枪伤或高速枪伤自动将其归类为Ⅲ型开放性骨折。

From Rajasekaran S, Devendra A, Ramesh P, et al. Initial management of open fractures. In: Tornetta P Ⅲ, Ricci WM, Ostrum RF, et al. ,eds. Rockwood and Green's Fractures in Adults. Vol 1. 9th ed. Philadelphia: Wolters Kluwer; 2020:484-530.

表 3.3 除了初始的皮肤缺损以外,影响开放性骨折分型的因素

污染
- 暴露于土壤
- 暴露于水下(水池、湖泊/溪流)
- 暴露于粪便(牧场)
- 暴露于口腔分泌物(咬伤)
- 直视下的严重污染
- 延迟治疗>12h

高能量损伤的体征
- 多段骨折
- 骨缺损
- 骨筋膜室综合征
- 碾压伤
- 大面积的皮肤及皮下软组织脱套伤
- 需要皮瓣的覆盖(无论缺损面积多少)

2. 开放性骨折的 Tscherne 分级

- 这种分级方法主要依据伤口的大小、污染程度和骨折机制。
  - Ⅰ级:小面积的穿刺伤,不伴有挫伤,轻微的污染,骨折为低能损伤。
  - Ⅱ级:小面积的皮肤裂伤,伴有皮肤和软组织挫伤,中度污染,损伤机制多种多样。
  - Ⅲ级:大面积的皮肤裂伤,伴大面积的软组织损伤,严重污染,常伴有动脉或神经损伤。
  - Ⅳ级:不完全或完全肢体离断,损伤的位置和性质不同,预后不同(如清洁伤口的足中趾离断伤与股骨近端辗压伤相比,预后不同)。

3. 闭合骨折的 Tscherne 分级

- 这种分级方法主要依据闭合骨折中软组织损伤情况及受伤机制是直接暴力还是间接暴力。
  - 0级:间接暴力,软组织损伤可忽略不计。
  - Ⅰ级:由轻到中等的能量引起的闭合性骨折,骨折周围有浅表的皮肤擦伤或软组织挫伤。
  - Ⅱ级:中到高等的能量引起的闭合性骨折,伴有其他的骨骼损伤,伴有明显的肌肉损伤,可能伴有深的、污染的皮肤擦伤,有较高的风险发生骨筋膜室综合征。
  - Ⅲ级:大片的软组织碾压伤,伴有皮下软组织脱套伤或撕脱伤,有动脉撕裂或已存在骨筋膜室综合征。

七、治疗

(一)急诊室处理

- 进行初步的创伤检查(ATLS)和对危及生命的损伤复苏后(见第 2 章)。
  - 如前所述,进行仔细的临床和放射学评估。
  - 伤口出血的处理应采用直接压迫止血而不是使用止血带或止血钳盲夹来止血。
  - 静脉应用抗生素(见下文)。
  - 评估皮肤和软组织损伤;用湿润的无菌敷料覆盖伤口。
- 对骨折进行临时复位,并用夹板、支具或牵引来临时固定。
- 手术治疗:开放性骨折是骨科中的急症,手术治疗的最佳时机尚不清楚。在这些病例中,唯一被证明能降低感染发生率的干预措施是早期静脉注射抗生素。越来越多的证据表明,在没有截肢风险(血管损伤、骨筋膜室综合征)的情况下开放性骨折的手术治疗可延迟至 24h。在进行最终的骨折固定前,应该行正规的伤口探查、冲洗和清创,外科医师应认识到有些伤口可能需要反复多次清创。

特别提示

- 如果预计立即行手术治疗,就不要在急诊室冲洗、清创或探查伤口:这可能会造成伤口的进一步污染并迫使异物碎屑进入伤口深处。如果预计手术延期超过 24h,可使用生理盐水进行轻柔冲洗。只能清除明显且易于取出的异物。
- 不管骨块是否存在血供,都不应该在急诊室取出。

开放性骨折的抗生素应用

- Ⅰ、Ⅱ型:第一代头孢类抗生素。
- Ⅲ型:联合氨基糖苷类抗生素。

- 农场创伤:联合青霉素类和氨基糖苷类的抗生素。
- 破伤风的预防也应在急诊室进行(表 3.4)。目前破伤风抗毒素的使用剂量为 0.5ml,没有年龄限制;破伤风免疫球蛋白的使用剂量:5 岁以下为 75U,5－10 岁为 125U,10 岁以上为 250U。两种药物均为肌内注射,使用不同的注射器注射到不同的部位。

表 3.4　破伤风预防注射的要求

免疫史	dT	TIG
不完全接种(<3 次注射)或未知	＋	－
完全接种并距上次注射超过 10 年	＋	－
完全接种并距上次注射不到 10 年	＋/5	－

＋. 需要预防;－. 不需要预防;dT. 白喉和破伤风类毒素;TIG. 破伤风免疫球蛋白;＋/5. 如果上次给药后超过 5 年则需要。

(二)手术治疗

冲洗和清创

充分的冲洗和清创是开放性骨折治疗中最重要的步骤。

- 伤口应根据肢体的位置向近端和远端延长,以充分检查受伤范围。
- 术中细菌培养的临床价值一直备受争议。目前不建议在首次清创时进行细菌培养。
- 应从皮肤、皮下脂肪和肌肉开始进行精细地清创(表 3.5)
  - 不应切取较大的皮瓣,因为这样会进一步破坏皮瓣周围组织的血供,这些组织依赖于来自其附着的筋膜层的垂直穿动脉滋养。
  - 随意皮瓣的基底和长度的比为 1∶2 时,其前端常常发生坏死,尤其是远端皮瓣。
  - 除非肌腱严重受损或严重受到污染,否则应予以保留。

表 3.5 判断肌肉活力的因素

颜色	通常呈暗红色;特殊情况下,一氧化碳中毒可能掩盖病情
稳定性	正常的强度,不易撕裂
出血情况	通常较可靠
	坏死肌肉中的小动脉会出血从而掩盖病情
收缩性	通常较可靠
	对止血钳或烧灼有反应

- 无软组织附着的骨块可以去除。
- 伤口扩展到邻近关节需要探查、冲洗和清创。
- 通过重现损伤机制,使骨折端充分显露。
- 伤口应进行冲洗。有些学者更喜欢脉动式冲洗。越来越多的证据表明,低速、大容量的冲洗对周围组织产生更小的损害,而效果却相同。这种方法可减少再手术率,特别是通过减少感染率和不愈合率,减少伤口愈合问题。在冲洗液中加入抗生素没有被证明会更有效。
- 因为失血可能已经很严重,术中应仔细止血,继发的出血形成的血凝块可能导致无效腔和坏死组织的产生。
- 如果怀疑存在骨筋膜室综合征,尤其是对于感觉反应迟钝的患者,则应及时考虑筋膜切开术。
- 以前有些学者主张清创后不应关闭伤口,只关闭手术中延长的切口。近来,大部分创伤中心已经在清创后开始应用引流或密闭负压引流装置(VAC)(图 3.1)并一期关闭开放性创口,术后密切观察感染的症状及体征。
- 如果伤口处于开放状态,应该用生理盐水浸泡的无菌纱布、合成敷料、密闭负压引流装置或抗生素珠袋来进行包扎。
- 必要时应每隔 24~48h 进行一次清创,直到没有坏死的软组织和骨组织存在。随后一期或二期闭合伤口。

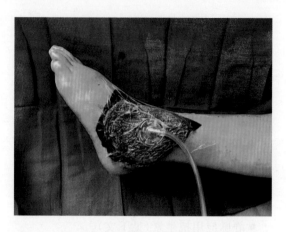

图 3.1 用于开放性内踝伤口的密闭负压引流装置 (From Karanas Y. Acute management: tangential excision and skin grafting. In: Chung KC, ed. Operative Techniques in Plastic Surgery. Vol 3. Philadelphia: Wolters Kluwer; 2019:2575-2579.)

异物

异物,包括有机物和无机物,必须找出并清除,如果留在伤口中,会导致严重的病变(注:枪伤单独讨论)。

- 需要特别注意马路上的沥青或油脂,在清创过程中,使用比沙可啶等乳化剂有助于清创。
- 异物本身就会引起炎症反应,何况在其内在的缝隙中存有病原体或者芽孢。

骨折固定

- 在开放性骨折伴有广泛的软组织损伤时,骨折的固定(内固定、外固定或髓内钉等)能够避免软组织进一步损伤,便于处理伤口,最大限度维持患者和肢体的活动(特殊骨折的处理见具体相关章节)。

皮肤闭合与植骨

- 如果没有进一步的坏死迹象时,就应该闭合伤口。
- 软组织损伤的严重程度和部位决定了不同的皮肤闭合方法:直接缝合,游离皮片移植,旋转或游离肌皮瓣。

- 只有伤口清洁、闭合且干燥时才能进行植骨。游离皮瓣覆盖后进行植骨的时机尚存争议。有些学者认为,应该在闭合伤口时进行植骨;另一些学者则认为,应该等到皮瓣愈合后开始植骨(通常为 6 周)。

保肢

- Gustilo Ⅲ 型损伤中,选择保肢还是截肢尚存争议。如果出现以下情况,可以立即或早期截肢。
  - 肢体不能存活,无法修复的血管损伤,热缺血时间>8h,或严重碾压伤并且仅存在少量有活性的软组织。
  - 即使在血管重建术后,肢体仍然受损严重,残余功能不如假肢满意。
  - 保留严重受损的肢体将危及患者生命,特别是伴有严重的消耗性、慢性疾病的患者。
  - 肢体严重损伤,需要多次手术或长时间的手术重建,与患者愿意承受的个人的、社会的及经济的后果相矛盾时。
  - 患者的损伤严重程度评分>20 分(ISS;见第 2 章),勉强保肢可能导致负氮平衡

或大面积坏死(或者炎症反应),从而导致急性肺损伤或多器官功能衰竭。

- 肢体损伤程度评分(MESS)等多种预测性评分已证实对保肢成功的预测力较差。

八、并发症

- 感染:尽管进行了积极的、反复的清创,以及充分的冲洗、抗生素的合理使用和伤口的仔细处理,开放性骨折仍可能导致蜂窝织炎或骨髓炎。某些解剖部位可能比其他部位更容易感染。由于各自覆盖的软组织的解剖特点不同,相同程度的骨折端软组织剥脱,胫骨骨折比前臂骨折更容易诱发感染。虽然异物的残留、软组织损伤程度(伤口类型)、营养状态和多器官功能损伤都是感染的危险因素,但发生创伤时伤口的污染程度依然是导致感染最主要的原因。
- 骨筋膜室综合征:这是一种严重的并发症,可导致严重的功能丧失,最常见于前臂、足和小腿。通过一系列的神经、血管检查,并进行筋膜室内压力监测,尽早确诊潜在的骨筋膜室综合征,手术的同时进行筋膜切开减压,可以避免骨筋膜室综合征的发生。

第 4 章 枪 伤

一、弹道学

- 低速（<600m/s）：包括所有手枪。
- 高速（>600m/s）：包括所有军用步枪和大多数猎枪。
- 枪伤的严重程度取决于射击方式；负荷（子弹的口径）；射击距离。

二、能量

- 任何移动物体的动能（KE）与其质量（m）和速度的平方（v^2）成正比，并用下列方程表示：$KE = \frac{1}{2}mv^2$
- 子弹传递到射击目标的能量取决于：子弹撞击时的能量（打击能量）；子弹穿出射击目标时的能量（脱离能量）；子弹穿过射击目标

时的状况：翻转、变形、破碎。

三、组织参数

- 子弹的杀伤力取决于子弹的参数，包括口径、质量、速度、射程、成分和设计，以及射击目标的参数。
- 子弹的杀伤力取决于射击目标的比重：比重越大，杀伤力越大。
- 子弹的动能主要取决于子弹较高的速度，撞击面积相对较小，入口面积较小，软组织冲击波产生瞬间真空，把周围的物体如衣服和皮肤拉入伤口。
- 子弹通过靶组织内的直接通道成为永久性空腔。永久性空腔很小，它遭到周围的挤压（图 4.1）。
- 临时性空腔（呈锥形）是由于动能（如冲击

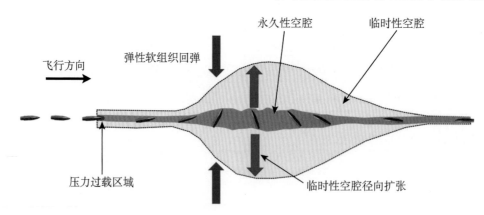

图 4.1 永久性空腔和临时性空腔形成的示意图。需要强调的是子弹翻滚着穿过组织的。子弹垂直于弹道的地方，能量最大，这通常是组织损伤最宽的地方（From Ramasamy A，McMenemy L，Stinner D，et al. Gunshot and wartime injuries. In：Tornetta P Ⅲ，Ricci WM，Ostrum RF，et al. ，eds. Rockwood and Green's Fractures in Adults. Vol 1. 9th ed. Philadelphia：Wolters Kluwer；2020：463-483. ）

波)的扩散造成的延展性损伤。临时性空腔通常较大,其大小与能量高低相关。

- 气体可以被压缩而液体不能,因此由于肺内充满气体,子弹穿过肺部时,损伤范围仅局限于它的直接路径。而对于充满液体的组织结构(如肝、肌肉等)受到相同损伤时,由于液体不能压缩,冲击波的扩散会使周围液体产生相当大的位移,形成一个较大瞬时空腔,从而导致子弹直接路径周围软组织的严重损伤。

四、临床评估

- 枪伤经过初步检查(高级生命支持)和处理之后(见第 2 章),专科的评估将根据受伤部位和患者的临床表现而有所不同。必须进行仔细的神经血管检查,以排除血管和神经损伤。
- 枪伤入口的特征是周围皮肤被擦伤后形成红色的区域,通常被称为"擦伤环"。也可以看到枪口印记、烟灰沉积和火药斑纹。
- 枪伤出口的直径比入口更大,形状更不规则(如星状、细条状或新月形)。

五、影像学评估

- 应拍摄受伤部位的标准正侧位 X 线片。
- 低速子弹引起的骨折无移位通常有很多骨折线,可能产生潜在移位。

六、枪伤的骨科治疗

(一)低速枪伤

- 抗生素的使用(第一代头孢菌素)、破伤风类毒素和破伤风抗毒素(见第 3 章)。
- 对枪伤出入口的皮肤边缘的冲洗和清创时,必须注意坏死组织和碎屑是否被带入骨折部位。若发生此类情况,需要在手术室进行手术清创。
- 手术清创的指征
  - 异物残留于蛛网膜下隙。

- 累及关节(关节内骨块或子弹碎片残留)。
- 血管损伤。
- 严重污染。
- 巨大血肿。
- 严重软组织损伤。
- 骨筋膜室综合征。
- 胃肠道污染。
- 不稳定骨折需要手术治疗,而稳定骨折可在清创后进行保守治疗。

(二)高速枪伤或散弹枪伤

- 治疗方式应参照高能损伤合并严重的软组织损伤来进行。
  - 抗生素的使用(第一代头孢菌素)、破伤风类毒素和破伤风抗毒素(见第 3 章)。
  - 需多次的手术彻底清创。
  - 骨折的固定。
  - 二期闭合伤口,伴广泛软组织损伤时需植皮或皮瓣覆盖。
- 重点:穿过腹部的枪击伤存在肠道污染,应特别注意。这时,必须要对腹腔内和腹腔外的弹道进行彻底清创,同时应用广谱抗生素覆盖革兰氏阴性菌和厌氧菌。

七、并发症

- 弹片残留:患者一般对于弹片的残留有较好的耐受性,除非它们引起某些临床症状,如疼痛、功能丧失等。若弹片残留在表浅位置(特别是在手掌或脚掌)、感染的伤口或者位于关节内时,才需要行手术治疗。有时,在软组织会形成一个窦道,弹片会通过窦道流出。
- 感染:研究表明,枪伤不能认定为既往默认的"无菌损伤",皮肤、衣物或其他异物均可在受伤时进入伤口(图 4.2)。此外,穿过口腔或腹部的子弹均带有病原体,并沿弹道传播。彻底的清创和大量的冲洗可以减少伤口感染、脓肿的形成和骨髓炎的发生。

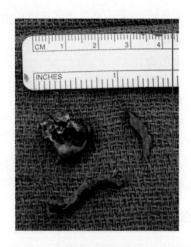

图4.2　清创时在弹道中取出的衣物

- 神经、血管损伤：由于冲击波产生的能量通过组织播散，在高速损伤（军用武器、猎枪）中，神经、血管结构损伤的发生率更高。临时性空腔可能对远离子弹的直接路径结构造成牵拉或撕裂。可能发生的损伤包括一过性的神经麻痹、血栓形成或者神经、血管的直接损伤。
- 铅中毒：滑膜液或脑脊液对子弹的铅成分具有腐蚀性，铅分解产物能引起严重的滑膜炎和低度的铅中毒。因此，关节内或蛛网膜下隙残留子弹或者弹片是手术治疗的适应证。

第 5 章　病理性骨折

一、定义

- 病理性骨折是指骨的完整性和正常强度因侵袭性疾病或破坏性病变受损而发生的骨折。
- 病因包括肿瘤（原发瘤、转移瘤）、坏死、代谢性疾病、失用性原因、感染、骨质疏松、骨修复异常或医源性原因（如手术缺陷）。
- 骨折更常见于良性肿瘤（相对于恶性肿瘤）
  - 在骨折发生前大多数患者无症状。
  - 大多数患者无夜间静息痛。
  - 最常见于儿童
    - 肱骨。
    - 股骨。
    - 孤立性骨囊肿、非骨化性纤维瘤、纤维异常增生和嗜酸性肉芽肿是常见的诱发因素。
- 原发性恶性肿瘤
  - 这种情况比较少见。
  - 例如骨肉瘤、尤因肉瘤、软骨肉瘤、恶性纤维组织细胞瘤和纤维肉瘤等。
  - 可能发生在放射性骨坏死患者的晚期（如尤因肉瘤、淋巴瘤等）。
  - 年轻患者伴有下列侵袭性的改变时应考虑为原发性肿瘤
    - 边界不清（交界区较宽）。
    - 基质产物产生。
    - 骨膜反应（Codman 三角）。
    - 大量软组织组成成分。
  - 患者骨折前常有疼痛，尤其是夜间痛。
  - 病理性骨折并不阻碍保肢，但会使保肢更加复杂化。

- 局部复发率较高。
- 骨折、可疑骨折或既往存在骨折病史的患者应进行仔细评估，必要时行活检。
- 在骨折的确切固定之前，必须对孤立的破坏性骨病变进行活检，特别是有原发性癌症病史的患者。

二、损伤机制

- 病理性骨折通常由轻微的创伤引起，有时甚至会在正常活动中发生。
- 有时，病理性骨折也可发生在高能创伤时的易骨折区域。

三、临床评估

- 病史：对有以下临床表现的骨折应怀疑为病理性骨折。
  - 正常活动或轻微创伤。
  - 受伤前骨折处明显疼痛，尤其是夜间痛。
  - 已知原发性恶性疾病或代谢性疾病的患者。
  - 多发骨折病史。
  - 吸烟或接触致癌物的环境暴露史等危险因素。
- 查体：除了对接诊的不同骨折进行常规查体外，还应注意评估骨折处有无可疑肿物或原发性疾病的迹象，如淋巴结肿大、甲状腺结节、乳腺肿块、前列腺结节和直肠病变等，同时应检查其他疼痛部位以排除可疑骨折。

四、实验室检验（表 5.1）

- 全血细胞计数（CBC）和分数，红细胞指数和外周血涂片。

- 血沉（ESR）。
- 生化指标：电解质，含钙、磷酸盐、白蛋白、球蛋白、碱性磷酸酶。
- 尿常规。
- 便常规。
- 血清蛋白电泳和尿蛋白电泳（SPEP，UP-EP）排除骨髓瘤的可能。
- 24h 尿羟脯氨酸排除 Paget 骨病。
- 特异性试验：甲状腺功能（TFT）、癌胚抗原（CEA）、甲状旁腺激素（PTH）、前列腺特异性抗原（PSA）。

表 5.1　导致骨量减少的疾病

疾病	实验室值			
	血清钙	血清磷	血清碱性磷酸酶	尿
骨质疏松症	正常	正常	正常	钙正常
骨软化	正常	正常	正常	低钙
甲状旁腺功能亢进	正常-高	正常-低	正常	高钙
肾性骨营养不良	低	高	高	
Paget 病	正常	正常	非常高	羟脯氨酸
骨髓瘤[a]	正常	正常	正常	蛋白质

[a] 血清或尿液免疫电泳异常。

From Rajani R, Quinn RT. Pathologic fractures. In: Tornetta P Ⅲ, Ricci WM, Ostrum RF, et al., eds. Rockwood and Green's Fractures in Adults. Vol 1. 9th ed. Philadelphia: Wolters Kluwer; 2020:729-754.

五、影像学评估

- X 线片：所有骨折都应该有包括骨折近端、远端关节的 X 线片。在 X 线片上很难准确测量病变的大小，特别是对于骨的弥漫性病变，必须有＞30％的骨量减少才能在 X 线片看得出来。
- 胸片：排除原发性肺肿瘤或各种肿瘤的肺转移。
- 骨扫描：骨骼疾病最敏感的检测。它能提供病变的多种信息，骨显像的"热区"可能与 X 线片一致，当有骨髓瘤和其他血液系统恶性肿瘤时病变区可能会变"冷"。
- CT：对骨量减少＜30％的骨骼病变相对更敏感的检查。还可显示软组织侵袭情况。
- MRI：对原发性骨肿瘤更有效。可以显示病变的骨质范围、骨髓改变、骨膜反应和软组织侵袭情况。脊柱 MRI 也有助于评价

椎管内损伤。
- PET-CT：对转移病灶的敏感度比骨扫描更高。对原发性肺癌特别敏感。
- 对疑似病理性骨折的患者不能找到明确原因时，可采用以下方法评估（表 5.2）。

表 5.2　骨转移瘤原发灶的寻找

1. 病史：特别是甲状腺、乳腺或前列腺占位疾病的病史
2. 系统回顾：特别关注胃肠道症状、体重减轻、腹痛、血尿
3. 体格检查：主要是淋巴结、甲状腺、乳腺、肺、腹部、前列腺、睾丸、直肠
4. 99mTc 全身骨扫描（如淋巴瘤的 FDG-PET 扫描）
5. 实验室检验：血常规、血沉、血钙、血磷、尿常规、前列腺特异性抗原、免疫电泳和碱性磷酸酶
6. 活检：穿刺取材与切开取材

- 上/下消化道造影。
- 内镜检查。
- 乳腺钼靶 X 线检查。
- 胸部、腹部和盆腔 CT。

即便进行了详细的检查,仍有 15% 怀疑骨转移患者的原发病灶无法确定。

六、分类

1. Springfield 分类

根据骨破坏的特点进行分类。

系统性疾病

- 骨质疏松症:这是老年人病理性骨折最常见的原因。治疗骨质疏松症的二膦酸盐类药物可以改变正常的骨重建过程,从而增加股骨应力性骨折的风险。
- 代谢性骨病:可能伴有骨软化症、甲状旁腺功能亢进和肾性骨营养不良。
- Paget 病:老年人的发病率为 5%～15%。病理性骨折是最常见的骨科并发症,10%～30% Paget 病的首要临床表现为骨折。

局灶性病变

- 占病理性骨折绝大多数
  - 原发恶性骨肿瘤。
  - 血液系统疾病:骨髓瘤、淋巴瘤、白血病等。
  - 肿瘤转移
    - 大多数(80%)肿瘤转移造成的病理性骨折是由来自乳腺、肺、甲状腺、肾和前列腺的肿瘤引起的。
    - 最常见的转移部位包括脊柱、肋骨、骨盆、股骨和肱骨。

2. 按病理过程分类

全身性骨骼疾病

- 骨质脆弱,容易骨折。骨折愈合和骨痂形成正常。
- 可纠正的疾病包括骨软化、失用性骨质疏松、甲状旁腺功能亢进、肾性骨营养不良和激素引起的骨质疏松。
- 不可纠正的疾病包括成骨功能不全、骨纤维发育不良(Albright 病)、骨硬化病、绝经后骨质疏松症、Paget 病、类风湿关节炎和 Gaucher 病。

局部病变

- 原发良性骨肿瘤
  - 非骨化性纤维瘤,孤立性骨囊肿,动脉瘤样骨囊肿,内生软骨瘤,软骨黏液样纤维瘤,骨巨细胞瘤,骨母细胞瘤,软骨母细胞瘤,嗜酸性肉芽肿。
- 原发恶性骨肿瘤
  - 尤因肉瘤,多发性骨髓瘤,非霍奇金淋巴瘤,骨肉瘤,软骨肉瘤,纤维肉瘤,恶性纤维组织细胞瘤。
- 骨转移癌。

其他疾病

- 放射性骨损伤。
- 先天性假关节。
- 局部骨结构缺陷。

七、治疗

(一)初期处理

- 骨科常规护理:复位和固定。
- 潜在的病理过程评估。
- 改善全身状态。

(二)非手术治疗

- 原发良性骨肿瘤造成的骨折一般不需要手术治疗就可自愈。
- 病理性骨折愈合时间比正常骨折愈合时间延长,特别是在放疗和化疗后。
- 与既往常识不同,骨折不会刺激肿瘤复发。

（三）手术治疗

- 手术干预的目的
  - 防止失用性骨质疏松。
  - 对弱化的或骨折的部位提供物理支持，以利于患者的日常活动。
  - 缓解疼痛。
  - 缩短住院时间，降低住院费用。
- 对于大多数病理性骨折，特别是长骨，无论有无骨水泥加强，内固定治疗都是标准的治疗方法，如果出现骨折不愈合，内固定治疗最终将失败。
- 关节周围发生病理性骨折或内固定失败时，可考虑局部切除假体重建。
- 由于骨质较差，内固定失败是病理性骨折治疗中最常见的并发症。
- 手术治疗病理性骨折的禁忌证
  - 患者一般情况不能耐受麻醉和外科手术。
  - 精神障碍或意识状态不佳，不需要采取局部措施减轻疼痛。
  - 患者的预期寿命＜1个月（有争议）。
- 完善的诊疗计划需要肿瘤科医师、内科医师和放疗科医师的多学科协作，共同完成。
  - 放疗和化疗是治疗病理性骨折的有效辅助方法，也是转移性肿瘤治疗的主要手段。
    - 治疗的主要目的是缩小病变范围，防止病变进展，缓解症状。
    - 放疗和化疗会延迟软组织愈合，只能在术后10～21d以后才允许进行。
    - 放疗和化疗对肾母细胞癌无效。
  - 由于肾母细胞癌和甲状腺癌有丰富血供，因此术前应进行局部栓塞。
- 手术治疗病理性骨折的目标
  - 缓解疼痛。
  - 恢复功能。
  - 便于护理。
- 病理性骨折生存率
  - 病理性骨折患者的1年生存率为75％。

- 平均生存率约为21个月，根据原始病情不同而不同（如肺癌的生存率较短）。
- 病理性骨折的治疗
  - 病理检查，特别是孤立性病变应在最终手术前行软组织活检。
  - 选择髓内针、钢板还是关节置换。
    - 带锁的髓内针能使骨骼整体稳定（如治疗股骨干骨折的股骨近端髓内针）。
    - 关节置换术适用于关节周围骨折，尤其是髋关节周围骨折。
  - 通常需要应用骨水泥加强。
  - 放疗和化疗。
  - 积极的康复锻炼。

（四）辅助治疗：放疗和化疗

- 病理性骨折的治疗目的
  - 减轻症状。
  - 缩小病灶。
  - 防止进展。

（五）原发灶未知的转移瘤

- 3％～4％的恶性肿瘤找不到原发灶。
- 10％～15％的恶性肿瘤患者存在骨转移。

（六）特殊的病理性骨折的治疗

股骨骨折

- 由于大负重应力的影响，50％以上的长骨病理性骨折为股骨近端骨折。
- 无论是否移位，股骨颈的病理性骨折一般不能自愈，需要行股骨近端假体置换。如果骨折不累及髋臼，可行人工股骨头置换术；若骨折累及髋臼，则需要行全髋关节置换术。
- 病理性股骨干骨折可采用髓内针治疗。
- 预防性固定（Harrington）的适应证
  - 骨皮质破坏≥50％。
  - 股骨近端病变≥2.5 cm。
  - 股骨小转子存在病理性撕脱。

- 放疗造成的持续性疼痛。
- Mirel 评分是评价患者是否进行预防性固定的有力证据(表 5.3)。
- 预防性内固定相对于骨折后内固定的优势

- 降低发病率。
- 缩短住院时间。
- 易于康复。
- 缓解疼痛。

表 5.3　Mirel 骨折风险评分

变量	分数分配		
	1	2	3
部位	上肢	下肢	股骨粗隆周围
疼痛	轻度	中等	重度
病变[a]	成骨性	混合性	溶骨性
大小	<1/3 骨直径	1/3~2/3 骨直径	>2/3 骨直径

每个患者的情况都会根据其表现的各个方面(部位、疼痛、病变和大小)评估一个分值(1、2 或 3),然后将分值相加获得一个总分,来指示患者骨折的风险。Mirel 的数据表明,总分≤7 分的患者可以接受放射治疗和继续观察,但总分≥8 分的患者应该进行预防性内固定。

[a] By radiography.

From Rajani R,Quinn RT. Pathologic fractures. In:Tornetta P Ⅲ,Ricci WM,Ostrum RF,et al.,eds. Rockwood and Green's Fractures in Adults. Vol 1. 9th ed. Philadelphia:Wolters Kluwer;2020;729-754.

- 手术简单、迅速。
- 减少手术失血。

肱骨骨折

- 转移瘤常常累及肱骨干,从而增加肱骨干骨折的风险。
- 不推荐常规对未发生肱骨骨折的病理性骨折行预防性内固定。
- 手术治疗病理性肱骨骨折可以减轻疼痛,减少护理需求,提高患者的自理能力。

脊柱骨折

- 如果出现单纯疼痛,但没有神经功能障碍或者椎体高度的丢失,可以选择放疗。
- 对于因骨质疏松症、骨髓瘤、骨转移瘤等引起的骨折,可以使用经皮椎体内注射骨水泥固定来治疗,但应注意防止骨水泥进入椎管或者邻近的静脉。
- 对于神经功能的丧失的患者,可通过前路或者后路来进行切开减压/融合和内固定。

第6章 假体周围骨折

一、全髋关节置换术

(一)股骨干骨折

流行病学

- 术中:全髋关节置换术中股骨干骨折的发生率为 $0.3\%\sim5\%$,包括骨水泥型假体和非骨水泥型假体。
- 术后:全髋关节置换术后股骨干骨折的发生率为 0.1%(图 6.1)。
- 非骨水泥型假体的发生率更高,为 $2.6\%\sim5\%$,特别是非骨水泥型假体翻修的患者,发生率高达 21%。
- 患者的死亡率与年龄是否超过 70 周岁、男性密切相关(男性为 2.1%,女性为 1.2%)。

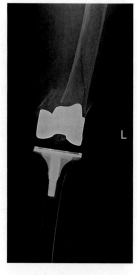

图 6.1 术后股骨远端的假体周围股骨骨折

危险因素

- 骨量减少:骨质疏松或骨溶解导致骨量减少。
- 类风湿关节炎。
- 切开复位内固定(ORIF)失败后行全髋关节置换术(THA)。
- 由于骨皮质缺损而使应力集中。
- 翻修手术。
- 假体置入处准备不充分:开口或者扩髓不够而假体型号相对较大。
- 关节囊周围病变:如果关节囊的瘢痕挛缩未得到充分松解,也可能导致术中骨折的发生。
- 假体松动:假体周围股骨骨折中,多达 33% 是由股骨假体松动引起的。

手术注意事项(为避免翻修手术中假体周围骨折)

- 使用更长的股骨假体,长度超过缺损处骨直径的 2 倍以上。
- 骨缺损处可以考虑植骨。
- 考虑同种异体骨结构性植骨或钢板支撑。
- 股骨皮质开窗位置最好选择在股骨前外侧,与原有弯曲轴线一致。
- 骨皮质开窗应小于骨直径的 30%。
- 选择正确的位置开口和扩髓。

分型

美国骨科医师学会分型(图 6.2):将股骨分为三个不同的区域。

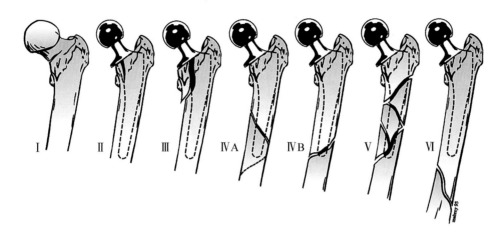

图 6.2 美国骨科医师学会髋关节置换相关骨折分型

- Ⅰ级:股骨近端至小粗隆下缘水平。
- Ⅱ级:Ⅰ级区域下方 10cm 内的区域。
- Ⅲ级:Ⅱ级区域以远的区域。
  - Ⅰ型:股骨粗隆间线近端骨折,通常发生在髋关节脱位时。
  - Ⅱ型:垂直或螺旋形劈裂骨折,不超过小粗隆下缘。
  - Ⅲ型:垂直或螺旋状劈裂骨折,超过小粗隆下缘,但不超过Ⅱ级区域,通常不超过股骨假体柄中下 1/3 交界处。
  - Ⅳ型:横断骨折或者骨折线累及Ⅲ级区域的骨折,其中ⅣA 型为股骨柄尖端周围螺旋状骨折,ⅣB 型为单纯横向或短斜形骨折。
  - Ⅴ型:Ⅲ级区域股骨柄周围严重粉碎性骨折。
  - Ⅵ型:股骨柄尖端以远的骨折,骨折线位于Ⅲ级区域。
- 温哥华分型(图 6.3)
  - A 型:股骨粗隆区域的骨折。
    - A_G:股骨大粗隆部的骨折。
    - A_L:股骨小粗隆部的骨折。
  - B 型:在股骨柄尖端周围或者仅在股骨柄尖端下缘的骨折。
    - B1:假体稳定。

- B2:假体不稳定。
- B3:假体不稳定且骨量不足。
- C 型:股骨柄尖端以远的骨折。

治疗原则

- 治疗依据
  - 骨折部位。
  - 假体的稳定性
    - 股骨柄的松动必须进行翻修。
  - 骨量。
  - 患者的年龄和全身情况。
  - 精准复位和坚强固定。
- 治疗方式
  - 非手术治疗:限制负重、支具、石膏或牵引固定。
  - 切开复位内固定手术(应用钢板、螺钉或者钢缆固定,根据具体情况应用异体骨板进行结构性植骨)。
  - 关节翻修术联合切开复位内固定手术。
- 温哥华 A 型骨折
  - 通常是稳定型骨折,移位很小。
  - 对于移位较大的患者,应用切开复位内固定手术来恢复外展肌功能。
  - 若髋臼假体内聚乙烯磨损严重,则应该翻修髋臼假体。

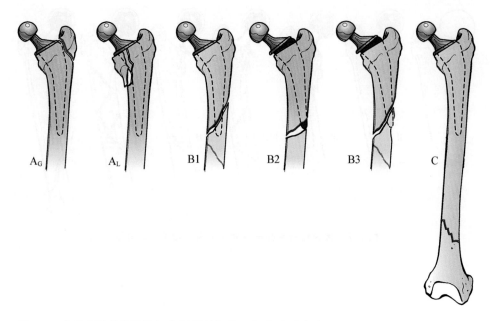

图 6.3 关于全髋关节置换假体周围骨折的温哥华分型方案（From Nauth A，Stevenson I，Smith MD，et al. Fixation of periprosthetic fractures about/below total hip arthroplasty. In：Parvizi J，Rothman RH，eds. Operative Techniques in Joint Reconstruction Surgery. 2nd ed. Philadelphia：Lippincott Williams & Wilkins；2016：258-269. ）

- 温哥华 B1 型骨折
  - 通常应用内固定治疗。
  - 修复方式
    - 钢丝或者钢缆。
    - 钢板、螺钉或者钢缆。
      - 切开复位内固定与经皮钢板内固定。
    - 根据病情异体骨板贴附式植骨
    - 多种治疗方式联合使用。
  - 远期治疗效果取决于以下几点
    - 假体力线。
    - 骨膜血供的保护。
    - 应力集中区域的加强固定。
- 温哥华 B2 型骨折
  - 关节翻修术联合切开复位内固定术。
  - 假体的选择
    - 非骨水泥型假体。
      - 大面积涂层长柄弯曲假体。
      - 有凹槽的长柄假体。

- 模块化植入物。
  - 骨水泥型假体。
- 温哥华 B3 型骨折
  - 没有足够的骨量支撑翻修假体。
  - 治疗方式
    - 股骨近端重建。
      - 联合同种异体骨重建。
      - 骨板支撑技术。
    - 股骨近端置换术。
  - 治疗的依据
    - 患者年龄。
    - 骨缺损的严重程度。
    - 患者功能等级。
- 温哥华 C 型骨折
  - 骨折与关节置换治疗分别处理。
  - 使用钢板、螺钉或钢缆固定，通常不需要同种异体骨结构性植骨。
  - 不要制造任何新的应力集中区域—跨过

股骨柄假体。

(二)髋臼骨折

- 无移位的骨折应选择非手术治疗,使用拐杖,限制负重。髋臼假体远期松动率较高,需要翻修。
- 髋臼骨折与术中压配臼杯前髋臼制备不充分有关。
- 远期骨折与骨溶解或应力遮挡有关。
- 髋臼骨折必须认真评估骨盆的连续性。
- 骨折移位时应采用切开复位内固定手术治疗,并对髋臼假体进行翻修。

二、全膝关节置换术

(一)股骨髁上骨折

流行病学

- 初次手术后的发生率为 $0.3\% \sim 3\%$,翻修手术时的发生率高达 6.3%。
- 一般发生在术后 10 年内,通常继发于相对较小的创伤。

危险因素

全膝关节置换后股骨髁上骨折的原因是多方面的,其危险因素包括以下几种。
- 骨质疏松。
- 既往存在神经系统疾病。
- 膝关节僵硬、关节纤维化。
- 股骨前方的截骨切迹
  - 生物力学分析:股骨前方 3mm 的截骨切迹可使股骨抗扭转强度降低 29%。
  - 在类风湿关节炎和严重骨量减少的患者中,股骨截骨切迹与股骨髁上骨折高度相关。
  - 在无严重骨量减少的患者中,股骨截骨切迹与股骨髁上骨折之间没有相关性。
  - 如果术中发现股骨截骨切迹 >3 mm,可考虑使用带柄股骨假体来避免股骨髁上骨折。

分型

- 全膝关节置换术后股骨假体周围骨折(Lewis 和 Rorabeck 分型)。
- 这一分型主要基于骨折的移位程度和假体的稳定程度(图 6.4)
  - Ⅰ 型:骨折无移位,骨-假体界面保持完整。
  - Ⅱ 型:骨折有移位,但骨-假体界面保持完整。
  - Ⅲ 型:假体松动或失效,并且伴有移位或非移位骨折。

治疗

- 治疗原则
  - 维持解剖和力学对线至关重要。
  - 无移位骨折可以采用非手术方法治疗。
  - 如果通过闭合复位不能达到满意的对线,并且骨量足以使用固定装置,则有切开复位内固定的指征。
  - 在某些特定病例中可立即进行假体翻修。
- 非手术治疗
  - 轻度移位的骨折(假体无松动)或那些病情太重无法接受手术的患者可使用长腿石膏或支具固定 $4 \sim 8$ 周。
- 手术治疗
  - 全膝关节置换术后有移位的假体周围骨折大多需要切开复位内固定,因为其骨折移位后很难保持令人满意的力线。
    - 可以应用带固定角度的钢板、锁定钢板或髓内针(IM)进行手术固定(请注意:使用髓内针固定,文献报道发生骨不连的风险较高)。
    - 如果骨折累及骨-关节假体界面或者假体出现松动,首次翻修可以考虑使用带股骨假体柄的假体。
    - 出现骨缺损的情况可以通过自体骨植骨来解决。

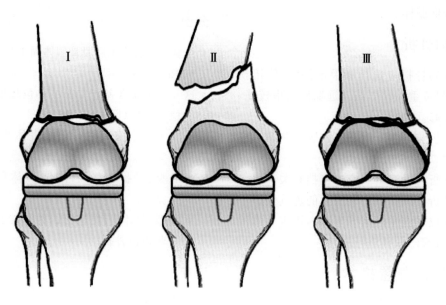

图 6.4　全膝关节置换术后股骨假体周围骨折的 Lewis & Rorabeck 分型。Ⅰ型:骨折无移位,骨-假体界面保持完整。Ⅱ型:骨折有移位,但骨-假体界面保持完整。Ⅲ型:假体松动,并且伴有移位或非移位骨折(From Ricci WM. Lower extremity periprosthetic fractures. In: Tornetta P Ⅲ, Ricci WM, Ostrum RF, et al., eds. Rockwood and Green's Fractures in Adults. Vol 2. 9th ed. Philadelphia: Wolters Kluwer; 2020:2472-2536.)

- 存在严重骨缺损的情况,特别是在干骺端时,可以用特殊设计的肿瘤型假体进行股骨远端翻修。
- 可接受的力线指导原则
  - 在任一平面上成角为 5°～10°。
  - 移位<5mm。
  - 旋转<10°。
  - 短缩<1cm。

(二)胫骨骨折

危险因素

- 严重创伤(骨干骨折)。
- 胫骨假体置入导致力线不良可造成胫骨平台内侧应力性骨折的发生率增加。
- 使用跨过骨缺损区的带压配型柄的假体进行翻修。
- 假体松动和骨溶解。

- 随着单髁置换术的增多,这种情况更为常见。
- 定位针放置的部位。

分类

- 胫骨侧假体周围骨折分型
  - 分型基于三个因素:骨折的位置,假体的稳定性,以及骨折发生在术中还是术后(图 6.5)
    - Ⅰ型:发生于胫骨平台。
    - Ⅱ型:靠近假体柄。
    - Ⅲ型:假体的远端。
    - Ⅳ型:累及胫骨结节。
  - 根据假体的稳定性进一步对骨折进行分型
    - A 亚型:假体固定良好。
    - B 亚型:假体松动。
    - C 亚型:骨折为术中骨折。

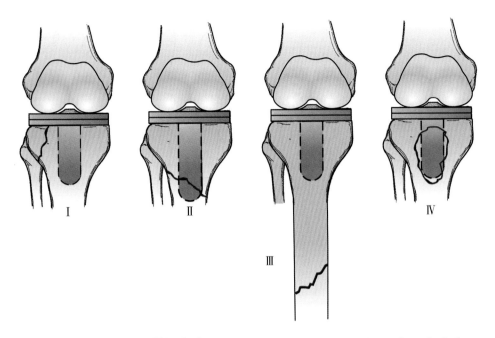

图 6.5　**胫骨侧假体周围骨折分型**（From Ricci WM. Lower extremity periprosthetic fractures. In：Tornetta P Ⅲ，Ricci WM，Ostrum RF，et al. ，eds. Rockwood and Green's Fractures in Adults. Vol 2. 9th ed. Philadelphia：Wolters Kluwer；2020：2472-2536. ）

治疗

- 非手术治疗
  - 大多数胫骨干骨折可以闭合复位,恢复力线后石膏固定。
  - 建议尽早改用支具固定以保留膝关节活动度。
- 手术治疗
  - 如果闭合复位和石膏固定失败,对于没有累及胫骨平台的胫骨假体周围骨折可以行切开复位内固定手术。使用单皮质螺钉的锁定钢板来避免塌陷,使手术更容易。
  - Ⅰ型骨折累及胫骨平台,通常也能累及骨与假体界面,需要对假体胫骨部分进行翻修。

(三)髌骨骨折

流行病学

- 术后发生率为 0.3%～5.4%（据报道高达 21%）。

危险因素

- 大的中心柄型髌骨假体。
- 假体置入时髌骨过度切除。
- 外侧松解,影响髌骨血供。
- 力线不佳。
- 受热导致骨坏死(继发于骨水泥发热)。
- 股骨侧假体过度的屈曲。

分类

- Goldberg 分型
  - Ⅰ型:不累及骨水泥/植入物复合体或股四头肌装置的骨折。
  - Ⅱ型:累及骨水泥/植入物复合物和(或)股四头肌装置的骨折。
  - ⅢA 型:髌骨下极骨折合并髌韧带断裂。
  - ⅢB 型:髌骨下极骨折未合并髌韧带断裂。
  - Ⅳ型:骨折伴脱位。

治疗

- 非手术治疗
  - 不伴有假体松动、伸膝装置断裂或假体力线较差（Ⅰ型或ⅢB型）的髌骨骨折，可以进行非手术治疗（这些情况为临床病例的大多数）。
  - 膝关节支具固定 4～6 周，挂拐活动，部分负重。
- 手术治疗
  - 手术指征：伸肌装置断裂、髌骨脱位或假体松动。
  - 治疗方案
    - 切开复位内固定术、人工髌骨翻修，适用于Ⅱ型、ⅢA型和Ⅳ型骨折。
    - 骨折块的清除：对于不影响假体稳定性或髌骨轨迹的小骨块，可进行此手术。
    - 髌骨切除术：对于严重粉碎性骨折或骨缺血坏死，可进行此手术。
  - 手术要点包括充分的内侧切开关节、充分的外侧松解、保护膝上外侧动脉和髌下脂肪垫。

（四）全肩关节置换术

流行病学

- 肩关节假体周围骨折发生率为 1.6%～2.4%。

危险因素

- 肱骨近端过度扩髓。
- 肱骨假体置入过深。
- 置入假体过程中施加在肱骨上的扭矩过大。

分型

- 肩关节假体周围骨折的得克萨斯大学圣安东尼奥分校分型（图 6.6）

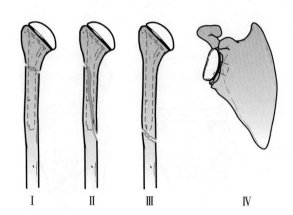

图 6.6　肩关节假体周围骨折的分类。Ⅰ型：骨折线位于肱骨假体尖的近端；Ⅱ型：骨折发生在肱骨近端，远端延伸超过肱骨假体的顶端；Ⅲ型：骨折完全发生在肱骨假体远端；Ⅳ型：关节盂假体周围的骨折

- Ⅰ型：骨折线位于肱骨假体尖的近端。
- Ⅱ型：骨折发生在肱骨近端，远端延伸超过肱骨假体的顶端。
- Ⅲ型：骨折完全发生在肱骨假体远端。
- Ⅳ型：关节盂假体周围的骨折。

治疗

- 存在争议：有人主张非手术治疗，手术指征仅限于骨折影响了假体的固定和术中发生的骨折。其他人则主张积极手术治疗肩关节假体周围骨折。
- 非手术治疗
  - 非手术治疗包括骨折的支具固定、肌肉等长收缩锻炼和早期关节活动度锻炼，直到影像学显示骨折愈合（图 6.7）。
- 手术治疗
  - 主要目标包括骨折愈合、假体稳定和恢复关节活动度。
  - 切开复位内固定术可以通过钢丝环匝来完成，必要时进行植骨治疗。
  - 对于假体严重松动的患者，可以用长柄假体进行翻修。
  - 术后制动可以选择舒适的吊带固定，直到

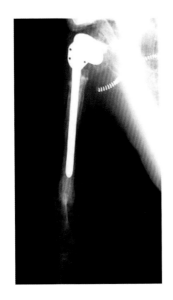

图 6.7　肱骨周围假体骨折非手术治疗

可以开始运动练习,在固定不牢的情况下,也可以用肩"人"字石膏固定 6 周。

(五)全肘关节置换术

流行病学

- 肘关节假体周围骨折的总发生率为 5%～29%。
- 大多数骨折以假体松动和骨皮质变薄为先导。肱骨骨折比尺骨骨折更常见。

危险因素

- 骨质疏松。
- 肱骨远端内、外柱间骨缺损。
- 肱骨矢状面异常弯曲。
- 肱骨和尺骨髓腔的大小和角度。
- 为置入假体而过度扩髓。
- 肘关节翻修术。

分型(图 6.8)

- Ⅰ型:肱骨假体近端骨折。
- Ⅱ型:在假体长度范围内的任何部位的肱骨或尺骨骨折。

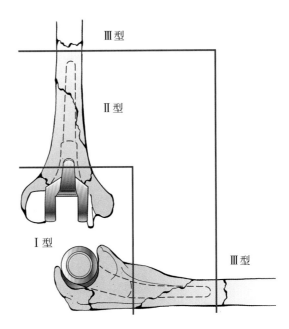

图 6.8　肘关节置换术假体周围骨折的梅奥分型。Ⅰ型:骨折位于干骺端。Ⅱ型:骨折累及假体区域。Ⅱ型骨折进一步细分为:ⅡA,假体稳定性良好;ⅡB,假体松动但骨量可接受;ⅡC,假体松动伴严重骨量缺失。Ⅲ型:假体范围外的骨折(From Myeroff C,McKee MD. Periprosthetic fractures of the upper extremity. In:Tornetta P Ⅲ,Ricci WM,Ostrum RF,et al.,eds. Rockwood and Green's Fractures in Adults. Vol 1. 9th ed. Philadelphia:Wolters Kluwer;2020:1292-1346.)

- Ⅲ型:尺骨假体远端骨折。
- Ⅳ型:假体断裂。

治疗

- 非手术治疗
  - 不影响假体稳定性的无移位假体周围骨折,可采用夹板于屈肘 90°位固定,早期进行肌肉等长收缩锻炼。
  - 然后把夹板换成骨折支具固定 3～6 周。
- 手术治疗
  - 移位的Ⅰ型或Ⅱ型骨折可采用钢丝、钢板、螺钉固定。也可以用长柄肱骨假体进行翻修,假体应超过原假体柄末端处骨干直径的 2 倍。必要时植骨治疗。

- Ⅲ型骨折适合钢丝环扎。
- 如果假体无法获得稳定的固定,则应考虑使用限制性更强的假体。

- Ⅳ型骨折需要假体翻修。
- 尺骨鹰嘴处移位的骨折应用张力带和骨水泥固定。

第 *7* 章　骨科镇痛

- 在阿片类药物危机和术后快速康复的时代,多模式镇痛是重中之重。
- 多模式镇痛是使用不同作用机制的镇痛药物来阻断疼痛途径,从而产生叠加或协同效应。

一、药理学:药物种类

- 局部麻醉药。
- 血管收缩药。
- 阿片类药。
- 镇静药(苯二氮䓬类)。
- 其他药物[非甾体消炎镇痛药(NSAID),对乙酰氨基酚,地塞米松,加巴喷丁素,N-甲基-D-天冬氨酸(NMDA)受体拮抗药]。

二、局部麻醉药

- 基本功能
  - 这些药物通过阻断轴突中的电压门控钠离子通道,阻止动作电位的产生。
- 局部效应
  - 阻滞在较小的有髓纤维中最有效,这些纤维以高频放电。
  - 疼痛和温度纤维比压力纤维更敏感,压力纤维比运动和本体感觉纤维更敏感。
- 毒性
  - 中枢神经系统
    - 由静脉吸收或注射引起的局麻药血浆浓度增高引起。
    - 阻断抑制通路,产生相反的兴奋性症状。
    - 症状和体征包括头晕、舌头麻木、眼震

和癫痫发作(强直-阵挛性惊厥)。
  - 心血管抑制效应
    - 可使心肌收缩力减弱,小动脉扩张。
    - 大剂量可引起难以治疗的心室纤颤。目前,20%的脂肪乳被用作逆转局麻药严重心肌毒性的药物。
  - 神经毒性
    - 在高浓度下,局麻药可以直接损伤周围神经纤维。
- 利多卡因
  - 起效迅速、效能高、穿透性好。
  - 作用时间短。
  - 使用最广泛的局麻药:用于局麻、区域阻滞、腰麻、硬膜外麻醉。
- 丁哌卡因
  - 起效缓慢,效能高。
  - 比利多卡因作用更持久。
  - 可以通过改变浓度产生感觉和运动分离。
  - 可能增加心脏毒性。
- 罗哌卡因
  - 和丁哌卡因相比"更安全"具有相同的镇痛特性,发生显著的心脏毒性可能性更低。
- 常用局麻药的最大剂量
  - 利多卡因:5 mg/kg(加肾上腺素,则为7 mg/kg)。
    - 计算示例:百分浓度 × 10 = mg/ml 药物
      1%利多卡因 = 10 mg/ml 利多卡因。
    - 30 kg 儿童,1%利多卡因,不含肾上腺素,10 mg/ml 利多卡因。

$5 \ mg/kg \times 30 \ kg = 150mg$

$150 \ mg/10 \ mg/ml = 15 \ ml \ 1\% 利多卡因$

- 丁哌卡因:2 mg/kg(加肾上腺素 3 mg/kg)。
  - 丁哌卡因脂质体(Exparel)。
  - 丁哌卡因在醋酸乙烯酯载体基质中。
  - 注射后,由于脂质膜的侵蚀,DepoFoam 颗粒在 24～72h 释放丁哌卡因。
  - 适用于成人单剂量浸润以产生术后局部镇痛。
  - 美国食品和药物管理局(FDA)也批准了肌间沟臂丛神经阻滞用于肩部手术后的局部镇痛。

三、血管收缩药

- 阻滞时间增长(减少局部血流,减少药物吸收面积)。
- 还可以减少局部失血。
- 肾上腺素
  - 最广泛使用,稀释至 1/200 000。
  - 不用于指根阻滞、静脉区域阻滞或踝部阻滞。
  - 不使用肾上腺素区域的速记法:鼻,阴茎,手指,脚趾。
- 去甲肾上腺素偶尔用于脊麻。

四、阿片类药

- 来自于罂粟的种子和罂粟花。
- 吗啡和可待因是直接从植物中提取的,其他的则是合成的。
- 它们通过与中枢神经系统中特定的阿片受体(μ、δ、κ)结合而起作用。
  - μ 受体是产生镇痛作用的主要受体。
  - 这种作用既有突触前的,也有突触后的。
- 中枢作用/疼痛调节
  - 当 μ 受体被激活时,会抑制 γ-氨基丁酸(GABA)能神经元,并对疼痛抑制性神经元产生抑制作用。
  - 也可能影响丘脑和中脑调节疼痛刺激的

神经元。

- 中枢神经系统效应
  - 镇痛、欣快感、镇静、呼吸抑制、咳嗽抑制、瞳孔缩小、恶心。
- 外周效应
  - 心血管效应:心动过缓。
  - 胃肠道效应:肠蠕动减慢、便秘、胆囊收缩。
  - 泌尿生殖效应:降低肾功能并增加括约肌张力。
- 吗啡
  - 自然中发现,是这类药物中应用最古老的。
  - 成人剂量
    - 静脉注射负荷剂量 0.05～0.10 mg/kg,然后 0.8～10.0 mg/h 维持直到疼痛缓解。
  - 起效时间:5min。
  - 相对维持时间:3～4h。
  - 对持续性钝痛较锐痛和剧烈疼痛效果好。
  - 用于术后患者自控镇痛(PCA),每次 1mg 增量,锁定时间 6～10min。基础率往往会增加缺氧事件。
- 哌替啶(杜冷丁)
  - 急诊科最常用的镇痛药。
  - 是吗啡等效剂量的 1/10。
  - 成人剂量
    - 缓慢静脉注射 15～35 mg/h 或皮下/肌内注射 50～150mg,根据需要每 3～4h 一次。
  - 滴定效果差:5～10min 起效,持续 2～3h。
  - 对中枢神经系统具有潜在的刺激作用。
  - 以往较少用于镇痛。
  - 需要注意与单胺氧化酶抑制药(MAOI)合用可产生的不良反应。
- 芬太尼
  - 效能是吗啡的 100 倍,亲脂性是吗啡的

7000 倍

- 快速摄取:镇痛效应 30～60s 起效,2～3min 达高峰。
- 持续时间:20～30min。
- 剂量:1μg/kg 缓慢注射,常用镇静剂量 3～4μg/kg。
- 风险:"胸闷综合征",心动过缓,呼吸抑制。

- 氢吗啡酮
  - 比吗啡强 7～10 倍,但半衰期较短。
  - 半合成阿片类似物,静脉注射后 15min 内具有镇痛作用。
  - 在未使用阿片类药物的患者中,术后患者自控镇痛(PCA)剂量每次静脉注射 0.2～0.4mg,锁定时间 6～10min。
- 纳洛酮(Narcan),纳曲酮
  - 阿片受体拮抗药。
  - 对 μ 受体有强亲和力。
  - 与受体结合但不激活受体,在 1～3min 迅速逆转阿片类药物的作用。
  - 常用剂量:0.1～0.4 mg 静脉注射(儿童 0.01 mg/kg)。
  - 半衰期比大多数阿片受体激动药短,所以可能需要多次给药。

五、镇静药

苯二氮䓬类

- 一般来说,产生抗焦虑和镇静作用,并促进睡眠。
- 经肝代谢,尿液排泄。
- 机制
  - 主要作用是通过结合并激动 GABA-A 受体。
  - GABA 是中枢神经系统中主要的抑制性神经递质。
  - GABA 受体是氯离子依赖性通道。
  - 被激活后,使细胞膜超极化,使其不易产生兴奋。

- 效应
  - 镇静、催眠、麻醉、遗忘(顺行)、抗惊厥作用、肌肉松弛、呼吸抑制(尤其对呼吸系统患者)。
  - 与阿片类药物合用后有增强效应。

咪达唑仑

- 峰值效应:2～3min。
- 水溶性高,肝代谢。
- 容易滴定,每 5～7min 一次。
- 每次 1～2 mg(儿童 0.1 mg/kg)。

氟马西尼

- 在 GABA 受体水平阻断苯二氮䓬类药物的作用。
- 半衰期比临床上大多数使用的苯二氮䓬类药物短。
- 剂量为 0.1～0.2 mg,静脉注射(儿童为 0.02 mg/kg)。
- 谨慎使用,可能会导致癫痫发作。

氯胺酮

- 分离麻醉药。
- 产生精神紧张、健忘,无意识丧失或保护性反射丧失。
- 阻断谷氨酸对 N-甲基-D-天冬氨酸受体亚型的作用。
- 兴奋心血管系统,增加血流。
- 剂量:1 mg/kg 静脉注射。
- 起效时间:1～3min。
- 持续时间:15～20min。
- 偶尔出现幻觉:小剂量咪达唑仑可逆转。
- 可增加唾液分泌:阿托品 0.01mg/kg,氯胺酮注射前使用。

异丙酚

- 异丙基苯酚复合物。
- 起效快,作用时间短(脂溶性高,半衰期只有 30min,临床作用时间短)。

- 胃肠道不良反应和恶心作用最小。
- 用于全身麻醉:镇静、催眠,无镇痛或遗忘作用。
- 并发症:呼吸抑制、低血压、注射部位疼痛。
- 在麻醉时/急诊室使用需要辅助控制气道。
- 剂量:诱导剂量 0.5～1.0mg/kg。
- 可滴定的最高剂量:初始剂量后 25～100μg/(kg·min)维持。

六、笑气

- 吸入麻醉气体。
- 与氧气 50/50 到 70/30 混合使用。
- 患者可手持面罩自主吸入。
- 提供镇痛、抗焦虑、镇静作用。
- 快速起效和失效。
- 持续时间短:移除面罩后 5min 内恢复。
- 常用作辅助其他形式麻醉或短小手术麻醉。
- 操作简单、安全。

七、区域阻滞和清醒镇静

　　血肿局部麻醉、区域阻滞、止血带下的阻滞(如果有合适的设备和经过培训的人)和清醒镇静都可用于骨科医师骨折复位和某些手术的麻醉。

(一)血肿局部麻醉

- 用局麻药替换骨折间隙的血肿。
- 可为闭合骨折复位提供镇痛。
- 提供术后镇痛。
- 技术
  - 骨折部位无菌消毒准备。
  - 用大口径针头刺入骨折血肿中,并抽吸血肿液。
  - 用 10～15 ml 不含肾上腺素的 1% 利多卡因替换血肿液。
    - 可以添加丁哌卡因来帮助缓解复位后的疼痛。加入安全剂量,如 0.25% 丁哌卡因 10ml。

- 等待 5～7min 后可行骨折复位操作。
- 风险
  - 全身毒性
    - 局麻药通过骨骼的供血血管直接进入全身产生潜在风险。
  - 感染
    - 理论上将闭合性骨折转变为开放性骨折。在骨科文献中曾有一例感染的个案报道。

(二)区域阻滞

- 对身体的某一部位进行麻醉,而不产生全身效应。
- 常用于骨折脱位复位的麻醉及四肢大、小手术。
- 有利于术后镇痛。
- 局麻药注射于外周神经或神经丛周围。
- 阻滞时间取决于麻醉药物的选择,以及是否加入肾上腺素。

指根阻滞

- 适应证包括手指骨折、撕裂伤、甲床损伤和手指/甲床感染。
- 不使用肾上腺素。
- 技术(图 7.1)

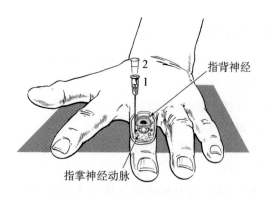

指背神经

指掌神经动脉

图 7.1　指根阻滞技术的外科解剖(From Cousins MJ,Bridenbaugh PO,eds. Neural Blockade in Clinical Anesthesia and Management of Pain. 3rd ed. Philadelphia:Lippincott-Raven;1998.)

- 掌面朝下(手背部皮肤不太敏感)。
- 在指骨根部的两侧部位分别注射。
- 每根神经使用局麻药约 2 ml(共 8 ml)。

腕部阻滞(图 7.2)

- 正中神经阻滞
  - 适应证包括多发性指骨骨折和指骨/甲床撕裂伤。
  - 技术
    - 前臂掌心向上。
    - 针尖置于掌长肌和桡侧腕屈肌之间,距腕关节皱褶近端 2cm。

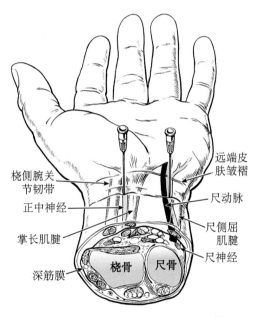

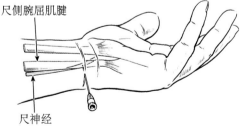

图 7.2　**腕部阻滞技术的外科解剖**(From Cousins MJ, Bridenbaugh PO, eds. Neural Blockade in Clinical Anesthesia and Management of Pain. 3rd ed. Philadelphia: Lippincott-Raven; 1998.)

- 如果引出异感,注射局麻药 3～5ml。
- 如果没有引出异感,则以扇形方式注射局麻药 5ml。
- 尺神经阻滞
  - 适应证:尺侧撕裂伤,拳击手骨折复位(如果需要麻醉)。
  - 技术:手掌旋后,在腕关节皱褶近端 6 cm,向尺侧腕屈肌放射状注射局麻药 8～10 ml(越向远端的阻滞会错过尺神经背侧支,可通过尺骨向尺侧腕屈肌局部浸润进行阻滞)。
- 桡神经阻滞
  - 适用于拇指和手背撕裂伤的手术。
  - 技术
    - 手掌旋前,在鼻烟窝的水平进行阻滞。
    - 掌长伸肌腱的浅表位置注药。
    - 从鼻烟窝开始,一直到整个手背。
    - 需要 5～8ml 局麻药。

肘关节阻滞

- 适应证:包括手和腕部的手术。
- 涉及四条神经:正中神经、尺神经、桡神经和前臂外侧皮神经
  - 正中神经
    - 在肱骨内外髁之间画一条线。
    - 皮肤上的定位就在肱动脉的内侧。
    - 进针直到获得异感为止。
    - 注射 3～5ml 利多卡因。
  - 尺神经
    - 肘部屈曲。
    - 在内上髁和尺骨鹰嘴连线处近端 1cm 注射。
    - 使用 3～5ml 利多卡因。
    - 在很浅的地方注射。
    - 注射过多的液体会导致"骨筋膜室综合征"
  - 桡神经/肌皮神经(前臂外侧皮神经)
    - 在髁间线,在肱二头肌腱外侧 2cm 注射。

图中标注:
- 桡侧腕关节韧带
- 正中神经
- 掌长肌腱
- 深筋膜
- 远端皮肤皱褶
- 尺动脉
- 尺侧屈肌腱
- 尺神经
- 桡骨
- 尺骨
- 尺侧腕屈肌腱
- 尺神经

腋路阻滞

- 适应证：包括手和前臂手术及一些肘部手术。
- 技术（图 7.3）
  - 患者仰卧，肩外展，外旋。
  - 触诊腋窝远端腋动脉。
  - 推荐针直接穿过腋动脉，将局麻药总量的 2/3（20～30ml）注于动脉后，1/3 注于动脉前。
  - 也可以在可触及动脉的两侧注射。
  - 设想四个象限中的四条神经
    - 正中神经：12 点到 3 点。
    - 尺神经：3 点到 6 点。
    - 桡神经：6 点到 9 点。
    - 肌皮神经：从臂丛外侧索分离出来后，穿过喙肱肌，沿肱二头肌和肱肌之间向下行经。
  - 其他技术包括超声引导下神经阻滞和神经刺激技术。

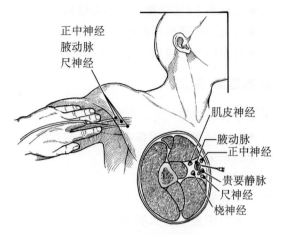

图 7.3　**腋路阻滞技术的外科解剖**（From Doyle JR. Hand and Wrist. Philadelphia：Lippincott Williams & Wilkins；2006.）

踝部阻滞

- 适应证包括任何足部和踝部手术。
- 该阻滞必须包括所有五条神经：胫神经、腓浅神经和腓深神经、隐神经和腓肠神经（图 7.4）。

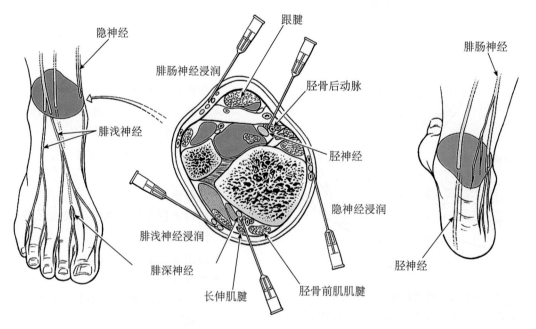

图 7.4　**踝关节阻滞技术的外科解剖**（From Cousins MJ，Bridenbaugh PO，eds. Neural Blockade in Clinical Anesthesia and Management of Pain. 3rd ed. Philadelphia：Lippincott-Raven；1998.）

- 胫神经
  - 胫骨后动脉后方,位于内踝和跟骨连线中点。
- 腓深神经
  - 位于胫前动脉和跗长伸肌的外侧。
- 腓浅神经和隐神经
  - 在腓骨深部中外侧进行阻滞。
- 腓肠神经
  - 位于跟腱外侧缘,外踝和跟骨连线中点。

腘窝阻滞

- 适应证:包括足踝部手术。

- 技术
  - 患者俯卧,膝关节屈曲。
  - 确定腘窝。
  - 在皮肤皱褶上方 7cm,中线旁 1 cm,动脉旁 1 cm 进针。
  - 朝前上方向注射。
- 在胫骨平台中点远端增加一个隐神经阻滞,可获得完整阻滞。
- 超声引导和神经刺激技术可用于该阻滞。

静脉区域阻滞(图 7.5)

- 也被称为区域静脉麻醉。
- 这是由 August Bier 于 1908 年发明的。

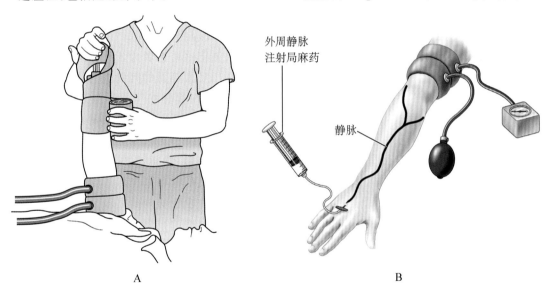

外周静脉
注射局麻药

静脉

A　　　　　　　　　　　　　　　　B

图 7.5　静脉区域阻滞(Bier 阻滞)(From Bucholz RW,Heckman JD,eds. Rockwood and Green's Fractures in Adults. 5th ed. Baltimore:Lippincott Williams & Wilkins;2002:102.)

- 适应证包括手/腕部位手术和骨折复位。
- 技术
  - 首先在手上开放静脉,放置静脉导管,不输液。
  - 在上臂放置两个止血带。
  - 上肢驱血。
  - 近端止血带充气。
  - 静脉注射不含肾上腺素的利多卡因(1.5 mg/kg 稀释溶液或 3 mg/kg,约 50 ml

0.5%),不加任何防腐剂。
- 止血带必须保持充气 25~30min。如果患者发生止血带疼痛,先给远端止血带充气,然后近端止血带放气。
- 风险
  - 止血带痛。
  - 阻滞时间的长短受患者对止血带疼痛的耐受时间的限制。
  - 全身毒性。

- 理论风险：早期释放止血带和静脉注射大量利多卡因会产生严重心血管和中枢神经系统不良反应。

八、适度镇静

- 意识的改变
  - 减少焦虑。
  - 缓解疼痛。
- 患者能保持气道通畅并有完整的气道保护性反射。
- 患者能够对言语或身体刺激做出反应。
- 持续镇静
  - 清醒/轻度镇静。
  - 抗焦虑，患者基本上正常应答。
  - 清醒镇静
    - 对语言或身体刺激有反应，气道可控。
  - 深度镇静
    - 对反复刺激或疼痛刺激有反应，气道可控性差。
  - 全身麻醉
    - 不可唤醒，气道不受保护。
- 什么时候使用
  - 任何需要在门诊进行疼痛刺激强的手术时候。
  - 不需要全身麻醉且持续时间较短的手术。
  - 当合适的监测设备可用时。
  - 当患者正确禁食的时候（NPO）。
- 禁忌证
  - 需要其他紧急手术且病情不稳定的患者。
  - 患者拒绝。
  - 相对禁忌证：手术时间长，可能需要全身麻醉才能成功。
- 适当的设备

- 静脉通路。
- 脉搏血氧饱和度。
- 心电监护仪。
- 血压袖带。
- 控制气道工具。
- 供氧。
- 拮抗药（纳洛酮、氟马西尼）。
- 技术
  - 通常联合阿片类（吗啡或芬太尼）镇痛作用和苯二氮䓬（咪达唑仑）的镇静、肌肉松弛和遗忘作用。
  - 药物滴度达到适当的镇静水平，同时可将不良反应风险降到最低。
  - 患者应随时对身体或语言刺激有反应（因此应维持完整的气道保护性反射）。
  - 要谨记这些患者为了控制疼痛可能已经服用了大剂量的阿片类药物。
  - 注意"剂量叠加"，要等到观察先前剂量的效应之后再给额外剂量的麻醉药。
- 风险
  - 呼吸抑制/低通气。
  - 阿片类药物和苯二氮䓬类药物联合使用会增加呼吸抑制的风险。
  - 使用合适的剂量、监测和拮抗药来降低风险。
  - 误吸。
  - 未禁食的镇静患者存在理论上的风险。
  - 目前的文献中，急诊室里清醒镇静的患者没有发生误吸的报道。
- 处理
  - 生命体征、精神状态和运动功能需恢复至基线水平。
  - 口服镇痛药控制疼痛。
  - 经口足量饮食。
  - 需要成人负责监护镇静药的后续作用。

第二部分

中轴骨骨折

Part Ⅱ

第 8 章 脊柱

一、流行病学

- 每年约有 12 000 例新的脊髓损伤需要治疗。
- 椎体骨折发生的频率远低于脊柱附件,脊柱椎体骨折约占所有骨折的 6%。
- 15%～20% 的椎体骨折可发生在多个非相邻节段。
- 机动车事故约占所有创伤性脊髓损伤的 50%。
- 在脊髓损伤的患者中,首次住院期间的总死亡率为 17%。
- 2%～6% 的创伤患者会发生颈椎骨折。
- 脊柱骨折的男女比例为 4:1。
- 25 岁受伤者脊髓损伤的终身直接医疗费用估计为 150 万～460 万美元,这取决于损伤的严重程度。

二、解剖学

- 脊髓在寰椎(C1)平面约占椎管的 35%,在下颈椎和胸腰椎段约占椎管的 50%。椎管的其余部分充满了硬膜外脂肪、脑脊液和硬脊膜。
- 脊髓圆锥代表脊髓的尾端。它包含骶椎和尾椎脊髓,位于 L1 椎体和 L1-L2 椎间盘的背侧。
- 马尾代表腰骶髓的运动和感觉神经根。这些根不太可能受到损伤,因为它们在椎管中的空间更大,而且与脊髓的拴系程度不同。此外,运动神经根由下运动神经元组成,比大脑和脊髓的上运动神经元更能抵

抗损伤。
- 反射弧是一种简单的感觉运动通路,可以在不使用上升或下降的白质长束轴突的情况下发挥作用。解剖和生理上完好无损的一节段脊髓可能表现出在该水平的功能性反射弧,即使该水平头侧的脊髓发生功能障碍。

三、损伤机制

根据假定的损伤机制对脊髓损伤进行分类的一个长期而基本的问题是,相同的损伤机制可导致不同的损伤形态;相似的损伤形态也可能来自不同的损伤机制,而头部偏转的方式不能预测脊髓损伤的模式。关于决定神经组织损伤程度的几个因素是明确的,这些包括施力速度、神经组织受压程度和神经组织受压的持续时间。

(一)原发性损伤

原发性损伤是指机械力引起的躯体组织破坏。

- 挫伤:这是一种由移位的结构引起的突然的、短暂的压迫,主要侵犯中枢组织,占原发性损伤的大多数;因此,它是大多数神经功能缺损的原因。挫伤多有可逆的可能性,但伴随着血管损伤和髓内出血也会出现不可逆的神经元死亡。
- 压迫:损伤是由于椎管缩小造成的;可能伴随着脊柱的平移或成角而发生,如爆裂性损伤或硬膜外血肿。伤害发生于:
  - 机械变形导致轴突流动中断。

- 脊髓血供破坏导致神经结构缺血。
- 拉伸：损伤导致纵向牵引，如屈曲-牵拉损伤。损伤是由于毛细血管和轴突的拉伸变形致破坏引起。
- 撕裂伤：是由穿透性异物、枪弹碎片或移位的骨头引起。

(二)继发性损伤

继发性损伤是指由躯体组织损坏引起的生物反应而造成额外的神经组织损伤。局部组织元素发生结构和化学变化。这些变化反过来又引起系统性的反应。局部血流变化、组织水肿、代谢物聚集和化学递质聚集导致相互依赖反应的发生，这是一种病理生理反应，可导致组织破坏和功能丧失。

四、临床评估

- 评估患者 ABCDE[即气道（airway）、呼吸（breathing）、循环（circulation）、残疾（disability）和显露（exposure）]。避免头部倾斜-颏升动作，低氧和低血压。
- 开始复苏，处理危及生命的伤害。
- 评估患者的意识水平。
- 评估头部、胸部、腹部、骨盆和脊柱的损伤。
- 评估四肢的损伤。
- 完整的神经系统检查评估反射，感觉（触觉、痛觉）和运动功能。
- 在处理多发伤患者期间，应始终保护脊柱。理想的位置是将整个脊柱以中立位固定在稳固的平面上。可以通过手动或使用半刚性颈围领、侧头部支撑和捆绑带来实现。肩部和骨盆及头部都应系上安全带，以防止颈部成为身体的旋转中心。
- 在翻动患者评估脊柱时要非常小心，如果脊柱不稳定，就极有可能损伤脊髓。检查皮肤有无瘀伤和擦伤，触诊棘突有无压痛和分离。患者应放置在担架上或长背板上，头部和颈部应得到支撑。
- 病例研究发现，有 5% 的多发性非相邻椎

体损伤。半数的继发性病变最初被漏诊，平均延迟 53d 诊断；40% 的继发性病变发生在原发性病变之上，60% 发生在原发性病变之下。在这一人群中，T2-T7 区域占原发性病变的 47%，但报道脊髓损伤仅占 16%。

- 脊柱损伤多集中在结构交界区：颅颈交界处（枕至 C2）、颈胸交界处（C7-T1）和胸腰椎交界处（T11-L2）。这些区域代表了应力集中的部位，在这些区域脊椎的一个刚性部分与一个更灵活的部分相遇。这些区域的应力集中还与椎体运动约束结构在这些平面上的变化有关。
- 在这些损伤中，最严重和最常被忽视的是颅颈分离。
- 在创伤患者中，胸腰椎骨折主要集中在胸腰椎交界处，60% 的胸腰椎骨折发生在 T11 和 L2 椎体水平之间。
- 非连续性脊柱损伤的三种常见类型如下。
  - 模式 A：C5-C7 的原发性损伤，T12 或腰椎的继发性损伤。
  - 模式 B：T2-T4 原发性损伤，颈椎继发性损伤。
  - 模式 C：T12-L2 处的原发性损伤，L4-L5 处的继发性损伤。

(一)脊髓休克

- 脊髓休克被定义为基于生理学而非结构破坏的脊髓功能障碍。通常在损伤后 24h 内，当受伤节段的脊髓尾侧的反射弧出现恢复，就可以认为是脊髓休克的消退。
- 脊髓休克应与神经源性休克相区别，神经源性休克是指脊髓损伤时伴有周围血管阻力丧失而引起的低血压。

(二)神经源性休克

- 神经源性休克（表 8.1）是指脊髓受到损伤后生理功能"关闭"而出现的弛缓性麻痹、反射消失和感觉缺失。

- 这最常见于颈部和上胸部损伤。
- 它几乎总是在 24～48h 恢复。
- 球海绵体反射（S3-S4）是最先恢复的（表 8.2）。
- 受伤后立即出现初始性心动过速和高血压，随后出现低血压，并伴有心动过缓和静脉淤血。
- 神经源性休克引起的低血压与心源性休克、败血症性休克和低血容量性休克相比，可能存在相关的心动过缓，而不是心动过速。

表 8.1　神经源性和低血容量性休克

神经源性休克：源于交感神经抑制	低血容量性休克：源于出血
低血压	低血压
心动过缓	心动过速
肢体温暖	肢体发冷
正常尿量	低尿量

表 8.2　脊髓和圆锥反射

反射	病变部位	刺激	正常反应	异常反应
Babinski 征	上运动神经元	轻划足底近侧至远中内侧皮肤	足趾跖屈	脚趾背伸和张开
Oppenheim 征	上运动神经元	沿胫骨近端至远端摩擦	足趾跖屈	脚趾背伸和张开
提睾反射	T12-L1	轻划大腿近端内侧皮肤	阴囊向上运动	阴囊不动
球肛门反射	S2-S4	触摸肛门周围的皮肤	肛门括约肌收缩	无肛门括约肌收缩
球海绵体反射	S3-S4	挤压男性的阴茎，挤压女性的阴蒂，或者拉动导尿管	肛门括约肌收缩	无肛门括约肌收缩

- 治疗的基础是给予等渗液体，并认真评估液体状态（谨防水化过度）。
- 认识到神经源性休克不同于失血性休克对于创伤患者的安全初始复苏至关重要。神经源性休克的治疗是通过药物干预来增强周围血管张力。这种血管张力可能是有效复苏所必需的。在失血性休克的治疗中，经常会给予患者过多的液体而引起的液体超载，这种液体超载在神经源性休克的环境中会导致肺水肿。

（三）球海绵体反射

- 球海绵体反射是指挤压男性阴茎头、女性阴蒂或拉动尿道导管时肛门括约肌的收缩。
- 这种反射的消失表明脊髓休克。

- 球海绵体反射的恢复预示着脊髓休克的结束，通常发生在初始损伤的 24h 内。
- 脊髓休克之后该反射仍然消失，预示着脊髓神经功能恢复的可能性几乎为零。
- 球海绵体反射对累及脊髓圆锥或马尾的病变预后不具有判断作用。

五、影像学评估

- 颈椎侧位片是创伤患者标准评估中的常规检查。有颈部疼痛症状的患者应接受完整的颈椎影像学检查，包括前后位和齿状（张口）位。
- 当脊柱骨折患者因神经损伤或其他相关损伤而不能进行完全的临床评估时，建议对其整个脊柱进行侧位放射学检查。
- 尽管使用了所有可用的放射学技术，颈椎损伤的不确定性仍然存在。对颈部的持续保护和一系列的研究可能最终证明是隐匿性损伤。

- 磁共振成像有助于评估脊髓或神经根损伤及椎管损伤的程度。

六、分类

脊髓损伤的功能性后果通常用代表神经功能障碍严重程度和模式的术语来描述：完全性脊髓损伤、不完全性损伤和短暂性脊髓功能障碍，用以描述神经功能损伤的不同程度；脊髓损伤综合征的不同类型的名称（如前脊髓综合征、中央脊髓综合征和 Brown-Séquard 综合征）是指在临床评估过程中观察到的神经功能障碍的分类。

七、神经损伤分级

（一）脊髓损伤：完全性

- 在存在完整的球海绵体反射的情况下，在损伤节段的尾侧脊髓没有感觉或自主运动功能（损伤通常位于 S2、S3 和 S4 水平）。
- 反射恢复的平面低于脊髓损伤的节段。
- 损伤平面的命名，由存在部分神经功能的最远的脊髓节段来确定。
- 虽然脊髓功能恢复的预后非常差，但仍可预期有一至两节段的额外的神经根可以恢复。

（二）脊髓损伤：不完全性

- 球海绵体反射恢复后，脊髓在损伤水平的尾端存在部分神经功能。
- 一般来说，病变远端的功能越强，则恢复越快，预后越好。
- 骶髓功能的保留表现为肛周感觉、直肠自主运动功能和踇屈肌活动；它表明脊髓白质长束（皮质脊髓束和脊髓丘脑束）至少部分连续，暗示了大脑皮质和骶髓运动神经元之间的连续性。这表明脊髓损伤是不完全的，在脊髓休克缓解后，脊髓功能有可能

得到更大的恢复。

八、不完全性脊髓损伤的类型

（一）Brown-Séquard 综合征

- 这是一种半脊髓损伤，表现为同侧肌肉麻痹，本体感觉和轻触觉丧失，以及对侧躯体痛温觉减退。
- 预后良好，90％以上的患者可以恢复直肠、膀胱功能和行走能力。

（二）脊髓中央综合征

- 这是一种最常见的脊髓损伤类型，常伴发于颈椎过伸伤，多发于中年人、有脊柱退行性疾病的患者。
- 它表现为上肢弛缓性麻痹（累及较多）和下肢痉挛性麻痹（累及较少），骶髓功能保留。
- X 线片通常显示无骨折脱位，因为病变是由脊髓前部骨赘与后部黄韧带反折的钳夹效应造成的。
- 预后良好，50％～60％的患者可以恢复下肢运动和感觉功能，然而永久性的中央灰质破坏可导致手功能不良。

（三）脊髓前索综合征

- 常见，包括运动功能和痛温觉减退（皮质脊髓束和脊髓丘脑束），同时保持浅触觉和本体感觉（脊柱）。
- 如果伤后 24h 内恢复明显，则预后良好。24h 后骶髓对温度或针刺的感觉消失预示着预后不良，根据一项研究，有 10％的患者功能可以恢复。

（四）脊髓后索综合征

- 罕见，包括深触觉、深部痛觉、本体感觉的减退，完全自主力量及痛温觉减退。

（五）脊髓圆锥综合征

- 这种情况在 T12-L1 损伤中可见，造成直肠和膀胱自主控制（S2-S4 副交感神经）的

丧失,但腰椎神经根功能仍可保留。

● 神经损伤可表现为完全或不完全的;球海绵体反射可能永久性丧失。

● 它很少单独发生,多与一种腰椎神经根病变合并发生(混合性圆锥-马尾病变)。

九、神经根损伤

● 孤立的神经根损伤可发生在任何水平,并可能伴随脊髓损伤。

● 可能是部分性或完全性的,并导致根性疼痛,感觉功能障碍,无力,反射减弱或消失。

十、马尾综合征

● 这是由腰椎管内多节段腰骶神经根受压引起的。

● 临床表现包括鞍区麻痹、双侧根性疼痛、麻木、无力、反射减弱或消失、排便或膀胱功能丧失。

十一、脊髓损伤分级系统

(一)Frankel 分类

● A 级:运动和感觉功能缺失。

● B 级:无运动功能;感觉功能存在。

● C 级:运动功能存在,但无作用(2/5 或 3/5);感觉功能存在。

● D 级:运动功能存在且有用(4/5);感觉功能存在。

● E 级:运动功能正常(5/5),感觉功能正常。

(二)美国脊髓损伤协会(ASIA)损伤量表

● A 级:完全,骶髓节段(S4-S5)无运动或感觉功能。

● B 级:不完全,在神经损伤水平以下并延伸至骶段 S4-S5,保留感觉但无运动功能。

● C 级:不完全,在神经损伤水平以下保留运动功能;神经水平以下的大部分关键肌肉的肌力<3。

● D 级:不完全,在神经损伤水平以下保留运动功能;神经水平以下的主要肌肉大多肌肉等级>3。

● E 级:正常,运动和感觉功能正常。

(三)美国脊髓损伤协会神经病学评估(图 8.1)

● 根据 ASIA 定义,神经损伤水平是指两侧运动和感觉功能正常的最尾端脊髓节段:左右感觉和左右运动功能。对于功能评分,取 C5、C6、C7、C8、T1、L2、L3、L4、L5 和 S1 对应的 10 个关键肌,评分为 0～5 分。

● 对于感觉评分,左右两边的评分都是 100 分。对于身体两侧的 28 个皮肤感觉区,使用 0～2 的评分,对感觉正常的患者最大可能产生 112 分的总分。

十二、治疗

注:颈椎和胸腰段脊柱的特殊骨折将在各自章节中介绍。

(一)固定

● 患者在放射学和临床检查排除颈椎损伤之前,应使用硬质颈围领固定。意识不清的患者(如乙醇中毒)在临床上亦应认为属于不可排除的。

● 儿童必须使用带有头部切口的特殊背板,以适应其相对较大的头部尺寸和突出的枕骨。

● 应尽快将患者从背板上移开(以同轴滚动的方式),以减少压疮的形成。

(二)急性脊髓损伤的内科治疗

● 静脉注射甲泼尼龙

　● 有利于神经损伤的恢复。

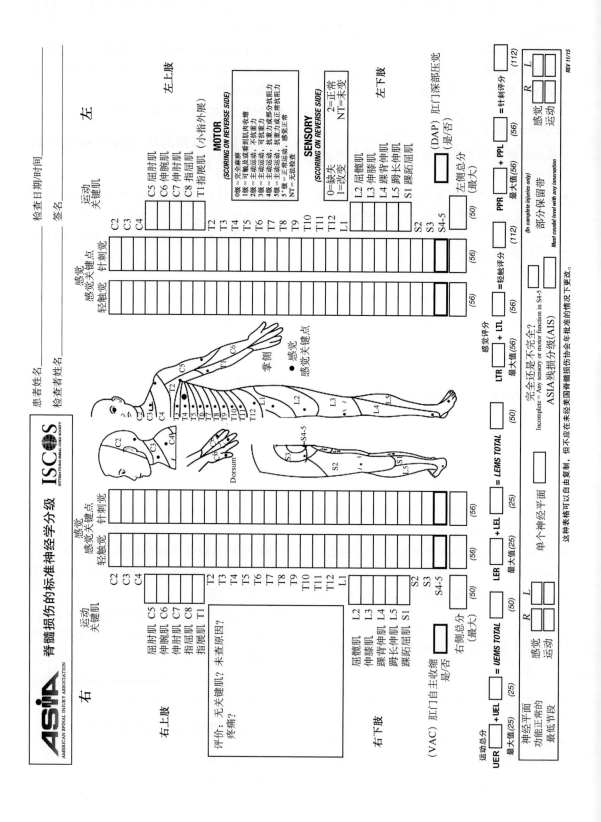

运动功能分级
0=完全瘫痪
1=可触及或可见肌肉收缩
2=主动活动，去重力下全关节范围活动
3=主动活动，抗重力下全关节范围活动
4=主动活动，对抗重力及肌肉特定位置的中等阻力下全关节范围活动
5=正常，主动活动，对抗重力和肌肉特殊位置最大阻力情况下的全关节范围活动，假定功能正常。
5*=主动活动，假定抑制因素（如疼痛、失用）不存在时，对抗重力及足够阻力下全关节范围活动，认为正常
NT=无法检查（由于制动，无法活动的关节活动或大于50%的关节挛缩）

感觉分级
0=缺失
1=改变，感觉减弱损害，或感觉过敏
2=正常
NT=未测

何时应该检测非关键肌：
当一个表面上AIS B分级的患者，一侧运动平面以下大于3个节段的非关键肌应检测以获得最精确的损伤分级（区分AIS B和C）

神经根	运动
C5	肩关节：内收、外展、后伸、内旋、外旋
C6	肘关节：旋前、旋后　手腕：弯曲
C7	手指：近节关节弯曲、伸展　拇指：屈伸、外展
C8	手指：掌指关节弯曲　拇指：相对内收和外展垂直到手掌
T1	手指：示指外展
L2	髋关节：内收
L3	髋关节：外展
L4	髋关节：外展后伸、内旋　膝关节：弯曲　踝关节：内翻、外翻　足趾：跖趾关节和趾间背伸
L5	踇趾：足趾关节的屈曲和外展
S1	踇趾：内收

ASIA残损（AIS）分级

A=完全损伤。鞍区S4-S5无任何感觉或运动功能保留。

B=不完全感觉损伤。神经平面以下包括鞍区S4-S5无运动但有感觉觉保留，任何一侧运动平面以下无三个节段以上的运动功能保留。

C=运动不完全损伤。运动功能在最尾端骶段保留（S4-S5骶段感觉功能保留），身体损伤的标准（S4-S5骶段感觉功能保留），身体一侧运动平面以下大于三个节段以上运动功能损伤的标准或包括运动平面以下关键肌或非关键肌功能力大于3级。

D=不完全运动损伤。神经平面**以下有运动功能保留，且NLI以下至少一半或更多的关键肌肉功能肌力大于三级。

E=正常。使用ISNCSCI检查所有节段的感觉和运动功能均正常，且患者既往有神经功能障碍，则分级为E。既往无SCI者不能评为E级。

使用ND：当不能基于检查结果确定平面时，用来记录感觉、运动和神经损伤平面，损伤分级，和（或）是分布保留区（ZPP）。

分类步骤

确定脊髓损伤分类推荐使用以下步骤：

1. 确定左右侧的感觉平面。
感觉平面是最尾近侧的具有完整针刺觉和轻触觉的平面。

2. 确定左右运动平面。
确定最低处的至少3级的关键肌功能，高于本平面的代表作用的关键肌功能完整（肌力为5级）。
注：在无肌节可供检查的区域，若平面以上运动功能正常，则该肌节的运动平面与感觉平面相同。

3. 确定神经操作平面（NLI）
等于最尾侧保留完整感觉和抗重力运动（至少3级）的脊髓节段，分别有正常的感觉平面。

4. 确定是否完全损伤。
即确定是鞍区感觉是否存在。
如肛门自主收缩=否，且有S4-5感觉评分=0，肛门深压觉=否，那么损伤完全。反之，损伤不完全。

5. 确定ASIA残损分级（AIS）
损伤完全吗？
否 ↓
如果是，则AIS=A，且应记录ZPP（身体一侧保留功能的皮节或肌节的最低节段）
运动损伤完全吗？
否 ↓
如果是，则AIS=B，否=自主收缩或感觉不完全损伤一侧的运动平面以下至少三个节段以上的关键肌保留吗
单个神经平面以下至少一半以上的关键肌力大于或等于干3级？
否 → AIS=C　　是 → AIS=D

如果所有节段的感觉运动功能均正常，则AIS=E。
注：AIS E级适用于既往有脊髓损伤，现已恢复正常，在随访检查时使用该分数，初次检查无神经功能障碍的；ASIA残损分级不适用于此种情况。

ASIA
AMERICAN SPINAL INJURY ASSOCIATION
INTERNATIONAL STANDARDS FOR NEUROLOGICAL CLASSIFICATION OF SPINAL CORD INJURY

ISCOS
INTERNATIONAL SPINAL CORD SOCIETY

图 8.1　ASIA 评分表可以对脊髓损伤的神经损伤的精确分级（© 2011 American Spinal Injury Association. Reprinted with permission.）

- 脊髓损伤应用类固醇治疗的疗效是有争议的。虽然它在许多中心不被认为是"治疗标准"，但一些机构仍继续采用该方案来治疗受伤 8h 内的患者。应用甲泼尼龙增加了胃肠道出血、伤口感染、败血症和肺炎等并发症的风险，且其疗效值得怀疑，这导致甲泼尼龙的临床使用逐渐减少。
- 对于那些支持者来说，应用的冲击剂量为 30mg/kg。
  - 如果在脊髓损伤后 3h 内开始治疗，则在接下来 24h 内每小时 5.4 mg/kg。
  - 如果在脊髓损伤后 8h 内开始治疗，则在 48h 内每小时 5.4 mg/kg。
- 它不适用于单纯的神经根病变。
- 实验药物
  - 纳洛酮（阿片受体拮抗药）。
  - 促甲状腺激素释放激素。
  - GM1 神经节苷脂：一种膜糖脂，在损伤后 72h 内使用，可显著增加运动评分。在受伤后的 32d 内每天给药 100mg。不建议与甲泼尼龙同时使用。
  - 利鲁唑（钠通道阻滞药）美国食品和药物管理局（FDA）批准用于肌萎缩侧索硬化症（ALS）：它阻止钠通道的病理激活，减少谷氨酸释放。

十三、并发症

- 胃肠道：肠梗阻、反流误吸、出血性胃炎是常见的早期并发症，最早可发生于伤后第二天。胃炎被认为是交感神经被抑制的结果，随后无对抗的迷走神经加强导致胃活动增加。通过鼻胃管给予组胺（H_2）受体拮抗药预防这些潜在的并发症。
- 泌尿系统：泌尿道感染是瘫痪患者长期治疗中反复出现的问题。在急性、初始治疗期间，应使用留置导尿管，用于监测尿量。由于在神经性休克状态下静脉淤积和低流量，尿量通常较低。在此之后，应进行无菌的间歇导尿，以尽量减少潜在的感染后遗症。

- 呼吸系统：急性四肢瘫痪患者只能通过膈肌来吸气，因为他们的腹肌和肋间肌已经瘫痪。肺活量为正常的 20%～25%，且患者不能用力呼气、咳嗽或清除肺部分泌物。在神经性休克患者中，维持液体平衡至关重要，因为治疗休克过程中容量超负荷会迅速导致肺水肿。正压或机械通气是保持足够的肺功能所必需的。如果没有积极的脱水治疗，分泌物淤积、肺不张和肺炎会经常发生，并与高发病率和死亡率相关。
- 皮肤：压迫性溃疡是脊髓损伤患者常见的皮肤问题。每 2 小时翻身一次，仔细检查和填充骨突起，积极治疗压疮，这些对于预防压疮的长期后遗症是必不可少的。

十四、排除脊柱伤情

- 患者排除脊柱伤情说明脊柱评估已完成，且患者没有需要治疗的脊柱损伤。
- 一个完整的脊柱评估的必要因素
  - 评估高危事件和高危因素的病史。
  - 体格检查及脊髓损伤或神经损伤的体征。
  - 基于初步评估的影像学研究。
- 确诊的颈椎骨折患者至少有以下四个特征之一：颈部中线的压痛、中毒的证据、神志及警觉性异常或其他部位的多个带有疼痛的损伤。
- 临床排除损伤的标准
  - 后中线无压痛。
  - 完全无痛的活动范围。
  - 无神经功能障碍。
  - 神清、警觉性正常。
  - 无中毒迹象。
  - 无注意力分散所致伤害。
- 对于警觉性良好、非中毒、孤立性钝伤、体格检查无颈部压痛的患者，不需要拍 X 线片。

- 胸腰段脊柱的排除过程与颈椎的排除过程相似。只有前后位和侧位 X 线片是必要的。精神状态清楚，没有背痛，没有其他严重损伤的患者不需要整个脊柱的 X 线片来排除脊柱骨折。
- 对反应迟钝的患者排除脊柱伤情是有争议的。推荐制动达 48h 直到患者的心理状况恢复正常并接受过完整的脊柱查体后。如果在此期间患者的症状保持迟钝，就应考虑联合 CT 和 MRI 检查以排除颈椎病变，从而避免长时间的硬颈围固定引起的并发症。
- 急性脊髓损伤的手术治疗
  - 对不完全脊髓损伤的患者在受伤的 24h 内接受早期减压和融合手术能够改善神经功能的恢复，减少住院并发症和减少住院时间。

第 9 章 颈 椎

一、流行病学

- 颈椎损伤通常继发于高能量损伤,包括机动车事故(45%)和从高处跌落(20%)。
- 比较少见的是,颈椎损伤发生在体育运动期间(15%),尤其是在美式足球和跳水项目,是其意外暴力行为的结果(15%)。
- 40%的颈椎骨折伴有神经损伤。
- 脊髓损伤通常发生在下颈椎骨折和脱位,而很少在上颈椎骨折和脱位中发生。
- 2%~6%的外伤患者可伴发颈椎骨折。
- 在19%~51%的脊髓损伤病例中涉及颈部骨折。
- 有周围神经功能障碍的外伤患者中,20%会伴有颈椎骨折。

二、解剖学

- 寰椎是第1颈椎,它没有椎体。它的两个大的侧块提供了头骨和脊柱之间仅有的两个负重关节。
  - 覆膜和翼状韧带是提供正常颅颈稳定性的重要结构。
  - 前结节被寰椎横韧带固定在C2齿状突前方。
  - 约50%的颈部屈曲和伸展发生在枕骨和C2之间,枕骨C1为25°,C1-C2为20°。
  - 椎动脉从横突孔出来,在C1和枕骨之间通过,穿过C1环上部的凹陷。骨折多发于这个部位。
- 枢椎是第2颈椎,它是椎体最大的颈椎,因为它包含了齿状突(在齿突凹)。

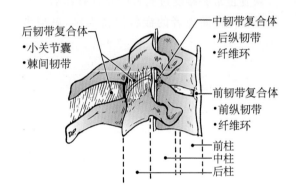

图9.1 颈椎椎体三柱的组成。韧带复合体抵抗牵张力。骨结构抵消了压力

- 寰枢韧带的横韧带(十字形韧带的水平带)是寰枢关节的主要支撑。
- 翼状韧带是寰枢椎关节的第二稳定结构。
- 枕骨-C1和C1-C2的关节突关节囊几乎不能提供支持。
- 50%的颈部旋转发生在C1-C2交界处。
- C3-C7可以理解为一个三柱系统(Denis)(图9.1):
  - 前柱:椎体和椎间盘前部抵抗压缩载荷,同时前纵韧带和纤维环是对抗牵张力(伸展)最重要的制约因素。
  - 中柱:椎体后部和非椎体关节抵抗压缩,后纵韧带和环韧带限制牵张力。
  - 后柱:小关节和侧块抵抗压缩力,小关节囊、棘间韧带和棘上韧带则抵抗牵张力。
  - 椎动脉进入C6横突孔,经横突孔上升至C1。由于存在血管的冗余,椎动脉损伤是罕见的。

三、损伤机制

- 机动车事故(主要发生在年轻患者)、跌倒(主要发生在老年患者)、潜水事故和钝器伤是颈椎损伤的主要原因。
- 不论是否有牵拉或轴向压迫,由非限制性减速力引起颈椎的强迫屈曲或伸展,这是大多数颈椎损伤的机制。

四、临床评估

- 患者评估(ABCDE):气道(airway)、呼吸(breathing)、循环(circulation)、功能障碍(disability)和显露(exposure)。
  - 气道通畅是最重要的。
  - 下一个优先事项是呼吸或充分通气。
  - 再下一个优先事项是循环或识别休克状态。
  - 功能障碍是指做一个简洁的神经系统检查。
  - 初诊的最后检查是显露。完全脱掉患者的衣服,并保持体温。
- 开始复苏:处理危及生命的伤害。保持硬质的颈托固定。
- 在紧急情况下,气管插管和中心静脉置管常被采用。在插管过程中,对颈部的操作可能会造成不稳定的颈椎骨折或脱位。在整个插管过程中,应保持同轴稳定。另外,面罩通气可以持续到光学纤维或鼻气管插管安全完成。如果高度怀疑脊柱不稳定,环甲膜切开术可能是最安全的气道控制方法。
- 评估意识水平和神经损伤:使用格拉斯哥昏迷量表(见第2章)。
- 评估头部、颈部、胸部、腹部、骨盆和四肢损伤。
- 确定患者的病史:询问损伤机制、头部外伤目击情况、外伤后肢体运动、意识水平等。
- 进行体格检查。
  - 颈部疼痛。
  - 头皮、面部或颈部的裂伤和挫伤。
- 进行神经检查
  - 脑神经。
  - 全面的感觉和运动检查。
  - 上下肢反射。
  - 直肠检查:肛周感觉,直肠张力。
  - 球海绵体反射(见第8章)。

五、影像学评估

- 颈椎侧位X线片:85%的颈椎损伤都显示。要求必须显示寰枕交界处,所有的7个颈椎和颈胸交界处(包含T1的上、下表面)。可能需要对上肢进行向下牵引或取游泳者体位(上肢位于X射线束近端,并呈180°外展,对侧上肢轴向牵引,射线束以60°指向尾端)。对有颈部疼痛的患者应接受完整的颈椎影像学检查,包括前后位(AP)和齿状位。在颈椎侧位片上,可以看到如下:
- 急性后凸或前凸消失。
- 影像学"线"的连续性:椎前线、椎后线、小关节线或棘突线。
- 椎间盘间隙的扩大或缩小。
- 棘突或小关节之间的距离增加。
- 颈椎软组织肿胀,取决于所检查的水平或组织的异常轮廓。
  - 在C1:>10mm。
  - 在C3、C4:>7mm。
  - 在C5、C6、C7处:>20mm。
- 颈椎不稳的影像学标志,包括以下。
  - 高度丢失>25%的压缩性骨折。
  - 相邻椎体之间的角位移>11°(以Cobb角测量)。
  - 平移>3.5mm。
  - 椎间盘间距>1.7mm(图9.2和图9.3)。
- 计算机断层扫描(CT)和(或)磁共振成像(MRI)有助于评估上颈椎或颈胸交界处。CT扫描在很大程度上取代了传统的X线摄影。CT扫描和MRI检查对中毒和反应迟钝患者的评估尤为重要(见第2章)。

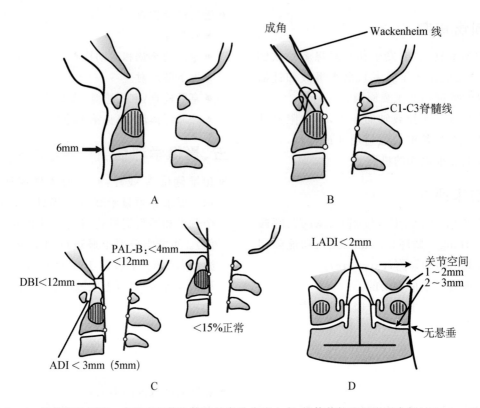

图 9.2 A. 椎前软组织影。在没有气管导管的健康卧位成人中,椎体前软组织影不应超过 6mm。B. 骨扫描线和齿突凹成角。齿状突的前皮质应与寰椎前环的后皮质平行。任何后凸或前凸性偏斜都应视为齿状突骨折或寰椎横韧带断裂。Wackenheim 线是从斜坡尾端画出来的。齿状突的尖端应该在这条线的 1~2mm 范围。C1-C3 椎板线的参考点是从寰椎、枢椎和 C3 段的椎板前方皮质确定出来的,它们的前后差距应该在 2mm 以内。更大的偏差应该引起寰枢椎平移或其他任何部分损伤,可能造成神经弧中断。C. 韧带损伤参考线(侧位 X 线片)。寰齿间隙(ADI)应该是成人 3mm(儿童 5mm)。脊髓的可用空间是从齿状突尖端后皮质到寰椎后弓前皮质的距离来衡量,其长度应>13mm。齿突颅底间隙(DBI)是齿状突尖端和颅底远端之间的距离。成人应该是 12mm。后轴线(PAL-B)距颅底边缘向前方不应超过 4mm,后方应<12mm;D. 骨扫描线(AP 成像)。左右两侧寰齿间距(LADI)应对称(偏差在 2mm 之内)。寰枕关节的骨组成应该是对称的,在 AP 图像上间距不超过 2mm(Courtesy of Fred Mann,MD, Professor of Radiology, University of Washington,Seattle.)

- 与颈椎侧位片相比,CT 扫描作为一种初步筛查工具的优点在于,它对发现骨折更为敏感,并且能够更一致地评估枕颈和颈胸交界处的病变。CT 扫描作为初始影像学评估的一个潜在缺点是,细微的错位、小关节裂隙或椎间盘牵张难以单独使用轴向图像来评估。
- MRI 最有用的应用是检测外伤性椎间盘突出、硬膜外血肿、脊髓水肿或压迫、后方

韧带断裂。MRI 的另一个应用是显示血管结构。MR 动脉造影可用于评价椎动脉的通畅性。

- 如果怀疑颈椎不稳定,应尽量少(如果有的话)进行应力屈伸的 X 线检查;这个检查只应在清醒和警觉的患者身上进行。对于有颈部疼痛的患者,最好将其延迟到痉挛消退后,因为这种痉挛可以掩盖不稳定。寰齿间隙(ADI)在成人<3mm,在儿

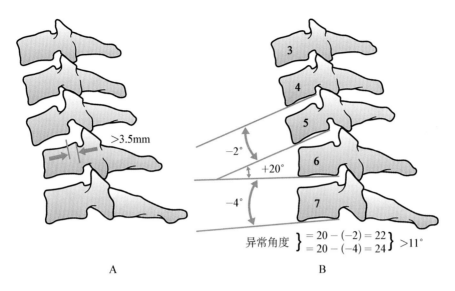

图 9.3　**不稳定性的影像学征象。**＞3.5mm 的平移（A）或 11°的角度（B）和棘突间的间隔扩大是侧位片不稳定的迹象（Adapted from Bucholz RW. Lower cervical spine injuries. In：Browner BD，Jupiter JB，Levine AM，et al. ，eds. Skeletal Trauma. 1. Philadelphia：WB Saunders；1992：707. ）

童＜5mm。

● 牵引 X 线片只在复位时拍摄。

六、颈椎损伤的骨创伤协会分类

参见《骨折和脱位分类概要》：http://www. ota. org/compendium/compendium. html。

七、枕-C1-C2 复合体损伤

● 与脊柱的其他过渡区一样，颅颈交界处极易受到损伤。这是因为颅骨引起头侧的杠杆臂大且颅颈交界处的相对运动自由度大，特别是关节稳定性依赖于韧带结构而不是内在的骨性稳定，所以该区域结构脆弱损伤特别高。

枕髁骨折

● 这些通常与 C1 骨折和脑神经麻痹有关。

● 损伤的机制包括压缩和侧弯；当髁突压迫 C1 的上关节面时，这会导致髁突压缩性骨折，或者寰枕极度旋转导致翼韧带撕脱。

● CT 扫描通常是诊断的必要手段。

八、分型（图 9.4）

Ⅰ 型：髁突撞击；通常稳定。

Ⅱ 型：与颅底或颅骨骨折相关的剪切损伤；潜在不稳定。

Ⅲ 型：髁突撕脱；不稳定。

● 治疗方法包括：对于稳定的损伤，硬质颈围领固定 8 周，对于不稳定的损伤，使用 Halo 架固定或枕颈融合术。

● 任何枕髁骨折都应考虑到颅颈分离。

（一）枕-寰关节脱位（颅颈分离）

● 这几乎总是致命的，尸检研究表明，它是机动车事故死亡的主要原因；罕见的幸存者有严重的神经功能障碍，从完整的 C1 弛缓性四肢瘫痪到不完全的脊髓损伤综合征，如 Brown-Séquard 综合征。

● 由于髁突的倾斜，这种情况在儿童中更为常见。

● 常合并颏下裂口、下颌骨骨折和咽后壁裂伤。

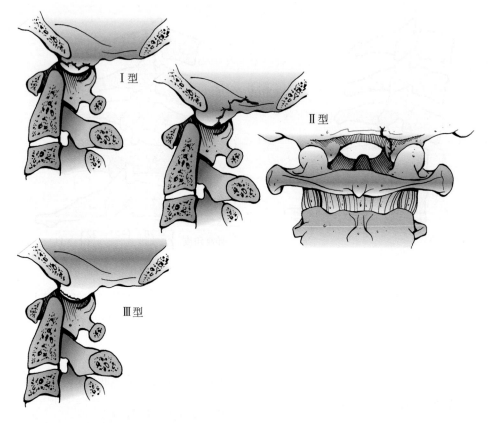

图 9.4 枕髁骨折的 Anderson 和 Montesano 分类。Ⅰ型损伤粉碎性,通常是稳定的,由轴向载荷引起的压缩骨折。Ⅱ型损伤是指延伸至颅底的撞击或剪切性骨折,通常是稳定的。Ⅲ型损伤为翼韧带撕脱,很可能是颅颈交界处不稳定的牵张伤(From Schoenfeld AJ, Le HV, Bono CM. Cervical spine fractures and dislocations. In:Tornetta P Ⅲ,Ricci WM,Ostrum RF,et al.,eds. Rockwood and Green's Fractures in Adults. Vol 2. 9th ed. Philadelphia:Wolters Kluwer;2020:1817-1899.)

- 亦常合并脑神经(外展神经和舌下神经,最常见于颅颈损伤)、前三根颈神经和椎动脉损伤。
- 颈髓综合征,包括 Bell 交叉麻痹和 Wallenberg 最初描述的交叉性偏瘫,代表了不完全性脊髓损伤的更罕见形式,是脑干和脊髓交界处脊髓束特殊解剖的结果。交叉麻痹可能类似于中央脊髓综合征,虽然它通常影响近端而不是远端的上肢功能。交叉性偏瘫表现为同侧臂和对侧腿无力。
- 其机制是在颅颈交界处过度伸展、牵张和旋转的综合作用下造成的高能量损伤。
- 易漏诊,但可根据颈椎侧位片做出诊断。

- 齿状突尖端应与颅底一致。
- 成人齿状突-颅底距为 4～5mm,儿童可达 10mm。
- 在屈伸位上,齿状突-颅底距的变化不超过 1mm。
- Powers 比值(BC/OA)应<1(图 9.5)。
- 在成人中,上颈部椎体前软组织肿块影像加宽是潜在创伤的一个重要警告征象,且可能是这种损伤的唯一标志。
- CT 密扫(不超过 2 mm)有助于更清楚地了解关节不协调或复杂骨折类型。MRI 对脊髓损伤有一定的诊断价值,同时有助于评估上颈椎韧带损伤以及蛛网膜下腔出血和椎前出血。

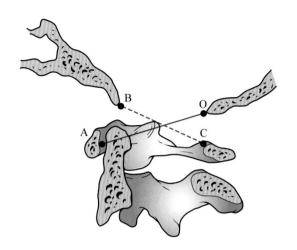

图 9.5　Powers 比值的确定。从枕骨基底(B)向寰椎后弓(C)画一条与枕骨大孔后侧(O)向寰椎前弓(A)画一条线。用 BC 的长度除以 OA 的长度得到 Powers 比率(From Schoenfeld AJ, Le HV, Bono CM. Cervical spine fractures and dislocations. In: Tornetta P Ⅲ, Ricci WM, Ostrum RF, et al., eds. Rockwood and Green's Fractures in Adults. Vol 2. 9th ed. Philadelphia: Wolters Kluwer; 2020: 1817-1899.)

- 根据枕部相对于 C1 的位置分类如下。
  - Ⅰ型:枕髁相对寰椎前移;最常见。
  - Ⅱ型:髁突与寰椎纵向分离,无平移;单纯牵拉所致。
  - Ⅲ型:枕髁相对寰椎后移。
- Harborview 分类试图量化颅颈交界处的稳定性。Ⅱ型和Ⅲ型损伤采取手术固定。
  - Ⅰ型:稳定,位移<2 mm。
  - Ⅱ型:不稳定,位移<2 mm。
  - Ⅲ型:位移>2 mm 的总体不稳定。
- 急诊处置包括使用 Halo 架,严格避免牵引。复位操作是有争议的,理想情况是在透视下进行。
- 长期稳定包括枕和上颈椎融合。

(二)寰椎骨折

- 很少合并神经损伤。
- 不稳定总是与翼状韧带损伤同时存在,可

以通过直接的方法来诊断,如通过 CT 扫描确定撕脱骨折或 MRI 确定是否有韧带断裂,或通过侧块间隙的加大来间接确定。

- 这些损伤中有 50% 合并其他的颈椎骨折,尤其是齿状突骨折和枢椎的脊椎滑脱。
- 也可能合并Ⅵ至Ⅻ的脑神经损伤及枕下和枕大神经的神经损伤。
- 椎动脉损伤可引起基底动脉功能不全的症状,如眩晕、视物模糊和眼球震颤。
- 患者可能会出现颈部疼痛和一种"不稳定"的主观感觉。
- 损伤的机制是轴向压缩、极度过伸和髁突不对称载荷导致各种不同的骨折类型。
- 分类(Levine)(图 9.6)
  - 孤立性骨突骨折。
  - 孤立性后弓骨折。
  - 孤立性前弓骨折。
  - 粉碎性侧块骨折。
  - 爆裂性骨折,又称 Jefferson 骨折。
- 治疗
  - 初期治疗包括 Halo 架牵引、固定。
  - 稳定性骨折(后弓或涉及 C1 前部及后部的非移位性骨折)可以用硬性颈椎矫形器治疗。
  - 不稳定的骨折(伴有"漂浮"侧块的非对称性侧块骨折,爆裂性骨折)可能需要长时间的哈卢架固定。
  - C1-C2 融合可能是缓解慢性不稳定和(或)疼痛的必要手段。

(三)横韧带断裂(创伤性 C1-C2 不稳)

- 罕见,通常是致命的损伤,主要见于年龄较大的人群(50—60 岁)。
- 损伤的机制是强力屈曲。
- 临床表现从严重的颈部疼痛到完全的神经损伤。
- 横韧带断裂可通过以下方法确定。
  - 侧块撕脱的 CT 表现。
  - 齿状突 X 线片寰枢椎偏移 6.9 mm 以上。

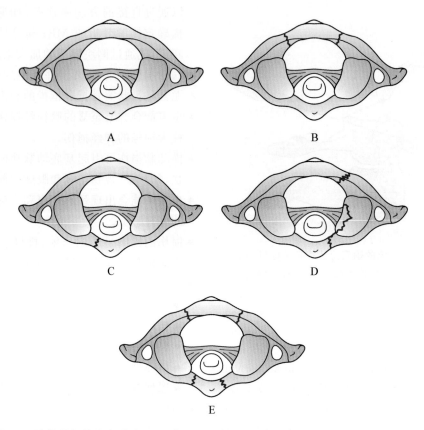

图 9.6 **寰椎骨折的分类(根据 Levine)。** A. 孤立性骨突骨折。B. 孤立性后弓骨折。C. 孤立性前弓骨折。D. 粉碎性侧块性骨折。E. 爆裂性骨折,三个或更多碎片

- 成人 ADI＞3mm。成人 ADI＞5mm 也意味着翼韧带断裂。
- MRI 直接显示断裂。
- 治疗
  - 初期治疗包括 Halo 架牵引、固定。
  - 如有撕脱骨折,Halo 架固定一直持续到可见的骨性愈合。
  - C1-C2 融合用于无撕脱骨折的横韧带撕裂、慢性不稳定或疼痛(图 9.7)。

(四)寰枢椎旋转脱位及半脱位

- 在这种罕见的损伤中,患者表现出令人困扰的颈部疼痛、枕神经痛,偶尔还有椎-基底动脉功能不全的表现。在慢性病例中,可能出现斜颈。
- 很少合并神经损伤。

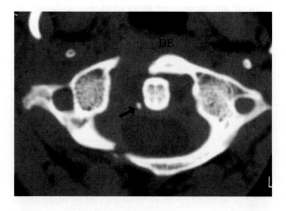

图 9.7 **C1 环的横韧带撕裂(箭)预示着不稳定,可能需要外固定治疗**(From Kalantar SB,Kim Y,Bawa M,et al. Occipitocervical and C1-2 fusion with instrumentation. In:Rhee JM,Boden SD,eds. Operative Techniques in Spine Surgery. 2nd ed. Philadelphia:Wolters Kluwer;2016:46-59.)

- 受伤机制是旋转部件的屈曲/伸展,虽然在某些情况下,它也可以是自行发生,没有外伤史。
- 齿状突 X 线片显示 C1 侧块不对称,单侧小关节面狭窄或重叠(眨眼征)。C2 棘突在 AP 位片上看到旋转离开中线。
- 半脱位在动态 CT 扫描中被显示;动态 CT 扫描中 C1 不能复位表明畸形固定。
- 分型(Fielding 分型)
  - Ⅰ型:齿状突为支点,无神经损伤,ADI<3mm,横韧带完整(47%)。
  - Ⅱ型:以对侧小关节为轴心,ADI<5mm,横韧带不全断裂(30%)。
  - Ⅲ型:双关节前半脱位,ADI>5mm,横韧带、翼韧带不完全断裂。
  - Ⅳ型:罕见,双关节后半脱位。
  - Ⅴ型:Levine 和 Edwards 报道:Frank 脱位;极为罕见。
- 治疗

- 首先进行 24~48h 的仰卧位颈椎牵引和活动范围内的运动练习,然后进行活动范围内的可调节的矫正支具固定。练习直到自由运动恢复。
- 合并持续症状的旋转固定和运动受限表明 C1-C2 后融合,少见。

(五)齿状突骨折

- 与其他颈椎骨折有很高的相关性。
- 神经系统受累的发生率为 5%～10%,表现形式从 Brown-Séquard 综合征到偏瘫、交叉麻痹和四肢瘫痪。
- 血管供应通过齿状突顶端和齿状突颈部的分水岭区域到达齿状突底部。
- 高能量损伤机制包括机动车事故或因坠落伤所致翼状韧带及齿突尖端撕脱,或侧/斜向应力导致齿突体和基底部的骨折。
- 分型(Anderson 和 D'Alonzo 分型)(图 9.8)

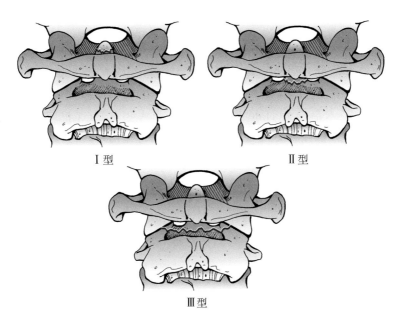

Ⅰ型　　Ⅱ型

Ⅲ型

图 9.8　Anderson 和 D'Alonzo 齿状突骨折分型。Ⅰ型:齿状突尖端骨折,多表现为翼状韧带撕脱伤。Ⅱ型骨折发生在 C2 侧块上方的齿状突腰部。Ⅲ型骨折延伸至齿状突腰部以下,累及 C2 的椎体和侧块(From Schoenfeld AJ,Le HV,Bono CM. Cervical spine fractures and dislocations. In:Tornetta P Ⅲ,Ricci WM,Ostrum RF,et al.,eds. Rockwood and Green's Fractures in Adults. Vol 2.9th ed. Philadelphia:Wolters Kluwer;2020:1817-1899.)

- Ⅰ型:尖部斜形撕脱骨折(5%)。
- Ⅱ型:突颈交界处骨折,骨不连发生率高,可导致脊髓损伤(60%)。
- Ⅲ型:延伸至 C2 椎体松质骨的骨折,可能累及侧方关节(30%)。
- 根据骨折倾角和位移对Ⅱ型齿突骨折进行亚分类(Grauer 等)。他们进一步将Ⅱ型骨折定义为任何不延伸至 C1-C2 关节突关节的骨折,即使它涉及 C2 椎体的一部分。
  - ⅡA 型:无粉碎性的轻度移位或无移位骨折。
  - ⅡB 型:移位骨折,伴有上至后下的斜形骨折。
  - ⅡC 型:移位骨折,伴有前下至后上的斜形骨折。
- 治疗
  - Ⅰ型:如果是一个孤立的损伤,骨折类型如是稳定的允许使用颈椎矫形器固定。
  - Ⅱ型:有争议,因为此部位缺乏骨膜和松质骨及分水岭区域骨不连的发生率较高(36%)。危险因素包括年龄>50 岁,移位>5mm 及继发移位。可能需要用螺钉固定齿状突或 C1-C2 后路融合术进行有效治疗。非手术治疗为 Halo 架固定。ⅡB 型更适合于前路螺钉固定。ⅡC 型骨折的倾角不太适合前路螺钉固定技术。
  - Ⅲ型:由于骨折部位松质骨的存在,很可能通过 Halo 架固定形成骨性愈合。

(六)C2 侧块骨折

- 患者通常表现为颈部疼痛,活动范围受限,无神经损伤。
- 损伤的机制是轴向压缩和侧向屈曲。
- CT 扫描有助于诊断。
- C2 关节面凹陷性骨折很常见。
- 治疗选择从颈围领固定到慢性疼痛的晚期融合手术。

(七)外伤性 C2 椎体滑脱(Hangman 骨折)

- 有 30%病例合并其他颈椎骨折。可能合并脑神经、椎动脉和颅面部损伤。
- 合并脊髓损伤在Ⅰ型和Ⅱ型发生率低,Ⅲ型发生率高。
- 损伤的发生机制包括机动车事故和伴随颈部屈、伸及有轴向载荷的坠落伤。可伴随不同程度的椎间盘破裂。悬吊机制包括过度伸展和牵张损伤,患者可出现双侧椎弓根骨折,C2 和 C3 之间的椎间盘和韧带完全断裂。
- 分型(Levine 和 Edwards;Effendi)(图 9.9)
  - Ⅰ型:无移位,无成角;平移<3 mm;C2-C3 椎间盘完整(29%);相对稳定。
  - ⅠA 型:不典型的不稳定侧屈骨折,倾斜移位,通常只涉及一侧关节,骨折线向前延伸进入椎体。
  - Ⅱ型:在 C2-C3 上有显著的角度;平移>3mm;最常见的损伤模式;不稳定;C2-C3 椎间盘断裂(56%);分为屈曲、伸展和外延型。
  - ⅡA 型:C2-C3 椎间盘完全撕脱伴后纵韧带损伤,保留前纵韧带完整;导致严重成角;无平移;不稳定;由于屈曲分离损伤(6%);牵引禁忌。
  - Ⅲ型:少见;C2-C3 小关节脱位伴伸张性损伤导致神经弓断裂;C2-C3 的单侧或双侧小关节脱位导致严重的成角和移位;不稳定(9%);Ⅲ型损伤最常合并脊髓损伤;Frank 脱位;极为罕见。
- 治疗
  - Ⅰ型:通常需要长达 6 周的硬性颈椎矫形器。
  - Ⅱ型:取决于稳定性;通常需要 Halo 架牵引/固定,并通过连续的影像学检查确认复位至少达到 6 周。

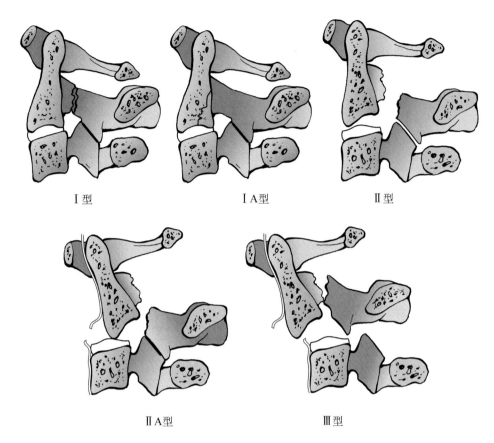

Ⅰ型　　　　　　　　　　ⅠA型　　　　　　　　　　Ⅱ型

ⅡA型　　　　　　　　　　　　　Ⅲ型

图 9.9　外伤性枢椎滑脱的分类(Hangman 骨折)(根据 Effendi,Levine 修正)。Ⅰ型:关节间部无移位骨折。ⅠA 型:非典型不稳定骨折,斜向移位,向前延伸至关节并进入对侧椎体。Ⅱ型:关节间部移位性骨折。ⅡA 型:关节间部移位性骨折,C2-C3 椎间盘复合体断裂。Ⅲ型:C2-C3 关节面脱位,关节间部骨折(From Schoenfeld AJ,Le HV,Bono CM. Cervical spine fractures and dislocations. In:Tornetta P Ⅲ,Ricci WM,Ostrum RF,et al.,eds. Rockwood and Green's Fractures in Adults. Vol 2.9th ed. Philadelphia:Wolters Kluwer;2020:1817-1899.)

- ● ⅡA 型:牵引会加重病情,只能采取固定。
- ● Ⅲ型:首先行 Halo 架牵引,然后行 C2-C3 的切开复位和后路融合,骨折固定和(或)前路融合。

九、C3-C7 损伤

- ● 椎体有一个皮质骨上表面,在冠状面上是凹陷的,在矢状面上是凸起的,通过小面的滑动运动允许弯曲、伸展和侧向倾斜。
- ● 钩突从椎体外侧向上突出。随着退行性改

变,这些关节与上位椎体相连接,形成钩椎关节(Luschka 关节)。

- ● 损伤机制包括机动车事故、坠落事故、潜水事故和钝器损伤。
- ● 影像学评估包括颈椎正位、侧位和齿状位,如前面颈椎不稳定的影像学评估一节所述。
  - ● 如果怀疑颈椎不稳,可以在自愿的、清醒的、合作的患者中获得屈伸位片,而不影响神经功能。"拉伸"测试(Panjabi 和White)可以通过纵向颈椎牵引进行。异

常表现为椎体间距＞1.7 mm 或椎体间＞7.5°的角度变化。

- CT 扫描及三维重建可以更清楚地显示骨折类型和椎管损伤程度。
- MRI 可进一步显示脊髓、椎间盘和椎管的异常。
- 颈椎各节段的正常运动范围已被广泛描述，这些知识对于评估治疗后的脊柱稳定性具有重要意义。屈伸运动在 C4-C5 和 C5-C6 节段最为明显，平均约 20°。轴向旋转范围在每个运动节段增加 2°～7°，大部分（45%～50%）的旋转发生在 C1-C2 关节处。上部节段（C2-C5）每节椎体侧屈 10°～11°。侧方运动在下部节段减弱，在颈胸交界处仅有 2°的活动度。

分型（Allen-Ferguson）

- 屈曲压缩（剪切机制导致的"泪滴"骨折）

- Ⅰ型：椎体前部变钝，后部完整。
- Ⅱ型：椎体前部"喙突"样改变；椎体前高度丧失。
- Ⅲ型：骨折线从椎体前部穿过软骨下终板。
- Ⅳ型：后下缘骨块向椎管内移位＜3mm。
- Ⅴ型："泪滴"骨折；后下缘骨块向椎管内移位＞3mm；后方韧带和后纵韧带断裂。
- 垂直压缩（爆裂性骨折）（图 9.11）
  - Ⅰ型：上或下终板骨折，无移位。
  - Ⅱ型：两端终板断裂，位移小。
  - Ⅲ型：爆裂性骨折；骨块移位进入椎管内。
- 屈曲牵张（移位）（图 9.12）
  - Ⅰ型：后部韧带断裂，棘突骨折，小关节半脱位。

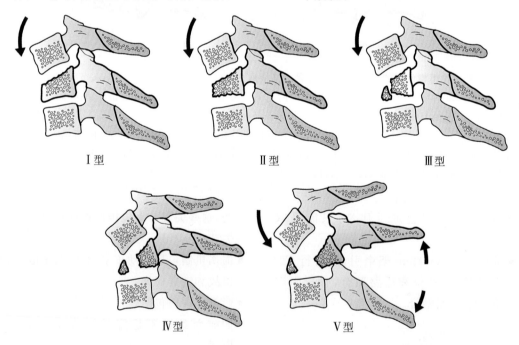

Ⅰ型　　　　Ⅱ型　　　　Ⅲ型

Ⅳ型　　　　Ⅴ型

图 9.10　屈曲压缩损伤的五型（From Schoenfeld AJ, Le HV, Bono CM. Cervical spine fractures and dislocations. In: Tornetta P Ⅲ, Ricci WM, Ostrum RF, et al. , eds. Rockwood and Green's Fractures in Adults. Vol 2. 9th ed. Philadelphia: Wolters Kluwer; 2020: 1817-1899.)

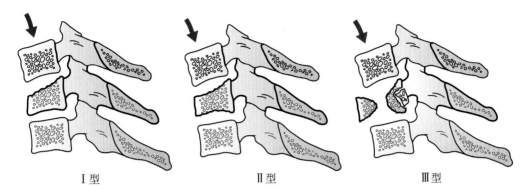

Ⅰ型　　　　　Ⅱ型　　　　　Ⅲ型

图 9.11　**垂直压缩损伤的三型**（From Schoenfeld AJ,Le HV,Bono CM. Cervical spine fractures and dislocations. In：Tornetta P Ⅲ,Ricci WM,Ostrum RF,et al. ,eds. Rockwood and Green's Fractures in Adults. Vol 2. 9th ed. Philadelphia：Wolters Kluwer；2020：1817-1899. ）

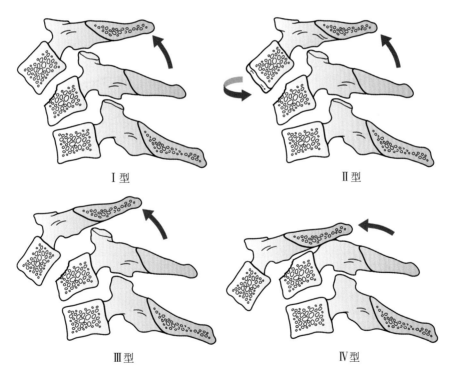

Ⅰ型　　　　　Ⅱ型

Ⅲ型　　　　　Ⅳ型

图 9.12　**屈曲牵张损伤的四型**（From Schoenfeld AJ,Le HV,Bono CM. Cervical spine fractures and dislocations. In：Tornetta P Ⅲ,Ricci WM,Ostrum RF,et al. ,eds. Rockwood and Green's Fractures in Adults. Vol 2. 9th ed. Philadelphia：Wolters Kluwer；2020：1817-1899. ）

- Ⅱ型:单侧小关节脱位;移位不超过50%。
- Ⅲ型:双侧小关节脱位;发生50%移位和小关节绞锁。
- Ⅳ型:双侧小关节脱位,100%移位。
- 伸展压缩(图9.13)

- Ⅰ型:单侧椎弓骨折。
- Ⅱ型:双侧椎板骨折,无其他组织损伤。
- Ⅲ型、Ⅳ型:理论上介于Ⅱ型与Ⅴ型之间的形态。
- Ⅴ型:双侧椎弓骨折,椎体前移;前上及后下缘韧带断裂。

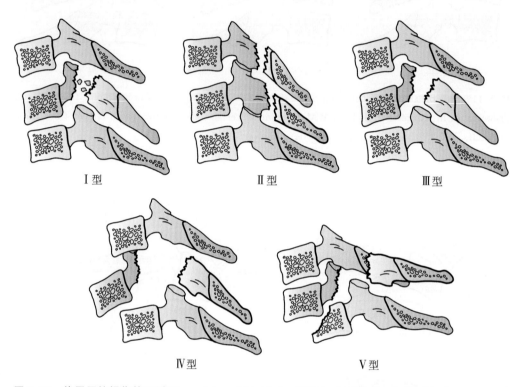

图9.13 伸展压缩损伤的五型(From Schoenfeld AJ,Le HV,Bono CM. Cervical spine fractures and dislocations. In:Tornetta P Ⅲ,Ricci WM,Ostrum RF,et al. ,eds. Rockwood and Green's Fractures in Adults. Vol 2.9th ed. Philadelphia:Wolters Kluwer;2020:1817-1899.)

- 伸展牵张(图9.14)
  - Ⅰ型:前韧带复合体断裂或椎体横行骨折,椎间盘间隙扩大,无后移位。
  - Ⅱ型:后韧带复合体破坏及上位椎体后移位进入椎管。
- 侧屈损伤(图9.15)
  - Ⅰ型:椎体不对称单侧压缩性骨折加同侧椎弓骨折,无移位。
  - Ⅱ型:正侧片显示椎弓移位或对侧韧带断裂伴关节突分离。

- 其他颈椎骨折
  - "铲土者"骨折:这是下颈椎和上胸椎棘突撕裂。从损伤机制看,这是由于患者在铲土过程中,通过收缩的肩带肌肉的力传导所致撕脱骨折。治疗包括限制运动和对症治疗,直到临床改善或放射线下可见的棘突愈合。
  - 前哨骨折:发生于棘突两侧的椎板。松脱的后部可能压迫脊髓。除非存在脊髓损伤,否则只能对症治疗。

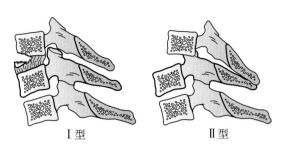

图 9.14　伸展牵张损伤（From Schoenfeld AJ, Le HV, Bono CM. Cervical spine fractures and dislocations. In: Tornetta P Ⅲ, Ricci WM, Ostrum RF, et al., eds. Rockwood and Green's Fractures in Adults. Vol 2.9th ed. Philadelphia: Wolters Kluwer; 2020:1817-1899.）

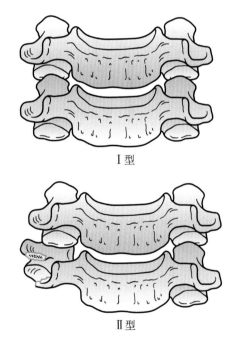

图 9.15　侧屈损伤中，来自侧面的钝性损伤使脊柱一侧受到压迫而对侧受到牵拉。Ⅰ型损伤中椎体不对称骨折伴单侧弓骨折。Ⅱ型损伤中椎体移位伴对侧韧带断裂

- 强直性脊柱炎：这可能导致脊柱韧带结构的钙化和骨化，在轻微损伤后产生"粉笔棒"骨折。众所周知，这些骨折是不稳定的，因为它们往往发生在脆弱的韧带结构中。试图复位，甚至患者姿势的变

化，都可能导致灾难性的脊髓损伤，因为此损伤涉及脊柱的三柱。治疗包括在颈中立或现有位置以最小的重量进行牵引，采用 Halo 架或开放的固定方法进行积极的固定。

- 枪伤：枪弹对骨的撞击可能导致高速碎裂，常伴有严重的脊柱不稳和完全的脊髓损伤。在没有椎管损伤的情况下，很少进行手术取出枪弹碎片。穿过食管或咽部的弹片应该被移除，同时进行积极的显露和弹道的清创。这些损伤有很高的脓肿形成、骨髓炎和纵隔感染的发生率。

十、治疗：颈椎

（一）初期处理

- 在 CT 评估脊柱和其他系统损伤之前，应在紧急情况下保持颈椎矫形器固定（对于稳定骨折）或颅骨牵引（对于不稳定损伤）。颅骨牵引可使用 Gardner-Wells 钳子进行，或使用哈卢环进行，Halo 环可用于牵引并随后连接到背心组件（Halo 架）。

- 血管加压素应用于可疑的神经源性休克和潜在的颅内创伤。

- 根据 NASCIS Ⅱ 和 Ⅲ 标准静脉注射甲泼尼松龙（如果在伤后 3h 内开始，则冲击剂量为 30 mg/kg，然后为 5.4 mg/kg，持续 24h；如果在 8h 内开始，则为 48h。如果类固醇在受伤后 8h 以上开始使用，则没有益处）是有争议的，不再被视为"治疗标准"（见第 8 章）。

- 大多数颈椎骨折可以非手术治疗，最常见的非手术治疗方法是佩戴颈椎矫形器固定。实际上，矫形器只是减少了运动，而不是做到真正的完全固定。当使用颈围领的时候枕颈交界处的运动大多会略有增加。

- 软性颈椎矫形器：这种矫形器不产生明

显的固定作用,是一种治疗轻伤的辅助方法。

- 刚性颈矫形器(费城颈围领):可以有效地控制屈曲和伸展,但是它提供了很少的旋转或侧方弯曲稳定性。
- Poster 支架可以有效地控制中颈椎屈曲及其他方向的运动。
- 颈胸矫形器能有效地控制屈伸和旋转,但对侧屈的控制有限。
- Halo 架提供了所有平面上最坚固的(外部)固定。
- 牵引时,钳夹钳在耳郭上方与外耳道一致的一指宽处安装。安装点轻微的前移将对颈椎施加伸展力,而后移将施加屈曲力,这在纠正关节突脱位时很有用(图9.16)。

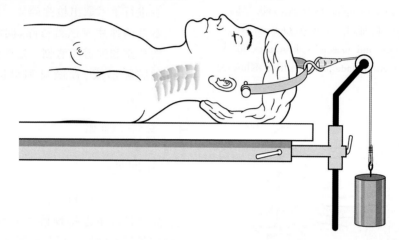

图 9.16 闭合复位技术。维持脊柱序列和稳定性的颅钳技术示意图。重量逐渐增加,最大 45～50 磅(头部起始 10 磅,每椎间隙增加 5 磅)。未明确检查的患者在复位前需要进行 MRI 扫描以排除椎管内的占位。复位失败也需要这样的扫描(From Court-Brown CM, Davidson EK. Principles of nonoperative management. In:Tornetta P Ⅲ,Ricci WM,Ostrum RF,et al. , eds. Rockwood and Green's Fractures in Adults. Vol 1.9th ed. Philadelphia: Wolters Kluwer;2020:248-295.)

- 许多并发症与颈围领的使用有关。骨突起处的皮肤破裂多有发生,特别是在后枕骨、下颌骨和胸骨等处。高达 38％的严重闭合性头部损伤患者在长期使用后会出现皮肤并发症。
- 具有神经损伤的爆裂型骨折患者,牵引用于稳定颈椎,并通过韧带张力作用间接减压椎管。
- 单侧或双侧小关节脱位伴完全性神经功能损伤的患者:Gardner-Wells 钳牵引,按节段增加牵引量复位。必须在达到第一个 10 磅重量后进行 X 线片检查,以排除隐匿的枕颈脱位。重量以 5 磅的增量逐渐增加,每次增加后进行 X 线片检查。
- 颈椎牵张性损伤和 C2 的ⅡA 型滑脱损伤禁止牵引。
- 神经功能不全或神经功能完整且有单侧和双侧小关节脱位的患者,在牵引复位前需要进行磁共振成像检查,以评估椎间盘突出的情况,特别是患者在复位过程中不够清醒并且需要配合一系列检查。尽管有争议,但一些作者仍建议,脊髓不完全损伤患者如果清醒能够配合一系列检查,应立即进行牵引复位,而不应因进行 MRI 检查浪费治疗时间。
- 对于单纯的枕髁骨折、不稳定寰椎环骨折、齿状突骨折和移位的枢椎神经弓骨折患者，推荐使用 Halo 架。

- Halo 架依赖于躯干周围背心的牢固贴合，但老年人和有肺损害或胸廓畸形的患者（如强直性脊柱炎患者）耐受性很差。
- Halo 环应固定在耳上方 1cm 处。前钉位置应置于颅骨赤道以下、眶上崎以上、颞肌前、眶外侧 2/3 以上。后钉位置是可变的，放置在可以保持 Halo 环水平方向的地方。成人的钉压力应在 6～8 磅，并应每 24h 重新拧紧，钉是可调的。
- 长时间卧床会增加血栓并发症发生率和死亡风险，应考虑使用旋转床和机械及药物性血栓预防。
- 由于椎管直径通常较宽，外伤条件下，上颈椎骨折多不需要减压。
- 手术的最佳时间，特别是对神经系统损伤的患者仍不清楚。早期手术较晚期手术两个最常见的优点是既提高了神经系统的恢复速度，又提高了患者活动的能力而不必担心骨折的移位。但到目前为止，很少有临床证据支持早期手术减压和稳定可以提高神经恢复率的观点。然而，临床研究表明，在受伤后 8h 内进行手术并不会增加并发症的发生率或神经功能下降。

（二）上颈椎稳定手术（枕骨-C2）

- 手术治疗上颈椎骨折和脱位的主要方法仍然是器械融合术，最常用的方法是后路手术。按频率排序，最常见的上颈椎融合手术是寰枢椎融合、枕颈融合，最不常见的是 C1-C3 融合。
- 枕骨-C2 融合限制了 50％的屈伸活动。
- C1-C2 的融合限制了 50％的旋转活动。

前入路

- 外伤时上颈椎前路显露有三个主要适应证。
  - 螺钉固定融合术治疗Ⅱ型齿状突骨折。

- ⅡA 型或Ⅲ型 Hangman 骨折的前路椎间融合及 C2-C3 间钛板固定。
  - 前路寰枢椎关节融合术是后路寰枢椎融合失败的一种罕见的抢救方法。

后入路

- 大多数上颈椎骨折是通过后路手术治疗的。
- 改良的 Brooks 或 Gallie 关节融合术使用椎板下钢丝和 C1-C2 弓间的骨移植。
  - 屈曲控制通过钢丝实现，伸展控制通过骨块实现，旋转通过骨块与后弓之间的摩擦实现。
- 经关节螺钉（Magerl）是有效的，尤其是当 C1 和 C2 的后部结构骨折时。
- C1 使用侧块螺钉、C2 使用椎弓根螺钉、在 C1 和 C2 之间使用杆连接（Harms 固定）提供有效的后路固定。

骨缝合术

- 颈椎上段骨折直接修复的两种适应证是：Ⅱ型齿状突骨折或枢椎Ⅱ型外伤性滑脱，采用骨折骨块间的螺钉固定。
- 这并不适用于向前移位的齿状突骨折。

（三）下颈椎稳定手术（C3-C7）

- 50％的屈伸和 50％的旋转均匀地分布在每个关节突关节之间。
- 每一节段的融合按比例减少运动幅度。
- 后路减压融合
  - 颈椎后入路是一种位于中线的、可延伸的入路，可以根据需要处理尽可能多的颈椎平面，同时要使用多种内固定技术。
  - 在大多数急性、外伤性下颈椎损伤，后路椎板切除减压术是没有必要的。椎管损伤最常见的原因是脱位、移位或椎体后碎片的压迫。在极少数前移的后弓骨折病例中，应用椎板切除术可直接移除远端致压物。然而，在急性脊髓损伤相关的病例中,情况并非如此。多节段椎管狭窄或后纵韧带骨化,如果颈椎前凸得以维持,可考虑后路减压手术。

- 小关节脱位的切开复位通常采用后路手术。
- 颈椎后路融合侧块固定术
  - 该方法可用于各种骨折,包括小关节骨折,小关节脱位,和"泪滴"(屈曲压缩 V 型)骨折。
  - 虽然对于更不稳定的骨折类型需要多节段融合,但对于脱位来说,单节段融合就足够了。
  - 融合节段终止于棘突或椎板断裂的层面,这样可以避免因额外层面的融合,从而导致运动丧失。
- 前路减压融合术
  - 用于伴有脊髓损伤和持续性脊髓前索受压的椎体爆裂性骨折。
  - 下颈椎的前路采用胸锁乳突肌(外侧)和颈前带状肌(内侧)间的间隔平面。深层是通过颈动脉鞘(外侧)与气管/食管(内侧)之间的间隙。
- MRI、脊髓造影和 CT 扫描对术前评估骨和软组织对脊髓的压迫有重要价值。
- 多种手术技术可供选择,可采取简单的椎间盘切除术或椎体切除术取出椎管内的骨碎片,再在椎体之间放置一个三皮质髂骨或腓骨移植物。
- 如果颈椎间盘突出伴有关节突关节脱位,可选择在关节突复位前行前路椎间盘切除减压术,同时行或不行椎体切除术。
- 头颈胸支架或 Halo 架固定以增加愈合期间的稳定性。

十一、并发症

脊髓损伤的并发症请参阅第 8 章。

第10章 胸腰椎

一、流行病学

- 15%～20%的胸腰椎骨折会并发神经损伤。
- 65%的胸腰椎骨折是由于机动车的创伤或从高处坠落造成的,其余的是由于运动损伤和遭受攻击造成的。
- 大多数孤立的胸椎和腰椎骨折与骨质疏松有关,只涉及轻微创伤或无创伤。
- 在美国,骨质疏松症每年约造成 750 000 例椎体骨折,远远超过 15 000 例创伤性胸腰椎骨折。
- 胸腰椎外伤多见于 30—39 岁的男性患者。
- 90%的椎体骨折发生在胸腰椎。
- 约 20%的胸腰椎骨折会并发神经损伤。
- 60%的胸腰椎骨折发生在 T11 和 L2 椎体之间。

二、解剖学

- 有关术语的一般定义,请参见第 8 章。
- 胸腰椎由 12 个胸椎和 5 个腰椎组成。
- 胸椎是后凸的,腰椎是前凸的。胸腰段作为一个过渡区,尤其容易受到损伤。
- 在脊柱屈伸和侧屈时,胸椎要比腰椎僵硬得多,这是由于胸椎的椎间盘较薄,而胸廓也限制其活动。
- 胸椎的旋转能力更大,且在 T8-T9 处达到最大。原因在于腰椎关节突的方向,它将腰椎的旋转弧度限制在大约 10°,而胸椎的旋转弧度为 75°。
- 脊髓圆锥在 L1-L2 水平结束。马尾包括腰骶髓的运动根和感觉根(图 10.1),位于

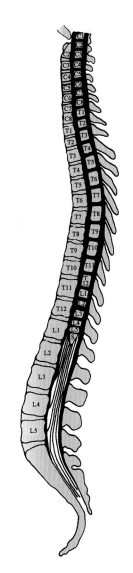

图 10.1 **脊髓节段与椎体的关系**(Reproduced with permission from Benson DR, Keenen TL. Evaluation and treatment of trauma to the vertebral column. Instr Course Lect 1990;39:577-589.)

- 圆锥的尾部。
- 皮质脊髓束呈层级分布,颈髓纤维位于中央,骶髓纤维分布于外周。
- 在T2-T10区域,椎管尺寸与脊髓尺寸之比最小,这使得该区域在创伤后容易发生神经损伤。
- 从第1胸椎到第10胸椎,继发于骨骼损伤的神经功能损害常为完全性损害,主要是与损伤伤及脊髓及其不同节段的神经根有关。神经根损伤的比例越向尾端则越大,当骨骼损伤位于L1水平以下时,只会引起神经根(下运动神经元)损伤。
- T2和T10之间的区域是一个循环分水岭区域,其近端血供来自上胸椎的顺行血管,远端来自Adamkiewicz所描述动脉的逆行血流,后者位于T9和L2之间。
- 大多数胸腰椎损伤发生在T10和L2之间的区域,通常称为胸腰椎交界处。这种"易感性"的增加可以由多种因素引起。胸腰椎交界处是相对僵硬的胸椎和活动较多的腰椎之间的过渡区。

三、损伤机制

- 通常为高能量损伤,多由交通事故或高处坠落造成的。
- 损伤可能是屈曲、伸展、压缩、牵拉、扭转和剪切的组合引起的。

四、临床评估

- 患者评估(ABCDE):包括气道(A)、呼吸(B)、循环(C)、残疾(D)和显露(E)。请参阅第9章。
- 初期复苏:处理危及生命的损伤。保持脊柱制动。注意神经源性休克(低血压和心动过缓)。
- 评估意识水平和神经功能:Glasgow昏迷量表
- 评估头部、颈部、胸部、腹部、骨盆和肢体损伤。

- 确定病史:评估损伤机制,检查头部创伤,创伤后肢体运动/意识水平等。
- 体格检查
  - 背部疼痛及压痛。
  - 背部撕裂、擦伤和挫伤。
  - 安全带损伤引起的腹部和(或)胸部瘀斑(提示肝、脾或其他腹部损伤)。
- 神经系统检查
  - 脑神经。
  - 完整的运动及感觉检查(图10.2,图10.3)。

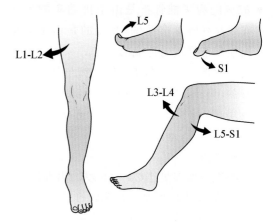

图10.2 对下肢进行筛查,评估腰神经和S1神经根的运动功能:髋内收,L1-L2;伸膝,L3-L4;屈膝,L5-S1;跗趾背伸,L5;跗趾屈曲,S1(Reproduced with permission from Benson DR,Keenen TL. Evaluation and treatment of trauma to the vertebral column. Instr Course Lect 1990;39:577-589.)

  - 上肢和下肢反射。
  - 直肠检查:肛周感觉,直肠张力(图10.4)。
  - 球海绵体反射(图10.5)。
- 在清醒和查体配合的患者中,没有疼痛、压痛表现,或没有致伤机制,神经功能检查未见异常,可以考虑除外胸椎和腰椎的损伤。否则,需要进行影像学检查。

五、影像学评估

- 需进行胸椎和腰椎的正位和侧位X线片检查。

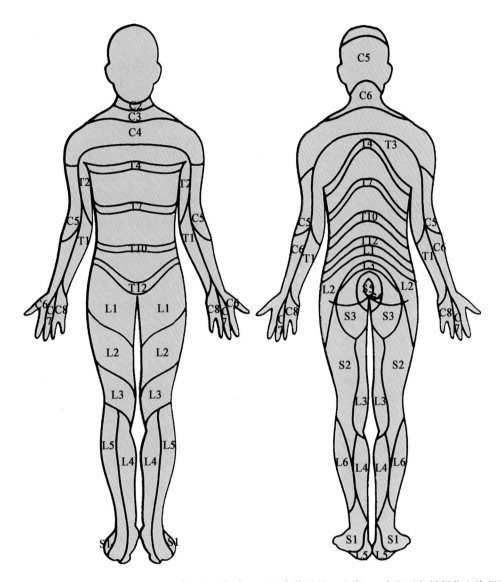

图 10.3　**痛温觉皮节示意图。**这些感觉是由侧脊髓丘脑束传导的。注意 C4 支配区包括部分上胸部区域,此区域略高于 T2 的支配区。其余的颈椎神经根和 T1 根位于上肢。在不同个体每个感觉根的重叠区域有所不同(Reproduced with permission from Benson DR,Keenen TL. Evaluation and treatment of trauma to the vertebral column. Instr Course Lect 1990;39:577-589.)

- 椎弓根间距离的异常增大意味着椎体碎片的侧移,这是爆裂性骨折的典型表现。
- 椎体高度丢失可以通过比较受伤椎体与邻近正常椎体的高度来测量。
- 矢状面序列的测量可采用 Cobb 法。
- 在最初的创伤检查中,所拍摄的胸部和腹部的 X 线片不足以评估脊柱损伤。

- 受伤区域的计算机断层扫描(CT)和(或)磁共振成像(MRI)可以进一步明确骨折,评估椎管损害,并评估脊髓神经受压的程度。
- CT 扫描提供了胸腰椎损伤中所累及骨质的更详细情况,MRI 可用于评估脊髓、椎间盘或后方各韧带等的软组织损伤。

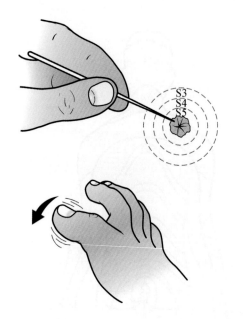

图 10.4 骶神经功能检查可检查肛周感觉、直肠张力和跗趾屈曲运动三联征(Reproduced with permission from Benson DR, Keenen TL. Evaluation and treatment of trauma to the vertebral column. Instr Course Lect 1990;39:577-589.)

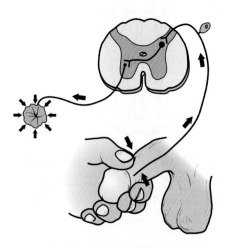

图 10.5 球海绵体反射弧由脊髓圆锥和骶椎最下方三对神经根传导。表现为刺激龟头、阴蒂,或通过轻轻牵拉留置的导尿管刺激膀胱,都会引起直肠括约肌收缩(Reproduced with permission from Benson DR, Keenen TL. Evaluation and treatment of trauma to the vertebral column. Instr Course Lect 1990;39:577-589.)

六、分类

1. 骨科创伤协会胸腰椎损伤分类

参见 https://ota. org/research/fracture-and-dislocation-compendium 上的骨折和脱位分类概要。

2. McAfee 等

根据中柱骨韧带复合体(后纵韧带、椎体后半部分、纤维环后部)的破坏模式进行分类。

- 轴向压缩。
- 轴向牵拉。
- 横向平面内的移位。
  这导致了以下六种类型的损伤。
- 楔形压缩骨折。
- 稳定爆裂性骨折。
- 不稳定爆裂性骨折。
- Chance 骨折。
- 屈曲-牵张性损伤。
- 骨折脱位损伤。

3. McCormack 等

- 载荷分享评分。
- 根据椎体粉碎程度、骨折碎片的位置和脊柱后凸程度确定一个评分值。基于对损伤部位的检查结果,McCormack 等对损伤做出量化的总结,对于得分>6 分的损伤,最好在后路稳定的基础上加上前柱重建。最近的研究表明,这种评分系统在不同观察者之间使用具有很高的可信性。

4. 胸腰椎损伤评分系统

- 这是一个损伤评分系统,可根据形态学、后韧带复合体断裂和神经系统受累情况而不是单纯依靠解剖学改变或损伤机制对腰椎爆裂性骨折进行分类。
- 胸腰椎损伤评分系统(TLICS)旨在对急性

脊柱稳定性、未来畸形风险和进行性神经损伤进行分级和预测。

- 它有助于手术或非手术治疗的选择。该系统具有良好的评估可靠性。
- 稳定性最重要的决定因素是神经功能障碍,如不完全性脊髓损伤和所有三柱脊柱受累。

5. 依据脊柱稳定性的分类

- 如果正常的生理负荷导致进一步的神经损伤、慢性疼痛和不可接受的畸形,则认为脊柱损伤是不稳定的。
  - White 和 Punjabi 分型

目前已有明确的评分标准来评估脊柱骨折的临床不稳定性(表 10.1 和表 10.2)。

表 10.1　胸椎和胸腰段稳定性量表

元数	分值
前方结构不能起作用	2
后方结构不能起作用	2
肋椎关节破坏	1
放射线评价标准	4
矢状面位移>2.5mm(2 分)	
相对的矢状面成角>5°(2 分)	
脊髓或马尾损伤	2
预计危险荷载	1

注:不稳定:总分≥5 分

Adapted from White A,Punjabi M. Clinical Biomechanics of the Spine. Philadelphia:JB Lippincott;1990:335.

表 10.2　腰椎稳定性量表

元数	分值
前方结构不能起作用	2
后方结构不能起作用	2
放射线评价标准	4
屈曲/伸展位 X 线	
矢状面平移>4.5mm 或	
15%(2 分)	

(续　表)

元数	分值
矢状面旋转(2 分)	
在 L1-L2、L2-L3 和 L3-L4 时>15°	
在 L$_4$-L$_5$ 时>20°	
在 L$_5$-S1,>25°	
或者	
静息位 X 线	
矢状面位移>4.5mm 或	
15%(2 分)	
相对矢状面成角>22°(2 分)	
脊髓或马尾损伤	2
马尾损伤	3
预计危险荷载	1

不稳定:总分≥5 分

Adraped from white A,Pujabi M. Clinical Biomechanics of the Spine Philadelphia:JB Lippincott;1990:335.

- Denis 分型

脊柱稳定性的三柱模型(图 10.6 和表 10.3)如下。

前柱:前纵韧带,椎体前半部,纤维环前半部。

中柱:椎体后半部,纤维环后半部,后纵韧带。

后柱:附件骨性结构(椎弓根、小关节、椎板)、后韧带复合体(棘上韧带、棘间韧带、黄韧带、小关节囊)。

三柱中的任意两柱破坏即出现不稳定性。

胸腰椎的稳定性通常决定于中柱:如果它是完整的,那么损伤通常是稳定的。

- 可识别出三种不稳定性
  - 一级(机械不稳定性):晚期后凸的可能性。

严重压缩性骨折。

安全带型伤害。

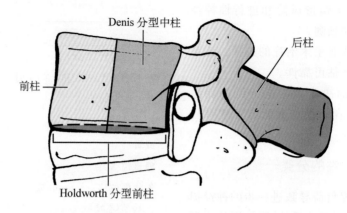

图 10.6 Denis 脊柱稳定性三柱模型,包括前柱(椎体/间盘前半部,前纵韧带)、中柱(椎体/间盘后半部,后纵韧带)和后柱(后路附件,包括椎弓根、小关节及韧带等)。通过上述示意图,任何延伸到中柱的损伤均被认为是不稳定的(From Kepler CK, Vaccaro AR. Thoracolumbar spine fractures and dislocations. In: Court-Brown CM, Keckman JD, McQueen MM, et al., eds. Rockwood and Green's Fractures in Adults. Vol 2. 8th ed. Philadelphia: Wolters Kluwer; 2015:1757-1793.)

表 10.3 脊柱骨折的基本类型

骨折类型	涉及的柱		
	前	中	后
压缩	压缩	无	无或牵线(在严重骨折时)
爆裂	压缩	压缩	无或牵张
安全带	无或压缩	牵张	牵线
骨折脱位	压缩和(或)前旋转,剪切	牵张和(或)旋转,剪切	牵张和(或)旋转,剪切

Reprinted with permission from Denis F. The three—column spine and its significance in the classification of acute thoracolumbar spine injuries. Spine 1983;8(8):817-831.

- 二级(神经不稳定),晚期神经损伤的可能性

  无神经功能损害的爆裂性骨折。
- 三级(机械和神经不稳定):

  骨折脱位。

  严重爆裂性骨折伴神经功能损害。

6. McAfee

- 这名作者指出,爆裂性骨折可能是不稳定的,既可以有早期神经功能损害和脊柱畸形的进展,也可以出现神经功能损害和机械性背痛的延迟发作。

- 爆裂性骨折不稳定性的表现
  - 50%椎管受压。
  - 15°~25°后凸。
  - 椎体前方高度丢失>40%。

7. AOSpine 胸腰椎骨折分型

- 最近修订的 AOSpine 胸腰椎骨折分型提供了一个全面、简单、可靠的胸腰椎骨折分型。该分型以骨折形态的描述为基础,依据分为三类:进行性脊柱不稳、神经功能状态和决定治疗方案的关键体征(临床修正)(图 10.7)。

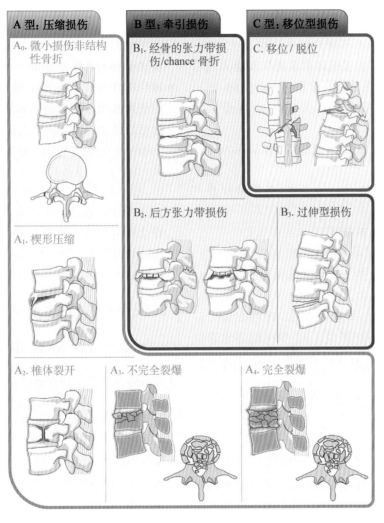

图 10.7　修订版 AOSpine 胸腰椎骨折分型

- 骨折形态学
  - A 型损伤是具有轴向载荷机制的压缩损伤。

  A0 型损伤为棘突骨折、横突骨折的微小损伤。

  A1 型损伤为压缩性骨折,仅累及单个终板,但不累及椎体后壁(脊柱中柱)。

  A2 型损伤是压缩性骨折,贯穿上下两个终板,但不累及椎体后壁。

  A3 型损伤为不完全爆裂性骨折,仅累及一个终板,但骨折累及椎体后壁。

A4 型损伤为完全性爆裂性骨折,累及上下终板及椎体后壁。一般来说,A 型骨折属于稳定性损伤,治疗包括胸腰椎矫形器或牵张性矫形器(Jewett 支具),并早期活动。

另一种选择是在安静清醒状态下复位楔形后凸,并使用伸展型石膏固定(Böhler)。当伴有神经功能损害时,通常需要进行脊柱内固定手术治疗。

- 采用前路、后路和联合入路。
- 后路手术通过韧带整复术的间接减压,可以避免前路手术显露时发生肺部或腹部损伤的发病率;它的手术时间更短、失血更少。前路入路可直接减压。单纯的后路内固定术不能直接重建前柱支撑,因此后路手术对椎体前高的恢复能力较弱,这导致在治疗高度粉碎性骨折时,进行性后凸和内固定失败的发生率会更高。

- B 型损伤为屈曲-牵张损伤,包括后方张力带失效。

  B1 型损伤即 chance 骨折,骨折贯穿脊柱的三柱结构。

- 患者神经功能正常。

  约 50% 患者可能伴有腹部损伤。

  在保守治疗中 B1 型损伤比 B2 型损伤有更好的愈合能力。

  B2 型是屈曲-牵张型损伤,其后方张力带失效包括软组织断裂。B2 型损伤通常累及两个脊柱节段,骨折可累及椎间盘、小关节囊和棘间韧带。

  - 屈曲-牵张损伤可导致前柱压缩及中后柱的牵张破坏。

  - 通过观察棘突间距离是否增大可以推断出是否存在后方韧带的损伤。MRI 对棘间韧带和软组织损伤有显著的诊断意义。上胸椎骨折不能使用石膏或支具治疗,需要手术治疗以防止严重后凸的发生。

  B3 型损伤是前柱牵张损伤的过伸型损伤,是强直性脊柱炎常见的损伤类型。

  - C 型损伤是最不稳定的,包括骨和软组织稳定结构在内的脊柱三柱完全骨折,导致骨折移位或脱位。

七、枪击伤

- 一般来说,与低速枪伤相关的骨折是稳定骨折,这是大多数手枪伤害的情况,其感染率较低,可以应用广谱抗生素 48h 进行预防性治疗。伤及胃肠道的枪击伤需要特别注意,在这种情况下,子弹穿过结肠、小肠或胃,然后穿过脊柱,这种损伤的感染率明显增高。广谱抗生素应持续使用 7~14d。由步枪或军用攻击性武器造成的高能量损伤需要开放式清创和内固定手术。

- 神经损伤通常是继发于爆炸效应,即子弹的能量被吸收并传递到软组织。由于这种独特的机制,很少需要进行减压手术。唯一的例外是在 T12-L5 的椎管内有子弹碎片,并伴有神经系统损害。在极少的情况下,由于铅毒性或子弹碎片的位移而导致神经功能损伤,需要二期手术取出子弹。脊柱枪击伤后不推荐使用类固醇,因为类固醇对神经系统没有益处,而且似乎与较高的非脊柱并发症发生有关。

八、预后和神经功能恢复

(一)Bradford 和 McBride

- 作者部分修改了胸腰椎神经损伤的 Frankel 分级系统,根据运动功能、直肠、膀胱功能,将 Frankel D 型(根据运动功能受损程度)进行了细化。

  - A 型:完全运动和感觉丧失。
  - B 型:保留感觉,无自主运动。
  - C 型:保留运动,无功能。
  - D1 型:低功能运动(3+/5+)和(或)直肠或膀胱麻痹。
  - D2 型:中等功能运动(3+ 至 4+/5+)和(或)神经性直肠或膀胱功能障碍。
  - D3 型:高功能运动(4+/5+)和自主的直肠或膀胱功能。
  - E 型:运动感觉功能完全正常。

- 在胸腰椎骨折和不完全神经损伤的患者中,前路减压比后路或侧路减压可以获得更好的神经功能恢复(包括括约肌功能的恢复)。

(二)Dall 和 Stauffer

- 前瞻性地研究了 T12-L1 爆裂性骨折伴部

分瘫痪和>30%的椎管压迫患者的神经损伤和恢复情况。

- 结论
  - 神经损伤的严重程度与骨折类型或 CT 测量的椎管受压程度无关。
  - 神经功能的恢复与治疗方法和椎管减压量无关。
  - 神经功能恢复程度与如下四种初始骨折类型相关。
    - I 型：<15°后凸；黄韧带水平的最大椎管压迫。
    - II 型：<15°后凸；在骨性后凸处的最大椎管压迫。
    - III 型：>15°后凸；在骨性后凸处的最大椎管压迫。
    - IV 型：>15°后凸；黄韧带水平的最大椎管压迫。
    - I 型或 II 型：无论最初瘫痪的严重程度或治疗方法如何，神经功能明显恢复的发生率均>90%。
    - III 型：神经功能明显恢复<50%。
    - IV 型：恢复程度不确定。

（三）Camissa 等

- 报道有 37%的椎体爆裂性骨折伴椎板骨折的病例出现硬膜撕裂，且所有患者均有神经功能障碍。
- 结论是，发生椎体爆裂性骨折伴椎板骨折且术前存在神经系统损害，是硬膜裂伤的一个敏感（100%）和特异性（74%）的预测因子，同时也是神经系统并发感染风险的一个预测因子。

（四）Keenen 等

- 他们报道了所有手术治疗的脊柱骨折中，硬膜撕裂的发生率为 8%，而在腰椎爆裂性骨折的患者中硬膜撕裂发生率为 25%。
- 在爆裂性骨折和硬脊膜撕裂的患者中，86%有神经功能损伤，而在没有硬脊膜撕裂的爆裂性骨折患者中，这一比例为 42%。

九、并发症

- 脊髓损伤的并发症参见第 8 章。

第三部分

上肢骨折和脱位

第11章　锁骨骨折

一、流行病学

- 锁骨骨折约占所有骨折的 2.6%,占肩部骨折的 44%～66%。
- 锁骨中 1/3 骨折占锁骨骨折总数的 80%,而外侧和内侧 1/3 骨折分别占 15% 和 5%。

二、解剖学

- 锁骨是人体最早开始骨化的骨骼(约在妊娠第 5 周),和骨骺闭合最晚的骨骼(锁骨胸骨端),在 22－25 岁时。
- 锁骨呈 S 形,内侧端向前凸,而外侧端向后凸。
- 内侧端最宽大,而外侧端较扁平。
- 近端和远侧端膨大而平坦,由管状中段锁骨所连接,而中段锁骨内富含松质骨。
- 作为肩关节的支撑结构,锁骨连接肩关节与躯干,并使肩关节发挥最佳的力学作用。
- 锁骨的内侧 1/3 覆盖并保护臂丛、锁骨下血管和腋血管及肺部的上段,对抗轴向负荷能力最强。
- 锁骨的中 1/3 段作为两个不同的截面构造交界处,是锁骨骨折的好发区域,尤其是遭受轴向负荷时。而且在锁骨下肌止点以远处的锁骨中 1/3 段由于缺乏肌肉和韧带的保护而更加脆弱。
- 锁骨远端附着喙锁韧带。
  - 由斜方韧带和锥状韧带组成。
  - 共同维持肩锁关节的垂直稳定性。
  - 比肩锁关节更强韧。

三、损伤机制

- 锁骨骨折的受伤机制,绝大部分是由于摔倒时肩部受撞击而引发的折弯应力(87%)。其他的受伤机制则包括作用于锁骨的直接暴力(7%)和摔倒时伸手着地的间接暴力(6%)。
- 还有罕见的损伤机制,锁骨骨折可继发于癫痫发作时的强力肌肉收缩,或继发于轻微外伤导致的病理性骨折或应力性骨折。

四、临床评估

- 锁骨骨折的患者患肢常呈现被动体位,上臂贴近胸前,由健侧手托扶以降低伤侧肩关节负荷。
- 为了评估锁骨后方的神经和血管的完整性,细致的神经血管检查是必要的。
- 骨折近端通常上翘、凸出,并可能将皮肤顶起。根据皮肤是否被刺破,来判断其为开放性或闭合性骨折。
- 胸部听诊应闻及对称的呼吸音。吸气时可诱发骨折端疼痛而造成呼吸急促,不应与呼吸音减弱相混淆。而呼吸音减弱可能继发于由同侧肺尖损伤引起的气胸。

五、合并损伤

- 高达 9% 的锁骨骨折患者合并其他部位骨折,最常见的是肋骨骨折。
- 绝大多数臂丛神经损伤继发于锁骨近端 1/3 段的骨折(牵拉伤)。
- 而皮肤擦伤也是常见的合并损伤。

六、影像学评估

- 通常来说,标准的正位 X 线摄片可以确定锁骨骨折和移位程度。
- 向头侧倾斜 30°投照可获得一个无胸部解剖结构遮挡的图像。
- 斜位片有助于微小移位的骨折诊断,尤其是儿童。摄片时,X 线源与头部成 20°,患肩与 X 线源成 45°。
- 胸片可以进行双侧比较,包括锁骨的正常长度。
- 计算机断层扫描(CT)可用于某些特殊类型的骨折,如近端 1/3 骨折时可以鉴别胸锁关节脱位和骨骺损伤,在远端 1/3 骨折时,以确定是否关节受累。

七、骨折分型

1. 描述性分型

- 锁骨骨折可根据解剖学描述进行分型,包括骨折位置、移位程度、成角、形态(如青枝骨折、斜行或横行骨折)及粉碎程度。

2. Allman 分型

- 第一类:近端和远端锁骨由韧带和其附着的肌肉固定保护,因此中 1/3 骨折(80%)是儿童和成人最常见的骨折类型(图 11.1)。
- 第二类:锁骨远端 1/3 骨折(15%)。根据喙锁韧带止点相对于骨折的位置可分为不同亚型(图 11.2)。

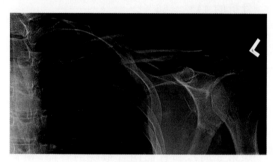

图 11.1　锁骨中 1/3 骨折移位的 X 线表现

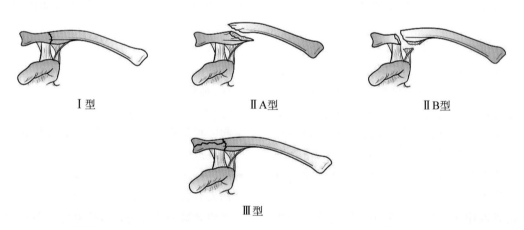

Ⅰ型　　　　　　ⅡA型　　　　　　ⅡB型

Ⅲ型

图 11.2　**第二类锁骨骨折的不同亚型。** Ⅰ型:骨折无移位。ⅡA 型:斜方韧带和锥状韧带附着于骨折远端节段,无韧带附着的近端节段发生移位。ⅡB 型:锥状韧带断裂,斜方韧带仍然附着远端节段,近端节段发生移位。Ⅲ型:锁骨远端骨折,只累及肩锁关节的关节面,无韧带断裂或移位。这些骨折会导致远期出现关节退行性改变(Adapted from Sajadi KR. Clavicle fractures:epidemiology, clinical evaluation, imaging, and classification. In: Ianotti JP, Miniaci A, Williams GR Jr, et al., eds. Disorders of the Shoulder:Diagnosis and Management:Shoulder Trauma. 2nd ed. Philadelphia: Lippincott Williams & Wilkins; 2014:99-107.)

- Ⅰ型：移位轻微或无移位；骨折位于斜方韧带和锥状韧带之间，或骨折位于喙锁韧带和肩锁韧带之间；上述韧带完整。
- Ⅱ型：骨折位于喙锁韧带近端且分离移位；骨不连发生率较高。
  - ⅡA：斜方韧带和锥状韧带附着于骨折远端节段。
  - ⅡB：锥状韧带撕裂，斜方韧带附着于骨折远端节段。
- Ⅲ型：无韧带损伤的肩锁关节面骨折，可能与 1 度肩锁关节脱位相混淆。
- 第三类：近端 1/3 骨折（5%）。如果肋锁韧带完整，则移位可能很轻微。在儿童和青少年，这种骨折可能表现为骨骺损伤。其亚型包括：
  - Ⅰ型：轻微移位或无移位。
  - Ⅱ型：明显的分离移位。
  - Ⅲ型：关节内骨折。
  - Ⅳ型：骨骺分离。
  - Ⅴ型：粉碎性骨折。

3. 创伤骨科协会锁骨骨折和脱位分型

详见 https://ota.org/research/fracture-and-dislocation-compendium。

八、治疗

(一)非手术治疗

- 大多数轻微移位或无移位的锁骨骨折，通过一些外固定的方法可成功治愈。
- 让患者感觉舒适和缓解疼痛是治疗的主要目的。研究表明，前臂悬吊带和传统的"8"字形固定带治疗效果相似，且更为舒适，引发的皮肤问题更少。
- 各种固定方法的治疗目标
  - 支撑肩胛带，将骨折远端向上、向外及向后方托举（前臂悬吊带）。
  - 下压骨折近端骨块（"8"字形固定带）。
  - 维持一定程度的骨折复位（两者都有）。

- 允许患者使用同侧的手和肘关节。
- 无论采用何种固定方法，一定程度的缩短和畸形是不可避免的。
- 一般情况下，需固定 4～6 周。
- 在固定期间，应进行主动的肘、腕和手的功能训练。

(二)手术治疗

- 锁骨中段骨折的手术适应证在过去的 20 年里趋于标准化。
- 新鲜锁骨骨折的手术适应证是：开放性骨折，合并神经血管损伤和皮肤被骨折断端顶起而有可能发展为开放性骨折。
- 对于锁骨中段骨折移位明显（>100%）、粉碎（"Z 型畸形"）和短缩（1～2cm）的治疗始终存在争议。
  - 虽然大多数移位的中段骨折会愈合，但仍有关于预后肩关节功能障碍及外观畸形的报道。
  - 最近也有证据表明，手术治疗可以改善部分患者的功能和预后。此外，畸形愈合的存在预示着功能低下。
- 对于锁骨远端 Ⅱ 型骨折的治疗也存在争议。
  - 一些学者指出，由于骨不连发生率高，所有 Ⅱ 型骨折都需要手术治疗。
  - 而其他学者报道，如果骨折断端存在接触，即便有一定程度的移位，也可以顺利愈合。在这种情况下，可通过悬吊固定和渐进性的肩关节功能锻炼的非手术方法治疗。
- 外科手术内固定通常包括以下方法。
  - 钢板固定：通常放置在锁骨的上方或前下方。
    - 钢板和螺钉固定需要比髓内固定更广泛的显露，但具有更安全的稳定性以抵消张力。
    - 放置于锁骨表面的钢板和螺钉固定可能会引起皮肤的明显隆起影响美观，

特别是放置在锁骨上表面的内固定。

- 由于远端骨折螺钉固定时可用位置有限,所以喙锁韧带辅助缝合固定(替代方法)有助于解决这个问题。
- 新型的低切迹钢板和(或)钢板放置在锁骨前下方位置可预防皮肤隆起的外观问题。
- 髓内固定:通常以逆行方式固定外侧骨块,然后以顺行方式固定内侧骨块,或着以顺行方式置入柔性髓内针使其得到固定。
  - 使用髓内固定需要定期进行影像学复查,以明确内固定物是否出现移位,当然患者还需要二次手术取出内固定。
  - 老式的髓内针在外侧植入时容易导致皮肤的损伤,回顾性研究显示,这种内置物术后并发症的发生率高达50%。
- Ⅱ型锁骨远端骨折的手术治疗包括将移位的近端骨块与远端骨块对合。固定骨折的方法通常包括喙锁间固定(Mersilene带、缝合线、钢丝或螺钉)或跨越肩锁关节经外侧骨块再到内侧骨块的固定方式(锁骨外侧钢板)。

九、并发症

- 神经血管损伤:比较罕见,或者由最初的外伤导致,或者继发于相邻组织:骨痂和(或)残留的畸形压迫造成的。放置在锁骨上表面的钢板也有损伤锁骨下血管的风险。
- 畸形愈合:这可能会引起异常的骨性突出,这种短缩畸形在伤后1年出现上臂、肩关节及手部功能障碍(DASH)。
- 骨不连:锁骨骨折后的不愈合发生率在0.1%～13.0%,85%的锁骨骨不连发生在锁骨中1/3骨折。
  - 骨不连发生的相关因素包括:严重的原始外伤(开放伤),骨折块的初始移位程度,软组织嵌顿,再骨折,固定时间不足,一期切开复位和内固定。
- 创伤性关节炎:继发于胸锁关节或肩锁关节的关节内损伤。

第*12*章 肩锁关节和胸锁关节损伤

一、肩锁关节损伤

(一)流行病学

- 最常见于 10－20 岁,与对抗性体育运动有关。
- 肩锁关节脱位占肩胛带急性损伤的 9%～10%。
- 常见于男性(男女比例约 5:1)。

(二)解剖学(图 12.1)

- 肩锁关节是一个微动关节,在肩峰内侧缘和锁骨远端之间有一个纤维软骨盘。

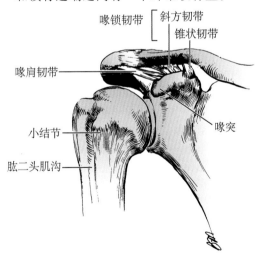

图 12.1 **肩锁关节的正常解剖**(From Edgar C. Acromioclavicular and sternoclavicular joint injuries. In:Tornetta P Ⅲ,Ricci WM,Ostrum RF,et al.,eds. Rockwood and Green's Fractures in Adults. Vol 1. 9th ed. Philadelphia:Wolters Kluwer; 2020:917-975.)

- 关节面的倾斜度可以是垂直的或向内侧成角约 50°。
- 肩锁韧带(前、后、上、下四部分)对薄弱的关节囊进行加强。三角肌和斜方肌的肌纤维与肩锁韧带上部纤维融合以加强该关节。
- 肩锁关节通过关节内的新月形纤维软骨盘进行微动,该纤维软骨盘随着年龄的增长逐渐退变,直至 40 岁左右失去功能。
- 肩锁关节的水平稳定性由肩锁韧带维持,而垂直稳定性则由喙锁韧带(锥状韧带——内侧,斜方韧带——外侧)来维持。
- 三角肌和斜方肌的筋膜附着并加强肩锁韧带上部,作为垂直方向的次要稳定结构。
- 喙突与锁骨之间的平均距离为 1.1～1.3cm。

(三)损伤机制

- 直接暴力:这是最常见的损伤机制,常由于上臂在内收位时跌倒,带动肩峰向下、向内撞击。
- 间接暴力:跌倒时手前伸着地,暴力经由肱骨头传导至肩锁关节(图 12.2)。

(四)合并骨折和损伤

- 锁骨、肩峰和喙突骨折。
- Ⅵ型肩锁关节分离导致的气胸或肺挫伤。

(五)临床评估

- 查体时,患者应采取站立或坐位,上肢呈自主体位,肩锁关节负重以凸显可能存在的畸形。
- 典型的解剖特征是肩关节或上肢的下沉。

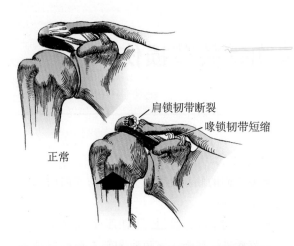

图 12.2 通过上肢向上传导的间接暴力(如摔倒时手在伸展位着地)可能会使肩峰向上移位脱离锁骨,从而造成肩锁韧带损伤。然而,暴力并没有累及喙锁韧带

- 标准的肩关节查体必不可少,包括对血管神经功能的评估,以及对上肢合并损伤的排除。视诊时可能会发现受伤的肩锁关节有明显的阶梯状畸形,覆盖锁骨远端的皮肤会被撑起。肩关节的活动范围往往因为疼痛而受限,肩锁关节处压痛。

(六)影像学评估

- 通常情况下,肩关节创伤系列的标准摄片(前后位,肩胛骨 Y 位和腋位片)足够对肩锁关节损伤做出诊断。Zanca 位片需要使 X 线呈 10°~15°头倾位时摄片,有助于更好地显示锁骨远端。
- 通过应力位摄片来评估喙锁关节的韧带损伤。患者腕部悬挂 10 ~ 15 磅(4.5 ~ 6.8kg)的重物,并拍摄双侧肩关节的前后位 X 线片以比较喙突和锁骨的距离(在紧急情况时难以做到)。

(七)分型

- 肩锁关节损伤的分型基于锁骨远端移位程度和方向(表 12.1 和图 12.3)。

(八)治疗

- Ⅰ型:休息 7~10d,冰敷,前臂悬吊固定并减少运动量(2 周),直至恢复无痛的全范围活动。

表 12.1 肩锁关节损伤的分型

类型	解剖	临床检查	X 线检查
Ⅰ	肩锁韧带扭伤	肩锁关节压痛,手臂活动时可能诱发轻微疼痛,喙锁间隙无疼痛	无异常
Ⅱ	肩锁韧带撕裂伴关节囊破裂,喙锁韧带损伤	锁骨远端略高于肩峰,触诊时关节活动度增加,喙锁间隙压痛	锁骨远端轻度抬高;肩锁关节间隙增宽。应力位摄片显示喙锁间隙与健侧无变化
Ⅲ	肩锁和喙锁韧带撕裂伴肩锁关节脱位。三角肌和斜方肌在锁骨远端的附着处剥脱	上肢和肩峰下沉,锁骨远端向上顶起皮肤。肩锁关节触痛,喙锁间隙显著增宽	X 线片显示锁骨远端高于肩峰内侧缘;应力位片显示喙锁间隙比健侧增加 25%~100%
Ⅳ	锁骨远端向后移位,刺入斜方肌。三角肌和斜方肌从锁骨远端剥脱	疼痛比Ⅲ型损伤更剧烈;锁骨远端向后方移位	腋位 X 线片或 CT 显示锁骨远端向后方移位
Ⅴ	锁骨远端显著移位(>100%)。三角肌和斜方肌从锁骨远端剥脱	锁骨远端皮肤被明显顶起	X 线片显示喙锁间隙比健侧增加 100%~300%
Ⅵ	肩锁关节脱位,锁骨移位至肩峰或喙突下方,喙锁间隙较正常缩小。三角肌和斜方肌从锁骨远端剥脱	肩关节外观平坦,且肩峰轮廓清晰突出,常合并锁骨和上位肋骨的骨折及臂丛神经的损伤,通常由高能量外伤引起	下脱位分为两种类型:肩峰下脱位或喙突下脱位

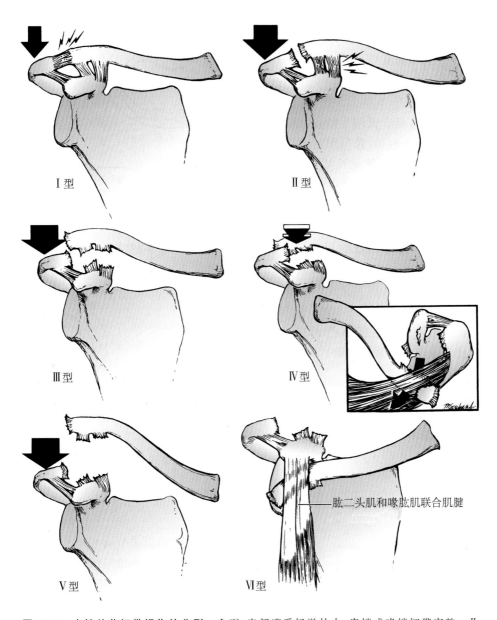

图 12.3　**肩锁关节韧带损伤的分型。** Ⅰ 型:肩部遭受轻微外力,肩锁或喙锁韧带完整。Ⅱ 型:肩部遭受中等或较大的暴力,肩锁韧带和关节囊撕裂,而喙锁韧带保持完整。Ⅲ 型:肩部遭受巨大暴力,肩锁和喙锁韧带均断裂。Ⅳ 型:在 Ⅳ 型损伤中,肩锁和喙锁韧带均断裂,且锁骨远端向后移位进入斜方肌或穿过斜方肌。Ⅴ 型:肩部遭受的巨大暴力使肩锁和喙锁韧带撕裂,且使锁骨的肌肉附着处撕脱并造成锁骨和肩峰间的巨大分离。Ⅵ 型:肩锁关节下脱位,锁骨位于喙突下方及肱二头肌和喙肱肌联合腱的后方,肩锁和喙锁韧带均撕裂(From Edgar C. Acromioclavicular and sternoclavicular joint injuries. In:Tornetta P Ⅲ,Ricci WM, Ostrum RF, et al., eds. Rockwood and Green's Fractures in Adults. Vol 1.9th e-d. Philadelphia:Wolters Kluwer;2020:917-975.)

- **Ⅱ型**：悬吊固定 1～2 周,尽早开始轻柔的关节活动度训练。6 周内避免剧烈活动。超过 50% 的Ⅰ型和Ⅱ型损伤患者在长期随访中仍有症状。
- **Ⅲ型**：对于不活跃的、非体力工作者或业余运动员来说,尤其是非惯用手臂,推荐进行非手术治疗。方法包括,悬吊固定,早期的功能训练,肌肉力量的强化及接受肩锁关节畸形。而对于更年轻、更活跃的患者、移位程度更严重的病例或用手臂上举高过肩关节水平劳动的人群,手术治疗可能是更好的选择。对于身体接触性运动的运动员,最好避免直接修复韧带以防发生再损伤。
- **Ⅳ-Ⅵ型**：通常采用切开复位、手术修复或重建喙锁韧带以达到垂直稳定,尽管这种治疗方法尚缺乏 1 级循证依据。

(九)并发症

- 喙锁骨化,通常不会加重功能障碍。
- 锁骨远端骨质溶解,常造成慢性隐痛和无力。
- 肩锁关节炎。

二、胸锁关节损伤

(一)流行病学

- 胸锁关节(SC)损伤很少见;有一项研究报道在 1603 例肩胛带脱位损伤病例中,胸锁关节损伤仅占 3%,盂肱关节脱位占 85%,而肩锁关节脱位占 12%。
- 约 80% 的胸锁关节脱位是由机动车事故(47%)或与运动相关损伤(31%)引起的。

(二)解剖学(图 12.4)

- 胸锁关节是一个微动关节,是上肢和中轴骨骼之间唯一真正意义上的关节连接。
- 锁骨关节面比胸骨关节面要大得多,锁骨和胸骨的关节面均覆盖纤维软骨。只有不

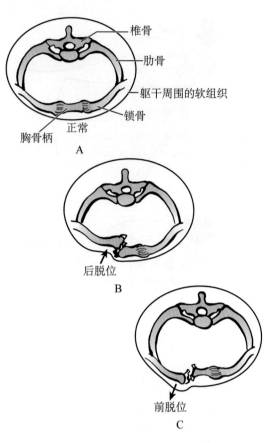

图 12.4 胸锁关节水平的胸廓横断面。A. 正常解剖关系。B. 胸锁关节后脱位。C. 胸锁关节前脱位

到一半的锁骨关节面与胸骨相关节;因此,胸锁关节的骨性稳定结构是全身所有大关节中最薄弱的。

- 胸锁关节的稳定性来源于关节的鞍状结构(垂直方向凸出、前后方向凹陷),以及周围包绕的韧带结构。
  - 关节内的纤维盘起到类似勒马缰绳的作用,限制锁骨向内侧移位。
  - 关节外的肋锁韧带可以对抗旋转和内外侧方向的移位。
  - 锁骨间韧带有助于保持肩部平衡。
- 胸锁关节的活动范围包括 35° 的上举,35° 的前后联合运动,以及 50° 的围绕锁骨长轴的旋转活动。

- 锁骨近端骨骺是人体最后一个闭合的骨骺,在 20 岁时骨化,25－30 岁时与骨干融合。因此,许多诊断为胸锁关节脱位的病例实际上可能是骨骺损伤。

(三)损伤机制(图 12.5)

- 直接暴力:施加在锁骨前内侧的暴力迫使锁骨向后入胸腔、纵隔并产生后脱位。例如,运动员摔倒并压在另一名仰卧的运动员的胸部;或当一个人被车辆碾压;又或者一个人被车辆挤压于墙壁上。
- 间接暴力:暴力可以从前外侧(可导致胸锁关节前脱位)或后外侧(可导致胸锁关节后脱位)间接传导至胸锁关节。这常发生于橄榄球运动的"连环碰撞"中。这种情况下,运动员斜躺在地面上并以肩部为支撑,在其无法改变姿势的情况下遭受外来暴力。

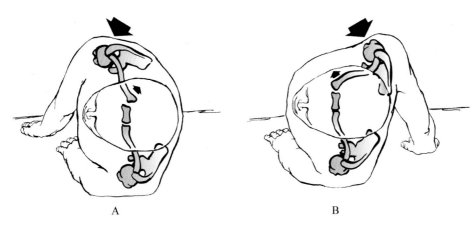

图 12.5　**导致胸锁关节前、后脱位的损伤机制。**A. 患者躺在地上,肩关节的后外侧遭受挤压暴力,锁骨近端将向后移位。B. 当外侧的挤压暴力作用于肩关节的前方时,锁骨近端则向前脱位(From Edgar C. Acromioclavicular and sternoclavicular joint injuries. In:Tornetta P Ⅲ,Ricci WM,Ostrum RF,et al.,eds. Rockwood and Green's Fractures in Adults. Vol 1. 9th ed. Philadelphia:Wolters Kluwer;2020:917-975.)

(四)临床评估

- 患者通常表现为以对侧未受伤的手臂横过躯干托举支撑患肢。头部可能向患侧倾斜,以减少对患侧关节的应力。患者可能会拒绝将肩胛骨平放于检查台上检查。
- 临床症状常表现为肿胀、压痛和肩关节因疼痛而活动受限。根据移位的程度和方向,锁骨近端的突起可表现出不同的改变。
- 必须对血管神经的状态进行仔细评估,因臂丛神经和大血管非常邻近锁骨近端。
- 胸锁关节后脱位时,表现为同侧肢体静脉充血、呼吸急促、吸气疼痛、吞咽困难和窒

息感。胸部听诊极为必要,以明确双肺呼吸音对称。

(五)影像学评估

- 前后位胸片中典型的表现是锁骨不对称,需要进一步的影像学检查。如果患者的呼吸受到影响,则应仔细阅片以寻找气胸的征象。
- Hobbs 位:这是胸锁关节的从头至尾 90° 侧位片,患者坐于桌前,探身向前。暗盒放在桌上,前胸对着暗盒。患者上半身前倾,使颈根部几乎平行桌面,X线自颈后上方,经颈椎投摄胸锁关节至暗盒(图 12.6)。

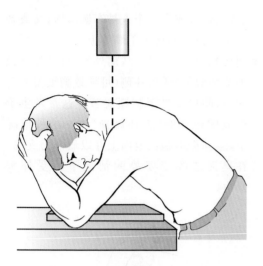

图 12.6 Hobbs 位:胸锁关节进行 X 射线评估时患者的体位(From Edgar C. Acromioclavicular and sternoclavicular joint injuries. In:Tornetta P Ⅲ,Ricci WM,Ostrum RF,et al. , eds. Rockwood and Green's Fractures in Adults. Vol 1. 9th ed. Philadelphia:Wolters Kluwer;2020:917-975.)

- Serendipity 位:头倾 40°并瞄准胸骨柄的投照。前脱位时,锁骨内侧高于锁骨间线;后脱位时,锁骨内侧低于锁骨间线(图 12.7)。

- CT:是评价胸锁关节损伤的最佳方法,可以区别锁骨近端骨折和胸锁关节脱位,并可以发现隐匿的轻微胸锁关节半脱位。

(六)分型

1. 解剖学分型

- 前脱位:更常见。
- 后脱位。

2. 病因学分型

- 扭伤或半脱位
  - 轻度:关节稳定,韧带完整。
  - 中度:半脱位,部分韧带断裂。
  - 严重:关节不稳定,韧带完全撕裂。
- 急性脱位:完全性韧带断裂伴锁骨内侧明显移位。
- 复发性脱位:罕见。
- 未复位性脱位。
- 非创伤性:可发生自发性脱位、发育性(先天性)脱位、骨关节炎、锁骨内侧硬化性骨炎、胸锁关节骨肥大或感染。

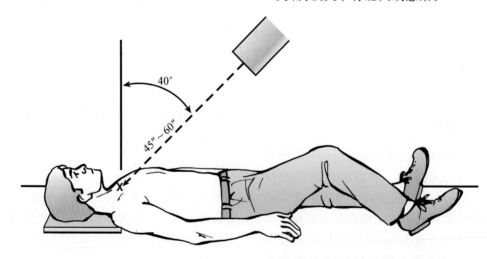

图 12.7 Serendipity 位:患者拍摄胸锁关节 Serendipity 位时的体位。X 线管球从垂直位置倾斜 40°,直接对准胸骨柄。暗盒应该足够大,以接收双侧锁骨内侧半的投影。对于儿童,球管与患者的距离约为 45 英寸(114cm);而对于胸部较厚的成人,距离约为 60 英寸(152cm)(From Edgar C. Acromioclavicular and sternoclavicular joint injuries. In:Tornetta P Ⅲ,Ricci WM,Ostrum RF,et al. ,eds. Rockwood and Green's Fractures in Adults. Vol 1. 9th ed. Philadelphia:Wolters Kluwer; 2020:917-975.)

(七)治疗

- 轻度扭伤：在最初的 24h 内推荐使用冰敷，悬吊固定 3～4d，并在可耐受的情况下逐渐恢复正常活动。

- 中度扭伤或半脱位：前 24h 使用冰敷，并以

锁骨带、肩肘胸壁固定带或八字形绷带固定 1 周，然后悬吊固定 4～6 周。

- 严重扭伤或脱位(图 12.8)
  - 前脱位：对于非手术治疗，是否应该尝试闭合复位存在争议，因为它通常是不稳定的，悬吊固定可缓解症状。对待意志力

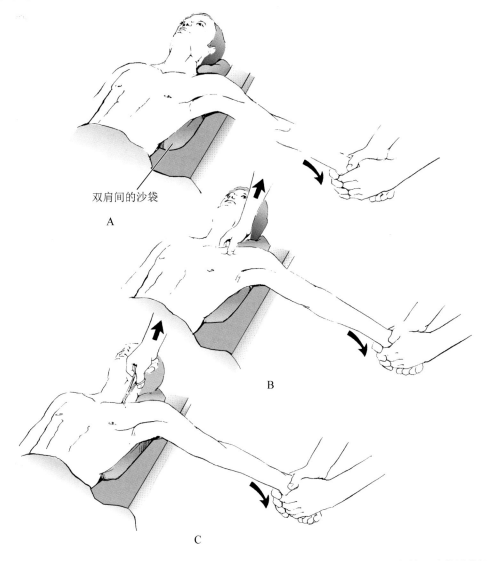

双肩间的沙袋

A

B

C

图 12.8 胸锁关节闭合复位技术。A. 患者仰卧位，将一个沙袋垫于背部双肩之间。保持上肢外展并轻度背伸的状态施加牵引，助手可提供反向牵引以对抗。在前脱位时，直接推压锁骨内侧端可以达到复位。B. 在后脱位中，除牵引外，还需以手指撬拨锁骨内侧端，使锁骨从胸骨柄后方移出并复位。C. 对于难复性后脱位，需要消毒锁骨内侧端，并以巾钳经皮夹住锁骨内侧头，将其提拉复位(From Edgar C. Acromioclavicular and sternoclavicular joint injuries. In：Tornetta P Ⅲ，Ricci WM，Ostrum RF，et al.，eds. Rockwood and Green's Fractures in Adults. Vol 1. 9th ed. Philadelphia：Wolters Kluwer；2020：917-975.)

坚强的患者,闭合复位可以在全麻或镇静镇痛和应用肌松药的情况下进行。患者仰卧位,背部肩胛骨之间放置一个卷轴使肩关节伸展,直接的后向压力作用于锁骨通常可完成复位。复位后的治疗措施包括4～6周的锁骨带、肩肘胸壁固定带或"8"字绷带固定。有些学者主张采用大量的前方敷料和弹力带固定以维持复位状态。

- 后脱位:详尽的病史采集和体格检查是必要的,排除相关的肺或神经血管损伤。通常在全麻下立即进行闭合或切开复位,闭合复位通常能成功并且维持稳定。患者仰卧位,背部肩胛骨之间放置一个卷轴。通过牵引手臂并使肩关节外展、背伸来完成复位。可能需要以巾钳夹住锁骨并向前直接牵引来辅助复位。复位后仍需要以锁骨带、肩肘胸壁固定带或"8"字绷带固定4～6周。如果有神经血管结构出现意外损伤的,应该有普通外科医师或胸外科医师在场。

- 内侧骨骺损伤:通常可以闭合复位成功。术后以锁骨带、肩肘胸壁固定带或"8"字绷带固定4～6周。

- 胸锁关节脱位的手术治疗包括使用阔筋膜、锁骨下肌腱或缝线将锁骨内侧端固定于胸骨,或行锁骨内侧截骨及锁骨内侧切除。不推荐使用克氏针或斯氏针固定,因为可能会发生固定针的移位。

(八)并发症

- 外观不佳是最常见的并发症,患者常抱怨锁骨内侧端突起肿大。

- 后脱位的并发症更为常见,主要由于锁骨内侧端接近纵隔和重要神经血管结构。据报道,后脱位的并发症发生率高达25%。

- 其他并发症包括:气胸,上腔静脉裂伤,颈静脉血流淤滞,食管破裂,锁骨下动脉压迫,颈动脉压迫,声音改变。

第 *13* 章　肩胛骨和胸部骨折

一、肩胛骨骨折

(一)流行病学

- 肩胛骨骨折相对少见,占肩部骨折的 $3\%\sim5\%$,占所有骨折的 $0.4\%\sim1\%$。
- 肩胛骨骨折患者的平均年龄为 $35-45$ 岁。

(二)解剖学

- 肩胛骨是一块扁平的三角形骨骼,连接上肢与躯干中轴骨。
- 肩胛骨周围的大量肌肉在其受到外力冲击时提供保护,而肩胛骨在胸壁上的活动性有利于进一步缓冲外力。

(三)损伤机制

- 肩胛骨骨折通常继发于高能量损伤。
  - 其中,机动车事故约占 50%,摩托车事故占 $11\%\sim25\%$。
- 间接损伤通常继发于上臂外展时遭受轴向暴力,从而引发肩胛骨颈部、关节盂的骨折或关节内骨折。
- 直接外伤通常由于肩胛骨受到猛击或坠落伤(肩胛骨体部骨折),或由于暴力直接作用于肩胛骨上的骨性凸起(肩峰、喙突骨折)。
- 肩关节脱位可导致肩胛盂骨折。
- 肌肉或韧带的牵拉可引起撕脱性骨折。

(四)合并损伤

- 当肩胛骨骨折存在时,应高度警惕其他的合并损伤,因为 $35\%\sim98\%$ 的肩胛骨骨折可能合并下列损伤。
  - 同侧上半身损伤(肋骨、锁骨、胸骨骨折)。
  - 气胸($11\%\sim55\%$ 的肩胛骨骨折)。
  - 肺挫伤($11\%\sim54\%$ 的肩胛骨骨折)。
  - 神经血管损伤(臂丛损伤、血管撕脱伤)。
  - 脊柱损伤(下颈椎占 20%,胸椎占 76%,腰椎占 4%)。

(五)临床评估

- 全面的创伤评估是必要的,需详细评估气道、呼吸、循环、肢体的功能障碍和低温显露。
- 患者的典型表现为,患肢由对侧手扶持并处于内收的强迫体位,在一定范围内活动肩关节会诱发疼痛,尤其是肩关节外展时。
- 应仔细检查合并损伤,包括细致的神经血管状况的评估。
- 肩胛骨上的骨筋膜室综合征并不常见,但如出现与外伤不相称的疼痛时需高度警惕。Comolli 征表现为,后侧胸壁覆盖于肩胛骨表面的、三角形的肿胀,提示导致筋膜室压力升高的血肿形成。

(六)影像学评估

- 肩胛骨骨折最早可能在拍摄胸片时被发现。早期应完善肩关节创伤系列的摄片,包括:真正的前后位、腋位和肩胛骨 Y 位(真正的肩胛骨侧位);这些摄片通常足以显示大多数的关节盂、肩胛骨颈部、肩胛骨体部及肩峰部的骨折。

- 腋位片可以用来进一步评估肩峰和关节盂边缘的骨折。
- 肩峰骨通常表现为肩峰部圆形的、未融合的突起,存在于大约 3% 的人群中,约 60% 的病例是双侧的。不应与肩峰骨折相混淆。
- 关节盂或肩胛颈发育不良,临床少见,类似肩胛盂的冲压伤,并与肱骨头或肩峰畸形有关。病程温和,多为偶然发现。
- 45°头倾位(Stryker 切迹位)摄片有助于鉴别喙突骨折。
- 计算机断层扫描(CT)对关节内骨折的评估有良好的价值。
- 由于合并损伤的发生率很高,尤其是胸廓结构的损伤,因此胸片的拍摄非常必要。

(七)分型

1. 解剖分型(Zdravkovic 和 Damholt)(图 13.1)

- Ⅰ型:肩胛体部骨折。

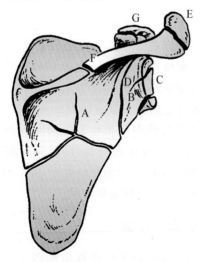

图 13.1 **解剖分型。** A. 肩胛骨体部骨折;B 和 C. 肩胛盂骨折;D. 肩胛颈骨折;E. 肩峰骨折;F. 肩胛冈骨折;G. 喙突骨折

- Ⅱ型:包括肩峰和喙突在内的突起部骨折。
- Ⅲ型:包括肩胛颈和肩胛盂在内的上外侧角骨折。

2. 累及关节内的肩胛盂骨折的 Ideberg 分型(图 13.2)

- Ⅰ型:前缘撕脱骨折。
- ⅡA型:累及关节盂窝的横形骨折且骨折线从下方穿出。
- ⅡB型:累及关节盂窝的斜形骨折且骨折线从下方穿出。
- Ⅲ型:累及关节盂窝的斜形骨折且骨折线从上方穿出,并常合并肩锁关节损伤。
- Ⅳ型:横形骨折且骨折线从肩胛骨内侧缘穿出。
- Ⅴ型:Ⅱ型和Ⅳ型的组合。
- Ⅵ型:关节盂的粉碎骨折。

3. 肩峰骨折的分型(Kuhn 等)(图 13.3)

- Ⅰ型:骨折无明显移位。
- Ⅱ型:骨折移位但肩峰下间隙未变窄。
- Ⅲ型:骨折移位且肩峰下间隙变窄。

4. 喙突骨折的分型(Ogawa 等)(图 13.4)

- Ⅰ型:喙锁韧带近端骨折。
- Ⅱ型:喙锁韧带远端骨折。

5. 肩胛骨骨折的骨科创伤协会分型

参见骨折和脱位汇编 http://ota.org/Compendium/index.htm。

(八)治疗

非手术治疗

- 大多数肩胛骨骨折是关节外骨折,可采取非手术治疗,包括使用吊带固定和早期肩部活动范围训练。

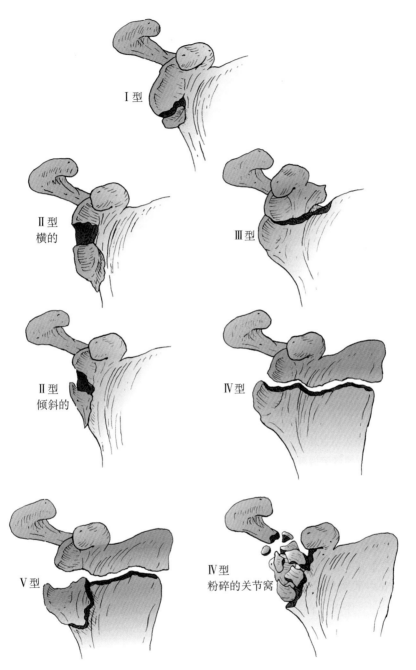

图 13.2　**肩胛盂骨折的 Ideberg 型分为 5 种类型,Goss 加入了Ⅵ型粉碎性骨折。**这种分型是经受过历史考验的,因为治疗策略通常基于关节内骨折块的移位程度(From Bucholz RW, Heckman JD, Court-Brown C, et al. , eds. Rockwood and Green's Fractures in Adults. 6Thed. Philadelphia:Lippincott Williams & Wilkins; 2006.)

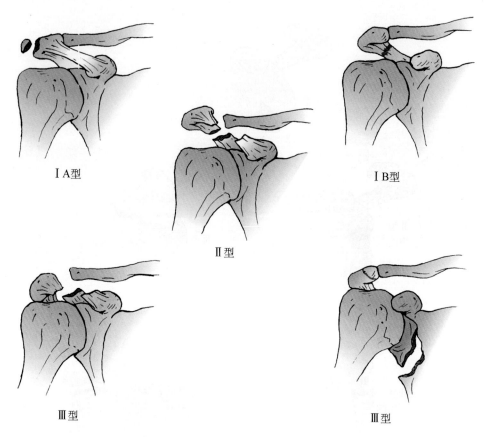

ⅠA型   ⅠB型

Ⅱ型

Ⅲ型   Ⅲ型

图 13.3 Ⅰ型肩峰骨折无明显移位,包括ⅠA型(撕脱)和ⅠB型(完全骨折)。Ⅱ型骨折移位,但肩峰下间隙无狭窄。Ⅲ型骨折导致肩峰下间隙狭窄(Modified from Kuhn JE,Blasier RB,Carpenter JE. Fractures of the acromion process:a proposed classification system. J Orthop Trauma 1994;8:6-13.)

手术治疗

- 手术指征存在争议,但包括以下几项。
  - 移位的关节内的关节盂骨折,且累及关节面25%以上,伴或不伴有半脱位。
  - 肩胛颈骨折成角大于40°或骨折块>1cm的内移。
  - 肩胛颈骨折合并移位的锁骨骨折。
  - 肩峰骨折且导致肩峰下撞击。
  - 喙突骨折导致功能性的肩锁关节分离。
  - 肩胛冈的粉碎性骨折。
- 具体治疗方案包括以下几项。
  - 肩胛盂骨折(Ideberg 分型)
    - Ⅰ型:累及超过1/4关节盂窝的骨折

并导致盂肱关节不稳,可通过前方或后方入路,采用切开复位螺钉内固定。

- Ⅱ型:可导致肱骨头的下方半脱位,需要切开复位,尤其是关节面存在超过5mm的台阶时。前方入路可以达到良好的显露。
- Ⅲ型:骨折通常难以复位,需要上方的术野显露以完成由上至下的螺钉植入,有时需要切除部分厚度的锁骨或切除锁骨远端,来辅助前方显露以完成复位。可能需要对肩关节的上方悬吊复合体(SSSC)进行额外的固定。
- Ⅳ型:移位骨折应考虑切开复位,尤其是肩胛盂上段的骨折块向外侧移位的

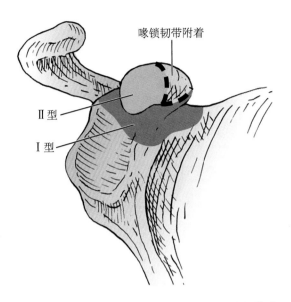

图 13.4　**喙突骨折的分型**：I型为骨折累及喙锁韧带附着的近端，II型为其远端（Modified from Ogawa K，Yoshida A，Takahashi M，Ui M. Fractures of the coracoid process. J Bone Joint Surg Br 1979；79：17-19. ）

骨折类型。

- V型：与结合早期功能锻炼的非手术治疗相比，手术对关节功能的改善并不显著。但对于关节面存在超过5mm台阶的患者，应考虑手术治疗。
- 肩胛体骨折：非手术治疗通常有效，需要手术治疗的罕见。但当患者出现神经血管损伤的症状时，应考虑切开复位、探查血管神经。
- 肩胛颈骨折：这类骨折一般对症处理和早期关节活动度训练。当伴有移位的锁骨骨折时，则会出现一个不稳定的骨折节段——包括关节盂、肩峰和外侧锁骨。锁骨骨折的内固定通常能为关节盂骨折的愈合提供足够的稳定性。
- 肩峰骨折：首先必须排除肩峰骨折，以及合并的肩袖损伤。如果骨折移位引起肩峰下撞击，骨折可以通过肩峰背侧的张力带来固定。
- 喙突骨折：完全的III型肩锁关节分离并伴

有明显移位的喙突骨骨折，是切开复位并对两处损伤进行内固定的手术指征。

- 漂浮肩：指肩关节的上方悬吊复合体（SSSC）出现两处断裂。
- 肩关节的上方悬吊复合体（SSSC）是一个骨与软组织组成的环状结构，由肩胛盂、喙突、喙锁韧带、锁骨远端、肩锁关节和肩峰组成（图 13.5）。
- 上柱是锁骨的中1/3。
- 下柱则是肩胛骨体部的外侧及肩胛冈。
- 超过两处创伤性断裂的SSSC损伤通常继发于高能量损伤，并被描述为漂浮肩。
- 过去曾推荐手术治疗，因为潜在的不稳定和关节盂的移位趋势。非手术治疗可能出现继发的上肢短缩、肩关节活动范围下降及潜在的肩关节无力。
- 近期报道的几个系列的非手术方式治疗漂浮肩，取得了良好的临床疗效。
- 盂顶点角<30°提示预后不良（图 13.6）。

手术注意事项

- 患者体位
  - 根据患者骨折类型，可采用仰卧位、侧卧位或沙滩椅位。侧卧位适用于大多数肩胛骨体部和颈部骨折。关节盂前缘的骨折需要前方入路来进行复位和固定。
- X线机器摆放
  - 术中摄像时，根据患者的体位，影像增强器摆放在手术台的对侧，或来自手术台的头侧或足侧。
- 手术入路
  - 三角肌-胸大肌入路可用来治疗喙突和关节盂前缘骨折。可以通过切开肩袖间隙，也可以通过劈开或松解肩胛下肌的方式来显露前方关节盂。
  - 肩胛骨体部、颈部和肩胛盂后缘的骨折选择后方入路。Judet入路具有良好的扩展性，可用于治疗肩胛骨体部的骨折。
  - 上方入路适用于肩峰骨折。

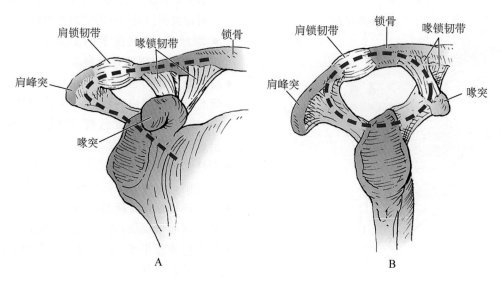

图 13.5 肩关节上悬吊复合体解剖（SSSC）。A. 前后视图。B. 侧位视图（From Heyworth BE，Abzug JM. Clavicle and scapula fractures and acromioclavicular and sternoclavicular injuries. In：Waters PM，Skaggs DL，Flynn JM, eds. Rockwood and Wilkins' Fractures in Children. 9th ed. Philadelphia：Wolters Kluwer；2020：719-758.）

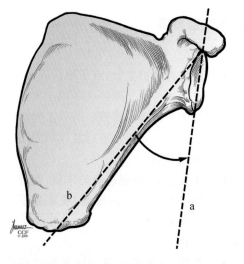

图 13.6 盂顶点角的解剖示意图，肩胛骨外侧缘的平行线（b）与关节盂纵轴的平行线（a）之间的夹角［Reprinted with permission from DeFranco MJ，Patterson BM. The fl oating shoulder. J Am Acad Orthop Surg 2006；14（8）：499-509. Copyright © 2006 American Academy of Orthopaedic Surgeons.］

（九）并发症

- 合并损伤：由于原始外伤多为高能量损伤，并发症通常较为严重。第 1 肋骨折的发生常伴随着死亡率的增加。
- 畸形愈合：在非手术治疗下，肩胛骨体部的骨折通常可顺利愈合。患者往往对肩胛骨体部的畸形愈合能良好耐受，但仍可能残留肩胛胸壁关节的痛性弹响音。
- 骨不连：极为罕见。一旦出现有症状，则往往需要切开复位内固定。
- 肩胛上神经损伤：与肩胛体部、颈部或喙突等累及肩胛上切迹的骨折有关。

肩胛胸壁分离

- 外伤导致肩胛骨自后胸壁上分离。
- 这种罕见的、危及生命的损伤，本质上是一侧上肢的皮下离断。
- 损伤机制常包含巨大的牵拉和扭转暴力，通常是由机动车或摩托车事故造成的。

- 神经血管损伤很常见。
  - 完全性臂丛神经损伤:80%。
  - 部分神经损伤:15%。
  - 锁骨下动脉或腋动脉损伤:88%。
- 伴有肩关节骨折或脱位,甚至不合并明显的骨骼损伤。
- 临床诊断要点包括以下几点。
  - 肩关节区域的严重肿胀。
  - 上肢动脉搏动消失。
  - 完全或部分神经功能丧失。
  - 影像学的特征性表现为,肩胛骨在未旋转的胸片上的向外侧移位(图 13.7)。

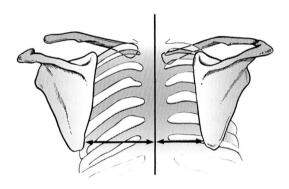

图 13.7　肩胛胸壁分离示意图,在无旋转的胸片上,显示受伤侧(左)肩胛骨与正常侧(右)肩胛骨相比横向外移

- 分型
  - Ⅰ型:仅肌肉骨骼损伤。
  - ⅡA型:肌肉骨骼损伤伴有血管破裂。
  - ⅡB型:肌肉骨骼损伤伴神经损伤。
  - Ⅲ型:肌肉骨骼损伤伴神经和血管损伤。
- 早期处理
  - 患者往往是多发性损伤。
  - 首先应采取高级生命支持。
  - 根据指征进行上肢的血管造影、血管修复及臂丛神经探查。
  - 需固定相关骨与关节损伤。
- 后期处理
  - 神经系统:3 周时,进行肌电图检查;6 周时,进行颈髓造影或磁共振成像(MRI)检查。
- 如上肢存在连枷现象,则需要进行肩关节融合术和(或)肘关节以上平面截肢术。
- 神经根撕脱和完全性损伤提示预后不良。
- 部分神经丛损伤预后良好,肢体功能常可恢复。
- 磁共振——"空袖征"。
- 骨骼系统
  - 如果初次探查臂丛神经时发现其损伤严重,则应考虑一期行肘上平面截肢。
  - 如果颈脊髓造影显示有 3 个或 3 个以上的硬脊膜假性囊肿,同样提示预后不良。
- 这种损伤预后不良包括肢体连枷 52%,早期截肢 21%,死亡 10%。

肩胛骨胸廓内脱位

- 极为罕见。
- 肩胛下角嵌顿于肋骨间隙。
- 需完善胸部 CT 来确认诊断。
- 治疗包括闭合复位,用吊带和躯干约束带固定 2 周,然后进行渐进性的肩关节和上臂功能训练。

二、肋骨骨折

(一)流行病学

- 最常见的胸部损伤。
- 在所有的创伤患者中占 10%,在胸部外伤患者中占 30%。

(二)解剖学

- 12 对弯曲的、扁平的肋骨形成胸廓,保护心脏、肺和其他重要的胸腔结构。
- 后方与 T1-T12 椎体构成关节,根据与之相对应的椎体将肋骨命名为 1～12 肋,前方移行为软骨。
  - 1～7 肋:肋软骨直接与胸骨相连。

- 8～10 肋：肋软骨与相邻的上方肋骨相连（如第 8 肋软骨与第 7 肋骨相连，第 9 肋软骨与第 8 肋骨相连）。
- 11～12 肋：浮肋，与胸骨不相连接。

（三）损伤机制

- 肋骨骨折是直接施加在胸壁上力的结果。
- 最常见的原因是钝性损伤，如机动车碰撞（MVC），摔倒，或殴打。
- 贯穿伤如枪伤可导致肋骨骨折少见。
- 在严重/慢性肺部疾病患者或老年人中，强力咳嗽可导致肋骨骨折。
- 第 1 或第 2 肋骨骨折通常需要高能量损伤引起，因为它们的长度较短且更多地受到来自周围肌肉的保护。
- 连枷胸——定义为两处三根或更多肋骨骨折，造成部分胸壁漂浮；在遭受胸壁外伤的患者中发生率高达 13%；与明显的损伤机制（MOI）和并发症风险增加有关。

（四）伴发损伤

- 对伴发损伤，多发或移位的肋骨骨折应提高关注。
- 多发肋骨骨折最常见的损伤机制是机动车事故中受到侧门或方向盘的撞击。此时应当考虑伴发胸骨骨折（受到前方撞击）、上肢损伤和头部损伤。
- 肋骨骨折可损伤腹腔内脏器，最常见的是肝和脾。受伤器官在骨折肋骨的正下方；肋骨后方骨折存在肾脏损伤风险。
- 胸廓内损伤
  - 气胸：约 25% 的多发肋骨骨折患者会发生气胸。
  - 血胸：可出现在肋间血管破裂者。严重的血胸更有可能是潜在的肺损伤。如果有血胸和第 1、2 肋骨骨折，要怀疑主要血管损伤。
  - 肺挫伤：由于钝性暴力通过胸壁传导至肺所致；有 54% 的连枷胸患者存在肺挫伤。

（五）临床评估

- 应根据损伤机制进行创伤评估，注意气道、呼吸、循环、伤残和开放伤。
- 体检可有触痛、肋骨台阶感或骨擦音。
- 连枷胸的损伤区域在吸气和呼气时有反常运动。
  - 许多患者在住院期间需要某种形式的呼吸支持。

（六）放射学评估

- 在创伤评估中，胸部正位 X 线片可以发现一些肋骨骨折及严重的气胸或血胸。
- 可以行肋骨平片检查。
- CT 扫描在评估肋骨骨折方面具有很高的准确性，但不应仅用于肋骨骨折；考虑有合并伤时，CT 扫描还可用于评估肺组织，或者用于制定手术的术前计划。

（七）分型

1. 描述性

- 开放或闭合
  - 部位：前方，前外侧，后外侧，后方。
  - 是否移位：无移位，有移位。
  - 方向或特征：横形、斜形、粉碎。
- 连枷胸。

2. 骨科创伤协会分型

见网址 https://ota.org/research/frac-ture-and-dislocation-compendium。

（八）治疗

1. 非手术治疗

- 大多数肋骨骨折都采取非手术治疗，以控制疼痛，治疗目标是恢复完全的肺扩张和咳嗽，防止并发症。

2. 手术治疗

- 肋骨骨折的手术治疗是进行切开复位钢板固定。
- 手术适应证(图 13.8)
  - 肋骨活动引起难以控制的疼痛及呼吸衰竭。
  - 严重的胸壁畸形,连枷胸。

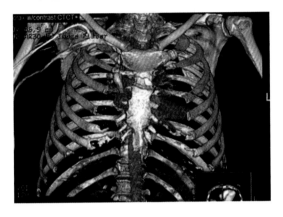

图 13.8　三维 CT 扫描显示连枷胸患者多处肋骨骨折

- 连枷胸不能脱离机械通气。
- 在其他原因行开胸手术时发现肋骨移位("额外的固定")。
- 由于畸形愈合或不愈合导致的持续性胸壁不稳定或畸形。
- 手术治疗已证明可以改善连枷胸患者的呼吸预后。

(九)并发症

- 并发症发生率与肋骨骨折的数量直接相关。
  - 呼吸衰竭/肺炎:肋骨骨折引起的吸气疼痛和咳嗽导致患者避免这些活动,这可能导致肺呼吸频率增加,但清除率下降,从而导致肺炎或呼吸衰竭,这是肋骨骨折患者发病和死亡的重要原因。许多患者需要呼吸支持或在 ICU 治疗,这取决于肋骨骨折的数量和严重程度。
  - 骨不连:骨折骨不连可引起长期疼痛和功能障碍。骨不连时,相邻的肋骨可因瘢痕组织而融合。

第 **14** 章　肩关节脱位

一、流行病学

- 肩关节是人体最易于脱位的大关节，约占全部关节脱位的 45%。
- 其中，前脱位占 96%。其次是后脱位，占 2%～4%。
- 下方和上方脱位比较罕见，只占 0.5%。
- 盂肱关节脱位的发病率为每年每 10 万人中有 17 例。
- 男性发病高峰在 21—30 岁，女性发病高峰在 61—80 岁。
- 各年龄组的复发率为 50%，但在 14—20 岁年龄组中，复发率上升到 89%。

二、解剖学（图 14.1）

- 盂肱关节的稳定性依赖于被动和主动机制。
  - 被动机制
    - 关节匹配度。
    - 有限的关节内容积形成的真空效应（负压）。
    - 关节内滑液的黏附力。
    - 肩胛倾角：对于＞90% 的肩关节，其前倾角的绝对值在 0°～30°，如小于该角度，盂肱关节易发生下脱位。
    - 韧带和关节囊的约束稳定作用（图 14.2）。
      - 关节囊：除非在关节活动范围的终末端，冗余的关节囊约束作用不明显。前下方关节囊限制了肩关节外展时的前方半脱位。后方关节囊和小圆肌限制内旋。前方关节囊和肩胛下肌限制外展和外旋。
      - 盂肱上韧带：这是肩关节内收时限制下移的主要结构。
      - 盂肱中韧带：变异性较大，在约 30% 的个体中界限不清或缺失。主要限制肩关节外展 45° 时的外旋。
      - 盂肱下韧带：由三束组成，其中上束对防止肩关节前脱位至关重要，其主要限制肩关节外展 45°～90° 时的外旋。
      - 喙肱韧带：限制下方脱位的次要稳定结构。
    - 盂唇。
    - 骨性约束结构：肩峰、喙突、关节盂窝。
  - 主动机制
    - 肱二头肌长头肌腱。
    - 肩袖。
    - 肩胛的稳定肌。
- 肩关节的协调运动包括以下几项。
  - 盂肱关节运动。
  - 肩胛胸壁间隙运动。
  - 锁骨和胸锁关节运动。
  - 肩锁关节运动。
- 肩关节脱位的病理学解剖
  - 涉及关节囊的拉长和撕裂，常见的损伤是关节囊自肩胛盂上撕脱，但偶尔会由于盂肱韧带的撕裂而从肱骨上撕脱（HAGL 损伤）。

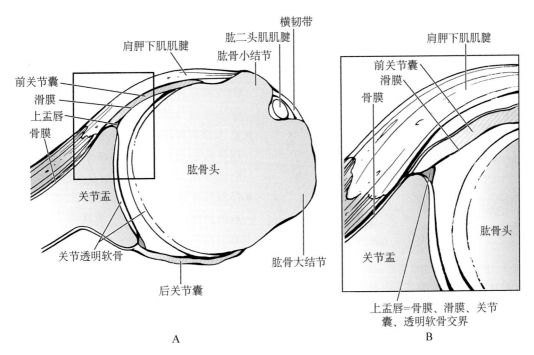

图 14.1　A. 正常肩关节的横断面解剖，注意肩胛下肌腱与前方关节囊的关系。B. 前方关节放大后观察，由邻近的透明软骨、关节囊、滑膜、骨膜组成，没有纤维软骨（From Jawa A，Ricchetti ET. Glenulohumeral instability. In：Court-Brown CM，Keckman JD，McQueen MM，et al.，eds. Rockwood and Green's Fractures in Adults. Vol 1. 8th ed. Philadelphia：Wolters Kluwer Health；2015：1503-1571.）

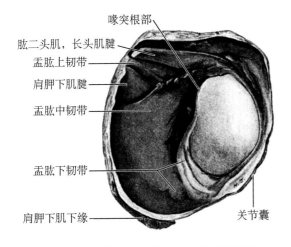

图 14.2　**盂肱关节前方韧带。**这张图显示了前上、前内侧和前下方的盂肱韧带结构。在外伤导致的肩关节前方失稳时，前内侧和前下方的盂肱韧带常从关节盂或盂唇处撕脱

- 盂唇损伤："Bankart"损伤是指前下盂唇自肩胛盂边缘的撕脱伤。它可能合并肩胛盂边缘骨折（"骨性 Bankart"）。在 40% 的肩关节手术中可以发现这种损伤。
- Hill-Sachs 损伤：在前脱位时，肩胛盂前缘的撞击导致肱骨头后外侧的压缩骨折；约 27% 的急性前脱位和 74% 的复发性前脱位合并该损伤（图 14.3）。
- 肩关节脱位伴肩袖撕裂在老年人中常见。
  - 40 岁以上：35%～40%。
    - 40 岁以上首次脱位者，可以考虑超声检查。
  - >60 岁：可能高达 80%。
- 老年患者肩关节脱位后，如出现抬举上肢困难，需格外警惕肩袖损伤。

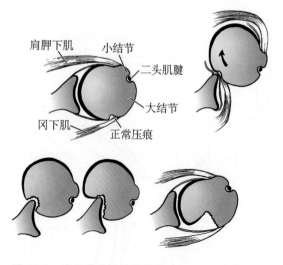

图 14.3　肩关节前脱位相关的 Hill-Sachs 损伤。脱位时,肱骨头的后部与关节盂前缘啮合。关节盂前缘撞击导致肱骨头的压缩骨折,骨折的范围随着脱位次数的增加而逐渐扩大

三、盂肱关节前脱位

(一)发病率

- 前脱位约占肩关节脱位的 96%。

(二)损伤机制

　　盂肱关节前脱位是外伤所致,继发于直接或间接暴力。

- 间接暴力:肩关节在外展、后伸和外旋位时,上肢遭受的间接暴力是引起肩关节前脱位的最常见原因。
- 直接暴力:对肩关节后方的向前方的直接冲击引起肩关节前脱位。
- 惊厥抽搐和电休克通常引起肩关节后脱位,但也可引起肩关节前脱位。
- 与先天性的、获得性的关节松弛或随意性机制有关的复发性不稳定,可在轻微外力的作用下引起肩关节前脱位。

(三)临床评估

- 了解外伤的性质、慢性关节脱位的病史、复

发性脱位的类型和诱发动作,以及对侧关节的松弛程度或不稳定的病史是十分必要的。

- 典型的临床表现:伤侧的肩关节维持在轻微外展和外旋位。急性脱位状态下表现为剧烈疼痛及肌肉痉挛。
- 查体时典型的体征:由于肩峰的相对突出而导致的方肩畸形,肩峰下后方可触及关节盂空虚,前方可触及明显的肿块。
- 仔细的神经血管检查非常必要,需要格外注意腋神经的完整性。三角肌运动功能通常难以检查,但可评估三角肌区的感觉功能。可能有三角肌松弛,但不应与腋神经损伤相混淆。肌皮神经的完整性可以通过前臂前外侧的感觉功能来评估(图 14.4)。
- 患者常常在自行复位或受伤现场经他人协助复位后来就诊。如果患者已过了急性疼痛期,查体时可以发现前方恐惧试验阳性。即将患侧肩关节被动摆放在诱发脱位的体位(外展、前屈和外旋),由于重现了其关节不稳的感觉和疼痛,可诱发患者显著的恐惧反应(图 14.5)。

(四)影像学评估

- 完善肩关节创伤序列摄片检查,包括肩胛骨平面的前后位(AP)、肩胛 Y 位和腋位(图 14.6 和图 14.7)。
  - 对所有的初次脱位、年龄超过 40 岁及继发于高能量创伤的患者都应考虑行复位前的 X 线检查,因为这些患者合并骨折的风险较高。
- Velpeau 腋位:如果因为疼痛而不能获得标准的腋位 X 线片,可将患肢置于前臂吊带中,上半身在 X 线暗盒上方向后倾斜45°。X 线自上方垂直向尾侧投照至暗盒,可以得到放大数倍的腋位摄片(图 14.8)。
- 特殊体位像
  - 西点腋位:患者俯卧,射线向下与水平面呈 25°、向内倾斜与身体中线呈 25°,自远

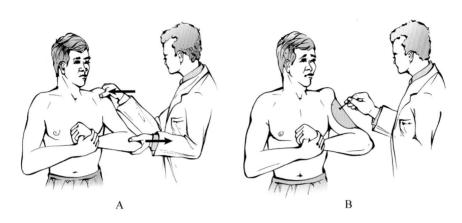

图 14.4 **腋神经功能查体方法。**A. 检查者将患肢内收并稳定后,要求患者外展上肢。通过观察或触诊三角肌的收缩来记录腋神经的运动支配功能。B. 通过测试上臂外侧的感觉来记录腋神经的感觉支配功能

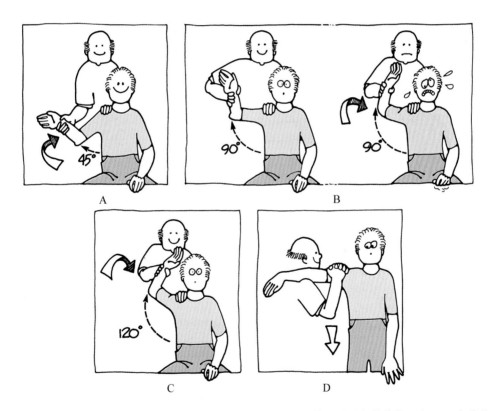

图 14.5 **在不同的外展角度下检查评估肩关节。**A. 在肩关节 45°外展时施加外旋作用力。B. 肩关节外展 90°,施加外旋力和一定程度的背伸力,通常在肩关节的后方产生疼痛并造成患者明显的恐惧。这种姿势最易引起患者产生疼痛及恐惧反应。C. 上肢外展 120°时施加外旋力和背伸力。在部分患者中可诱发恐惧反应,但反应性不如外展 90°时查体。D. Feagin 试验。患者肘部放置于检查者肩上,检查者向肱骨近端施加向下的力,可引起部分患者产生恐惧反应

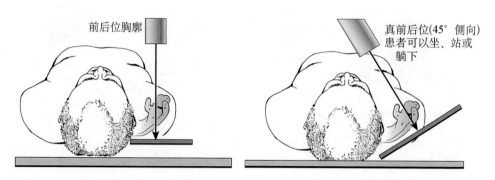

图 14.6 获取肩部前后位(AP)(A)和真前后位(B)X 线片的方法。 在前后位摄片中,实际拍摄的是肩关节的斜位片。在真前后位摄片中,X 线与关节平行,因此肱骨头与肩胛盂表面的重叠很小(From Jawa A,Ricchetti ET. Glenulohumeral instability. In:Court-Brown CM,Keckman JD,McQueen MM,et al. eds. Rockwood and Green's Fractures in Adults. Vol 1. 8th ed. Philadelphia:Wolters Kluwer Health;2015:1503-1571.)

腋窝臂外展位

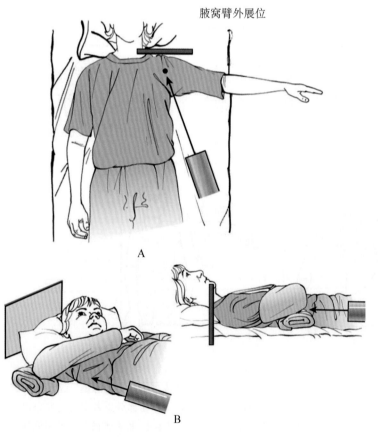

图 14.7 A. 腋位侧位 X 线透视图。理想情况下,上臂呈 70°～90°外展,光束向上直达 X 线暗盒。B. 创伤性腋位侧位 X 线体位(From Jawa A,Ricchetti ET. Glenulohumeral instability. In:Court-Brown CM,Keckman JD,McQueen MM,et al. ,eds. Rockwood and Green's Fractures in Adults. Vol 1. 8th ed. Philadelphia:Wolters Kluwer Health;2015:1503-1571.)

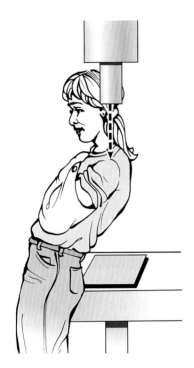

图 14.8 摄 Velpeau 腋位侧位 X 线片时患者的体位,肩关节不外展(From Jawa A, Ricchetti ET. Glenulohumeral instability. In: Court-Brown CM, Keckman JD, McQueen MM, et al., eds. Rockwood and Green's Fractures in Adults. Vol 1. 8th ed. Philadelphia: Wolters Kluwer Health; 2015:1503-1571.)

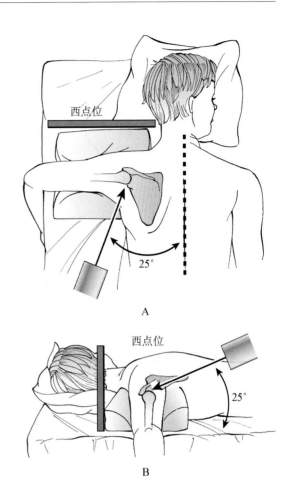

图 14.9 观察肩胛盂边缘缺损的 West Point 位。患者俯卧位拍摄。X 线光束与中线呈 25°(A),以提供关节盂的切线位视图。此外,光束向下倾斜 25°(B),以突出关节盂的前缘和后缘。以这种方式,可以清晰观察到整个肩胛盂的边缘(From Jawa A, Ricchetti ET. Glenulohumeral instability. In: Court-Brown CM, Keckman JD, McQueen MM, et al., eds. Rockwood and Green's Fractures in Adults. Vol 1. 8th ed. Philadelphia: Wolters Kluwer Health; 2015:1503-1571.)

端向头侧照向腋窝,可得到关节盂前下缘的切线位摄片(图 14.9)。

- Hill-Sachs 位:在肩关节极限内旋的状态下拍摄正位 X 线片,以显示肱骨头后外侧的缺损。
- Stryker 切迹位:患者仰卧位,同侧手掌放在头顶,肘部指向前方。X 线束向头侧倾斜 10°,对准喙突。此视图可以显示 90% 的肱骨头后外侧缺损(图 14.10)。
- 计算机断层扫描(CT):有助于评估肱骨头或关节盂的压缩骨折、关节内游离体和前盂唇的骨性损伤(骨性 Bankart 损伤)。
- 单重或双重对比的关节造影可用于评价肩袖的损伤。

- 磁共振成像(MRI)可用于鉴别肩袖、关节囊和盂唇(Bankart 损伤)的损伤。

(五)分型

- 稳定程度:脱位与半脱位。
- 病史

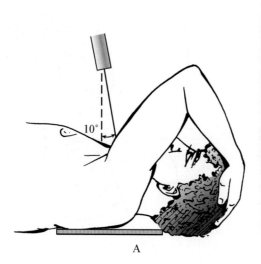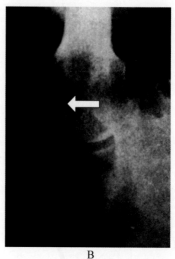

图 14.10 A. 患者拍摄 Stryker 切迹位的体位。患者仰卧，X 线暗盒放置于肩关节后方。肱骨前屈约 120° 以将手部放在头顶。需要注意的是，X 线管球的角度是向上方倾斜 10°。B. X 线可清楚地显示骨缺损（箭所示）(From Jawa A，Ricchetti ET. Glenulohumeral instability. In：Court-Brown CM，Keckman JD，McQueen MM，et al.，eds. Rockwood and Green's Fractures in Adults. Vol 1. 8th ed. Philadelphia：Wolters Kluwer Health；2015：1503-1571.)

- 先天性，急性与慢性，绞锁性（固定性），复发性。
- 后天获得性：一般由反复的轻微损伤（游泳、体操、负重）引起；盂唇通常完整但存在关节囊松弛，肩关节腔容积增加，肩关节半脱位较常见。
- 随意性：通常无外伤，由先天性关节松弛导致，通常无症状，且能自己复位。
- 外伤性：通常由一次严重外伤引起；可以导致前方或下方盂唇从关节盂上剥脱（Bankart 损伤）；单方向不稳定；通常需要到医院复位。
- 患者意愿：随意性或非随意性。
- 方向：肩峰下，盂下，胸廓内。

（六）治疗

非手术治疗

- 充分的临床评估后，经过规范的镇痛、关节内阻滞和（或）镇静的情况下，可尝试闭合复位。
- 牵引与反向牵引（图 14.11）。

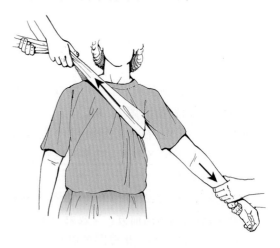

图 14.11 牵引与反牵引作用下行左肩关节闭合复位(From Jawa A，Ricchetti ET. Glenulohumeral instability. In：Court-Brown CM，Keckman JD，McQueen MM，et al.，eds. Rockwood and Green's Fractures in Adults. Vol 1. 8th ed. Philadelphia：Wolters Kluwer Health；2015：1503-1571.)

- Hippocratic 法：只需一名操作者的高效复位法，术者将一侧足经过腋窝皱褶，置于腋下靠近胸壁处，轴向牵引的同时轻柔地内外旋转上肢。
- Stimson 法：患者经过镇痛和（或）镇静治疗后，俯卧在牵引床上，患侧上肢悬空。轻柔的徒手牵引，或在手腕上捆绑 5 磅（约 2.27kg）的重物，持续牵引 15～20min 后肩关节可自行复位（图 14.12）。
- 肩胛骨手法整复技术：患者俯卧位，与 Stimson 法相似。患者放松后，固定肩胛骨内上部并向下向内推挤肩胛下角。
- Milch 法：患者仰卧，肩部外展外旋，医

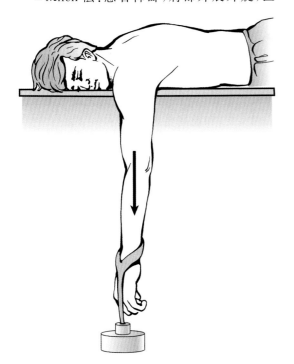

图 14.12　闭合复位肩关节的 Stimson 法。患者俯卧位，手腕上挂载一重物牵引肩关节，当肩部肌肉充分疲劳后，肩关节可轻易复位（From Jawa A，Ricchetti ET. Glenulohumeral instability. In：Court-Brown CM，Keckman JD，McQueen MM，et al.，eds. Rockwood and Green's Fractures in Adults. Vol 1. 8th ed. Philadelphia：Wolters Kluwer Health；2015：1503-1571.）

师以拇指对肱骨头施加压力，推挤复位。
- Kocher 法：以前方关节盂为支点利用杠杆原理复位肱骨头；由于该方法可增加骨折发生的风险，故不推荐使用。
- 复位后的治疗包括 2～5 周的固定。对于年龄＞40 岁的患者，固定时间应适度缩短，因为同侧手、腕、肘和肩的关节僵硬往往会使治疗更加复杂。年轻患者的复发性脱位可能需要较长时间固定。
- 与简单的前臂吊带固定相比，用 Velpeau 固定带似乎并不会影响脱位复发的概率。
- 内旋位固定还是外旋位固定，哪一个能更好地预防复发性脱位存在争议。
- 康复治疗应在固定后即刻进行，包括循序渐进的肩关节外旋、屈曲和外展幅度，同时进行主动的手、腕和肘的全范围活动训练。
- 难复性急性前脱位（罕见）通常由软组织嵌顿造成的，需要切开复位。

手术治疗

- 手术适应证
  - 年轻活跃的男性首次关节脱位。
  - 软组织嵌顿。
  - 移位的大结节骨折，在关节复位后仍向上移位超过 5mm。
  - 肩胛盂边缘骨折块＞5mm。
- 手术通常包括关节镜下前/下盂唇修补术（Bankart 损伤）。关节囊滑移、关节囊缝合、肌肉或肌腱移位及用于治疗困难病例的骨性移植。
- 术后处理包括，根据不同的术式选择合适的支具固定肩关节。对于 30 岁以下的患者，制动时间最长 3 周；30－40 岁的患者制动时间为 2 周；而对于 50 岁以上的患者，制动时间通常为 1～2 周。患者每日可移除外固定支具 2～4 次，进行肩、腕、手的活动范围训练。康复训练的目的是恢复上肢主动和被动活动范围以及恢复上肢的肌肉力量。

（七）并发症

- 复发性前脱位：与关节囊和韧带的损伤有关，脱位后最常见的并发症是复发性脱位。
  - 发病率
    - 20 岁：80%～92%（非运动员发生率较低）。
    - 30 岁：60%。
    - 40 岁：10%～15%。
- 大多数复发脱位发生在伤后 2 年内，男性多发。
- 脱位时的年龄对预后影响很大。
- 发病率与固定的方式、固定时间长短无关。
- 患者的活动爱好是导致复发性不稳的独立因素。
- 骨损伤
  - Hill-Sachs 损伤。
  - 肩胛盂唇骨折（"骨性 Bankart"）。
  - 大结节骨折。
  - 肩峰或喙突骨折。
  - 创伤后退行性变。
- 软组织损伤
  - 肩袖撕裂（老年患者）。
  - 关节囊或肩胛下肌腱撕裂。
- 血管损伤：通常发生在患有动脉粥样硬化的老年患者，并常累及腋动脉。该损伤也可能发生在切开或闭合复位时。
- 神经损伤：通常累及肌皮神经和腋神经，多见于老年人；神经瘫痪几乎均能恢复，但如果症状持续超过 3 个月，则需要进一步评估或行神经探查。

四、肩关节后脱位

（一）发病率

- 占肩关节脱位的 2%～4%，占肩关节外伤的 2%。
- 常被院前急救医师和急诊医师漏诊，初次接诊时的漏诊率高达 60%～80%。

（二）损伤机制

- 间接创伤：是最常见的损伤机制。
  - 肩关节典型的位置是内收、屈曲和内旋。
  - 由于内旋肌（背阔肌、胸大肌和肩胛下肌）的肌力大于外旋肌（冈下肌和小圆肌），电击或惊厥机制导致后脱位。
- 直接创伤：肩关节前方遭受直接暴力从而使肱骨头后移导致后方脱位。

（三）临床评估

- 临床上，盂肱关节后脱位通常不存在明显的畸形；患肢通常被前臂吊带固定于内收和内旋位。如果不进行系统的肩关节影像学检查，常被漏诊。
- 细致的神经血管检查对于排除腋神经损伤非常必要，尽管后脱位时腋神经损伤的概率比前脱位时要少得多。
- 在检查时，可注意到明显的外旋受限（通常＜0°）和前屈受限（通常＜90°）。
- 肩关节盂后方可触及肿块，肩关节前方扁平，可见喙突异常凸起。

（四）影像学评估

- 需完善肩关节的创伤系列摄片：包括前后位、肩胛骨 Y 位和腋位。如果患者难以配合标准腋位摄片，则可以拍摄 Velpeau 腋位片（见前文）。
- 在标准的肩关节前后位 X 线片上，提示肩关节后脱位的征象包括以下几项。
  - 肱骨头在肩胛盂窝内失去正常的椭圆形重叠。
  - 关节盂空虚征：关节盂表现为部分空虚（前缘与肱骨头间隙＞6mm）。
  - 水槽征：肩胛盂后缘撞击致肱骨头前缘压缩性骨折（反 Hill-Sachs 损伤）。据报告，约 75% 的病例有此表现。
  - 肱骨颈轮廓线缺失：肱骨完全内旋导致肱骨颈失去正常轮廓。

● 肱骨头向下/上脱位导致的上/下盂窝空虚。
● 腋位片对于诊断盂肱关节后关节脱位最为敏感,并可清楚显示反 Hill-Sachs 损伤。
● 计算机断层扫描(CT)可良好评估肱骨头压缩骨折的范围。

(五)分型

1. 病因学分型

● 外伤性:扭伤、半脱位、脱位、复发、固定型(未复位)。
● 非创伤性:自发性、先天性、获得性(继发于反复的微小创伤)。

2. 解剖分型

● 肩峰下(98%):关节面后移,但后移程度不如前脱位严重。小结节通常位于关节盂窝;常伴有肱骨头前部的压缩骨折。
● 关节盂下(非常罕见):肱骨头在肩胛盂的后下方。
● 肩胛冈下(非常罕见):肱骨头在肩峰内侧,并位于肩胛冈下方。

(六)治疗

非手术治疗

● 闭合复位需要充分的肌松、镇静和镇痛。
  ● 急性创伤性后脱位的疼痛通常比前脱位更严重,需要全身麻醉来实施复位。
  ● 当患者仰卧位时,沿畸形的力线方向牵引处于内收位的上肢,并轻柔抬起肱骨头使之复位。
  ● 不应勉强外旋肩关节,因为如果压缩骨折处锁定于肩胛盂后缘,这可能会引起肱骨头骨折。
  ● 如果复位前 X 线片显示肱骨头压缩骨折,并锁定在肩胛盂边缘,轴向牵引上臂时应辅助向外侧牵引,以解除肱骨头的

锁定。
● 如果肩关节稳定,复位后的治疗应该包括前臂吊带和躯干束带。如果在前臂吊带和约束带的保护下仍然发生脱位,则应考虑手术治疗。
  ● 对于较大的前内侧肱骨头缺损,外旋位固定可以获得更好的稳定性。
  ● 固定期间可以进行外旋和三角肌等长训练。
  ● 制动结束后,应当实施积极的内旋和外旋肌力训练。

手术治疗

● 手术适应证包括以下几项。
  ● 合并小结节骨折且明显移位。
  ● 巨大的关节盂后缘骨折块。
  ● 难复性脱位及肱骨头压缩骨折继发关节盂处嵌顿。
  ● 开放性脱位。
  ● 肱骨头前内侧压缩骨折(反 Hill-Sachs 损伤)。
  ● 20%~40%的肱骨头关节面受累:将带肩胛下肌的小结节转移到缺损处(改良 McLaughlin 手术)。
    ● 超过 40%的肱骨头受累:半肩关节置换术,肱骨头置于中立位。
    ● 复发性不稳定。
● 手术方法包括切开复位、冈下肌/肌腱重叠(反 Putti-Platt 手术)、肱二头肌长头肌腱转位至关节盂后缘(Boyd-Sisk 手术)、肱骨和关节盂截骨术和关节囊缝合加固术。
● 随意性脱位者应接受非手术治疗,辅以专业咨询和肌力强化训练。

(七)并发症

● 骨折:包括关节盂后缘骨折、肱骨干骨折及大、小结节骨折和肱骨头骨折。
● 复发性脱位:非创伤性的盂肱关节后脱位、关节盂撞击引发的肱骨头前内侧压缩骨折

和较大缺损,以及较大的关节盂后缘骨折,增加了复发性脱位的发生率。这些情况需要手术稳定关节,防止复发。

- 神经血管损伤:比前脱位要少见得多。但可能累及腋神经在其穿出四边孔处,和支配冈下肌的神经在其经过冈盂切迹处(肩胛上神经的分支)。
- 前方半脱位:这是由于"过度紧张"的后方结构,迫使肱骨头向前移位所致。它可能引起前屈、内收和内旋受限。

五、盂肱关节下脱位(直举型脱位)

- 这种非常罕见的损伤在老年人中更常见。

(一)损伤机制(图 14.13)

- 它是由一种过度的外展暴力使肱骨颈撞击肩峰,由于杠杆作用将肱骨头从下方撬出引起。
- 肱骨头的上方关节面指向下方,与关节盂下缘无接触。肱骨干指向上方。
- 常常合并肩袖撕脱和撕裂、胸肌损伤、肱骨近端骨折、腋动脉或臂丛神经损伤。

(二)临床评估

- 典型的临床表现为特征性的"敬礼"姿势,肱骨锁定在 110°～160° 外展位并举向前

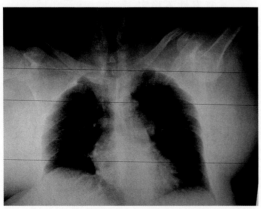

图 14.13 锁定的盂肱关节下脱位,也被称为直举型脱位

方,常伴随严重的疼痛。
- 可在侧胸壁和腋窝处触及肱骨头。
- 细致的神经血管检查是必要的,因为这种脱位常合并神经血管损伤。

(三)影像学评估

- 伤侧肩关节的创伤系列摄片:正位、肩胛骨 Y 位和腋位。
- 典型的正位片表现具有诊断意义,肱骨头向下脱位,肱骨干沿肩胛盂边缘指向上方。
- 脱位合并骨折很常见,临床上可能因为肩部广泛疼痛而被忽视,因此需仔细阅读 X 线片以确定是否合并骨折。

(四)治疗

非手术治疗

- 常可通过牵引和反向牵引来达到复位。
- 轴向牵引应与肱骨长轴方向一致,通常向外上方,并逐渐减少肩关节的外展。通常以床单绕过患者身体实施反向牵引,与牵引轴线一致,方向相反。
- 根据患者的年龄,复位后用前臂吊带固定上肢 3～6 周。老年人的固定时间应适度缩短,以减少关节僵硬的发生率。

手术治疗

- 有时脱位的肱骨头会穿过下方关节囊和软组织封套,形成纽扣样锁定,阻碍闭合复位。切开复位则需要扩大关节囊裂口并修复撕裂的结构。

(五)并发症

- 神经血管损害:所有的盂肱关节下脱位病例都有此并发症,但通常在复位后自行恢复。

六、肩关节上脱位

- 这种非常罕见的损伤比盂肱关节下脱位更

少见。

(一)损伤机制

- 处于内收位的上肢受到极端的向前和向上的直向暴力,如高处坠落时上肢着地,强大的暴力使肱骨头向上脱出关节盂窝。
- 这种损伤常常合并肩峰、锁骨、喙突和肱骨近端结节的骨折及肩锁关节损伤。
- 典型的,常伴有肩袖、肩关节囊、肱二头肌腱和周围肌肉的损伤。

(二)临床评估

- 典型的临床表现为上肢缩短,由健侧手把持于内收位。
- 临床检查的典型表现是,在肩峰以上水平可触及肱骨头。
- 神经血管损伤常见,必须仔细查体排除。

(三)影像学评估

- 肩关节的创伤系列摄片:正位、肩胛骨 Y 位、腋位。
- 典型的正位 X 线表现为肱骨头脱位并高于肩峰水平,可以确诊。
- 脱位合并骨折很常见,且临床上可能因为肩部广泛疼痛而被忽视,因此需仔细阅读 X 线片以确定是否合并骨折。

(四)治疗

- 尽量在实施镇痛和镇静的情况下闭合复位。
- 在对抗牵引的情况下,术者向下方轴向牵引上肢,同时结合作用于上臂的外向牵引力,以利于复位。
- 与盂肱关节下脱位一样,软组织损伤和相关骨折也很常见;难复性脱位需要切开复位。

(五)并发症

- 神经血管并发症很常见,多数表现为牵拉伤,症状通常伴随复位而缓解。

第15章 肱骨近端骨折

一、流行病学

- 肱骨近端骨折占所有骨折的 4%～5%，是最常见的肱骨骨折(45%)。
- 每年发患者数约为 300 000 人（比髋部骨折更常见）。
- 大多数骨折(85%)是无移位的。
- 骨质疏松症的老年人中发病率较高
  - 老年人在单纯跌倒摔伤后导致的肱骨近端骨折通常被认为是脆性骨折。
- 男女患者的比例为 1:2，与骨质疏松症有关。

二、解剖学

- 由于表浅的关节盂窝只覆盖肱骨头面积的 25%，肩关节的活动范围是人体所有关节中最大的。肩关节的主要稳定结构并不是骨组织，而是由肌肉、关节囊和韧带组成的软组织套。
- 肱骨近端相对于肱骨髁轴线有 35°～40°的后倾。
- Neer 将肱骨近端分为四部分骨性结构（图 15.1）：
  - 肱骨头。
  - 小结节。
  - 大结节。
  - 肱骨干。
- 作用于肱骨近端的肌肉牵拉形变力
  - 冈上肌和外旋肌使大结节向上和向后移位。
  - 肩胛下肌使小结节向内侧移位。

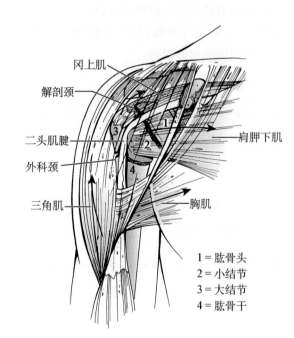

图 15.1 **骨折块的移位取决于肩袖和胸大肌的牵拉**（From Bucholz RW, Heckman JD, CourtBrown C, et al. , eds. Rockwood and Green's Fractures in Adults. 6Thed. Philadelphia: Lippincott Williams & Wilkins; 2006.）

- 胸大肌使肱骨干向内侧移位。
- 三角肌使肱骨近端骨块外展。
- 血液供应与神经支配
  - 旋肱前动脉和旋肱后动脉是肱骨近端的主要血供来源。
  - 弓状动脉是旋肱前动脉上行支的延续，走行于结节间沟并提供肱骨头的大部分血供。旋肱后动脉通过肩袖的腱骨交界处为肱骨头提供少量血供。肱骨解剖颈骨折并不常见，但由于这种情况常常损害肱骨头的血供,因此预后往往较差。

- 腋神经在盂肱关节的前下方走行,穿过四边孔。由于其在后束和三角肌中的位置相对固定,且邻近下关节囊,因此在肩关节前脱位和前脱位合并骨折时极易受到牵拉而损伤。

三、损伤机制

- 受伤机制通常为在站立位摔倒时,上肢伸展位着地,常见于老年妇女(脆性骨折)。
- 年轻患者的肱骨近端骨折通常继发于高能量损伤,如机动车事故。这往往意味着更加严重的骨折和脱位,以及严重的软组织损伤或多发损伤。
- 不常见的机制
  - 骨质疏松患者的肩关节极度外展时,肱骨大结节阻碍肩关节进一步旋转。
  - 直接创伤,通常导致大结节骨折。
  - 电休克或癫痫发作(与脱位相关)。
  - 病理过程:恶性或良性肿瘤侵袭肱骨近端。

四、临床评估

- 患者通常表现为伤侧手臂被对侧手把持并靠近胸壁,伴有肩痛、肿胀、压痛、活动范围内的疼痛及各种捻发音。
- 损伤后,肱骨近端往往不会立即出现瘀斑。胸壁和侧腹部出现瘀斑时,应与胸壁损伤相鉴别。
- 仔细的神经血管检查是必要的,特别需要注意腋神经的功能。可以通过观察上臂外侧三角肌表面的皮肤感觉来评估。由于疼痛,神经的运动功能评估通常难以完成。远端骨折块向下移位是由于三角肌无力引起的,而并不是真正的盂肱关节脱位;这种情况通常在骨折 4 周左右得到改善,如果这种情况持续存在,则可能提示有腋神经损伤。

五、影像学评估

- 肩关节的创伤系列摄片,包括正位、肩胛骨 Y 位和腋位是必要的。
- 腋位是评估关节盂骨折和盂肱关节复位的最佳摄片体位,由于疼痛往往难以拍摄。但腋位片并不能准确地评估创伤中的骨折成角情况。
- Velpeau 腋位:如果因疼痛或担心骨折移位而不能拍摄标准的腋位片,可用前臂吊带固定患肢,上半身在 X 线暗盒上方向后倾斜 45°。X 线垂直暗盒向尾侧投照,可以得到放大数倍的腋位摄片(见前面章节的图 14.8)。
- 计算机断层扫描(CT)在评估关节内骨折、移位程度、压缩骨折和关节盂边缘骨折时具有优越性,尤其是腋位片无法拍摄时。
- 磁共振成像(MRI)通常不用于骨折的评估,但可用于评估肩袖的完整性。

六、分型

1. Neer 分型(图 15.2)

- 定义了四部分的骨折块,分别是:大结节、小结节、肱骨干和肱骨头。
- 如果一个部分的骨折块相对于肱骨头移位>1cm 或成角>45°,则定义为这部分骨折块移位。
- 骨折类型包括:
  - 一部分骨折:骨折块间无明显移位,与骨折线的数量无关。
  - 两部分骨折:以下任意一种。
    - 解剖颈骨折。
    - 外科颈骨折。
    - 大结节骨折。
    - 小结节骨折。
  - 三部分骨折
    - 外科颈和大结节骨折。
    - 外科颈和小结节骨折。

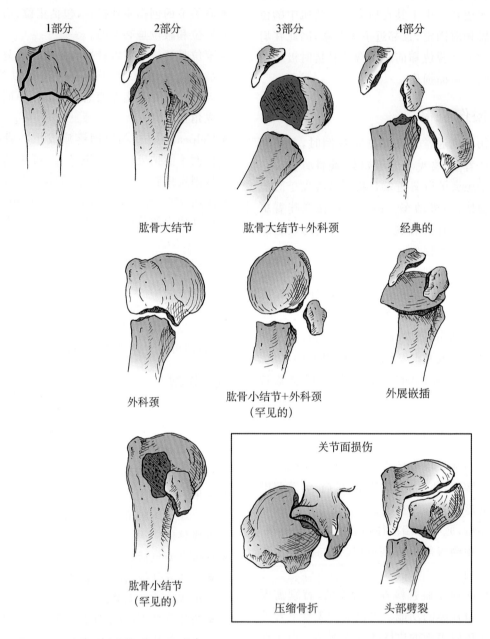

图 15.2 **肱骨近端骨折的 Neer 分型**（Reprinted with permission from Neer CS. Displaced proximal humeral fractures：I. Classifi cation and evaluation. J Bone Joint Surg Am. 1970；52：1077-1089.）

- 四部分骨折。
- 骨折合并肩关节脱位。
- 关节面骨折。

2. 骨科创伤协会的肱骨近端骨折脱位分型纲要

　　详见 http://ota.org/compendium/index.htm。

七、治疗

- 无移位骨折(一部分骨折)
  - 前臂吊带或躯干束带固定于舒适位。
  - 在 7～10d 可进行肩部的早期功能训练，包括钟摆运动和被动的关节活动范围训练。
  - 早期需定期进行影像学复查及时发现骨折的移位。
  - 伤后 6 周开始主动的关节活动范围训练。
  - 伤后 6～12 周开始抗阻训练。
  - 预期可在 1 年内恢复肩关节的完整功能和达到正常活动范围。
- 两部分骨折
  - 解剖颈骨折：少见，但难以闭合复位。通常需要切开复位和内固定(ORIF)(年轻患者)或人工关节置换(老年人)，长期随访表明它与较高的肱骨头坏死率有关。
  - 外科颈骨折
    - 成角/移位的外科颈骨折很少适合非手术治疗。除非是稳定骨折(可作为一个整体活动)且功能要求较低的患者，或非常虚弱的患者及不能耐受手术的患者。
    - 对于骨质较好的年轻人，可以考虑闭合复位和经皮多枚螺纹针或空心螺钉固定。多针固定的并发症包括神经损伤(腋神经)、螺纹针松动、螺纹针移位和及上臂的运动障碍。
    - 切开复位内固定是治疗大多数移位的肱骨外科颈骨折的首选方法，固定方式可选择钢板、螺钉或髓内钉。目前治疗大多数肱骨近端骨折钢板采用锁定螺钉结构，以增加骨质疏松情况下骨折的稳定性。
    - 人工关节置换术用于重度骨质疏松症患者，术式包括半肩关节置换、全肩关节置换术或反肩关节置换术。
  - 大结节骨折：对于大结节骨折，切开复位内固定同时修复或不修复肩袖的手术指征是，骨折移位 5～10 mm(上移＞5 mm)，非手术治疗可能继发骨不连和肩峰下撞击。肩关节前脱位合并大结节骨折的，在肩关节复位时骨折可能自行复位，可行非手术治疗。
  - 小结节骨折：除非移位的骨折块影响肩关节内旋，否则小结节骨折通常可以非手术治疗，但必须排除相关的盂肱关节后脱位。
- 三部分骨折
  - 由于肌肉的牵拉，三部分骨折通常不稳定，因此通常难以闭合复位和维持骨折的稳定性。
  - 除了非常虚弱或不能耐受手术的患者外，移位骨折均需要手术治疗。
  - 对于年轻患者应尝试使用钢板和螺钉进行切开复位内固定，这种情况下尽量减少对软组织的剥离、保护血供至关重要。
  - 锁定钢板技术增强了在骨质疏松患者中的螺钉把持能力，从而使老年人的三部分骨折成为切开复位内固定术的治疗适应证。但是必要的情况下仍需要准备肩关节置换术(半肩关节置换术、全肩关节置换术或反肩关节置换术)。在患肱骨近端骨折的高龄患者中，由于大结节复位困难且与传统的半肩置换术假体难以愈合，反肩关节置换术的数量在增加。
- 四部分骨折
  - 骨坏死的发生率为 4%～35%。
  - 如果肱骨头仍在关节盂内且连着部分周

围软组织,患者骨质良好,可尝试切开复位内固定。此时最好使用肱骨近端锁定钢板,缝线和(或)克氏针固定。

- 高龄患者则倾向于采用一期人工关节置换术(反肩关节置换术)。
  - 半肩关节成形术可以缓解疼痛,但从功能的角度来看,其远期效果则难以预测。已不推荐用于老年人。
  - 反向全肩关节置换术(rTSA)与成功的切开复位内固定有相似的结果,比半关节置换术更适用于肱骨近端骨折;但有一系列独特的相关并发症。
- 外展嵌插型的四部分肱骨近端骨折的继发骨坏死率较低,切开复位内固定的治疗效果良好。
- 骨折脱位
  - 两部分骨折合并脱位:肩关节复位后可以行非手术治疗,除非复位后骨折块仍有明显移位。
  - 三部分和四部分骨折合并脱位:切开复位内固定术适用于年轻人。对于老年人,根据脱位的时间,酌情选择人工关节置换术。在骨折合并前方脱位时,臂丛神经和腋动脉靠近肱骨头易受损伤。
  - 随着骨折的愈合,复发性脱位少见。
  - 解剖颈骨折合并脱位的骨坏死发生率高,建议采用人工肩关节置换术治疗。
  - 反复尝试闭合复位可增加继发骨化性肌炎的风险。
- 关节面骨折(Hill-Sachs 损伤及反 Hill-Sachs 损伤)
  - 通常与后脱位有关(图 15.3)。
  - 肱骨头压缩超过 40% 时,需要人工关节置换术;但如果可能的话,40 岁以下的患者应首先考虑切开复位内固定。

手术注意事项

- 患者体位
  - 仰卧位或沙滩椅位。仰卧位更容易摆放

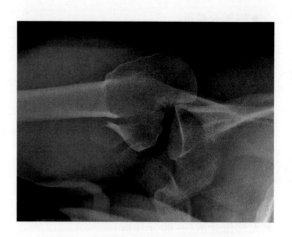

图 15.3　腋位 X 线显示肩关节后脱位

且易于配合术中 X 线透视。沙滩椅位则可以通过手臂自身的重量牵引来辅助骨折复位。此外,人工肩关节置换术通常采用沙滩椅位。

- 影像机器的摆放
  - 术中摄像时,根据患者的体位,X 线可来自手术台的对侧,或来自手术台的头侧或足侧。
- 外科手术入路
  - 三角肌-胸大肌入路与劈三角肌入路的比较。三角肌-胸大肌入路是肩关节的常用手术入路且可延伸至肱骨近端,是切开复位内固定和人工肩关节置换术的良好入路(图 15.4)。劈三角肌入路适用于简单的钢板植入以固定大结节骨折且更易于牵开三角肌。

八、并发症

- 血管损伤:较少见(5%~6%);腋动脉损伤最常见(邻近旋肱前动脉处)。在高龄且合并动脉粥样硬化的患者中,由于血管壁弹性的丧失,腋动脉损伤的发生率更高。由于肩关节周围丰富的侧支循环,腋动脉损伤的症状常常被掩盖。
- 神经损伤

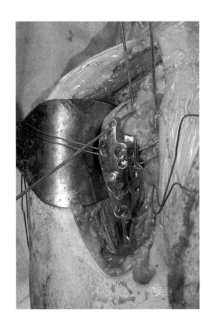

图 15.4　右侧三角肌-胸大肌入路显露肱骨近端。锁定钢板结合肩袖缝合线技术加强固定

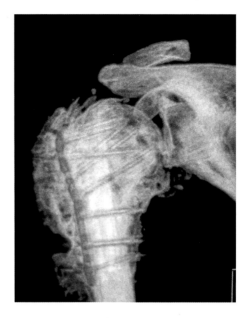

图 15.5　三维计算机断层扫描(CT)显示肩关节骨折合并脱位后出现异位骨化

- 臂丛损伤:少见(6%)。
- 腋神经损伤:由于腋神经走向邻近下方关节囊,因此在骨折合并肩关节前脱位时易于遭受牵拉和撕扯从而造成损伤。完全腋神经损伤的症状如果在 2～3 个月没有改善,则可能需要肌电图评估或神经探查。
- 胸部损伤:外科颈骨折合并脱位时肱骨头可进入胸廓形成胸腔内脱位;在临床情况允许下,必须排除气胸和血胸。
- 骨化性肌炎/异位骨化症:罕见,与陈旧性未复位的骨折脱位和反复尝试闭合复位有关。也可能与手术的时机和劈三角肌入路有关(图 15.5)。
- 肩关节僵硬:在专业人员督导下的积极的物理治疗可以改善症状。但对于顽固性病例,则需要切开粘连松解术。

- 骨坏死:继发于 3%～14% 的肱骨近端三部分骨折和 4%～34% 的肱骨近端四部分骨折且在解剖颈骨折中发生率更高。
- 骨不连:常继发于有移位的外科颈骨折且骨折端有软组织嵌顿的情况下。其他因素包括过度牵引、严重的骨折移位、全身性疾病、骨质较差、内固定不充分和感染。治疗方法包括切开复位内固定或人工肩关节置换术。切开复位时需要植骨。
- 畸形愈合:常继发于不良的闭合复位及失败的切开复位内固定手术,可导致肩峰与大结节的撞击,继而限制肩关节的活动。通过解剖复位、内下方的斜行锁定螺钉或同种异体骨结构性植骨,来阻止肱骨近端的内翻塌陷、重建内侧皮质的支撑至关重要。

第*16*章　肱骨干骨折

一、流行病学

- 肱骨干骨折属于常见骨折,占所有骨折的 3‰～5‰。
- 年发病率为每10万人中14.5例。
  - 其中,2%～10%是开放性骨折。
  - 60%累及肱骨中1/3,30%累及近端1/3,10%累及远端1/3。
- 统计学显示,男性高发于21－30岁,而女性高发于60－80岁。

二、解剖学

- 肱骨干定义为从胸大肌止点一直延伸到肱骨髁上嵴部的节段。肱骨干的横截面,从近端的圆柱形,至远端逐渐变为扁平的三角形。
- 肱骨干的血液供应来自肱动脉的穿支,主要营养动脉在肱骨中段的远端进入骨干内侧(图16.1)。

- 肱骨的肌肉附着和牵拉导致肱骨干骨折时出现特征性的骨折移位(表16.1)。
- 桡神经通常位于外上髁近端14～15 cm处,或内上髁内侧近端20～21 cm处。

三、损伤机制

- 直接暴力(最常见):对上肢的直接创伤,来自打击或机动车辆事故,常导致肱骨干横向骨折或粉碎性骨折。
- 间接暴力:摔倒时手臂伸展位着地导致螺旋或斜形骨折,尤其常见于老年人。另有报道,投掷时肌肉的极度收缩或比赛掰手腕时的旋转力也可导致肱骨干骨折。
- 骨折类型取决于遭受的外力种类
  - 压缩暴力:近端或远端肱骨骨折。
  - 折弯暴力:肱骨干横形骨折。
  - 扭转暴力:肱骨干螺旋形骨折。
  - 扭转和弯曲暴力:斜形骨折,常伴有蝶形骨折块。

表 16.1　骨折块的位置

骨折位置	近端骨折块	远端骨折块
胸大肌止点近端	肩袖的牵拉作用下外展、外旋	三角肌和胸大肌的牵拉作用下向近端、内侧移位
三角肌粗隆和胸大肌止点之间	胸大肌、大圆肌和背阔肌的牵拉作用下向内侧移位	三角肌的牵拉作用下向近端、外侧移位
三角肌粗隆以远	三角肌的牵拉作用下外展	肱二头肌和肱三头肌的牵拉作用下向近端、内侧移位

四、临床评估

- 肱骨干骨折患者通常表现为疼痛、肿胀、畸形和伤侧的手臂短缩。

- 仔细的神经血管检查是必要的,特别需要注意桡神经的功能。在极度肿胀的情况下,应行一系列的神经血管检查和筋膜室的压力测定。

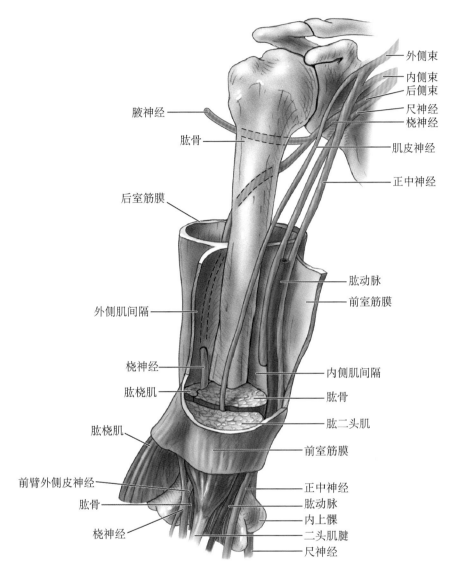

图 16.1　**上臂的神经血管解剖**（From Bucholz RW，Heckman JD，Court-Brown C，et al.，eds. Rockwood and Green's Fractures in Adults. 6th ed. Philadelphia：Lippincott Williams & Wilkins；2006.）

- 查体时经常发现，轻柔的手法检查会引起患肢明显的反常活动和骨擦音。
- 软组织擦伤和轻微撕裂伤必须与开放性骨折相鉴别。
- 检查开放性骨折是否连通关节时，可在远离伤口处的关节腔内注射盐水，并观察伤口处是否有盐水流出。

五、影像学评估

- 应拍摄肱骨的正（AP）侧位片，包含肩关节和肘关节。为了获得交叉 90°的影像，应转动患者而不是手臂（穿胸位），因为旋转手臂只会导致骨折远端的旋转。
- 对于严重移位或粉碎性骨折，牵引状态下拍摄 X 线片更有助于评估骨折的类型。

- 很少需要计算机断层扫描（CT）、骨扫描和磁共振成像（MRI）检查，除非是怀疑病理性骨折。

六、分型

1. 描述性

- 开放或闭合损伤。
- 位置：肱骨近端 1/3，中 1/3，远端 1/3。
- 位置：无移位，移位。
- 方向与特征：横形，斜形，螺旋，多段，粉碎。
- 骨骼质量：正常、骨质疏松、病理性。
- 是否累及关节。

2. 骨科创伤协会分型的肱骨干骨折和脱位概要

详见 https://ota.org/research/fracture-and-dislocation-compendium.

七、治疗

- 治疗的目标是，达到骨折愈合和恢复可接受的对线，以及恢复患者受伤前的功能。
- 在选择合适的治疗方案时，需要综合考虑患者的因素和骨折的特征，包括患者年龄、活动能力、存在的合并伤、软组织情况和骨折类型。

非手术治疗

- 大多数肱骨干骨折（＞90％）可以通过非手术方法治愈。
- 非手术治疗的必要条件
  - 治疗医师对需要控制的体位和肌肉力量的认知。
  - 对患者的密切监督和随访。
  - 患者合作且保持上半身直立姿势和经常到医院复查。
  - 可接受的骨折复位。
  - 完好/神经功能良好的上肢肌肉组织（如

臂丛神经功能完好）。

- 一直以来，10°的前后成角（矢状面），25°的内翻成角或 10°的外翻成角（冠状面），以及 3cm 以内的短缩是可以接受的骨折复位，并且后期并不会影响外观及功能。甚至超出这些参数的角度也从未被证明会影响功能，只会影响外观。
- 悬垂石膏：利用石膏和手臂的重量进行牵引，以复位和固定骨折。
  - 适应证包括移位的肱骨中段骨折伴短缩，特别是螺旋或斜形骨折。横形或短斜形骨折是相对禁忌证，因为应用可能会过度牵引引起骨折不愈合。
  - 很少使用是因为患者必须始终保持上半身直立或半坐位，管型石膏必须自由下垂，以保证牵引的有效性。
  - 早期骨痂形成后，更换为功能性支具。
  - 报道称，95％以上的病例可顺利愈合。
- 接骨夹板固定：利用被动牵引和静态压力来复位骨折，相比悬垂石膏来说，夹板具有更好的稳定性，而牵引力相对不足。前臂应采用颈部悬吊带来固定。
  - 常用于急诊治疗无移位的肱骨干骨折，也适用于轻微短缩的短斜形或横形骨折的治疗，因为这些骨折用悬垂石膏固定时可能移位。
  - 缺点是包括对患者腋窝的刺激及夹板滑脱的可能。
  - 在伤后 1～2 周可更换为功能性支具。
- 胸臂固定（Velpeau 束带）：仅用于无法耐受其他治疗方法的老年患者或儿童，舒适性是首要考虑因素。
  - 适用的骨折类型为不需复位的轻度移位或无移位骨折。
  - 可在伤后 1～2 周进行被动钟摆训练。
  - 伤后 1～2 周更换为功能性支具。
- 功能性支具：利用静态软组织挤压以有效维持骨折对线和稳定，同时允许相邻关节运动。

- 通常在伤后 1～2 周且患者的肿胀及疼痛明显缓解时，用于替换悬垂石膏或上肢夹板。
- 功能性支具通常由前-后（或内-外）方向的硬质外壳和尼龙搭扣组成（图 16.2）。
- 良好的疗效取决于患者能耐受上半身直立和每日对支具进行调整收紧，以及良好的上肢肌肉功能。
- 禁忌证包括严重的软组织损伤、患者拒绝配合及无法获得或维持可接受的骨折复位。
- 颈部吊带可用来支撑前臂，但前臂吊带会引起骨折内翻成角。
- 功能性支具在骨折后至少佩戴 8 周，或佩戴直至骨折的影像学愈合。

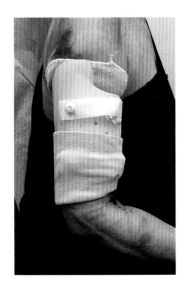

图 16.2　用于肱骨干骨折的功能支架

手术治疗

- 手术治疗指征
  - 多发伤。
  - 闭合复位不良或不能接受的骨折畸形。
  - 病理性骨折。
  - 相关血管损伤。

- "漂浮肘"。
- 多段骨折。
- 骨折延伸至关节内。
- 双侧肱骨骨折。
- 开放性骨折。
- 贯穿伤后神经功能丧失。
- 臂丛神经损伤。
- 闭合复位后桡神经麻痹（有争议）。
- 骨折不愈合。
- 异常体态，包括病理性肥胖或异常下垂的乳房（相对指征）。
- 长期的肩或肘关节僵硬，因为它会增加骨折端的不稳定及不愈合的风险（相对适应证）。
- 肱骨干的手术入路
  - 前外侧入路：肱骨干近端 1/3 骨折的首选入路；桡神经位于肱肌和肱桡肌之间并向近端延伸。劈开肱肌并显露骨干。该入路可向上扩展至肩部。
  - 前方入路：经过肱二头肌和肱肌之间的间隙显露骨折。
  - 后方入路：能很好地显露大部分肱骨，包括肘部，但不能向近端延伸至肩部；肌肉间隙位于肱三头肌长头和外侧头之间，需劈开内侧头。该入路必须在肱骨中段的桡神经沟中辨认并解剖桡神经。
- 患者体位
  - 仰卧在可透视的骨科手术床上
    - 用于前方或前外侧入路。
    - 体位摆放简便。
    - 适用于多发伤或多个肢体受损的患者。
  - 沙滩椅位
    - 适用于前外侧入路。
    - 由于该入路可以向近端延伸并改为三角肌-胸大肌入路，因此尤其适用于骨折延伸至肱骨近端或肩部的患者。
    - 上臂的重量可以用来协助复位骨折。
  - 侧卧位

- 适用于后路手术。
  - 尤其适用于骨折延伸至肘部的情况。
- 俯卧位
  - 用于后路手术。
  - 同侧卧位,尤其适用于骨折延伸至肘部的情况。
- 影像器摆放
  - 影像增强器可以放置在患肢的同侧或对侧。
- 手术技术
  - 切开复位钢板内固定术。
  - 通常可以取得最佳的临床效果。直视下复位和固定肱骨干骨折,且不影响肩袖。
  - 健侧未受伤的肱骨 X 线可作为术前计划的模板。
  - 通常使用 3.5～4.5mm 的动力加压钢板(较大的骨折块),在骨折的近端和远端需要分别穿过 6～8 层骨皮质固定(图 16.3)。

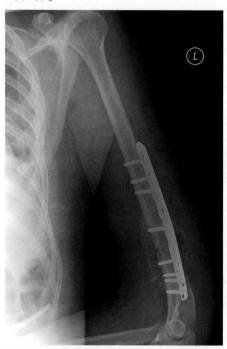

图 16.3 肱骨干远端 1/3 骨折的钢板和螺钉固定

- 尽可能使用拉力螺钉。
- 尽量保留附着在蝶形骨片上的软组织。
- 如果骨折的粉碎程度严重,考虑应用桥接钢板技术。
- 钢板用于跨越损伤区域,避免骨折处的软组织剥离和血供破坏。骨折将通过骨痂方式愈合,而不是直接愈合。
- 现在越来越倾向于使用锁定钢板,特别是在骨量丢失或损伤严重的情况下。
- 最近报道显示经皮钢板微创技术治疗肱骨干骨折取得了良好的效果。
- 髓内固定
  - 适应证。
    - 多段骨折,使用钢板固定需要广泛的软组织剥离。
    - 严重骨质疏松。
    - 病理性骨折。
- 交锁髓内钉
  - 入路为肩峰前外侧入路。
  - 目前的髓内钉可进行近端和远端的交锁固定,提供轴向和旋转的稳定(图 16.4)。

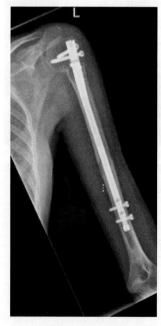

图 16.4 肱骨干骨折的髓内钉固定

- 顺行入钉时,近端锁定有损伤腋神经的风险,突出内侧皮质的锁钉在肩关节内旋时可能撞击腋神经。避免使用前-后向的近端锁钉,因其有损伤腋神经主干的风险。
- 远端锁定通常由多枚前-后向的锁钉组成。远端锁钉可在切开的情况下由前至后,或由后向前植入,以降低血管神经损伤的风险。由外向内的锁钉有损伤前臂外侧皮神经和桡神经的风险。
- 目前的顺行髓内钉技术尽量避免在肩袖止点处入钉,以减少术后肩关节的并发症。
- 为防止肩峰下撞击,髓内钉的近端需要埋头。
- 外固定架(图 16.5)
  - 适应证
    - 感染性骨不连。
    - 烧伤合并骨折患者。

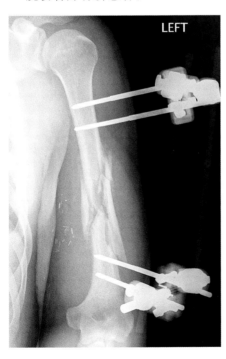

LEFT

图 16.5 枪伤导致的肱骨干骨折的外固定架治疗。在临时稳定骨折后进行血管修复

- 开放性骨折伴广泛软组织缺损。
- 并发症:包括针道感染、神经血管损伤和骨不连。
- 术后康复
  - 术后应立即开始手和腕关节的活动训练;随着疼痛的减轻,应开始肩部和肘部的活动训练。

八、并发症

- 桡神经损伤:发生率高达 22%。
  - 最常见于中 1/3 骨折。但最广为人知的是继发于肱骨远端 1/3 的 Holstein-Lewis 骨折,这种情况下,桡神经在穿越肌间隔时易被卡压或撕扯而损伤。
  - 大多数损伤表现为神经失用症或轴索损伤,功能大多在 3~4 个月恢复;贯穿性损伤时神经撕裂伤更为常见。
  - 对于骨折复位过程中出现的继发性麻痹,相对于非手术治疗,手术是否可改善远期功能恢复效果尚存在争议。
  - 如果在 3~4 个月后肌电图或神经传导速度仍没有恢复的迹象,应考虑手术探查神经。
  - 晚期神经探查相对于早期神经探查的优势
    - 给予神经失用症或轴索损伤足够的恢复时间。
    - 可精确评估神经的损伤。
    - 合并的骨折可能已愈合。
    - 二期神经修复效果与一期神经修复效果相当。
- 血管损伤:罕见,多与肱骨干折端切割、刺穿肱动脉有关,或继发于贯穿伤。
  - 肱骨近端 1/3 和远端 1/3 骨折的病例中,肱动脉的损伤风险最大。
  - 肱动脉损伤是外科急诊手术的适应证,是否完善动脉造影检查存在争议,由于其往往导致手术的拖延而错过最佳治疗时机。

- 动脉灌注应在缺血后 6h 内建立。
- 术中,应探查和修复血管,并固定骨折。
- 如果肢体的血供和存活暂时不存在威胁,恢复骨折的稳定性可以优先于血管的修复,可以考虑用外固定架固定。
- 随着缺血时间的延长,应注意再灌注损伤和筋膜切开的潜在可能性。
- 骨不连:发生率高达 15%。

- 危险因素包括肱骨近端或远端 1/3 骨折、横形骨折、骨折断端分离、软组织嵌入和不确切的骨折固定或制动时间不足。
- 这种情况需要切开复位内固定并植骨。
- 畸形愈合:往往并不影响功能;上肢的肌肉系统及肩、肘、躯干关节的活动范围可以代偿骨折成角、旋转和短缩畸形。

第*17*章 肱骨远端

一、流行病学

- 肱骨远端骨折是一种相对少见的创伤,约占所有骨折的 2% 和所有肱骨骨折的 33%。
- 成人肱骨远端骨折的年发病率为 5.7/10 万。
- 肱骨远端骨折发病年龄分布曲线呈双峰型,男性峰值在 12—19 岁,而女性在 80 岁以上。
- 超过 60% 老年肱骨远端骨折属于低能量损伤,如在站立位时摔倒。
- 关节外骨折(40%)和肱骨双髁关节内骨折(37%)是最为常见的骨折类型。
- 超过 80% 的儿童肱骨髁上骨折为伸直型。

二、解剖学

- 肱骨远端可看作由内侧和外侧的"柱"组成。每个柱的形状大致呈三角形,由髁和髁上(髁上嵴的非关节末端)组成,髁为肱骨远端关节内结构(图 17.1)。
- 肱骨小头和滑车的关节面突向远端和前方,呈 40°~45° 的前倾角。每个髁关节面的旋转弧中心位于同一水平轴上。由于内外侧髁彼此不匹配的关系改变了它们的旋转弧中心,从而限制了肘关节的屈伸活动(图 17.2)。
- 滑车轴与肱骨干纵轴构成 4°~8° 的外翻角。
- 滑车轴有 3°~8° 的内旋。
- 肱骨髓腔止于鹰嘴窝上 2~3cm。

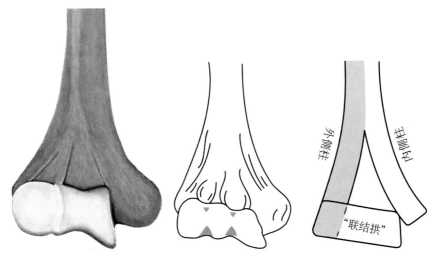

图 17.1 外侧柱的最远端部分是肱骨小头,内侧柱的最远部分是非关节内结构的内上髁。肱骨滑车是关节结构最内侧的部分,位于内上髁和肱骨小头之间。关节部分在结构上起着"联结拱"的作用

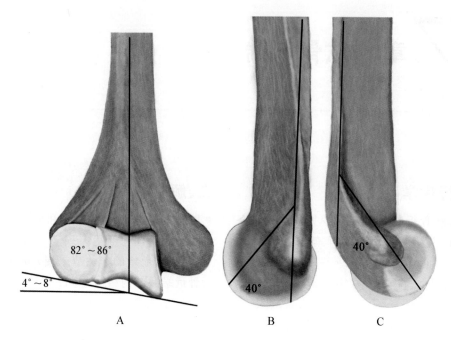

图 17.2　关节面与肱骨干纵轴构成 4°~8°的外翻角(A)。关节部分与肱骨干构成 40°前倾角,并在两柱远侧最大分叉处起到联结拱的作用。内上髁位于肱骨干的投射轴上,而外上髁略偏前(B、C)

三、损伤机制

- 大多数低能量肱骨远端骨折是由中老年女性的单纯跌倒引起,由肘部的直接撞击暴力或摔倒时手前伸着地的轴向传导暴力所致。
- 年轻人更常见的原因是交通事故和运动损伤。

四、临床评估

- 症状和体征随着肿胀和移位的程度而表现不同;由于明显肿胀,常使得骨性标志触诊困难。但是鹰嘴、内外侧髁的正常位置关系应该保持不变,大致呈等边三角形。
- 在关节活动时可出现骨擦音和明显的不稳。尽管这样可高度提示骨折,但不应试图去主动诱发,因为这样会引起神经血管损伤。
- 细致的神经血管情况检查必不可少,因为其周围尖锐的骨折碎片或断端会刺穿、挫伤肱动脉、正中神经或桡神经。

- 当肢体伴有大范围的严重肿胀时,需要进行一系列的神经血管检查,并进行骨筋膜室压监测;肘窝肿胀可能导致血管损伤或出现前臂掌侧骨筋膜室综合征,引起 Volkmann 缺血。

五、影像学评估

- 应拍摄标准的肘关节正(AP)侧位片。斜位片有助于进一步明确骨折。
- 牵引下摄片可以更好地显示骨折类型,有助于术前计划。
- 在无移位骨折中,侧位片上肱骨远端前方或后方出现"脂肪垫征",表示由于关节内渗出或出血,覆盖关节囊外的脂肪层出现移位。
- 轻度移位骨折可导致侧位片上髁和骨干之间的前倾角小于正常的 40°。

- 在成年人中,由于髁间骨折几乎和髁上骨折一样常见,应仔细阅读正位(或斜位)片,以确定肱骨远端髁间区是否存在垂直裂缝。
- CT 通常用于更好地了解骨折类型、粉碎性骨折块的数量和向关节内延伸的骨折线。

六、分类

1. 描述性的分类

- 髁上骨折
  - 伸直型。
  - 屈曲型。
- 经髁骨折。
- 髁间骨折。
- 髁部骨折。
- 肱骨小头骨折。
- 肱骨滑车骨折。
- 外上髁骨折。
- 内上髁骨折。
- 髁上突骨折。

2. 骨科创伤协会肱骨远端骨折分类

见 https://ota.org/research/fracture-and-dislocation-compendium 上的骨折和脱位汇编。

七、一般治疗原则

- 关节解剖复位。
- 关节面稳定内固定。
- 关节轴线的恢复。
- 构成关节的骨块坚强固定于干骺端和骨干。
- 早期全范围的肘关节活动。

八、特殊的骨折类型

(一)关节外的髁上骨折

- 这是由于跌倒时手前伸着地所致,伴有或不伴有内收或外展的暴力。

- 大多数为伸直型,少数为屈曲型。

治疗

- 非手术治疗
  - 适用于无移位或轻度移位骨折,以及受伤前存在肘关节功能受限的老年患者的严重粉碎性骨折。
  - 如果肿胀和神经血管情况允许,肘关节至少屈曲 90°,应用后方长臂夹板固定,前臂置于中立位。
  - 后方夹板固定持续 1~2 周,然后在铰链式支具上开始关节活动度练习。大约 6 周后,当拍片检查发现有骨折愈合的征象时,可拆除夹板或支具。
  - 为了监测骨折复位的丢失情况,必须进行定期的影像学检查。
- 手术治疗
  - 适应证
    - 移位骨折。
    - 伴有血管损伤。
    - 开放性骨折。
    - 无法维持可接受的复位。
  - 患者体位
    - 仰卧位
      - 仰卧于可透视手术台上,手臂置于胸前。
      - 快速简单易操作。
      - 适用于多发伤的患者伴有多处肢体创伤。
      - 在手术过程中需要助手握住手臂。
    - 侧卧位
      - 无须额外助手,即可很好地显露上臂和肘部后方。
    - 俯卧位
      - 无须额外助手,即可很好地显露臂和肘部后方。
  - 影像器位置
    - 影像增强器可放在受伤肢体的同侧或对侧。

- 手术入路:所有的手术入路都需要辨认尺神经。
  - 劈开肱三头肌入路
    - 易于操作。
    - 用尺骨近端完整的滑车切迹作为模板,辅助骨折复位。
    - 不需要额外的固定物固定鹰嘴。
    - 可转换为全肘关节置换切口;或鹰嘴截骨术,以增加关节显露。
    - 关节显露受限——常用于关节外骨折。
  - 肱三头肌旁入路
    - 易于操作。
    - 可以利用肱三头肌两侧的窗口来评估骨折的复位情况。
    - 可转换为全肘关节置换切口;或鹰嘴截骨术,以增加关节的显露。
    - 与尺骨鹰嘴截骨术相比关节显露有限。
    - 通常用于关节外骨折或在手术中可能转为肘关节置换术的骨折。
  - 肱三头肌-肘肌蒂反折入路(TRAP)
    - 使用近端为蒂肱三头肌-肘肌肌瓣。
    - 在皮下层,从肘肌的尺骨附着处开始骨膜下剥离形成肌瓣的内侧部分。
    - 经 Kocher 间隙剥离肘肌和形成肌瓣的外侧部分。
    - 将肘肌瓣提起并向近端反折显露肱三头肌止点并游离之。
    - 优点是保留了供应肘肌的神经血管。
    - 需要修复软组织以重建伸肘装置。
  - Bryan-Morrey 入路
    - 从内向外骨膜下剥离翻转肱三头肌止点,保持其与前臂深筋膜、肘肌的连续性。
    - 尽管肱三头肌腱的止点被剥离,但它与周围的软组织连续形成完整的

袖状带,从而保留了伸肌装置的连续性。
    - 使用钻孔或锚钉修复伸肌袖带。
    - 主要用于关节置换。
  - Campbell(三头肌舌状瓣)
    - 肱三头肌腱膜在近端至远端呈舌状游离,左侧附着于尺骨鹰嘴,远端回缩。
    - 三头肌深头沿中线分开。
    - 适用于关节置换术、伴完全/高度肱三头肌肌腱断裂的骨折或慢性肘关节脱位患者。
  - 鹰嘴截骨术(图 17.3)
    - 显露最广泛的入路。
    - 对尺骨鹰嘴做横行或远端顶点的"V"形截骨,截骨区位于所谓的滑车沟裸区。

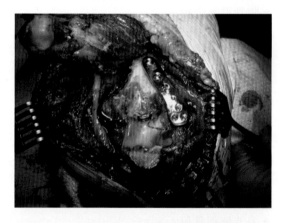

图 17.3　骨折固定后尺骨鹰嘴截骨术显露 1 例

    - 截骨先用摆锯开始,后由骨凿完成。
    - 截骨需要使用张力带、髓内钉/钉或接骨板进行重新固定。
- 内置物选择
  - 接骨板固定
    - 内外侧柱分别固定,可以是平行固定,也可以是相互垂直 90°固定。
    - 锁定接骨板的应用越来越广泛,与传统的非锁定接骨板相比具有更好的干骺端固定效果。

- 治疗肱骨远端骨折,平行放置的接骨板在生物力学上优于垂直放置接骨板。因前方的关节面限制了后外侧接骨板上的螺钉长度,而平行放置的接骨板可使用更长的螺钉从外向内固定。
  - 全肘关节置换术
    - 适用于不能重建的老年人肱骨远端严重粉碎性骨折。
    - 肘关节置换术要求终身限制上肢持重<5磅。
    - 肘关节显露应采用保留肱三头肌完整的内侧入路,而不是尺骨鹰嘴截骨术。
  - 只要患者能忍受,就应尽早地开始关节活动练习。

并发症

- Volkmann 缺血性挛缩(罕见):这可能是由于骨筋膜室综合征未被发现,继而发生的神经血管压迫损伤。对此并发症必须保持高度的警惕性,同时尽量将患肢抬高,进行一系列的神经血管检查,无论是否进行筋膜室内压监测。
- 肘关节活动范围丢失:肘关节周围的任何骨折的常见结局。
  - 鹰嘴窝内骨痂形成导致伸直受限。
  - 关节囊挛缩和(或)异位骨化引起的屈曲受限。
- 发生异位骨化。

(二)经髁骨折

- 主要发生于老年骨质疏松患者。

损伤机制

- 髁上骨折的损伤机制也可导致经髁骨折:跌倒时手前伸着地,可伴有或者不伴有肘的内收、外展,或者屈肘状态下的直接暴力。

治疗

- 非手术治疗
  - 适用于无移位或轻度移位的骨折,或体质虚弱、一般状态较差的老年患者。
  - 只要患者能耐受,就应尽早地开始关节活动练习。
- 手术治疗
  - 开放性骨折、不稳定骨折或移位的骨折应行手术治疗。
  - 切开复位和接骨板内固定是首选的治疗方法。必须使用预塑形的锁定接骨板以便增强对这类伴有骨质疏松骨折的固定效果。
  - 对于伤前身体状况良好的老年患者,如骨折无法进行内固定,可考虑采用全肘关节置换术(部分限制型)。

(三)髁间骨折

- 肱骨远端骨折中发生率位居第二(仅次于关节外骨折)。
- 常为粉碎性骨折。
- 由于肌肉对内上髁(屈肌群)、外上髁(伸肌群)的无拮抗牵拉,骨折块常发生移位,使关节面发生旋转。

损伤机制

- 屈肘超过90°时,来自后方的直接暴力,使尺骨鹰嘴挤入肱骨滑车。

分型

- 骨科创伤协会分型

  见 https://ota.org/research/fracture-and-dislocation-compendium 的骨折和脱位汇编。

治疗

必须根据患者年龄、骨质量和粉碎程度进行个体化治疗。

- 非手术治疗
  - 适用于无移位的骨折、老年患者伴有严重骨质疏松的移位的粉碎性骨折，或有严重并发症而无法进行手术治疗的患者。
  - 移位骨折的非手术治疗包括
    - 石膏固定术：它代表两个最坏的结局——骨折复位不充分和固定时间过长，几乎无人建议使用。
    - "骨袋"技术：在早期尝试复位后，尽可能屈曲将手臂置入衣领和袖口中，重力牵引可帮助维持复位。这个理念是获得一个允许活动的、无痛的"假关节"。
- 手术治疗
  - 切开复位内固定
    - 适用于可重建的移位骨折。
    - 固定目的是恢复关节匹配性，保护髁上结构完整。
  - 固定方法
    - 单纯螺钉固定。
    - 双接骨板固定：内侧接骨板与在后外侧的接骨板成 90°角固定，或者成 180°分别固定内外侧柱。
  - 全肘关节置换术（骨水泥，部分限制型）：在严重粉碎性骨折和骨质疏松骨折中考虑使用。
  - 手术显露同上所述。
  - 术后护理：若非固定不够坚强，早期进行肘关节活动锻炼很有必要。

并发症

- 创伤性关节炎：由于伤时关节受损及未能恢复关节面匹配。
- 固定失败：术后内固定松动与骨折的粉碎程度、内固定的稳定性、术后治疗对内固定的保护有关。
- 关节活动度丧失（伸直）：随着固定时间延长，运动丧失将增加。若非固定不够坚强，只要患者能够耐受，就应该尽早地开始关节活动练习。

- 异位骨化。
- 神经损伤（高达 15%）：在手术显露过程中，尺神经损伤最为常见。
- 尺骨截骨不愈合：5%～15%。
- 感染。

（四）单髁骨折

- 成年人很少见，在儿童更为常见。
- 不到 5% 的肱骨远端骨折是单髁骨折；外侧比内侧更常见。
- 内侧髁骨折：包括滑车和内上髁的骨折较单纯的内上髁骨折少见。
- 外侧髁骨折：包括肱骨小头和外上髁的骨折。

损伤机制

- 肘部伸直位时前臂的外展或内收。

分型

- Milch 分型
  - 内外髁骨折分为两种类型，分型关键是滑车外侧嵴（图 17.4）。
    - Ⅰ型：滑车外侧嵴完整。
    - Ⅱ型：内侧或外侧髁骨折块包含滑车外侧嵴。
  - 同属于不稳定骨折。
  - 如果对侧关节囊韧带撕裂，则可发生尺桡骨移位。
- Jupiter 分型
  - 根据向近端延伸的骨折线在髁上区域的位置，分为高位、低位骨折。
- 骨科创伤协会分型
  - 见 https://ota. org/research/fracture-and-dislocation-compendium 骨折和脱位汇编。
    - 低位骨折：相当于 Milch Ⅰ型骨折。
    - 高位骨折：相当于 Milch Ⅱ型骨折。

治疗

关节匹配性的解剖重建至关重要，以维

持正常的肘关节弧形运动及降低创伤后关节炎的风险。

- 非手术治疗
  - 适用于无移位或轻度移位骨折,或不适合手术治疗患者的有移位骨折。
  - 屈肘 90°,前臂旋后位(外侧髁骨折)或旋前位(内侧髁骨折),后方夹板固定。
- 手术治疗
  - 开放性或有移位骨折。
  - 包括螺钉固定,必要时可修复副韧带,注意恢复旋转的轴线。

- 预后取决于以下几点
  - 骨折的粉碎程度。
  - 复位的准确性。
  - 内固定的稳定性。
- 若非固定不够坚强,只要患者能够耐受,就应进行功能练习。

并发症

- 外侧髁骨折:复位不当或固定失败可引起肘外翻,发生尺神经迟发性麻痹,需要行神经移位治疗。

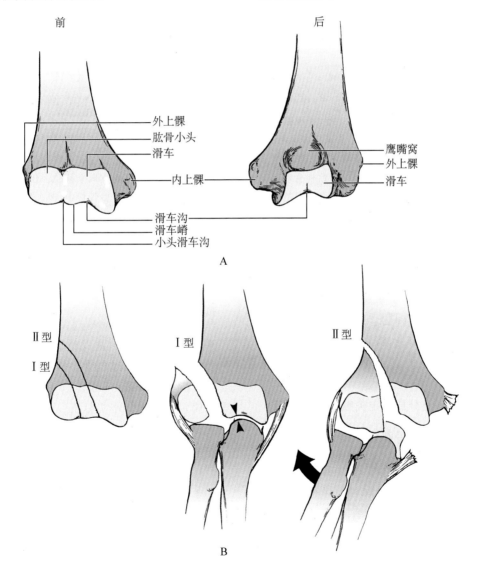

A

B

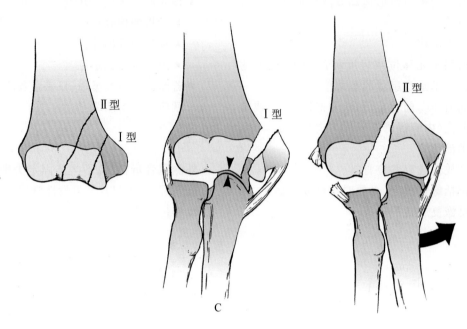

图 17.4 髁状突骨折 Milch Ⅰ型、Ⅱ型在外侧(B)、内侧(C)髁常见骨折线位置。A. 肱骨远端关节面解剖前面观。小头滑车沟将小头关节面和滑车关节面分开。滑车外侧嵴是治疗肱骨髁状突骨折的关键,在Ⅰ型骨折中,滑车外侧嵴与完好的髁状突连接,保持了肘关节内外侧稳定性。在Ⅱ型骨折中,滑车外侧嵴是受累骨折髁的一部分,导致桡骨和尺骨相对于肱骨的长轴在内外侧方向上移位。B. 外侧髁骨折。在Ⅰ型骨折中,滑车外侧嵴保持完整,从而防止桡骨和尺骨脱位。在Ⅱ型骨折中,滑车外侧嵴是骨折的外侧髁的一部分。随着内侧关节囊韧带断裂,桡骨和尺骨脱位。C. 内侧髁骨折。在Ⅰ型骨折中,滑车外侧嵴保持完整,从而提供桡骨和尺骨的内外侧稳定性。在Ⅱ型骨折中,滑车外侧嵴是骨折内髁的一部分。随着外侧关节囊韧带断裂,桡骨和尺骨向内侧脱位

- 内侧髁骨折:由于累及滑车沟,遗留的不匹配是更严重的问题。会导致:
  - 创伤后关节炎,特别是滑车沟骨折。
  - 过度骨痂形成或畸形愈合导致尺神经症状。
  - 复位不充分或固定失败导致肘内翻。

(五)肱骨小头骨折

- 占所有肘关节骨折的 1%。
- 骨折位于冠状面,与肱骨前缘平行。
- 由于仅少量或无软组织附着,移位会成为游离的骨折块。
- 向前移位的骨折块进入冠状窝或桡骨窝会引起屈曲障碍。

损伤机制

- 在肘部屈曲不同角度情况下,跌倒时手前伸着。暴力通过桡骨小头传向肱骨小头。
- 骨折由剪切暴力引起。
- 偶尔伴有桡骨小头骨折。
- 分型(图 17.5)
  - Ⅰ型:Hahn-Steinthal 骨折块,肱骨小头大部分骨质,可累及滑车。
  - Ⅱ型:Kocher-Lorenz 骨折块,带有少量软/骨下骨的关节软骨"髁突脱帽征"。
  - Ⅲ型:Morrey,粉碎性骨折。
  - Ⅳ型:McKee,骨折延伸到滑车。
- 骨科创伤协会分型

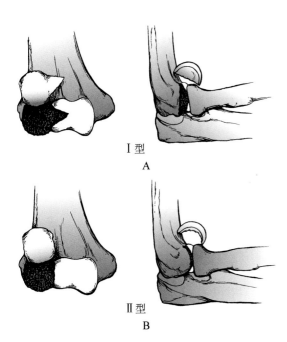

Ⅰ型
A

Ⅱ型
B

图 17.5　A.Ⅰ型(Hahn-Steinthal)肱骨小头骨折累及滑车。B.Ⅱ型(Kocher-Lorenz)肱骨小头骨折,很少有软骨下骨附着(From Athwal GS,Raniga S. Distal humerus fractures. In:Tornetta P Ⅲ,Ricci WM,Ostrum RF,et al. ,eds. Rockwood and Green's Fractures in Adults. Vol 2.9th ed. Philadelphia:Wolters Kluwer;2020:1347-1413.)

见 https://ota. org/research/fracture-and-dislocation-compendium 参阅骨折和脱位汇编。

治疗

- 非手术治疗
  - 主要用于无移位性骨折。
  - 后方夹板固定 3 周后开始肘关节活动练习。
- 手术治疗
  - 目标是解剖重建。
  - 切开复位内固定
    - 该技术适用于移位的Ⅰ型骨折。
    - 通过后外侧或后侧入路,螺钉可以从后向前置入;或无头螺钉从前向后置入。
  - 固定应足够稳定,允许肘关节早期功能锻炼。
  - 骨折切除术
    - 很少应用于严重粉碎性Ⅰ型骨折和大多数Ⅱ型骨折。必须当心老年人骨折,通常是Ⅳ型骨折,如果切除会引起肘关节不稳定。
    - 推荐用于治疗肘关节活动范围受限的慢性骨吸收性骨折。

并发症

- 缺血性骨坏死:相对少见。
- 创伤性关节炎:如未能恢复关节匹配性和切除关节骨折块,风险就会增加。
- 肘外翻:这是由关节内骨折块切除后引起;可能与外侧髁骨折或桡骨头骨折有关。与迟发性尺神经麻痹有关。
- 活动受限(屈曲):这与残留的软骨或骨碎块有关,这些碎骨块可能嵌顿在冠状窝或桡骨窝中。

(六)滑车骨折(Laugier 骨折)

- 孤立性骨折极为罕见。
- 与肘关节脱位有关。

损伤机制

- 肘关节脱位产生的切向剪切力。

治疗

- 未移位骨折,用后方夹板固定 3 周后,开始肘关节功能练习。
- 移位的骨折行切开复位克氏针或螺钉内固定。
- 不能内固定的骨块应予以切除。

并发症

- 创伤后关节炎可由肘关节内残留的骨碎块或关节面不匹配引起。
- 滑车骨折的畸形愈合会导致关节活动

受限。

(七)外上髁骨折

极为罕见,撕脱性损伤通常与肘部骨折脱位相关。

损伤机制

- 成年人多为直接创伤。
- 青春期前的患者可能会出现撕脱性骨折。

治疗

- 对症性固定术后,早期进行肘关节功能练习。

并发症

- 骨不连会引起持续的疼痛,手腕或肘部运动时加重。

(八)内上髁骨折

在肘关节内侧,内上髁相对突出,较外上髁骨折更常见。

损伤机制

- 在儿童和青少年,内上髁会在肘关节后脱位时被撕脱。
- 在成人中,直接创伤最常见,也可以是单独骨折或伴随肘关节脱位。

治疗

- 无移位或轻度移位骨折置于前臂旋前,屈腕和屈肘位,后方夹板短期固定 10~14d。
- 手术适应证
  - 骨折块位于关节间隙内。
  - 相对适应证包括骨折块移位引起尺神经症状,外翻应力试验引起的肘关节不稳、屈腕无力和有骨不连症状的移位骨折。
  - 切开复位内固定术与切除术比较:不适

合内固定的骨折块或嵌顿在关节间隙内且不能复位的骨块,应予以切除。

并发症

- 创伤性关节炎:是由于关节间隙内残留的碎骨块所致。
- 屈肌无力:由于骨折不愈合或骨块严重移位的畸形愈合。

(九)髁上突骨折

- 髁上突是一种起于肱骨远端前内侧面的先天性骨性或软骨性突起。
- 弓状韧带是一个连接髁上突和内上髁的纤维性弓状结构,旋前圆肌或喙肱肌纤维起源于此。
- 正中神经和肱动脉从弓下穿过。
- 骨折很少见。据报道,发生率在 0.6%~2.7%,但会引起疼痛和正中神经或肱动脉受压。

损伤机制

- 肱骨远端前部的直接创伤。

治疗

- 大多数都适合于非手术治疗,对症处理,使用肘后夹板固定肘关节屈曲位直到疼痛缓解,然后进行功能练习和力量锻炼。
- 正中神经或肱动脉受压需要手术探查和松解。

并发症

- 骨化性肌炎:手术探查可增加其发生的风险。
- 复发性骨赘形成:这会引起神经血管受压症状的复发,需要手术探查和松解,需切除骨膜和附着的肌肉纤维以防止复发。

第18章　肘关节脱位

一、流行病学

- 肘关节脱位占肘关节损伤的 11％～28％。
- 后脱位最为常见,占所有肘关节脱位的 80％～90％。
- 肘关节脱位的年发病率为每 10 万人中有 6～8 例。
- 简单脱位是由单纯韧带损伤所致。
- 复杂脱位是伴随着相应的骨折而发生,在肘关节脱位中所占比略低于 50％。
- 10－20 岁年龄组发病率最高,与运动损伤有关。复发性脱位不常见。

二、解剖学

- 肘关节作为"改良铰链"关节,由于关节面的匹配、相互拮抗的三头肌腱和屈肌及韧带的限制,具有高度的内部稳定性。
- 三个独立关节
  - 肱尺关节(铰链)。
  - 肱桡关节(旋转)。
  - 上尺桡关节(旋转)。
- 稳定性(图 18.1)
  - 前后稳定性:滑车-鹰嘴窝(伸直位);冠突窝,肱桡关节,肱二-肱三头肌(屈曲位)。
    - 前关节囊也被认为在肱尺关节的稳定中起作用。
  - 外翻稳定性:内侧副韧带复合体
    - 前束在屈伸活动起主要稳定功能。
    - 前方关节囊和与肱桡关节在伸直活动时参与外翻稳定功能。
  - 内翻稳定性:外侧副韧带尺骨部分为静

态稳定结构,肘肌为动态稳定结构。
- 内侧副韧带的功能
  - 主要的内侧稳定结构,尤其是前束。
  - 完全伸直状态下提供 30％的外翻稳定性。
  - 屈肘 90°时提供 50％的外翻稳定性。
  - 切除前束会引起肘关节在伸直位以外的其他位置的明显不稳。
- 外侧副韧带
  - 防止前臂旋后位时尺骨远离肱骨和后方半脱位(后外侧旋转不稳)。
- 正常活动范围:屈曲:0°～150°旋后:85°,旋前:80°。
- 功能性活动范围(ROM)要求:达到 100°活动弧。屈曲:30°～130°,旋后:50°,旋前:50°。
  - 最近另外一些报道指出,需要提高 ROM 来满足人们当代日常活动需要,如使用手机通话、使用鼠标和键盘。

三、损伤机制

- 最常见于伸肘或伸手位着地摔倒时,其产生的杠杆力使鹰嘴从滑车上解锁,关节面间平移而发生了脱位。
  - 后脱位:肘部过伸、外翻应力、上臂外展、前臂旋后的综合性损伤。
  - 前脱位:肘关节屈曲位时,来自前臂后方的直接暴力。
- 大多数肘关节脱位和骨折脱位都会引起肘关节、韧带稳定结构损伤。鹰嘴骨折脱位合并整个冠状突的骨折是例外。

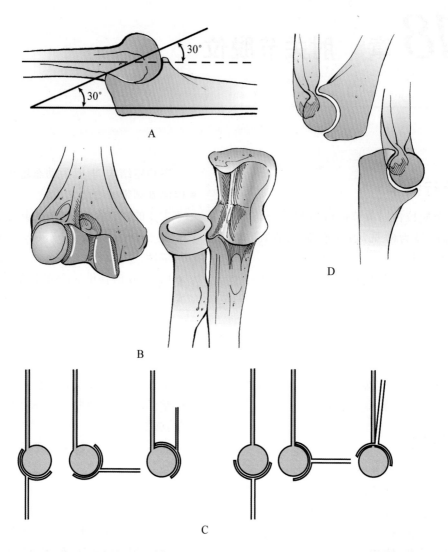

图 18.1　**肘关节是一个内部稳定关节。** A. 尺骨滑车切迹提供近 180° 的滑车包裹，滑车向后倾斜约 30°。B. 滑车切迹中央嵴与滑车沟相咬合，进一步增强稳定性。C. 肘关节屈曲稳定通过相对于肱骨干的滑车前移和位于肱骨前表面的分别容纳喙突和桡骨头的桡骨窝与冠状窝得到加强。D. 在后方，鹰嘴窝容纳鹰嘴增强了伸直稳定

- 关节囊韧带损伤是从外侧向内侧进展（Hori 环）（图 18.2）；肘关节完全脱位时，MCL 的前束可能保持完整。常见的屈伸肌有不同程度的损伤。

四、临床评估

- 患者通常保护受伤的上肢，伤处不同程度的不稳定和肿胀。

- 仔细的神经血管检查是必要的，而且应该在放射学检查及任何手法操作之前进行。

- 在手法操作或复位后，应再次行神经血管检查以评估神经血管状态。

- 当出现肘关节前方严重肿胀，怀疑有骨筋膜室综合征风险时，应立即行一系列的神经血管检查。

- 血管造影术对于血管损伤的评估是必要

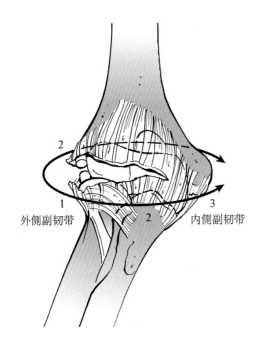

2

1　　　　　　　　　2　　　　　　　　　3
外侧副韧带　　　　　　　　　　　内侧副韧带

图 18.2　肘关节脱位时,肘关节囊韧带结构从外侧到内侧依次受损。肘关节脱位,MCL 的前束保持完整(From King GJW, Beingessner D, Pollock JW. Elbow dislocations and terrible triad injuries. In:Tornetta P Ⅲ, Ricci WM, Ostrum RF, et al. ,eds. Rockwood and Green's Fractures in Adults. Vol 1.9th ed. Philadelphia:Wolters Kluwer; 2020:1414-1468.)

的。复位后,动脉血供未重建,手的灌注不足,则患者需要大隐静脉移植重建动脉。

- 血管造影术应该在手术室中进行,如存在损伤则不能拖延手术干预时间。
- 肱动脉损伤时仍存在桡动脉搏动,可能是侧支循环建立的原因。
- 桡动脉搏动消失而手的灌注充足且温暖,则可能是血管痉挛的原因。
- 伤后 3～d 天出现内侧皮下瘀血是内侧副韧带断裂的典型表现。

五、伴随损伤

- 伴随最常见的骨折是累及桡骨小头和(或)尺骨冠状突。剪切力引起的肱骨小头和(或)滑车骨折较少见。

- 急性神经血管损伤不常见;尺神经和正中神经的骨间前支最常累及。
- 会损伤肱动脉,尤其在开放性脱位中。

六、影像学评估

- 拍摄标准的肘关节正侧位片
  - 评估肱尺关节和肱桡关节的对位匹配度。
  - 仔细阅片以确定肘部是否有伴随的骨折。
  - 在早期复位后或手术时,前臂完全旋前,屈肘 30°拍外翻应力位片,有助于判定内侧副韧带损伤。
- CT 检查有助于发现普通平片难以发现的骨折块,更好地了解损伤复杂性。

七、分型

1. 简单与复杂(合并骨折)

- 根据尺骨相对于肱骨的移位方向(图 18.3)
  - 后脱位。
  - 后外侧脱位。
  - 后内侧脱位。
  - 外侧脱位。
  - 内侧脱位。
  - 前脱位。

2. 骨折脱位

- 合并桡骨头骨折:占 5％～11％。
- 合并内上髁或外上髁骨折(12％～34％):由于骨折块的卡压,闭合复位后会引起机械性阻挡。
- 合并冠状突骨折(5％～10％):继发于肱肌撕脱伤,最常见于后脱位。
- Ⅰ、Ⅱ和Ⅲ分型(Regan-Morrey),根据骨折块大小(图 18.4)。
  - Ⅰ型:冠状突尖端撕脱骨折。
  - Ⅱ型:简单或粉碎骨折,波及 50％以下的冠状突。

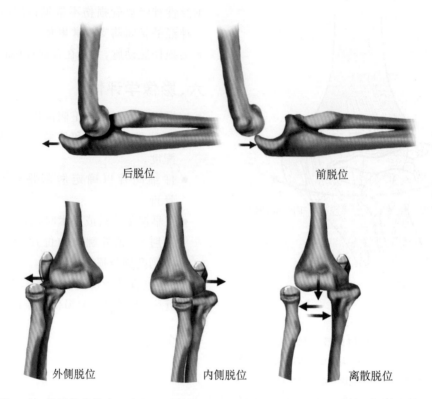

图 18.3 **基于前臂骨移位方向的肘关节脱位分类**（From Barron OA，Davis D. Fractures and dislocations of the elbow. In：Brinker MR，ed. Review of Orthopaedic Trauma. 2nd ed. Philadelphia：Lippincott Williams & Wilkins；2013：300-313. ）

后脱位　　前脱位

外侧脱位　　内侧脱位　　离散脱位

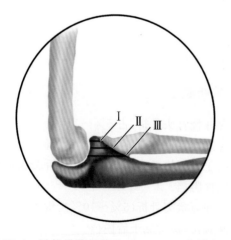

图 18.4 **冠状骨骨折的 Regan-Morrey 分型**（From Barron OA，Davis D. Fractures and dislocations of the elbow. In：Brinker MR，ed. Review of Orthopaedic Trauma. 2nd ed. Philadelphia：Lippincott Williams & Wilkins；2013：300-313. ）

- Ⅲ型：简单或粉碎骨折，波及>50%的冠状突。
- 带有一个或多个关节内骨折块的肘关节脱位，复发性脱位或慢性不稳定的风险更高。
- 肘部骨折脱位通常表现为以下几种特殊的和识别度高的损伤类型之一，包括以下几类。
  - 后脱位合并桡骨小头骨折。
  - 后脱位合并桡骨小头骨折和冠状突骨折，即"恐怖三联征"。
  - 前内侧面的冠状突骨折导致内翻、后内侧旋转不稳定。
  - 经尺骨鹰嘴骨折前脱位。
  - 经尺骨鹰嘴骨折后脱位。
- 以下观察结果有助于指导治疗
  - 恐怖三联征几乎总是伴有前方关节囊附

着处的 I 型或 II 型冠状突骨折。极少见的是 III 型冠状突骨折。
- 在尺骨鹰嘴骨折脱位情况下,冠状突骨折可能是一个简单的大骨折块,也可能是两个或三个大碎块(前内侧面、中央和乙状切迹)伴有或不伴有尖端碎块,或者是更粉碎性的。

3. 肘关节不稳定性分型

- 后外侧旋转不稳定(肘关节脱位伴或不伴骨折)
- 内翻后内侧旋转不稳定(冠状前内侧面骨折)。
- 经尺骨鹰嘴骨折脱位。
- 后外侧旋转不稳定(图 18.5)
  - 从肱桡关节不稳定发展到完全的肱尺关节脱位。
  - 上臂在伸展位摔倒时,产生轴向外翻、后外侧旋转暴力。尺骨和前臂对肱骨外旋产生后脱位。也可以由医源性因素引起,见于在肘外侧入路手术操作过程中切断了外侧韧带尺侧束,但没有修复。
  - 引起桡骨头或冠状突受伤。
  - 软组织损伤顺序由外向内,MCL 前束是最后一个损伤结构。后外侧旋转不稳定始于 LCL 尺侧束的断裂;大多数创伤导致韧带从肱骨侧撕裂。
  - 肘关节脱位后,它的 MCL 前束有可能保持完整。
- 内翻、后内侧旋转不稳定。
- 上臂在伸展位跌倒时,产生轴向,内翻、后内侧旋转暴力。
  - 引起冠状突前内侧面骨折、外侧副韧带损伤、尺骨鹰嘴骨折和附加的冠状突底部骨折。
  - 因为这种损伤不伴有桡骨小头骨折,影像学的改变表现得隐匿而不易觉察。

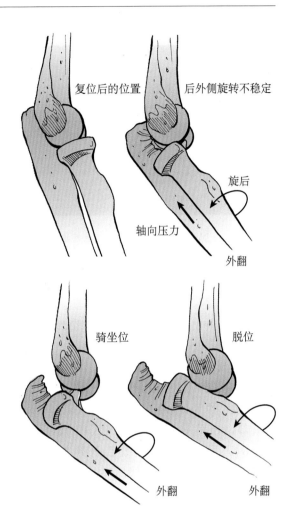

图 18.5　后外侧旋转不稳定(PLRI)发生的几个步骤。肘关节脱位为最后一步(From King GJW, Beingessner D, Pollock JW. Elbow dislocations and terrible triad injuries. In: Tornetta P III, Ricci WM, Ostrum RF, et al., eds. Rockwood and Green's Fractures in Adults. Vol 1.9th ed. Philadelphia: Wolters Kluwer; 2020:1414-1468.)

4. 经尺骨鹰嘴骨折脱位(前脱位)

- 由屈肘状态下直接打击引起(图 18.6)。
- 一些学者认为,与这种创伤相同的损伤机制,特别是在老年骨质疏松的患者中,则仅导致肘关节脱位。

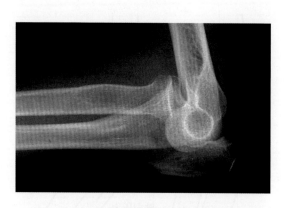

图 18.6 肘关节侧位片显示经鹰嘴骨折脱位

5. 不稳定性量表(Morrey)

- Ⅰ型:后外侧旋转不稳;轴移试验阳性;外侧副韧带尺骨部断裂。
- Ⅱ型:骑坐于髁部;内翻不稳;外侧副韧带尺骨部,前、后关节囊断裂。
- Ⅲa 型:后脱位;外翻不稳;外侧副韧带尺骨部,前、后关节囊及 MCL 后束断裂。
- Ⅲb 型:后脱位;严重不稳定;外侧副韧带尺骨部,前、后关节囊,MCL 前、后束断裂。

八、治疗

治疗原则

- 恢复肘关节内在的稳定性。
- 恢复尺骨滑车切迹,特别是冠状突部分。
- 肱桡关节的稳定对恢复肘关节的稳定起着重要的作用。
- 在大多数创伤性肘关节不稳的病例中,外侧副韧带比内侧副韧带更为重要。
- 应修复或重建滑车切迹(冠状突和鹰嘴)、桡骨小头和外侧副韧带,但内侧副韧带很少需要修复。
- MCL 通常会通过主动活动来正常愈合,其修复对于稳定性来说是不必要的。

单纯肘关节脱位

- 非手术治疗
  - 急性单纯性肘关节脱位应在患者镇静和无痛的情况下进行闭合复位,或者使用全身麻醉或局部麻醉。
  - 纵向牵引纠正侧方移位,然后屈肘常能够成功复位(图 18.7)。

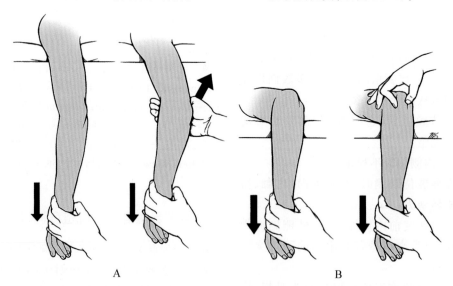

图 18.7 A. Parvin 闭合复位肘关节脱位的方法。患者俯卧在牵引架上,医师在腕部施加轻柔牵引几分钟。当鹰嘴开始向远处滑动时,医师轻轻地抬起上臂。不需要助手,如果操作足够轻柔,不需要麻醉。B. 在 Meyn-Quigley 的复位方法中,前臂悬挂在牵引架的一侧。在手腕上轻轻向下牵引,医师用另一只手引导鹰嘴复位

- 对于后脱位,应在肘关节屈曲位并行持续的远端牵引,使其复位。
- 在评估肘关节活动稳定性前,应重新评估患肢的神经血管状况。
  - 闭合复位后神经功能的损伤很少见,也是手术探查解除神经受压的指征。
  - 如果肘关节在整个活动范围内均稳定,应在屈肘 90°下夹板固定 3～5d,然后更换铰链支具继续固定,以便在整个活动范围内提供保护。
  - 如果肘关节在屈曲＜30°位时出现不稳,则应将前臂旋前,并重新评估肘关节的稳定性。
  - 如果考虑非手术治疗,旋前位可使肘关节稳定,则应用夹板固定,保持肘关节屈曲 90°,前臂旋前位;3～5d 后改用铰链式矫形器并维持前臂旋前位。
  - 屈曲超过 30°位的肘关节不稳应考虑手术治疗。
- 复位后的 X 线片检查是必不可少的。
- 铰链支具维持 6 周,只要稳定性允许,应逐步加大旋转和屈伸范围的练习。
- 肘关节复位后,要进行严密的影像学监测。
- 6 周后,去除支具固定,开始关节活动终末期的牵伸治疗。
- 活动度和力量恢复需要 3～6 个月。
- 手术治疗
  - 如果肘关节处于屈曲＞30°位时仍不稳,或在治疗期间发生肘关节半脱位或脱位,或伴有不稳定骨折时,则需要手术治疗。
  - 手术通常包括切开复位和把撕脱的软组织结构修回肱骨远端。首先修复 LCL,使用带线锚钉或骨隧道技术重新固定,然后再评估稳定性。如果 LCL 修复后肘关节仍不稳,则考虑 MCL 修复。还可以考虑使用铰链式外固定架治疗顽固性肘关节不稳定。

肘关节骨折脱位

- 非手术治疗
  - 大多数肘关节骨折脱位都需要手术治疗,通过非手术治疗能达到治疗目的非常罕见。
  - 选择非手术治疗的患者需要意识到肘关节不稳及桡骨头骨折引起关节活动受限或关节炎的可能。
- 手术治疗
  - 手术方法包括桡骨头固定或置换及外侧副韧带修复。
  - 大多数作者不主张急性期 MCL 重建。
  - 然而,大多数作者强调了外侧副韧带对肘关节稳定性的重要性,并主张将外侧副韧带重新固定到肱骨外上髁。
  - 当外侧副韧带修复后,术后可以立即进行肘关节主动活动(特别是在肱桡关节的稳定性也恢复的情况下),但少于 10d 的肘关节制动也是可以接受的。

"恐怖三联征"骨折脱位

- 在肘关节脱位和桡骨头骨折的基础上再加上冠状突骨折,无论冠状突的骨折块多么小,都会显著增加肘关节的不稳定和并发症的可能性。
- 并不是所有的恐怖三联征治疗后都是不稳定的,但是很难预测哪些是不稳定的。
- 据报道,固定冠状突骨折或修复前方关节囊、固定或置换桡骨小头、外侧副韧带修复,都已取得了良好疗效。
- 该方案已被证实在大多数情况下可恢复肘关节稳定性,但有一些病例中,如果外侧重建后仍然不稳,则修复 MCL 或铰链式外固定架是必要的(图 18.8)。
- 在一些肘关节骨折脱位中,由复发性脱位导致的高失败率,与单纯切除术治疗桡骨小头骨折相关。

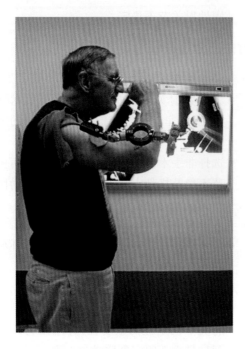

图 18.8　肘关节骨折脱位病例，逐步修复冠状突、置换桡骨头、修复外侧副韧带，铰链式外固定架固定

九、并发症

- 活动范围丢失（僵硬）：僵硬是复杂或非复杂性肘关节脱位后的常见并发症。肘关节固定一般不应超过 2 周。
- 神经功能损害：应持续观察到损伤神经功能损害情况。
  - 尺神经是最常见的损伤。迟发性损伤的出现，与瘢痕或异位骨化有关。
  - 一般会自然恢复；神经功能下降（特别是在手法治疗后）和神经支配区域的剧烈疼痛是神经探查和减压的指征。
  - 如果 3 个月后肌电图检查仍未见恢复，建议进行手术探查。
  - 晚期出现的尺神经病变，与肘部伸直功能丧失和肘管处的瘢痕形成有关。

- 血管损伤：肱动脉最常受损伤。
  - 及时识别血管损伤是必要的，及时闭合复位重建血流灌注。
  - 如果肘关节复位后，肢体的血流灌注没有恢复，则需要进行血管造影以明确血管情况，并在需要时进行动脉重建。
- 骨筋膜室综合征（Volkmann 挛缩）：这是由于软组织损伤引起的高度肿胀所致。复位后在护理上必须注意包括肘关节的抬高、避免肘关节过度屈曲。需要系列的神经血管检查及筋膜室内压监测，必要时进行前臂筋膜切开减压。
- 持续性不稳/再脱位：发生在单纯创伤性肘关节后脱位后，这种情况很少见；当伴有冠状突骨折和桡骨头骨折（恐怖三联征）时，发生率增加。需要重建关节囊韧带结构、内固定、桡骨头假体置换或铰链式外固定。
- 关节炎：是肘关节经历了一段时间的顽固性不稳定后所引起。与单纯性脱位的病例相比，它在肘关节骨折脱位的病例中发生率更高。
- 异位骨化/骨化性肌炎
  - 在前方，它形成于肱肌和关节囊外膜之间；在后方，可形成于肱三头肌和关节囊之间的内外侧间隙。
  - 反复多次地尝试复位，使软组织损伤程度加重或使得相关骨折的风险增加。
  - 它导致肘关节功能的严重丧失。
  - 暴力手法操作或被动牵伸会增加软组织损伤，应避免。
  - 手术后、软组织损伤严重、合并骨折时，预防性应用吲哚美辛是有争议的。在接受外科治疗的患者中，放射疗法的预防性使用与并发症相关，因此不再被推荐使用。

第 **19** 章　尺骨鹰嘴骨折

一、流行病学

- 尺骨鹰嘴骨折的发病年龄呈双峰分布曲线，年轻人因高能量损伤而导致，老年人因简单跌倒而导致。
- 成人年发病率为每 10 万人 11.5 例。
- 占所有肘关节骨折的 8%～10%。

二、解剖学

- 冠状突形成乙状（半月）切迹的远侧边界，与肱骨滑车形成关节。这种关节运动仅允许屈伸轴运动，从而为肘关节提供内在稳定性。
- 关节软骨表面被称为"裸露区"的横嵴所隔断。
- 在其止于鹰嘴之前，肱三头肌腱从后方包裹肘关节囊。尺骨鹰嘴骨折并移位表现出肱三头肌伸肘装置的功能破坏，导致肘关节主动伸直功能丧失。
- 鹰嘴骨化中心出现在 10 岁左右，16 岁左右融合。成人有持续性骨骺板存在，通常为双侧性，显示出家族遗传性。
- 鹰嘴位于皮下的特点使其容易遭受直接的创伤。

三、损伤机制

- 有两种常见的损伤机制，每种机制都会导致相应的骨折类型。
  - 直接暴力：肘部的直接跌落伤或对尺骨鹰嘴的直接创伤通常会导致尺骨鹰嘴粉碎性骨折（不太常见）。
  - 间接暴力：肱三头肌在屈肘时突然的强烈的偏心性收缩通常会导致横向或斜向骨折（更常见）。
- 混合的损伤机制会导致移位、粉碎性骨折。在极端暴力的情况下，形成尺骨骨折的远端和桡骨小头向前移位的骨折脱位。

四、临床评估

- 典型临床表现为患侧上肢由对侧手支撑，肘关节处于相对屈曲位。鹰嘴或手部的擦伤提示其损伤机制。
- 体格检查显示骨折处有明显的凹陷缺损感。无法主动抗重力伸肘提示其肱三头肌伸肌装置不连续。
- 应行仔细的神经功能评估，因为存在相应的尺神经损伤，特别是高能量损伤导致的粉碎性骨折。

五、影像学评估

- 应拍摄标准的肘关节正侧位片。必须有标准的侧位片，因为它能显示骨折的范围、粉碎的程度、关节面受累的程度及桡骨头的移位情况（如果有的话）。
- 正位片用于排除伴随其他部分的骨折或脱位。然而，肱骨远端可能使鹰嘴骨折细节显示不清。

六、分类

1. Mayo 分型（图 19.1）

- 它的分型依据是对治疗预后有直接影响的三个因素：①骨折移位；②粉碎程度；③肱

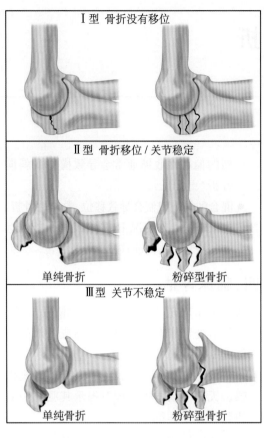

图 19.1 **鹰嘴骨折的 Mayo 分类。** 根据骨折移位、粉碎性和半脱位/脱位来划分骨折（From Ring D. Open reduction and internal fixation of fractures of the proximal ulna. In: Tornetta P Ⅲ, ed. Operative Techniques in Orthopaedic Trauma Surgery. 2nd ed. Philadelphia: Wolters Kluwer; 2016:282-291.）

尺关节稳定性。

- Ⅰ型骨折：无移位或轻微移位。可分为非粉碎型（1A 型）或粉碎型（1B 型）。非手术治疗。
- Ⅱ型骨折：近端骨块移位，无肘关节不稳。需要手术治疗。
  - ⅡA 型骨折：非粉碎性骨折，可采用张力带钢丝内固定治疗。
  - ⅡB 型骨折：粉碎性骨折，需要钢板固定。

- Ⅲ型骨折：以肱骨关节不稳定为特征，需要手术治疗。

2. Schatzker 分型（基于骨折形态）（图 19.2）

- 横向性：发生在半月切迹的顶端，表现为肱三头肌和肌肉突然剧烈牵拉引起的撕脱性骨折，少见于直接外伤。
- 横向-冲击：由直接暴力导致的关节面粉碎和压缩。
- 斜行：过度伸展性损伤所致；骨折线始于半月切迹的中点并向远端延伸。
- 粉碎性骨折和合并损伤：由直接的高能量损伤所致，冠状突骨折可引起肘关节不稳定。
- 远端斜形：骨折线向远端延伸至冠状突，影响肘关节稳定性。
- 骨折脱位：通常伴有严重的创伤。

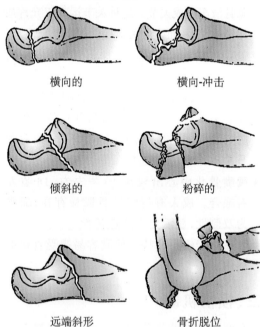

横向的　　　　横向-冲击

倾斜的　　　　粉碎的

远端斜形　　　骨折脱位

图 19.2 **Schatzker 尺骨鹰嘴骨折分型**（From Browner BD, Jupiter JB, Levine AM, eds. Skeletal Trauma. Philadelphia: WB Saunders; 1992: 1137, with permission.）

3. 骨科创伤协会桡骨/尺骨近端骨折分型

请登录参阅 https://ota. org/research/fracture-and-dislocation-compendium 的骨折和脱位汇编。

七、治疗

目标

- 恢复关节面平整。
- 修复及保护伸肘装置。
- 恢复肘关节的活动范围与预防僵硬。
- 预防并发症。

非手术治疗

- 适用于微小移位的骨折和一些机体功能低下的老年人移位骨折。
- 许多作者支持屈肘 45°～90°位的长臂石膏或夹板固定。但在依从性较好的患者中,可以使用后方夹板或支具固定,并在伤后 5～7d 逐渐开始肘关节功能练习。
- 治疗后 5～7d 复查 X 线片,以排除骨折再移位。骨折愈合通常需要 6～8 周。
- 一般来说,3 周后骨折端获得足够稳定性时去除石膏,并允许在保护下进行关节活动范围的练习,应避免主动屈伸肘关节超过 90°。

手术治疗

- 手术适应证
  - 伸肌装置破坏(任何移位骨折)。
  - 关节面不平整。
- 患者体位
  - 仰卧位
    - 仰卧在可透视手术台上,手臂放在胸前。
    - 快速简单。
    - 适用于多处肢体的骨折患者。
    - 在手术过程中需要助手把持手臂。
  - 侧卧位
    - 无须额外助手,即可良好显露肘关节后方。
  - 俯卧
    - 无须额外助手,即可良好显露肘关节后方。
- 影像增强装置可以放置在伤肢的同侧或对侧。
- 手术入路
  - 鹰嘴位于皮下,可以通过后方直切口显露。
- 手术治疗方式
  - 使用张力带钢丝或钛缆,结合两枚平行穿过髓腔或前方皮质的克氏针进行内固定。
  - 张力带抵消了骨折端的张力并将其转换为压缩力,适用于撕脱型鹰嘴骨折(图 19.3),可以使用双结或单结技术。

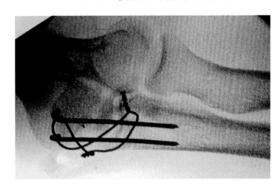

图 19.3 "8"字形张力带结构

  - 将钢针置入前皮质有助于防止退针及软组织刺激。然而,超出前皮质的钢针可能导致前臂旋转受阻或刺激骨间前神经。
  - 张力带固定通常适用于冠状突近端的粉碎性骨折。
- 髓内固定
  - 6.5mm 松质骨拉力螺钉固定:螺钉必须足够长,以便与远端髓腔充分固定。它可以与张力带钢丝同时使用。

- 使用髓内螺钉固定技术时,应注意尺骨弯曲的髓腔,随着螺钉的深入可能会导致骨折移位。
- 髓内钉:最近有报道称,用穿过鹰嘴尖端的带锁髓内钉固定鹰嘴骨折取得了良好的效果。
- 钢板和螺钉固定
  - 适用于所有类型的尺骨近端骨折,包括粉碎性骨折、孟氏骨折和尺骨鹰嘴骨折脱位。当骨折线延伸到远端冠状突时,也必须用钢板内固定。
  - 在后方或侧方放置钢板没有力学方面的差异。普遍应用的尺骨近端解剖锁定板,较常规的非锁定接骨板,能提供更好的干骺端固定。
  - 主张使用具有锁定功能的预塑钢板的人认为,这些钢板可以更好地固定质量较差的骨骼。
  - 尺骨鹰嘴切除(需修复肱三头肌肌腱)。
    - 适用于骨不连,广泛粉碎性骨折,严重骨质疏松和功能要求低的老年人骨折,以及关节外骨折。
  - Wolfgang 等报道了切除多达 50％ 的鹰嘴是治疗尺骨鹰嘴粉碎性骨折的有效方法。

- Morrey 等的研究表明,随着切除骨折块的增加,肘关节稳定性下降,而将肱三头肌腱与乙状切迹前表面对齐连接,可增加肘关节稳定性。
- 合并肘关节骨折脱位或桡骨小头骨折的病例,是尺骨鹰嘴切除的禁忌证,因为手术切除尺骨鹰嘴会影响肘关节的稳定性。
- 术后处理:应将患肢予以肘后夹板固定。修复稳定后,开始早期的关节活动范围练习。

八、并发症

- 多达 80％ 的患者出现症状。
  - 34％～66％ 的患者需要拆除内固定。
  - 使用预塑形的锁定钢板和髓内钉可降低内固定刺激的发生率。
- 1％～5％ 的患者出现内固定失效。
- 感染发生率为 0～6％。
- 固定针移位的发生率为 15％。
- 尺神经炎发生率为 2％～12％。
- 异位骨化发生率为 2％～13％。
- 骨不连发生率为 5％。
- 肘关节的活动范围减少:多达 50％ 发生率,尤其是肘关节伸直角度的丧失,尽管大多数患者没有注意到任何的功能受限。

第20章　桡骨小头

一、流行病学

- 桡骨小头骨折占骨折总数的 1.7% ～ 5.4%，占肘关节骨折总数的 1/3。
- 1/3 的患者有联合损伤，如肩关节、肱骨、前臂、腕关节或手的骨折或韧带损伤。

二、解剖学

- 桡骨小头与肱骨小头相匹配。
- 在肘关节屈曲任何角度时，可以通过肱桡关节产生应力传导，而在肘关节完全伸直时最大。
- 完成桡骨小头的全范围的旋转需要其在较小的桡切迹中精确的解剖位置。
- 桡骨小头有维持肘关节外翻稳定性的功能，它所承受的权重仍有争议。
- 桡骨小头是抗外翻暴力的第二级限制结构，它的功能是通过将内翻-外翻旋转中心向外侧移动来实现的，因此它减小了作用在内侧副韧带上的力。
- 临床上，当肘部的韧带和肌肉-肌腱复合体同时受到损伤时，桡骨小头将显得更为重要。
- 桡骨小头与前臂骨间韧带协同作用，提供纵向稳定性。
- 桡骨小头切除后，如果骨间韧带功能不全，会发生桡骨向近端滑移。

三、损伤机制

- 大多数损伤都是由于摔倒时手前伸着地造成的，高处坠落或体育运动中摔倒是高能

量损伤。
- 桡骨小头撞击肱骨小头时产生的骨折。这发生在单纯的轴向暴力作用下，或在后外侧旋转暴力作用下，或后方孟氏骨折或后方尺骨鹰嘴骨折脱位中桡骨小头向后方脱位时。
  - 屈肘 0°～35°轴向负荷导致冠状突骨折。
  - 屈肘 0°～80°轴向负荷导致桡骨小头骨折。
- 常伴有肘关节韧带结构损伤。
- 很少合并肱骨小头骨折。

四、临床评估

- 典型表现为肘和前臂的运动受限，前臂被动旋转时疼痛。
- 在桡骨小头表面可以有定位明确的压痛，以及肘关节内积液。
- 应检查同侧前臂远端和腕关节。下尺桡关节触痛或压痛表明存在 Essex-Lopresti 损伤（桡骨小头骨折脱位伴骨间韧带和下尺桡关节损伤）。
- 应检查内侧副韧带的功能，特别是对于导致外翻性不稳定的Ⅳ型桡骨小头骨折。这在急性期进行会有困难。
- 通过直接外侧入路进行肘关节穿刺，抽出积血并注入利多卡因，可以减轻患者的急性疼痛，并评估肘关节的被动活动范围。有助于感知肘关节活动时的机械阻挡。

五、影像学评估

- 应拍摄标准的肘关节正侧位片。
- 前臂呈旋转中立位，放射束向头侧倾斜45°

投照,即 Greenspan 位片;该投射位片可显示肱桡关节面(图 20.1)。

- 无移位的骨折不易被发现,但在侧位片上阳性的脂肪垫征(后方比前方更敏感)可以提示骨折,特别是在临床怀疑有骨折时。
- 如患者诉说前臂或腕关节疼痛,应通过适当的影像学检查评估。
- 肘部 CT 可用于进一步了解骨折情况,以便于术前计划,特别是在治疗粉碎性骨折或骨折块移位的病例时。

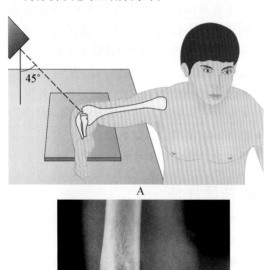

图 20.1 桡骨小头位投照示意图(A)及影像(B) (From Greenspan A,Beltran J. Upper limb Ⅱ:elbow. In:Greenspan A,Beltran J,eds. Orthopedic Imaging:A Practical Approach. 6th ed. Philadelphia:Wolters Kluwer;2015:164-202.)

六、分型

1. Mason 分型(图 20.2)

- Ⅰ型:无移位骨折。
- Ⅱ型:移位的边缘骨折(嵌插,压缩,成角)。
- Ⅲ型:整个桡骨小头粉碎性骨折。
- Ⅳ型:合并肘关节脱位(Johnston)。

2. 骨科创伤协会的桡骨/尺骨近端骨折分型

请参阅:骨折和脱位汇编 https://ota.org/research/fracture-and-dislocation-compendium。

七、治疗目标

- 纠正所有的前臂旋转障碍。
- 肘关节和前臂早期的功能锻炼。
- 恢复前臂和肘关节的稳定性。
- 降低肱尺关节和肱桡关节关节病的发生率,尽管后者并不常见。

八、治疗

(一)非手术治疗

- 桡骨小头的非移位和大部分单纯移位骨折,无肘关节运动障碍,可以行非手术治疗。
- 对症治疗包括吊带保护;只要疼痛缓解,伤后 24～48h 早期进行关节功能练习。
- 一些作者主张在无麻醉或局麻下下抽吸封闭肱桡关节以减轻疼痛。
- 持续的疼痛、痉挛和炎性反应提示肱骨小头骨折(可能是骨软骨骨折),这在 X 线片上是不易发现的,可以通过 MRI 检查确认。

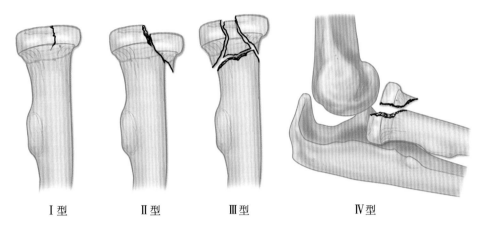

Ⅰ型　　　　　　Ⅱ型　　　　　　Ⅲ型　　　　　　　Ⅳ型

图 20.2　**桡骨小头和颈部骨折的 Mason 分型**（From Sink EL，Ricciardi BF. Submuscular plating of femoral shaft fractures. In：Flynn JM，Sankar WN，eds. Operative Techniques in Pediatric Orthopaedic Surgery. 2nd ed. Philadelphia：Wolters Kluwer；2016：94-104.）

（二）手术治疗

切开复位内固定：孤立桡骨小头部分骨折

- 移位的桡骨小头部分骨折（Mason Ⅱ）绝对的手术治疗指征是关节活动障碍。这可以通过肘关节内注射利多卡因来检查评估。
- 相对的指征是大骨折块（超过周径 25%）位移＞2mm，不伴有关节活动障碍。
- 侧方（Kocher 或 Kaplan）显露，患者仰卧位，手臂放在手台上，可用于显露桡骨小头；该入路利用肘肌和尺侧腕伸肌间隙。应注意保护未受损伤的外侧副韧带复合体。内固定只能放置在桡骨茎突和 Lister 结节之间的 90°弧内（安全区）（图 20.3）。
- 桡骨小头的前外侧通常受累，很容易通过这些间隙显露出来。
- 骨折块复位后，用一个或两个小螺丝钉将其固定。

桡骨小头部分骨折作为复杂损伤的一部分

- 部分头部碎块是复杂损伤的一部分，由于很少或没有软组织附着，经常移位和不稳定。
- 当手术能达到稳定可靠的内固定时，可行切开复位内固定。这仅适用于简单骨折。
- 对于不稳定的肘部或前臂损伤，最好切除剩余的残余的桡骨小头，并用金属假体代替。

整个桡骨小头的骨折

- 当前臂或肘关节骨折脱位合并累及桡骨小头和（或）桡骨颈骨折时，只有 2 个碎块存在时，切开复位内固定术才被认为是一种可行的选择，否则就需要人工关节置换。
- 桡骨头的固定可选择埋头螺钉固定，或用一块接骨板固定在桡骨颈上。
- 在前臂旋后位时，接骨板应放置在桡骨小头的后方安全区内；否则会撞击尺骨并限制前臂旋转（图 20.3）。

人工关节置换术

- 使用人工关节的基本原理是将它作为空间占位器阻止桡骨向近端移位。
- 关于骨折脱位和 Essex-Lopresti 损伤的长期研究表明，硅胶假体的术后功能较差。金属（钛、钴铬合金）桡骨小头植入物的使

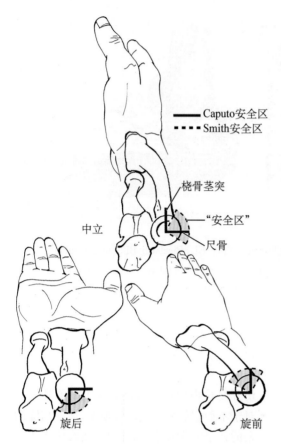

Caputo安全区
Smith安全区
桡骨茎突
"安全区"
尺骨
中立
旋后
旋前

图 20.3　桡骨小头的非关节区，即植入内固定装置的安全区，有很多种判定方法。Smith 和 Hotchkiss 依据完全旋前、旋后及中立位的时候桡骨小头等分线确定。植入物可以放置在中间线和后线之间的中间位置，高于中间线和前线之间的中间位置几毫米。Caputo 和同事建议用桡骨茎突击 Liser 结节作为手术中安全区指引标识，但是描述的区域略有些不同（From King GJW, Beingessner D, Pollock JW. Elbow dislocations and terrible triad injuries. In: Tornetta P Ⅲ, Ricci WM, Ostrum RF, et al., eds. Rockwood and Green's Fractures in Adults. Vol 1. 9th ed. Philadelphia: Wolters Kluwer; 2020:1414-1468. ）

用频率越来越高，是不稳定的肘关节首选假体。

- 金属桡骨小头假体的一个主要问题是有时桡骨小头假体过大，从而可能"过度填充"肘关节。

桡骨小头切除术

- 在急性期，单独的桡骨小头骨折很少有手术切除的指征；在潜在的不稳定（骨折脱位、Essex-Lopresti 损伤，或孟氏骨折）的情况下，绝不能切除。

- 首选直接外侧入路；这种入路有损伤骨间后神经风险。切除的水平应保持在环状韧带的近端。

- 患者几乎没有不满意，偶有轻微的疼痛，接近正常的关节功能；桡骨向近端移位平均 2mm，下桡尺关节很少有症状（除非 Essex-Lopresti 损伤）。

- 有症状的桡骨滑移可能需要进行尺桡关节融合手术。

- 在 Mason Ⅱ 型和 Mason Ⅲ 型骨折中，二期桡骨小头切除术在 80% 的病例中取得了良好或极佳的效果。

Essex-Lopresti 损伤

- 被认为是前臂骨间韧带的纵向断裂损伤，通常合并桡骨小头骨折和（或）脱位合并下桡尺关节损伤。

- 诊断困难，腕关节疼痛是下桡尺关节损伤最敏感的指标。

- 应在侧位 X 线片上评估下尺桡关节。

- 治疗要求恢复肘关节和下尺桡关节损伤的稳定性。

- 在这种损伤中，桡骨小头切除将导致桡骨向近端移位。

- 治疗方法是修复或置换桡骨小头，同时评估下桡尺关节（图 20.4）。

（三）术后护理

- 稳定的内固定后，早期开始主动或辅助下主动的屈伸旋转锻炼很重要。

- 肘关节制动不应超过 5～7d。

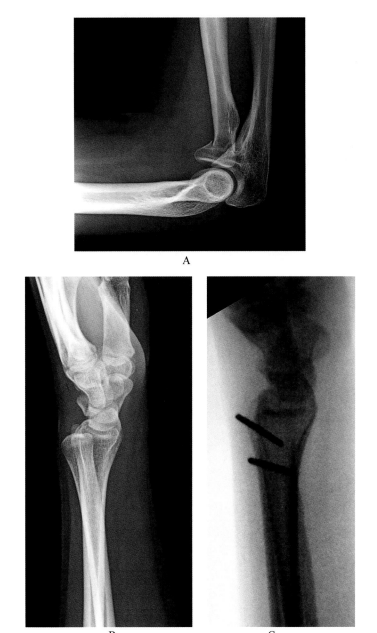

图20.4　Essex-Lopresti损伤中下尺桡关节固定治疗范例。A. 初始损伤肘
关节侧位片。B. 初始损伤腕关节侧位片。C. 复位和固定后

九、并发症

- 关节挛缩继发于长时间的固定，或持续疼痛、肿胀和炎性反应的病例中，甚至是看似轻微的创伤后。这些症状提示有漏诊的肱骨小头骨软骨损伤。在短暂的制动后，应鼓励患者做屈伸和旋转功能练习。通过正式的、监督指导方案达到疗效的最大化。

- 在肘关节的活动过程中如遇到硬性受限点意味着成熟的挛缩、植入物撞击或异位骨化。

- 异位骨化的危险因素包括漂浮肘损伤、复杂肘关节手术、手术延迟和长期的关节固定。吲哚美辛或放射治疗预防异位骨化的效果尚存争议。
- 慢性腕关节疼痛提示有遗漏的骨间韧带、下尺桡关节或三角软骨复合体损伤。发现这些损伤非常重要，特别是在考虑桡骨小头切除的 Mason Ⅲ 型或 Ⅳ 型骨折病例中。桡骨近端移位需要尺桡关节融合以防止渐进性滑移。

- 创伤后骨关节炎：尤其是在关节不匹配或有游离骨软骨碎片的情况下可会发生。
- 复杂的区域疼痛综合征：发生在桡骨小头骨折的非手术或手术治疗后，与损伤本身有关。
- 慢性失稳（罕见）：隐匿的肘部骨折脱位会因为未能修复伴随韧带损伤而导致肘关节迟发脱位。

第21章 尺桡骨骨干骨折

一、流行病学

- 前臂骨折在男性中比女性更常见，因为男性发生机动车碰撞（MVC）和摩托车事故（MCA）、接触性竞技体育、争斗和高空坠落的概率更高。
- 除胫骨外，前臂中开放性骨折与闭合性骨折的比例高于其他任何部位的骨折。

二、解剖学

- 前臂作为一个共同体，任何导致桡骨或尺骨短缩的骨折都会导致另一块前臂骨骨折或上或下尺桡骨关节处脱位。直接损伤（"警棍伤"）是一个例外。

- 相对较直的尺骨，是作为侧弯的桡骨围绕其进行内旋和外旋的旋转轴。在桡骨干骨折中，没有恢复桡骨的弯曲（"桡骨弓"），会导致外旋和内旋的范围丢失。
- 骨间膜占据了桡骨和尺骨之间的空间。中心带宽约 3.5cm，从桡骨的近端斜行走到尺骨的远端。仅切断中央束就会降低71％的稳定性（图 21.1）。
- 骨折位置表明了受力类型。
  - 位于旋后肌止点以远、旋前肌止点近端的骨折，由于旋后肌和肱二头肌的牵拉没有对抗，骨折近端向后旋转。
  - 旋后肌和旋前肌止点远侧的桡骨骨折倾向于骨折近端位于旋转中立位。

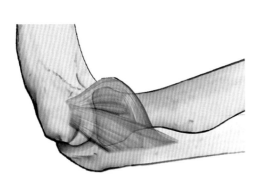
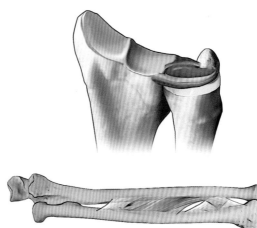

图 21.1　**桡骨和尺骨之间的软组织连接图。**上尺桡骨关节通过环状韧带稳定。下尺桡关节由背侧和掌侧桡尺韧带和三角纤维软骨复合体稳定（From Streubel PN,Grossman LS. Diaphyseal fractures of the radius and ulna. In:Tornetta P Ⅲ,Ricci WM,Ostrum RF,et al. ,eds. Rockwood and Green's Fractures in Adults. Vol 1. 9th ed. Philadelphia:Wolters Kluwer; 2020:1498-1560. ）

三、桡骨和尺骨骨干双骨折

(一)损伤机制

- 通常与高能量损伤(MVC、MCA)事故有关,也常见于直接创伤(保护头部)、枪伤和从高处坠落或在运动比赛中摔伤。
- 病理性骨折不常见。

(二)临床评估

- 通常表现为前臂的明显畸形、疼痛、肿胀,手和前臂的功能受限。
- 仔细的神经血管检查是必要的,包括桡动脉和尺动脉搏动,以及正中神经、桡神经和尺神经功能。
- 必须仔细评估开放性伤口,因为尺骨边缘位于皮下,即使浅表伤口都可能导致骨外露。
- 剧烈或持续的疼痛、前臂筋膜室张力高或手指的被动牵拉痛应高度怀疑前臂骨筋膜室综合征。应进行筋膜室压力监测,筋膜室综合征一旦确诊应立即行筋膜切开术。

(三)影像学评估

- 应摄前臂的正侧位片,必要时可拍摄斜位片进一步明确骨折。
- 放射学检查应包括同侧腕关节和肘关节,以排除合并的骨折、脱位(如 Monteggia、Galeazzi)。
- 在所有位置的影像中,桡骨小头必须与肱骨小头匹配。

(四)分型

1. 骨折描述

- 闭合或开放。
- 位置。
- 粉碎性,节段性,多节段。
- 分离移位。

- 成角。
- 旋转对线。

2. 骨科创伤协会桡尺骨骨干骨折分型

登录参阅见 https://ota.org/research/fracture-and-dislocation-compendium 上的骨折和脱位汇编。

(五)治疗

- 非手术治疗
  - 无移位的桡骨和尺骨骨折可以用塑性良好的长臂石膏屈肘 90°、旋转中立位固定。这种骨折少见。
  - 患者需要密切随访,以评估可能发生的骨折复位丢失。
- 手术治疗
  - 前臂可以被看作是一个可活动的"关节",切开复位内固定是治疗成人尺桡骨移位骨折的必然选择。
  - 患者的体位是仰卧位,肢体放在可透视手术台上。
  - 前路(掌侧,Henry 入路)或后路(背侧,Thompson 入路)可用于桡骨干的固定。后入路的优点在于,在桡骨近端骨折时可辨认旋后肌内的骨间背神经。前入路更适用于靠近远侧干骺端的骨折。
  - 内固定可使用加压接骨板(3.5 mm 动力加压接骨板),必要时植骨。
  - 接骨板的固定原则
    - 恢复尺骨和桡骨长度(防止上、下尺桡关节半脱位)。
    - 恢复旋转对线。
    - 恢复桡骨弓(前臂旋转功能所必需的)。
  - 接骨板可置于尺骨的掌侧或背侧,这取决于骨折的位置和周围尺骨的形状。使用两个不同的切口可以降低尺桡骨骨间融合的发生率。
  - 如果骨折粉碎严重或有骨缺损时,应考

虑一期植骨。

- 在粉碎性骨折中使用桥接接骨板技术，尽量减少对软组织干扰，这样可降低一期植骨的需求。
- 除非严重的开放性损伤，开放性骨折一般在清创后进行一期切开复位内固定。这样恢复了骨折的稳定性，减少了无效腔，保护了创口。开放性骨折的植骨时机存在争议，一般在延迟一期闭合时或损伤后 6 周进行。
- 严重骨或软组织缺损、大面积污染、感染性骨不连或伴有软组织缺损的开放性肘关节骨折脱位可采用外固定架固定。
- 据报道，带锁髓内钉固定效果良好。然而髓内钉优于接骨板和螺钉的适应证尚未明确。髓内钉在操作技术上要求更高。一些已报道的适应证是多段骨折、开放性骨折伴骨或软组织缺损、病理性骨折和接骨板固定失败。

（六）并发症

- 骨不连和畸形愈合：不常见，通常与感染和手术操作失误有关。患者可能需要拆除内置物、植骨、重新内固定。
- 感染：切开复位内固定术后感染率仅为 3%。需切开引流、清创、大量冲洗、伤口细菌培养和抗生素治疗。如果在术中发现内固定稳定，不一定非要取出内固定物，因为尽管存在感染，大多数骨折仍会愈合。伴有严重的软组织和骨损伤的、治疗无效的感染，需行外固定、创口敞开和进行连续多次的清创。
- 神经血管损伤：罕见，与枪伤或医源性损伤原因有关。神经麻痹一般观察 3 个月，如神经功能无恢复应进行手术探查。单根桡动脉或尺动脉损伤可通过简单结扎来处理，只要另一根足以维持患肢的血供。
- 骨筋膜室综合征：据报道，在继发于枪击

伤的前臂骨折中的发生率为 10%，通常发生在前臂的近端 1/3 处。

- Volkmann 挛缩：这种灾难性的并发症是漏诊的骨筋膜室综合征的结果。如果临床怀疑，应立即行筋膜室内压测定，一旦确诊应急诊行筋膜切开减压。
- 创伤后尺桡骨融合：不常见（3%～9% 的发病率）；大范围挤压伤或闭合性颅脑损伤可使其发生的风险增加。如果出现前臂旋转功能受限，就有必要进行手术切除，尽管前臂近端的非关节区的融合骨切除术很少成功。通过不同的手术切口进行骨折内固定是避免这种并发症的最佳方法。
- 风险因素
  - 同一水平双骨折（发生率 11%）。
  - 闭合性颅脑损伤。
  - 超过 2 周的延期手术。
  - 单切口固定前臂双骨折。
  - 植骨块或螺钉、骨碎片或手术器械穿透骨间膜。
  - 挤压伤。
  - 感染。

四、尺骨骨干骨折

- 其中包括警棍骨折和孟氏骨折，以及运动员的应力性骨折。
- 孟氏骨折是指尺骨近端骨折伴桡骨头脱位。

（一）损伤机制

- 尺骨警棍骨折是由于尺骨直接受到创伤所致，典型的情况是受害者试图保护头部免受攻击而引起。
- Monteggia 骨折的发生机制多种多样（依据 Bado 分型）（图 21.2）
  - Ⅰ型：前臂强力旋前。
  - Ⅱ型：屈肘时作用于前臂的轴向暴力。
  - Ⅲ型：肘关节强力外翻。

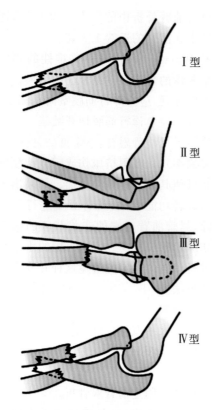

图 21.2 Monteggia 骨折的 Bado 分型。Ⅰ型:桡骨小头前脱位伴向前成角的尺骨干骨折。Ⅱ型:桡骨小头后脱位伴向后成角的尺骨骨折。Ⅲ型:桡骨小头的外侧或前外侧脱位伴尺骨干骺端骨折。Ⅳ型:桡骨小头前脱位伴桡骨和尺骨骨折(Reprinted with permission from Bado JL. The Monteggia lesion. Clin Orthop Relat Res 1967;50:70-86.)

- Ⅳ型:Ⅰ型机制中合并桡骨干骨折。

(二)临床评估

- 警棍骨折患者的典型表现为局灶性肿胀、疼痛、压痛和伤部的各种擦伤。
- 孟氏骨折的患者表现为肘关节肿胀、畸形、骨擦音,因疼痛肘关节活动受限,特别是在前臂旋后和旋前时。
- 神经损伤常见,特别是桡神经或骨间背神经。因此,仔细的神经血管检查是必要的,大多数的神经损伤发生在Ⅱ型 Bado 骨折中。

(三)影像学评估

- 需要拍摄前臂的正侧位片(应包含腕关节和肘关节)。
- 斜位有助于明确骨折。
- 正常影像学可以看到:
  - 通过桡骨头和桡骨干画线应始终与肱骨小头对齐。
  - 旋后位侧位片:沿桡骨小头前后切线方向画线应包围肱骨小头。

(四)尺骨骨折的分型

1. 骨折描述

- 闭合或开放。
- 位置。
- 粉碎性、节段性、复杂性。
- 分离移位。
- 成角。
- 旋转对线。

2. 孟氏骨折的 Bado 分型(图 21.2)

- Ⅰ型:桡骨小头前脱位伴尺骨干骨折向前成角。
- Ⅱ型:桡骨小头后/后外侧脱位,尺骨干骨折向后成角。
- Ⅲ型:桡骨小头外侧/前外侧脱位伴尺侧干骺端骨折。
- Ⅳ型:桡骨小头前脱位,伴有桡骨和尺骨在近端 1/3 内的同一水平骨折。

3. 骨科创伤协会尺骨骨干骨折分型

登录 https://ota.org/research/fracture-and-dislocation-compendium 上的骨折和脱位汇编。

(五)治疗

警棍骨折

- 无移位或轻微移位的尺骨骨折可用石膏夹

板固定 7～10d。然后根据患者症状,继续 8 周的功能性支具固定,同时进行肘部、腕部和手部的功能练习,或是用吊带和加压包扎进行简单的固定。

- 移位骨折(任何平面上＞10°的成角,骨干部＞50％的移位)应采用切开复位,并使用 3.5 mm 动力加压接骨板内固定。

孟氏骨折

- 用闭合复位和石膏固定来治疗孟氏骨折的方法,只适用于儿童。
- Monteggia 骨折需要手术治疗,切开复位,用 3.5mm 的动力加压接骨板或重建接骨板固定尺骨干。治疗原则是,恢复尺骨长度后闭合复位桡骨小头脱位。特别是在 Bado Ⅱ型骨折中,建议在张力侧(背侧)使用接骨板。
- 尺骨固定后,桡骨小头通常是稳定的(＞90％)。
- 尺骨复位固定后不能复位桡骨小头,常见的原因是尺骨骨折没有精确的复位。其次是环形韧带嵌顿,或者是极少见的桡神经或骨间背神经嵌顿。
- 合并桡骨小头骨折需要内固定或置换。
- 术后将患肢用肘后夹板固定 5～7d。如果内固定可靠,可以开始进行物理治疗和主动的屈伸旋转功能锻炼。如果对内固定或桡骨小头稳定性有疑问,需要进行长期的固定,并进行连续拍片监测确定愈合情况,然后在医师监视指导下康复锻炼。

(六)并发症

- 骨不连:多见于 Bado Ⅱ 型骨折。
- 神经损伤:最常见的是 Bado Ⅱ 型和 Ⅲ 型损伤,累及桡神经和(或)正中神经及其相应的终支,骨间背神经和骨间前神经。因担心术中过度的牵引或复位的手法会加重神经损伤,选择切开复位桡骨小头,这将使治疗过程变得更加复杂。如观察 3 个月后神经无恢复,应行手术探查。

- 桡骨小头不稳:在尺骨解剖复位后并不常见。如果再脱位发生在术后 6 周内合并未解剖复位的尺骨,可以考虑重新切开复位内固定尺骨和切开复位桡骨小头。超过术后 6 周的桡骨小头脱位,最好行桡骨头置换及韧带重建。

五、桡骨干骨折

- 桡骨近端 2/3 内的骨折,没有其他的合并损伤,被认为是真正孤立的骨折。然而,累及远端 1/3 的桡骨骨折常常波及下尺桡关节,必须排除其他损伤。
- 盖氏骨折指的是桡骨中下 1/3 的桡骨干骨折,伴有下尺桡关节脱位。它也被称为“不可避免的骨折”,因为它需要切开复位内固定才能达到良好的效果。该损伤的发生率约为孟氏骨折的 3 倍。
  - 特殊类型:骨折可以发生在桡骨的任何位置,或伴随下尺桡关节脱位的尺桡骨双骨折。
- 如果采用非手术方法治疗骨折,四种主要的应力会导致复位失败。
  - 手的重量:这导致骨折的向背侧成角和下桡尺关节半脱位。
  - 止于此处的旋前方肌:往往会使远端骨折块旋前和向近端及掌侧移位。
  - 肱桡肌:往往会导致骨折块向近端移位和缩短。
  - 拇指伸肌和拇外展肌:导致腕关节的桡侧副韧带缩短和松弛,不管腕关节是否尺偏位固定,都会使骨块易于移位。
- 反盖氏骨折指尺骨远端骨折并伴有下尺桡关节脱位。

(一)损伤机制

- 桡骨干骨折是由直接或间接暴力引起的,如跌倒时手前伸着地。
- 近 2/3 的桡骨干被伸肌的肌肉包裹保护,因此大多数足以导致近端桡骨干骨折的创伤,通常也可导致尺骨骨折。此外,在大多数功能性活动中桡骨解剖位置使其比尺骨更不易受到直接暴力。

- 盖氏骨折是由腕关节的直接暴力引起的,通常是在背外侧或是摔倒时手前伸着地,前臂处于旋前位。
- 反盖氏骨折是由于跌倒时手前伸着地,前臂处于旋后位。

(二)临床评估

- 临床表现多样,与损伤的严重程度和骨折移位的程度有关。骨折部位的疼痛、肿胀和压痛是典型的临床表现。
- 应评估肘关节的活动范围,包括旋后和旋前;罕见的情况时,前臂旋转受限可能提示桡骨干骨折合并桡骨小头脱位。
- 盖氏骨折通常表现为腕关节疼痛或前臂中线处疼痛,除了桡骨干骨折外,下尺桡关节的应力也加剧了这种疼痛。
- 神经血管损伤是罕见的。

(三)影像学评估

- 应拍摄包括前臂、肘关节和腕关节的正侧位 X 线片。
- 下尺桡关节损伤的影像学表现为
  - 尺骨茎突基底部骨折。
  - 正位 X 线片上下桡尺关节增宽。
  - 侧位片上 X 线片上尺骨半脱位。
  - 桡侧短缩移位 >5mm。
- 在桡骨干骨折中,尺侧变异与下尺桡关节不稳定关联密切。

(四)分类

- 骨科创伤协会桡骨干骨折分型
  见 https://ota.org/research/fracture-and-dislocation-compendium 上的骨折和脱位汇编。

(五)治疗

桡骨近端骨折

- 无移位骨折可以应用长臂石膏固定。任何

桡骨弓丢失的征象都是切开复位和内固定的指征。石膏固定一直到出现愈合的影像学表现才去除。

- 移位骨折最好采用切开复位和 3.5 mm 动力加压接骨板内固定。

盖氏骨折

- 切开复位内固定是有效治疗的选择,因为闭合复位固定的失败率较高。
- 接骨板和螺钉固定(3.5mm 动力加压接骨板技术)是治疗的首选。
- 典型的前方 Henry 入路(桡侧腕屈肌和肱桡肌之间的间隙)通常能充分显露桡骨干骨折,在平坦的桡骨掌侧面放置接骨板。
- 下尺桡关节损伤通常会导致关节背侧的不稳定;因此,如果桡骨固定后下尺桡关节仍然脱位,可以切开背侧关节囊以显露下尺桡关节。如果下尺桡关节不稳定,需要克氏针固定来维持下尺桡关节的复位。如果确信下尺桡关节复位后稳定,术后石膏固定就足够了。
- 术后处理
  - 如果下尺桡关节稳定:建议早期活动。
  - 如果下尺桡关节不稳定:用长臂夹板或石膏固定前臂旋后位 4～6 周。
  - 如果使用了固定下尺桡关节的钢针,在 6～8 周后将其取出。

(六)并发症

- 畸形愈合:桡骨骨折未解剖复位,伴有旋转对线及侧弓的重建失败,可以引起旋转功能丢失和活动时疼痛。对于有症状的因桡骨短缩导致的腕尺撞击征,需要截骨术或尺骨远端短缩术。
- 骨不连:在稳定的固定中并不常见,但需要植骨治疗。
- 筋膜间室综合征:只要临床怀疑,应进行筋膜室内压监测,一旦确诊骨筋膜室综合征,应立即急诊筋膜切开减压。

- 评估前臂的三个筋膜间室和腕管。
- 神经血管损伤
  - 通常是医源性的。
  - 在选择前方桡侧入路时,有损伤桡神经浅支(在肱桡肌下方)的风险。
  - 骨间背神经(旋后肌内)在选择近端桡侧入路时有损伤的风险。
  - 如果神经功能 3 个月没有恢复,应手术探查。
- 尺桡骨融合:不常见的(3%～9%的发病率)。
  - 预后最差的是远端融合,预后最好的是骨干部的融合。
- 神经血管损伤:不常见,与枪伤或医源性损伤有关。需要桡骨骨折的解剖复位,确保充分愈合和下尺桡关节的生物力学功能。
- 再骨折:据报道,接骨板取出后再骨折的发生率高达 30%。手术后至少 1 年才能取出接骨板。

第22章 桡骨远端骨折

一、流行病学

- 桡骨远端骨折是上肢最常见的骨折之一。
- 在美国,每年有超过 65 万人发病。
- 桡骨远端骨折约占急诊科处置骨折的 1/6,约占骨科医师治疗所有骨折的 16%。
- 老年人中桡骨远端骨折的发生率与骨质疏松有关,并随着年龄的增长而增加,几乎与髋部骨折的发生率平行增加。
- 在 35 岁及以上的男性中,年发病率约为 90/10 万,并保持相对恒定,直到 70 岁出现轻微增加。
- 在<40 岁的妇女中,发病率 368/10 万;对于 40 岁及以上的妇女,发病率上升到每 1150/10 万。
- 老年人中桡骨远端骨折的危险因素包括骨密度降低、女性、白人、家族史和过早绝经。

二、解剖学

- 桡骨远端干骺端主要由松质骨组成。关节面有一个双凹面,一个凹面与近排腕骨(舟状窝和月状窝)构成关节,另一个凹作为尺切迹与远端尺骨构成关节。
- 80%的轴向载荷由桡骨远端承担,20%由尺骨和三角形纤维软骨复合体(TFCC)承担。
- 与正常相反的掌倾角使载荷传导到尺骨和 TFCC;剩余的载荷由桡骨远端偏心承担,集中在舟状窝的背侧面。
- 桡骨远端存在着大量的韧带附着,在桡骨远端骨折时,这些韧带常保持完整,有利于通过"韧带整复"技术进行骨折复位。
- 掌侧韧带比背侧韧带强度更高,对桡腕关节提供更多稳定性。

三、损伤机制

- 在年轻人中,常见受伤机制包括从高处坠落、机动车事故或在运动中受伤。在老年人中,桡骨远端骨折是由低能量损伤引起的,如从站立高度水平单纯摔倒,因此被认为是一种脆性骨折。
- 最常见的受伤机制是,摔倒时手前伸着地,腕关节处于背伸位。
- 桡骨远端骨折发生在腕关节背伸 40°～90°。
- 桡骨最初在掌侧面的张力作用下骨折,骨折向背侧扩展,背伸屈曲产生的压缩应力,导致桡骨背侧粉碎骨折。干骺端松质骨受压进一步破坏了背侧的稳定性。此外,剪切力会影响损伤类型,常导致关节面受累。
- 高能量损伤(如机动车损伤)可引起桡骨远端明显移位或严重粉碎性不稳定骨折。

四、临床评估

- 通常表现为不同的(相对于腕关节的)手部移位(Colles 或 Barton 骨折向背侧移位,Smith 型骨折或掌侧 Barton 骨折向掌侧移位)引起的腕关节畸形。表现为手腕部肿胀、瘀斑、压痛和活动疼痛。
- 应检查同侧肘部和肩部,明确是否有合并损伤。
- 应仔细评估神经血管情况,特别应注意正中神经。腕管受压症状常见(13%～23%),这是由于在腕关节过伸时的牵拉、骨折碎块造成的直接创伤、血肿形成或骨筋膜室的内压增加引起。

五、影像学评估

- 应摄腕关节的正侧位片,如有必要,需加拍斜位片以进一步明确骨折(图 22.1)。对有症状的肩关节或肘关节,也应进行放射学检查。
- 对侧腕关节片可以帮助评估患者正常的尺骨差异和舟月角。
- CT 扫描有助于显示关节内受累情况。
- 正常的影像学解剖关系(图 22.2)
  - 桡骨尺偏角:平均 23°(13°～30°)。
  - 桡骨高度:平均 11mm(8～18mm)。
  - 掌倾角:平均 11°～12°(0°～28°)。

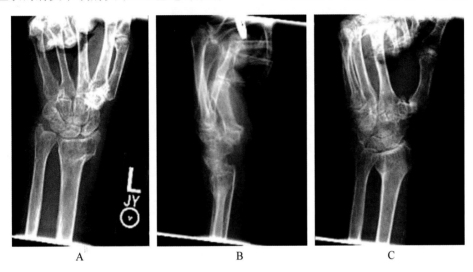

图 22.1 桡骨远端嵌插骨折平片正位(A)、侧位(B)、斜位(C)像

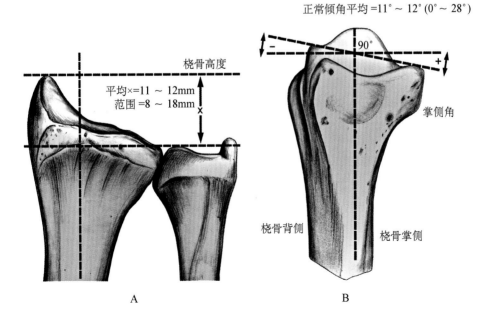

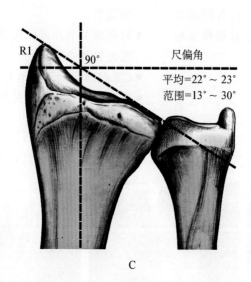

图 22.2 **桡骨远端正常影像测量。**A. 桡骨高度；B. 掌倾角；C. 尺偏角（From Berger RA，Weiss AC，eds. Hand Surgery. Philadelphia：Lippincott Williams & Wilkins；2004.）

六、分型

1. 一般性描述

- 闭合或开放。
- 移位。
- 成角。
- 粉碎。
- 桡骨高度丢失。

2. Colles 骨折的 Frykman 分型

- 这是基于关节内骨折类型进行划分的（图 22.3）。

桡骨远端骨折	尺骨远端骨折	
	无	有
关节外	I	II
关节内累及桡腕关节	III	IV
关节内累及下尺桡关节（DRUJ）	V	VI
关节内累及桡腕关节和 DRUJ	VII	VIII

3. Fernandez 分类

- 这是一个基于损伤机制的分型系统。
  - I型：干骺端屈曲暴力型骨折，掌倾角消失和相对于尺骨的桡骨短缩（DRUJ 损伤）。
  - II型：剪切力骨折，需要复位，经常要对关节内骨折块进行支撑。
  - III型：关节面压缩，无特征性骨折块；也有可能存在骨间韧带的严重损伤。
  - IV型：撕脱骨折或桡腕关节骨折脱位。
  - V型：高能量的混合暴力损伤合并严重的软组织伤。

4. 骨科创伤协会桡骨远端和尺骨骨折分型

见 https://ota.org/research/fracture-and-dislocation-compendium 上的骨折和脱位汇编。

5. 用人名命名的桡骨远端骨折（图 22.4）

- Colles 骨折

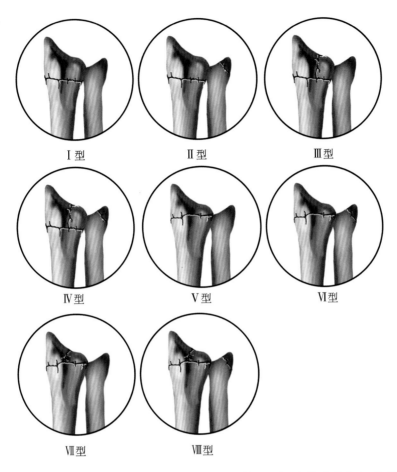

图 22.3　Frykman 桡骨远端骨折分类。Ⅰ/Ⅱ型：关节外；Ⅲ/Ⅳ型：桡腕关节内；Ⅴ/Ⅵ型：下尺桡关节内；Ⅶ/Ⅷ型：桡腕关节合并下尺桡关节内（From French RJ. Fractures and dislocations of the wrist. In：Brinker MR，ed. Review of Orthopaedic Trauma. 2nd ed. Philadelphia：Lippincott Williams & Wilkins；2013：323-352.）

- 最初的描述是用于关节外骨折。目前该命名适用于桡骨远端的关节外和关节内骨折，包括向背侧成角（角顶点在掌侧）、背侧移位、桡侧移位和桡骨短缩的不同表现。
- 临床上，被描述为"餐叉"样畸形。
- 超过 90％ 的桡骨远端骨折属于这种类型。
- 其损伤机制是，摔倒时腕关节在过度背伸及桡偏位着地，前臂处于旋前位。
- 关节内骨折通常见于高能量损伤的年轻人，合并损伤（神经、腕骨和尺骨远端）更

为常见，包括桡腕关节和 DRUJ 的损伤。
- Smith 骨折（反 Colles 骨折）
  - 这个名称描述了一种向掌侧成角（角顶点在背侧）的桡骨远端骨折，表现为"园丁铲"畸形或手和桡骨远端向掌侧移位。
  - 其损伤机制是跌倒时腕关节在屈曲位着地，前臂固定在旋后位。
  - 这是一种众所周知的不稳定骨折类型；由于闭合复位后难以维持，常常需要切开复位内固定术。
- Barton 骨折

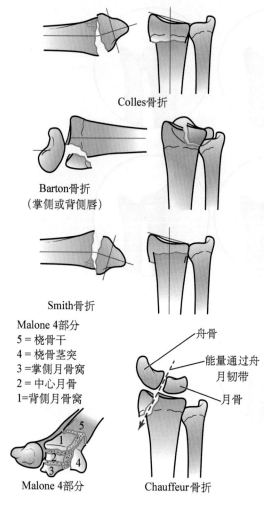

图 22.4 **桡骨远端骨折的五种基本类型的人名分型**：四种典型的骨折描述（Colles、Barton、Smith 和 Chauffeur），以及最近常用的 Malone 四部分骨折，体现了对远端尺桡关节和桡侧尺侧柱的重要性深入理解

- 这是一种剪切暴力造成的损伤，引起腕关节的骨折脱位或半脱位，桡骨远端背侧缘或掌侧缘的骨折块与手和腕骨一起移位。掌侧受累更为常见。
- 其损伤机制是，跌倒时腕关节背屈着地，前臂固定在旋前位。
- 这种类型的骨折几乎都是不稳定的，需要切开复位并使用支撑接骨板内固定来实现解剖复位后稳定。

- 桡骨茎突骨折（Chauffeur 骨折、回火骨折、Hutchinson 骨折）
  - 撕脱性骨折，外部韧带仍然附着在茎突骨块上。这也可能是继发于直接打击。
  - 其损伤机制是，在腕关节背伸尺偏位时，腕舟骨挤压桡骨茎突引起。
  - 可涉及整个茎突，或仅涉及背侧或掌侧部分。
  - 常伴有腕骨间韧带损伤（如舟月分离、月骨周围脱位）。
  - 通常需要切开复位内固定。

七、治疗

- 影响治疗的因素
  - 骨折类型。
  - 局部因素：骨的质量、软组织损伤、骨折的粉碎程度、骨折的移位、损伤的暴力能量。
  - 患者因素：生理年龄、生活方式、职业、优势手、相关的临床状态、伴随损伤和依从性。
- 在活跃的健康患者中，其桡骨愈合的可接受的放射学标准包括以下几种。
  - 桡骨高度：较对侧腕关节差异在 2～3mm 范围。
  - 掌倾：中立位（0°）。
  - 关节内台阶：<2 mm。
  - 尺偏角：<5°丢失。
- 桡骨远端骨折后腕关节力线对预后影响最大。
  - 腕关节的力线是通过侧位片上两条线的交叉来测量的：一条线平行穿过桡骨干的中间，另一条线穿过并平行于头状骨。如果这两条线在腕关节内相交，那么腕关节的力线是正常的。如果这两条线在腕关节外相交，那么腕关节就存在力线不良。
- 桡骨远端骨折闭合复位术后再移位的几个相关因素

- 骨折的初始移位：移位程度越大（特别是桡侧短缩），骨折遭受损伤能量越大，导致闭合复位治疗失败的可能性越大。
- 患者年龄：老年骨质疏松患者容易移位，尤其是后期移位。
- 干骺端粉碎程度（干骺端缺损）也是一个因素，可以通过平片或 CT 扫描证实。
- 闭合治疗后移位是不稳定的前兆，重复复位也未必能在影像上显示良好的复位。

非手术治疗

- 所有骨折均应进行闭合复位，即使预计需要手术治疗。
  - 骨折复位有助于减轻伤后的肿胀，缓解疼痛，减轻对正中神经的压迫。
- 非手术治疗适应证
  - 无移位或轻微移位骨折。
  - 骨折移位在可接受的放射学标准范围内，预期愈合的稳定型骨折。
  - 功能需求低的老年患者，与骨折带来的功能损失相比，其更应该关注现在的健康状态和（或）手术风险。
- 血肿内阻滞辅以静脉镇静、Bier 阻滞或清醒镇静可为闭合复位术提供镇痛。
- 闭合复位技术（背侧骨折）：
  - 远端骨折块处于过伸位。
  - 施加牵引并按压远端桡骨使远端骨折块与近端骨折块对接复位。
  - 使用塑性良好的长臂（"sugar-tong"）夹板固定，维持腕关节在中立位或轻微屈曲位。研究表明，短臂夹板也可以实现同样的目的，提高患者的满意度。
  - 必须避免将腕关节和手固定在关节活动的终末位置。
  - 夹板应使掌指关节保持自由活动。
- 一旦肿胀消退，就要重塑石膏固定。
- 理想的前臂位置、固定时间及是否需要长臂石膏固定仍然存在争议；目前还没有前瞻性研究证明一种方法优于另一种方法。
- 应避免过度屈曲腕关节，因为这会增加腕管内压力（从而压迫正中神经）和导致手指关节僵硬。需要极度屈曲手腕以维持复位的骨折应该手术固定。
- 维持石膏固定约 6 周或直到影像学证实骨折已愈合。
- 为了监测骨折复位是否丢失，必须经常复查拍片。
- 患者应在固定期间进行充分的手指活动，以减少手部僵硬。

手术治疗

- 适应证
  - 高能量损伤。
  - 复位二次丢失。
  - 关节面粉碎、台阶或分离。
  - 干骺端粉碎或骨缺损。
  - 掌侧支撑结构移位或缺失。
  - 下尺桡关节不匹配。
  - 开放性骨折。
  - 合并腕骨骨折。
  - 合并神经血管或肌腱损伤。
  - 双侧桡骨远端骨折。
  - 对侧肢体损伤。
- 患者体位
  - 仰卧，手臂置于可透视手术台上。
- 术中摄片位置，透视机与受伤肢体位于同一侧。
- 手术入路
  - 掌侧入路
    - 最常用的入路，使用锁定板固定。
    - 通过桡侧腕屈肌腱下方剥离旋前方肌进入。
    - 如果正中神经受压，可以通过一个单独的切口松解腕横韧带。
  - 背侧入路
    - 用于复位和固定背部骨折块。
    - 通过第三背侧间室进入。

- 可切开关节囊显露关节面。
  - 桡侧入路
    - 用于复位和固定桡骨茎突骨折块。
    - 在第一和第二背侧间室之间进入。

手术技巧

- 经皮穿针:主要用于关节外骨折或两部分关节内骨折。
  - 可以用穿过骨折部位的两枚或三枚克氏针完成固定,通常是从桡骨茎突穿向近端,从桡骨远端骨折块的尺背侧面穿向近端。也有使用多针经尺骨穿针固定的报道。
  - 经皮穿针通常需辅助短臂石膏或外固定架固定。术后6～8周拔除固定针,再用石膏固定2～3周。
- Kapandji的"关键点"置钉技术
  - 这是一种通过支撑限制远端骨折块以防止移位的技术。
  - 将克氏针通过桡侧和背侧直接插入骨折端。将克氏针抬起后穿过完整的对侧皮质。
  - 因此,骨折块可以得到有效支撑防止其向背侧或近端移位。
  - 不仅仅是相对简单和价格便宜,这项技术已经被证明是非常有效的,特别适用于老年患者。
- 外固定:自掌侧锁定接骨板问世以来,外固定架技术尽管它的并发症发生率低,长期疗效与锁定接骨板相似,但其应用已逐渐减少。
  - 跨关节(桥接)外固定
    - 韧带牵引整复可用于恢复桡骨长度和尺偏角,但很少能恢复掌倾角。
    - 单纯的外固定在骨折愈合过程中不能防止塌陷和掌倾角丢失,特别是在骨质疏松性粉碎性的骨折中。克氏针固定或植骨可作为辅助固定方法。
    - 应避免过度牵引,否则会引起手指僵

硬;术中透视发现腕关节间隙增大,有助于判断存在过度牵引。
    - 6～8周后拆除外固定器。
  - 非跨关节(非桥接)外固定
    - 非跨关节型固定器是使用固定针经骨折线的远端和近端仅穿过桡骨,从而固定桡骨远端骨折的固定装置。
    - 适用于掌侧骨折有一个足够大(＞1cm)的皮质完整骨块的病例。
    - 与跨关节外固定相比,它在维持掌倾角、预防腕关节力线不良、改善握力和手功能方面更有优势。
- 切开复位接骨板固定术
  - 背侧接骨板技术:有以下理论上的优点。
    - 这种方法避开了掌侧的神经血管结构。
    - 固定在骨折的压缩侧,提供了一个防止塌陷的良好支撑。
    - 最初的报道显示,与外固定相比,该技术具有早期功能恢复和更好的重建桡骨解剖的理论优势。
    - 但背侧接骨板技术会引起伸肌腱并发症。
    - 自从开展了掌侧锁定接骨板技术后,这种方法就不那么常用了。
    - 现在,它主要用于固定使用掌侧锁定接骨板不能充分有效固定的、孤立的背侧骨折块。
  - 掌侧非锁定接骨板技术
    - 自从掌侧锁定接骨板问世以来,这种方法已经不受欢迎,因为在背侧粉碎的情况下它无法维持骨折复位。
    - 它可用于支撑单纯的掌侧剪切骨折(掌Barton)。
  - 掌侧锁定接骨板技术
    - 掌侧锁定接骨板越来越受欢迎,因为这种植入物已经被证明可以稳定背侧粉碎的桡骨远端骨折。
    - 它已超越外固定成为最常用的桡骨远

端骨折固定方式。

- 桡骨背侧可通过掌侧入路进入。
- 允许腕关节的早期活动。

- 特殊骨折固定
  - 被提倡用于更复杂的骨折类型,波及桡侧柱和尺侧柱多个方向的骨折。
  - 手术入路应根据复位前、后的 X 线片来决定。
- 髓内(IM)固定
  - 经桡骨茎突置入带有锁定螺钉的髓内固定治疗较简单的骨折。
  - 复杂骨折是不适用的。
- 辅助固定
  - 对于严重骨丢失的病例,植骨移植物可以是自体骨、异体骨或合成骨。然而,在大多数情况下并不需要。
  - 辅助克氏针有助于固定较小的骨折块。
- 关节镜辅助关节内骨折复位术
  - 虽然在提高与桡骨远端骨折相关的软组织损伤认知方面,关节镜技术有着非常宝贵的价值,但这种技术是否取得了优于传统技术的结果仍有争议。
  - 在关节镜辅助下获益最大的骨折是:①无干骺端粉碎的关节内骨折,特别是有中央冲压伤骨块的骨折;②伴有广泛的骨间韧带损伤或 TFCC 损伤的骨折,同时没有大的尺骨茎突基底骨折。通过关节镜能更好地显示这些复杂骨折,有助于特定骨块的固定。
- 尺骨茎突骨折:尺骨茎突骨折的内固定指征仍存在争议。一些作者主张,尺骨茎突基底部的移位骨折需要内固定。桡骨远端固定后,应充分评估 DRUJ 的稳定性;判断 DRUJ 的松弛度可参照健侧。

八、并发症

- 正中神经功能损伤:尽管有以下共识,但其治疗方法仍存在争议:
  - 完全的正中神经损伤,骨折复位后没有

改善,需要手术探查(罕见)。

- 手法复位后正中神经功能障碍进行性加重,需要放松夹板,将腕关节置于中立位,如果没有改善,应考虑手术探查并行腕管减压。
- 手术治疗的骨折中,正中神经的不完全损伤是进行腕管松解的相对适应证。

- 畸形愈合或骨不连:通常是由于骨折复位不佳或固定不牢固引起;需要手术内固定,必要时行截骨矫形和植骨。在老年人中,无功能障碍的畸形愈合普遍存在。

- 外固定的并发症包括交感神经营养不良、针道感染、腕关节和手指关节僵硬、穿针处的骨折和桡神经感觉支神经炎。建议采用切开在桡神经浅支可视下的穿针技术。

- 创伤性骨关节炎:这是桡腕关节和尺桡关节损伤的结果,因此要强调关节面解剖复位的必要性。术中置入的螺钉进入关节也可能导致这种情况发生。桡骨远端侧位拍片可更清晰地显示桡骨远端关节面并在术中评估内固定是否进入桡腕关节面。

- 手指、腕关节和肘关节僵硬:尤其是在石膏或外固定架长时间固定的情况下;强调在腕关节固定时,需要积极的专业治疗来活动手指和肘关节,一旦解除固定,需在监督指导下进行康复锻炼。

- 肌腱断裂,最常见的是拇长伸肌腱,是复杂桡骨远端骨折早期或晚期并发症,即使是在轻度移位损伤的情况下也可能发生。肌腱的退化,由于腱鞘的血供破坏及在骨痂上的摩擦导致肌腱完整性的磨损。背侧接骨板技术与伸肌腱并发症相关性最大。有报道称,使用掌侧锁定接骨板的掌侧肌腱和背侧肌腱断裂原因是①螺钉/钉穿出背侧皮质并刺激伸肌腱;②放置接骨板远端越过分水岭,接骨板撞击屈肌腱。最近提倡的"背侧切线位"透视可用于确定手术中固定螺钉穿入背侧室的情况。拍摄方法是在腕关节屈曲 75°的情况下,前臂放在 C

形臂的两端之间,前臂背侧与 X 射线束相切。

- 桡腕关节韧带损伤或桡骨远端背侧或掌侧缘断裂可导致腕骨间不稳(即背侧或掌侧中间部分不稳)。对于月骨面明显偏离桡

骨茎突的骨折,应保持高度怀疑。最近的研究还不能显示出 X 线片上的腕骨间不稳定与患者 1 年预后之间的相关性。目前尚不清楚这种放射学发现是否会影响长期预后。

第23章 腕关节骨折

一、流行病学

- 据报道,1995 年美国腕骨骨折的年发病例数超过 678 000 例。
- 7%的桡骨远端骨折伴有腕骨骨折。
- 腕骨骨折占手/腕关节骨折的 18%。
- 腕骨骨折的大致发病率如下。
  - 舟状骨(68.2%)。
  - 三角骨(18.3%)。
  - 大多角骨(4.3%)。
  - 月骨(3.9%)。
  - 头状骨(1.9%)。
  - 钩骨(1.7%)。
  - 豌豆骨(1.3%)。
  - 小多角骨(0.4%)。

二、解剖学

- 桡骨远端的关节面由一小嵴分成与舟状骨和月骨相对应的关节面。
- 尺骨远端与桡骨远端的乙状切迹相连,尺骨茎突中央凹(基底)作为三角纤维软骨复合体(TFCC)深层的附着物点,而浅层直接附着于尺骨茎突。
- 腕骨(图 23.1)
  - 近排:由舟骨(横跨两排的斜行支柱)、月骨、三角骨和豌豆骨形构成。
  - 远排:大多角骨、小多角骨、头状骨和钩骨通过强有力的韧带相互连接并与掌骨基底部相连,使远排腕骨相对稳定。
- 月骨是腕关节稳定的关键。
  - 它是通过强有力的骨间韧带与舟骨和三

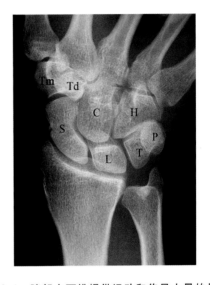

图 23.1 **腕部由两排提供运动和传导力量的骨骼组成:**舟骨(S)、月骨(L)、三角骨(T)、豌豆骨(P)、大多角骨(Tm)、小多角骨(Td)、头状骨(C)、钩骨(H)(From Duckworth AD,Strelzow J. Carpal fractures and dislocations. In:Tornetta P Ⅲ,Ricci WM, Ostrum RF, et al., eds. Rockwood and Green's Fractures in Adults. Vol 1. 9th ed. Philadelphia:Wolters Kluwer;2020:1591-1664.)

角骨相连。

- 舟月或月三角骨间韧带损伤导致月骨同步运动异常和分离性腕关节不稳定。背侧中间部分不稳定(DISI)和掌侧中间部分不稳定(VISI)。舟月韧带损伤导致 DISI,月三角韧带损伤导致 VISI。单纯的舟月或月三角骨间韧带损伤,不会导致分离性关节不稳定。通常,另外的一些支持韧带,如长的桡月韧带和(或)桡舟头韧带,也会因为 VISI 而受伤。同样的,与弓状韧带和(或)背韧带撕裂相关的月三角韧带撕裂也可导致VISI。

- 重要的关节是下尺桡关节、桡腕关节和腕骨间关节。
- 正常解剖(见图22.2和图23.1)
  - 桡骨倾角:平均23°(范围:13°~30°)。
  - 桡骨高度:平均11 mm(范围:8~18 mm)。
  - 掌(掌侧)倾角:平均11°~12°(范围:0°~28°)。
  - 0°头月角:在侧位片上,腕关节处于中立位,第三掌骨干、头状骨、月骨和桡骨干位于同一直线。
  - 47°舟月角(正常范围,30°~70°);舟月间隙<3mm。
  - 腕骨高度指数:腕骨高度(近排和远排)与第3掌骨长度的比值。平均值是0.53;腕高比降低表明腕骨骨折或腕关节不稳导致塌陷。随着舟月韧带的断裂,位于头骨、月骨之间的头状骨向近端移动,降低了腕骨的高度。
- 腕部韧带(图23.2和图23.3)
  - 外部韧带连接桡骨与腕骨、腕骨与掌骨。
  - 固有韧带连接腕骨与腕骨之间(如舟月韧带和月三角韧带)。
  - 舟月韧带最厚、最强壮的区域位于背侧,而月三角韧带最厚、最强壮的区域位于手掌侧。
  - 重要的掌侧韧带
    - 桡舟头韧带、作为舟骨旋转的支点,引导舟骨的运动。
    - 桡舟月韧带,又称Testut韧带(并非强健的韧带,而是从骨间前动脉、桡动脉和骨间前神经衍生出来的神经血管束滑膜)。
    - 桡月短韧带、与TFCC手掌纤维相邻。
    - 桡月三角韧带(支撑近排腕骨,稳定桡

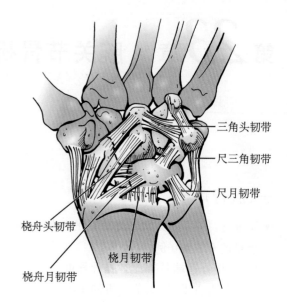

图23.2　**掌侧关节囊由两个主要的韧带复合体组成**:桡月韧带是两个复合体中较深的一个,它延续到三角骨,实际上构成桡月三角韧带。较远和较浅的部分常被称为弓状韧带或远端"V"形韧带。该韧带的桡侧部分是桡舟头韧带。弓状韧带的尺侧部分是三角头韧带(From Duckworth AD, Strelzow J. Carpal fractures and dislocations. In: Tornetta P Ⅲ, Ricci WM, Ostrum RF, et al., eds. Rockwood and Green's Fractures in A-dults. Vol 1. 9th ed. Philadelphia: Wolters Kluwer; 2020:1591-1664.)

月关节和月三角关节)。

- 重要的背侧韧带
  - 腕骨间背侧韧带,起自三角骨,呈放射状延伸至月骨、舟骨背侧沟及大多角骨。
  - 桡腕背侧韧带,起自桡骨远端背侧缘,止于月骨和三角骨。
- 在头月关节的每一侧都有囊韧带附着于近排腕骨及远排腕骨。
  - 这些外在韧带的损伤会导致两排腕骨之间的异常运动和非分离性腕关节不稳定。
- Poirier间隙:这是一个位于桡舟头韧带和腕中关节水平的桡月长韧带之间的无

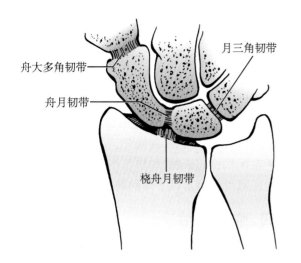

图 23.3　连接邻近腕骨的关节内固有韧带

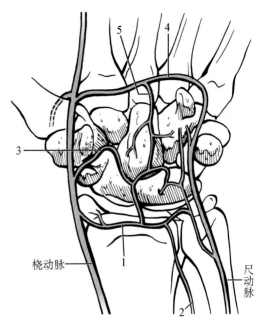

图 23.4　**腕骨掌侧动脉供应示意图。**腕部的循环通过桡动脉、尺动脉、骨间前动脉和掌深弓获得:1. 掌侧桡腕弓;2. 骨间前动脉掌支;3. 掌侧腕骨弓;4. 掌深弓;5. 动脉返支(From Duckworth AD,Strelzow J. Carpal fractures and dislocations. In:Tornetta P Ⅲ, Ricci WM, Ostrum RF, et al, eds. Rockwood and Green's Fractures in Adults. Vol 1.9th ed. Philadelphia:Wolters Kluwer;2020:1591-1664.)

韧带区域,是一个潜在的薄弱区域。

- TFCC 是尺腕和下尺桡关节的主要稳定装置。
  - TFCC 可以稳定 DURJ,并在尺骨中性变化时吸收约 20% 的腕关节轴向负荷。
  - 它由若干部分组成,包括桡尺背侧韧带和桡尺掌侧韧带、关节盘、半月板、尺侧腕伸肌腱鞘深层,以及尺月韧带和尺三角韧带的起点。
- 血管供应(图 23.4)
  - 桡动脉、尺动脉和骨间前动脉联合形成腕背侧和掌侧的网状横行动脉弓。
  - 舟骨的血液供应主要来自桡动脉在其背侧及掌侧的分支。掌侧分支提供舟骨的远端 20%~30%,而进入背侧嵴内的多个分支在骨内供应近端 70%~80% 部分,类似于股骨头。
  - 在大多数情况下,月骨同时接受来自掌侧和背侧的血液供应(80%)。大约 20% 的月骨只有掌侧血供。
- 运动学
  - 腕关节的整体运动由掌屈和背伸,桡腕关节的桡偏、尺偏和下桡尺关节的轴向

旋转组成。

- 桡腕关节起着万向节的作用,允许与单个腕骨的与旋转有关的小范围的腕间运动。
- 前臂的旋转范围为 140°。
- 桡腕关节的运动主要是掌屈和背伸,活动度几乎相等(70°),桡偏和尺偏活动度分别为 20° 和 40°。
- 舟骨附着在其腰部的桡舟头状韧带上。以韧带为轴,它从掌屈时垂直位置旋转到背伸时纵向位置。腕关节桡偏时,舟骨掌屈;尺偏时,舟骨背伸。
- 病理力学(图 23.5)
  - 传统上,桡骨、月骨和头状骨被描述为在

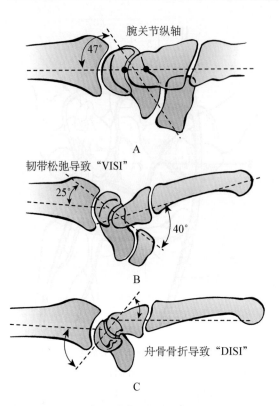

图 23.5 **腕关节不稳示意图**。A. 腕关节中立位时舟骨长轴轴线与头状骨、月骨和桡骨的轴线成 47°角。B. 掌侧中间部分不稳定(VISI)畸形通常与月三角骨间韧带断裂有关。C. 背侧中间部分不稳定(DISI)畸形与舟月骨间韧带断裂或移位的舟骨骨折有关

矢状面共为中心的一线"连接"。

- 舟骨用作连接支柱。跨舟骨传递的任何屈曲力矩都由三尖瓣的伸展力矩来平衡。
- 当舟骨因骨折或舟月骨间韧带断裂而导致不稳定时,月骨和三角骨呈过度背伸[背侧中间部分不稳定(DISI)],舟月角异常增高(>70°)。
- 当三角骨不稳定时(通常是由于月三角骨间韧带复合体断裂),可呈现相反的[掌侧中间部分不稳定(VISI)]畸形,即月骨(中间部分)掌屈。

三、损伤机制

- 腕关节最常见的损伤机制是跌倒时手伸展

位着地,导致腕部过伸时产生轴向压力。在背侧的压缩和剪切暴力的作用下,掌侧韧带处于紧张状态,特别是当手腕背伸超过其生理极限时。

- 过度尺偏和腕骨间旋后可引起一种可预测的月骨周围损伤,从桡侧的腕骨进展至中间腕骨、最终到尺侧腕骨。
- 直接损伤的机制,如挤压伤,提醒临床医师注意可能会出现手部的筋膜室综合征。

四、临床评估

- 单个腕骨损伤的临床表现是多样的,但一般来说,腕骨损伤最一致的体征是局部压痛。
- 可能存在严重的畸形,从腕骨移位到个别腕骨突出。
- 需要对正中神经、桡神经、尺神经和指神经进行全面评估,并评估毛细血管充盈、颜色和温度。
- 诱发试验可再现或加重疼痛、骨擦音或移位,提示某个腕骨损伤(见特定的腕部损伤)。

五、影像学评估

- 腕关节处于中立位时,分别进行正位、斜位和侧位 X 线检查。
  - 应在正位片上检查 Gilula 线(三个平滑的弧线)。这些弧线的断裂提示韧带不稳定。
- 为了进一步确诊腕关节骨折,主要是舟骨骨折:
  - 需拍摄舟骨位片(腕关节旋后 30°、尺偏的正位片)。
  - 还需拍一个旋前斜位片。
- 如果怀疑腕关节不稳,建议增加极度的桡偏位和尺偏位片,以及双侧握拳的正位 X 线片,来查看舟月间隙的宽度。
- 磁共振(MR)、腕关节造影、动态影像学检查和关节镜检查有助于腕韧带损伤的诊断。

- 计算机断层扫描（CT）有助于评估腕骨骨折、畸形愈合、骨不连和骨缺损。
- 磁共振成像（MRI）对发现腕骨隐匿性骨折和骨坏死及软组织损伤（包括舟月韧带和TFCC 的损伤）非常敏感。

六、分型

骨科创伤协会腕关节骨折和骨折-脱位的分型

见 https://ota.org/research/fracture-and-dislocation-compendium 上的骨折和脱位简编。

七、特定的骨折

（一）舟骨

- 舟骨骨折很常见，占腕骨损伤的 50%～80%。
- 美国每年约有 345 000 例舟骨骨折，占急诊就诊量的 1/10 万。
- 解剖学上，舟骨被分为近极和远极、舟骨结节和腰部；80% 的舟骨表面被关节软骨覆盖（图 23.6）。
- 80% 的舟状骨骨折发生在腰部，10%～20% 发生在近极，5% 发生在远端和舟骨

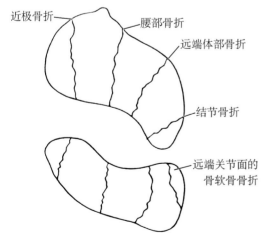

图 23.6　**舟骨骨折的类型。** 舟骨在任何部位都容易骨折

结节。
- 舟骨附着的韧带包括桡舟头韧带和腕骨间背侧韧带，桡舟头韧带以不同的形态附着于舟骨腰部的尺侧，腕骨间背侧韧带为舟骨提供主要的血供。
- 舟骨主要的血供来自桡动脉的舟骨支，进入背嵴，供应舟骨 70%～80% 的血供，包括近极。剩下的远端部分由进入结节的分支供应。舟骨腰部或近端 1/3 处骨折依靠骨折断端的接触重建血供（图 23.7）。

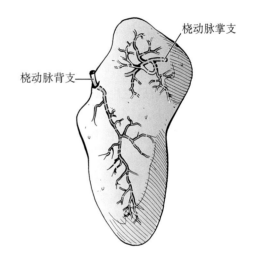

图 23.7　**舟骨的血供由两个血管蒂提供**（From Duckworth AD，Strelzow J. Carpal fractures and dislocations. In：Tornetta P Ⅲ，Ricci WM，Ostrum RF，et al.，eds. Rockwood and Green's Fractures in Adults. Vol 1. 9th ed. Philadelphia：Wolters Kluwer；2020：1591-1664.）

- 最常见的机制是跌倒时手处于伸展位触地，施加一个背伸、尺偏、旋后的暴力。
- 临床评估：表现为腕关节的疼痛和肿胀，舟骨表面的鼻烟壶区或位于掌侧的远端结节处触痛明显。
- 诱发试验
  - 舟骨轴移试验：向掌-背侧轴移舟骨以再现疼痛。
  - Watson 轴移试验：当腕关节从尺偏到桡

偏时,同时在舟骨结节的掌侧施加压力,出现舟骨向背侧移位伴疼痛。主要用于舟月韧带损伤的评估,而不是判断骨折。

- 鉴别诊断
  - 腕关节扭伤。
  - 腕关节挫伤。
  - 舟月不稳。
  - 月骨脱位。
  - 桡侧腕屈肌腱断裂。
  - 桡骨茎突骨折。
  - 大多角骨骨折。
  - De Quervain 病。
  - 腕掌关节(基底)关节炎。
- 影像学评估
  - 包括腕关节尺偏(以伸展舟骨)的正位片、侧位片、旋后位片、旋前斜位片,以及握拳时旋后尺偏位片。
  - 在多达 25% 的病例中,刚受伤时的 X 线片无骨折征象。
  - 如果临床检查提示骨折,但 X 线片不能确诊,则应固定腕关节,在伤后 1～2 周时随访复查的 X 线片就能确诊骨折。
  - 锝骨扫描、MRI、CT 和超声检查用于诊断隐匿性舟骨骨折。MRI 是识别隐匿性骨折的最常用检查方法,因为它具有很高的灵敏度,并且还可以区分骨挫伤、非皮质骨折和韧带损伤。
- 分型
  - 基于骨折线类型(Russe)
    - 水平斜形。
    - 横形。
    - 垂直斜形。
  - 基于移位
    - 稳定:无移位骨折,任何平面无台阶。
    - 不稳定
      - 移位＞1mm。
      - 移位＞10°角。
      - 粉碎性骨折。
  - 桡月角＞15°。
  - 舟月角＞60°。
  - 舟骨内角＞35°。
  - 基于位置
    - 近极:10%～20%。
    - 远极和舟骨结节:5%。
    - 腰部:80%
      - 水平斜形:13%～14%。
      - 垂直斜形:8%～9%。
      - 横形:45%～48%。
    - 近极:5%～7%。
- 治疗
  - 非手术治疗指征
    - 新鲜无移位(＜4 周)的远端 1/3 骨折。
    - 结节骨折。
    - 对于近端 1/3 骨折考虑手术治疗,骨折越近,骨不连及骨质疏松的概率就越大。
  - 非手术治疗方法
    - 常规治疗包括使用长臂拇指"人"字形石膏固定腕关节于轻微屈曲和桡偏位 6 周来限制前臂旋转,并在 6 周后用短臂拇指"人"字形石膏替换,直至骨折愈合。
    - 然而,对于长臂和短臂固定的选择、固定腕关节的最佳位置以及拇指固定的必要性,存在争议。
    - 预期愈合时间
      - 远端 1/3:6～8 周。
      - 中间 1/3:8～12 周。
      - 近端 1/3:12～24 周。
    - 可疑舟骨骨折的处理
      - 对于有损伤史且查体阳性,但 X 线片正常的患者,需要固定 1～2 周(拇指"人"字形管型石膏)。
      - 如果患者仍然有症状,复查 X 线。
      - 如果疼痛仍然存在,但 X 线片仍然正常,考虑核磁共振检查。

结节和远端 1/3	100%
腰部	80%~90%
近极	60%~70%

- 如果需要立刻做出明确诊断,立即考虑磁共振或 CT。
- 非手术治疗的骨折愈合率取决于骨折的位置。
- 近端骨折易发生骨不连和骨坏死。
- 手术治疗
  - 手术适应证
    - 位移>1mm。
    - 成角>10°。
    - 粉碎性骨折。
    - 桡月角>15°。
    - 舟月角>60°。
    - 舟骨内角>35°。
    - 骨不连。
  - 手术治疗方法
    - 大多数需要螺钉植入。
    - 开放性手术与经皮手术存在争议。
    - 移位不可接受的骨折和骨不连,需要开放手术。
    - 闭合手术适用于有轻微移位的新鲜骨折。
    - 无论使用何种术式,螺钉必须插入舟骨中心轴线的中间 1/3 段,因为该位置提供最大的稳定性和固定强度,有效地改善骨折力线,并缩短骨折愈合时间。
    - 桡侧腕屈肌与桡动脉之间的掌侧入路为切开复位内固定术(ORIF)和桡舟月韧带的修复提供了良好的显露。掌侧入路是对脆弱的舟骨近极血供破坏最少的入路。
    - 术后固定的类型是有争议的,但通常包括短臂拇指"人"字形石膏 6 周。
    - 至少要 3 个月才能恢复运动。

- 并发症
  - 延迟愈合、骨不连、畸形愈合:据报道,当治疗不及时,以及近端舟骨骨折时,这些并发症的发生率更高。需要手术内固定和植骨治疗才能愈合。
  - 骨坏死:由于血供薄弱,骨坏死好发于近极的骨折。
  - 背侧入路对桡神经背侧感觉分支的损伤,掌侧入路对正中神经的掌侧皮肤分支的损伤。

(二)月骨

- 月骨是继舟骨、三角骨和大多角骨之后,在腕骨骨折中发病率排第四。
- 月骨被称为"腕骨的基石",因为它处于被保护良好的桡骨远端月骨窝内的凹陷处,并被舟月韧带及月三角骨间韧带锚定在舟骨和三角骨上,且与远端凸起的头状骨头部相匹配。
- 月骨的血供来自背侧和掌侧的腕部近端弓,有三种不同的骨内吻合。
- 损伤机制通常是摔倒时伸手触地伴腕关节的过伸,或者在腕关节背伸位时遭受强大的推力。
- 体格检查显示,桡骨远端和月骨的背侧面有触痛,活动时疼痛。
- 影像学检查:由于重叠的高密度影掩盖了骨性标志,腕关节的正位和侧位往往不足以确诊月骨骨折。
  - 斜位片也许有用,但 CT 检查最能明确有没有骨折。
  - MRI 越来越多地被用于评估与损伤和愈合相关的血供变化,是评价 Kienböck 病的首选影像学检查。
- 分型:急性月骨骨折可分为五型。
  - 累及掌侧营养动脉的掌侧冠状面骨折。
  - 近端关节面的骨软骨骨折,营养血管未受到实质性损伤。
  - 背侧的冠状面骨折。

- 月骨体部横行骨折。
- 跨关节的月骨体的冠状面骨折。
- 治疗
  - 无移位骨折采用短或长臂石膏或夹板治疗，并密切随访，以评估愈合进展。
  - 移位或成角骨折应手术治疗，达到精确的对位以利于血管再生。
  - 月骨掌侧缘骨折有移位时，头状骨常常相对于月骨和桡骨向掌侧半脱位。当这种情况发生时，表示需要切开复位内固定月骨掌侧缘骨折。
- 并发症
  - 月骨骨坏死被称为 Kienböck 病。根据受累程度，骨坏死是月骨骨折最具破坏性的并发症。骨坏死可引起骨质的进行性塌陷和桡腕关节的退变。这需要进一步的手术干预以减轻疼痛，包括桡骨缩短、桡骨楔形截骨术、尺骨延长或补救性手术如近排腕骨切除术和腕关节去神经支配（注：大多数 Kienböck 病是特发性的）。

（三）三角骨

- 三角骨是继舟骨骨折之后最常见的骨折。
- 三角骨骨折多为撕脱或撞击伤，与韧带损伤有关。
- 撞击伤发生在腕关节背伸和尺偏时，引起尺骨茎突对三角骨背侧的撞击发生骨折。
- 撕脱性骨折的发生，是因为桡腕和腕间韧带的起点在三角骨的背面。
- 临床评估发现，正对豌豆骨的腕关节尺背侧触痛，腕关节活动疼痛。
- 影像学评估
  - 月骨体的横向骨折通常在正位片上显示出来。
  - 由于月骨的重叠，三角骨背侧骨折在腕关节的正位片和侧位片不易被发现，斜位、旋前侧位片可以显示三角骨的背侧。
- 治疗

- 无移位的体部骨折或背侧的片状骨折可以用短臂石膏或夹板固定 6 周。必须提醒患者，在所有背侧骨折都会继续发生无痛性纤维联合，并且不会发生片状骨折的骨性连接。背侧撕脱性骨折被认为是韧带损伤，并且会持续数月压痛。
- 移位的体部骨折可用钢针/螺钉置入三角骨内单独固定，或用钢针将其固定在月骨或钩骨上。
- 如果不能修复，可以将整个三角骨切除。

（四）豌豆骨

- 豌豆骨是最后一个骨化的腕骨（通常 12 岁），在骨化前有非病理性的碎块样影像表现。
- 豌豆骨骨折很少见。
- 损伤机制是暴力直接冲击腕掌，或者是摔倒时腕关节处于背伸位着地。
- 临床检查可见，当腕关节被动伸直、尺侧腕屈肌处于张力状态时，腕关节尺掌侧有压痛。
- 影像学评估：在腕关节的标准位片上，豌豆骨骨折显示不清；特殊体位片包括前臂旋后 20°～45°的腕关节侧位片（谨防因误诊为腕骨脱位而被唤到急诊会诊，这只是在旋后侧位片上看到的豌豆骨）或腕管位片（20°旋后斜位显示腕关节在桡偏和半旋后的斜位投影）。
- 无移位或骨折移位不明显的治疗包括短臂夹板或短臂石膏固定 6 周。移位的骨折需要骨块切除。无论是对早期移位明显的骨折，还是晚期（2～3 个月后）引起疼痛性骨不连的豆状骨折。

（五）大多角骨

- 大多角骨骨折占所有腕骨骨折的 3%～5%。
- 大多角骨体部骨折几乎总是累及四个关节

面中的一个,导致拇指和腕掌关节半脱位。
- 约 60% 的报道病例因继发退行性改变而产生不满意的预后。
- 大部分为嵴的撕脱骨折或体部的垂直骨折。
- 损伤机制是拇指内收时的轴向负荷,将第一掌骨的基底推向大多角骨的关节面。
  - 撕脱骨折与拇指的强力的偏斜、牵拉或旋转有关。
  - 掌弓直接损伤可引起经腕横韧带的大多角骨嵴的撕脱骨折。
- 临床检查发现,触诊时桡腕关节压痛,并伴有第一腕掌关节活动时疼痛。
- 影像学评估:包括标准正位、侧位和 Robert 拇指位片
  - 通过拍摄 Robert 位片或在手极度旋前位时拍摄第一腕掌关节和大多角骨的真正正位片,可以消除第一掌骨基底的重叠。
  - 必要时拍摄腕管位片以充分显示背侧嵴骨折。
  - CT 扫描有助于诊断隐匿性大多角骨折。
- 治疗
  - 无移位骨折通常可以使用拇指"人"字形夹板或管型石膏固定第一腕掌关节 6 周。
  - 切开复位内固定的适应证包括,腕掌关节关节面骨折伴超过 1mm 的台阶、粉碎性骨折和移位骨折。
  - 手术入路是通过"Wagner"入路,在大鱼际隆起桡侧缘的光滑和不光滑皮肤之间做一个曲线切口。
  - 粉碎性骨折需要填充植骨。
- 并发症
  - 创伤性骨关节炎引起第一腕掌关节活动范围减小或疼痛。无法修复的关节损伤需要融合或腕掌关节成形术。

(六)小多角骨

- 由于其形状和位置特殊,小多角骨是最少发生骨折的腕骨。通过第二掌骨传递的轴向负荷可引起脱位,其中背侧脱位更常见,合并相关的关节囊韧带断裂。
- 冲击伤或挤压伤造成的直接创伤会引起小多角骨骨折,尽管这类损伤通常与其他损伤同时发生。
- 临床表现为第二掌骨近端基底部压痛,不同程度小多角骨脱位引起的背侧隆起。第二腕掌关节活动时疼痛、活动受限。
- 影像学评估:根据第二掌骨基底与小多角骨之间正常解剖关系的丧失,可在正位片上诊断骨折。拍摄对侧、未受伤的腕关节并与之对照有助于诊断。小多角骨,或骨折碎块,可与大多角或头状骨重叠,第二掌骨可出现向近端和背侧移位。
  - 如果骨性标志被其他骨重叠掩盖,斜位片或 CT 有助于诊断。
- 治疗
  - 无移位骨折可用夹板或短臂石膏固定 6 周。
  - 切开复位内固定的适应证包括移位骨折,特别是合并腕掌关节半脱位时。这些可以通过闭合复位、经皮穿针固定或用克氏针或螺钉经标准背侧入路固定,注意恢复关节的匹配。
- 并发症
  - 若未恢复关节的匹配,则可引起第二掌指关节创伤性骨关节炎。

(七)头状骨

- 头状骨独立损伤并不常见,因为它处于相对受保护的位置。
- 头状骨骨折常伴有大腕骨骨弓损伤(经舟骨,经头状骨,月骨周围骨折-脱位)。该损伤的一种类似损伤是"舟头骨综合征",即头状骨和舟骨骨折且没有相关关节脱位。

头状骨的近端翻转180°,很容易漏诊。

- 损伤机制通常是直接暴力,挤压暴力或延中指轴线的轴向暴力导致相关的腕骨或掌骨骨折。
- 临床表现为局部的触痛,腕关节背伸时因头状骨撞击桡骨背侧缘而引起的不同程度疼痛。
- 头状骨骨折通常可以在标准舟骨位片上显示。
- 诊断需要CT扫描确诊。
- 治疗:移位的头状骨骨折需要复位以减少骨坏死的风险。如果不能进行闭合复位,通常使用克氏针或拉力螺钉进行切开复位内固定,以恢复正常解剖。
- 并发症
  - 中腕关节炎:这是由近极骨折移位引起的头状骨塌陷所致。
  - 骨坏死:罕见,但会导致功能损害;它强调了诊断的准确性和稳定复位的必要性。

(八)钩骨

- 钩骨骨折一般发生在其远端关节面、其他关节面或钩骨钩部。
- 当轴向暴力沿掌骨干向下传递时,如拳击或跌倒,引起远端关节面骨折合并第四或第五掌骨半脱位。
- 钩骨体部的骨折通常发生在手部的直接创伤或挤压伤。
- 当手掌被物体(如棒球棒、高尔夫球杆、曲棍球棒)击打时,钩骨钩部骨折是常见的运动损伤。一般情况下,它发生在钩骨钩的底部,也可能发生尖端撕脱骨折。
- 临床评估:典型表现为钩骨区疼痛和压痛。也可出现尺神经和正中神经损伤症状,以及罕见的尺动脉损伤,其位置紧邻钩骨钩,在腕尺管内与尺神经伴行。
- 影像学评估:通常可以根据腕关节的正位片诊断钩骨骨折。也可在腕管位片或20°旋后斜位片(腕关节在桡偏和半旋后的斜向投照)上看到钩骨钩骨折。CT扫描是显示骨折的最佳影像学检查。钩骨钩骨折不应与钩骨前体相混淆,后者表示骨化中心未能融合。
- 钩骨骨折的分型是描述性的。
- 治疗
  - 无移位性钩骨骨折用短臂夹板或石膏固定6周。
  - 移位的骨折或合并第四或第五掌骨半脱位的骨折可采用克氏针或螺钉固定。对于钩骨钩部移位的骨块或有症状的骨不连病例,可以切除骨块。因为对于孤立的钩骨钩部骨折,切开复位内固定的并发症高。
- 并发症
  - 症状性骨不连:可以切除骨不连的碎块。
  - 尺神经或正中神经损伤:这与钩骨邻近这些神经有关,需要手术探查和松解。
  - 小指屈肌腱断裂:是由于骨折部位的磨损引起的。

八、月骨周围脱位和骨折脱位

- 月骨通常通过韧带牢固地附着在桡骨远端,通常被称为"腕骨基石"。
- 大腕骨弓损伤:这种损伤通过舟骨、头状骨、三角骨或桡骨远端茎突,常引起经舟骨、经头状骨或经桡骨茎突月骨周围骨折-脱位(图23.8)。
- 小腕骨弓损伤:这是一条围绕月骨的弯曲路径,仅累及经中腕关节的关节囊韧带、舟月韧带和月三角韧带,导致月骨周围脱位和月骨脱位。
- 最常见的损伤是经舟骨月骨周围骨折脱位(de Quervain损伤)。
- 近排腕骨的正常运动和稳定性受到破坏引起的急性损伤,会导致可预测的创伤后改变。

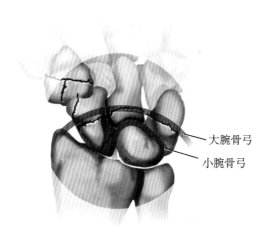

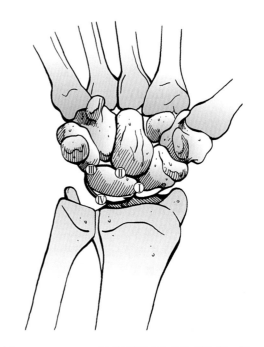

图 23.8 **腕骨脆弱区。**小腕骨弓损伤沿着一个弧形路径,经桡骨茎突、中腕关节和月三角间隙。大腕骨弓损伤经舟骨、头状骨和三角骨(From French RJ. Fractures and dislocations of the wrist. In:Brinker MR,ed. Review of Orthopaedic Trauma. 2nd ed. Philadelphia,PA:Lippincott Williams & Wilkins; 2013:323-352.)

图 23.9 **Mayfield 月骨周围不稳的进展阶段。**第一阶段舟月不稳。第二至第四阶段进行性加重的月骨周围不稳(From Duckworth AD,Strelzow J. Carpal fractures and dislocations. In:Tornetta P Ⅲ,Ricci WM,Ostrum RF,et al. ,eds. Rockwood and Green's Fractures in Adults. Vol 1.9th ed. Philadelphia:Wolters Kluwer;2020:1591-1664.)

(一)损伤机制

- 月骨周围损伤:轴向作用力施加于鱼际隆起,迫使腕部背伸。
- 损伤经过几个阶段(Mayfield 分型):
  - 它通常开始于桡侧、通过舟骨体(骨折)或通过舟月间隙(分离),或尽管二者可能在同一损伤中一同出现(罕见)。
  - 然后暴力通过 Poirier 间隙(在月骨和头状骨之间)向尺侧传递。
  - 随后,暴力的传递破坏了月三角关节(图 23.9)。导致头状骨和其余腕骨相对于月骨向背侧脱位。
  - 最后,月骨从桡骨远端的月骨窝向掌侧脱位,这种情况称之为月骨脱位。在头状骨脱位的时候,头状骨的近端部分留在月骨窝里。

(二)临床评估

- 舟月损伤或月骨周围损伤通常会导致

Lister 结节以远的压痛。在月骨周围背侧脱位的病例中,腕关节周围普遍肿胀,整个腕关节不同程度的向背侧突出。

(三)影像学评估

- 应进行正位、侧位和斜位摄片,以确诊并排除相关损伤。CT 有助于进一步明确损伤类型。
- 正位片:脱位的月骨呈楔形,更多呈三角形,掌侧缘变长。
- 正常腕骨失去共线的"Gilula 线"及桡月间隙异常增大超过 3 mm。
- 注意合并的骨折,如"经舟骨"损伤。
- 侧位片(最重要的体位像):仔细观察头状骨和月骨的轮廓。"溢杯征"发生于月骨掌侧脱位。

- 中腕关节闭合复位后,拍摄握紧拳头的后前位片有助于检查残留的舟月或月三角分离和骨折。

(四)分型(Mayfield)

- 随着损伤的进展,出现一系列进行性的月骨周围不稳。
- 从舟月关节(桡舟月韧带)——中腕关节(桡舟头韧带)——月三角关节(桡月三角韧带远端部分)——桡月三角背侧韧带——月骨掌侧脱位。
  - 第一阶段:舟月关节分离:桡舟月韧带和舟月骨间韧带断裂。
  - 第二阶段:中腕关节(头月)分离:桡舟头韧带断裂。
  - 第三阶段:月三角关节分离:桡月三角韧带远端部分和尺三角头状复合体(UTCC)断裂。
  - 第四阶段:桡月关节分离:桡月三角背侧韧带断裂,最终导致月骨掌侧脱位。

(五)治疗

- 闭合复位时应在充分镇静的情况下进行。
  - 闭合复位技术(由 Tavernier 描述)
    - 纵向牵引 5~10min,放松肌肉。
  - 对于背侧月骨周围损伤,腕关节过度背伸,对月骨施加掌侧压力,旋转月骨使其背伸,防止月骨在掌侧被挤出。
  - 腕掌屈并牵引,然后将头状骨还纳至月骨窝内。
  - 月骨脱位闭合复位常不成功。
- 如果肿胀情况允许,应尽早进行手术重建。如果有正中神经损伤征象,需要立即手术,包括腕管切开松解术。
- 闭合复位钢针固定术:用于不能耐受切开复位内固定术的患者
  - 月骨复位后,中立位用钢针将其固定于桡骨上。
  - 如果仍不稳定,可以用钢针将三角骨和

舟骨固定在月骨上,同时用钢针将舟骨固定于头骨上。
- 经舟骨月骨周围脱位
  - 大多数这类损伤最好是通过经掌侧和背侧切开复位、修复损伤结构。
  - 这需要首先复位和稳定舟骨骨折。
  - 开放性修复时,应辅以钢针固定直到韧带愈合。
  - 如果早期干预不可行,则需二期韧带重建。

(六)并发症

- 正中神经损伤:这是由于腕管受到压迫引起,需要手术松解。
- 创伤后关节炎:这是由原始损伤或继发于残留的小骨块及软骨损伤所致。
- 慢性月骨周围损伤:这是由于未经治疗或治疗不当的脱位或骨折-脱位引起的慢性疼痛、不稳和腕部畸形,通常伴有肌腱断裂或神经损伤症状并进行性加重。通过肌腱固定术或关节囊固定术修复,如果治疗延迟 1~2 个月后,需要行挽救性手术,如近排腕骨切除或桡腕关节融合术。

九、舟月分离

- 这是类似舟骨骨折的韧带损伤;它是腕关节最常见和最明显的韧带断裂。
- 病理过程是桡舟月韧带和舟月背侧骨间韧带的损伤。
- 损伤机制为腕关节背伸尺偏位时遭受暴力。
- 临床表现包括腕部的瘀斑和压痛。舟骨的近端向背侧凸起。舟月分离的体征包括用力握拳时疼痛、渐近性握力减小、Watson试验阳性(参见舟骨骨折)和腕关节屈伸或尺骨桡偏时疼痛。
- 影像学评估:进行正位、侧位、握拳旋后时的正位、桡偏位及尺偏位摄片。典型的舟月分离征象在正位片上包括以下几项。

- "Terry Thomas 征"：舟月间隙增宽＞3
mm（正常＜2 mm）。
- 舟骨异常屈曲引起的"皮质环征"。
- 在侧位片上显示的桡月角＞70°，是由于
合并背侧中间部分不稳定（DISI），月骨
背伸所致。

（一）治疗

- 已报道的可以行关节镜辅助下复位、经皮
穿针固定，效果各不相同。
- 无法复位或复位后无法维持是切开复位
内固定的一个适应证。通常是通过背侧
入路在背侧复位和稳定舟月间隙，修复舟
月骨间韧带，并尽可能行背侧关节囊固定
术。用克氏针固定舟骨月骨，利于韧带愈
合。如有必要，可通过掌侧入路修复腕部
韧带。
- 慢性舟月分离可采用骨-腱-骨重建或肌腱
固定术/关节囊固定术治疗。文献报道许
多手术技术，但没有一项被认为具有绝对
优势。治疗涉及通过肌腱/关节囊固定术
对舟月韧带损伤进行某种类型的重建。也
提倡使用其他技术，如临时螺钉固定、锚钉
缝合和肌腱纤维骨腱-骨重建。

（二）并发症

- 复发性不稳：失败的闭合复位术或切开复
位韧带修复内固定术，需要进行韧带加强、
腕骨间融合、近排腕骨切除或腕关节融合
术。它可能进展成背侧中间部分不稳定
（DISI）或进行性舟骨月骨塌陷。

十、月三角骨分离

- 这类损伤包括桡月三角掌侧韧带的远端断
裂，这是一种Ⅲ期的小腕骨弓损伤，即月周
围不稳定，也可能是暴力引起过度的桡偏
和腕骨旋前的结果。月三角骨间韧带及桡
月三角背侧韧带也有损伤。
- 急性创伤或退变/炎症都可引起月三角韧

带断裂。
- 临床表现包括三角骨周围的肿胀和背侧的
压痛，典型的压痛点在尺骨头远侧一指宽
处。慢性损伤表现为不确切的腕关节尺侧
疼痛。
  - 冲击触诊试验（剪切试验或剥脱试验）：
  相对于健侧，三角骨在月骨上的背侧-掌
  侧移位出现更多偏移，伴有局部疼痛和
  摩擦感。
  - 尺骨压缩试验：腕关节在尺偏并旋前时
  施加轴向压力可导致疼痛性"啪啪声"。

（一）影像学评估

- 手部的正位片很少能显示出明显的月三角
关节间隙，但可以显示出正常的近排腕骨
平滑轮廓线的中断。
- 桡偏位片：显示三角骨背屈，完整的舟月复
合体掌屈。侧位片可见掌侧中间部分不稳
定（VISI）。
- 双侧握拳腕极度尺偏和桡偏位摄片可显示
月三角骨分离。

（二）治疗

- 急性月三角骨分离伴轻度畸形可采用长臂
石膏固定 4 周，后更换短臂石膏或夹板固
定 4 周。
- 为了保持复位，闭合复位后需要月骨与三
角骨间的穿针内固定。
- 非手术治疗导致的成角畸形或不可接受的
复位，需采用背侧和掌侧联合入路切开复
位内固定术，将三角骨以钢针固定在月骨
上并修复韧带，或月三角骨融合。

（三）并发症

- 复发性不稳需要韧带重建和关节囊加强
术。如果复发性不稳持续存在，需要进行
月三角骨融合术，行尺骨短缩以使掌侧尺
腕韧带紧张。

十一、尺腕分离

- 尺骨茎突的 TFCC 撕脱或断裂导致尺腕关节失去"吊索"支撑。
- 月骨和三角骨相对于尺骨远端"脱落",呈半旋后和掌屈姿态,尺骨远端背侧半脱位。
- 临床检查可见尺骨远端向背侧突起和尺侧腕骨向掌侧移位。

(一)影像学评估

- 正位片可显示尺骨茎突的撕脱骨折及下尺桡关节间隙增宽。在真正的侧位片上,尺骨远端的背侧移位提示无尺骨茎突撕脱骨折的 TFCC 撕裂。
- MRI 可显示 TFCC 撕裂,并提供软骨损伤和关节积液的征象。

(二)治疗

- TFCC 的手术修复可以通过第五和第六伸肌间隔之间的背侧入路进行。
- 如果大的移位的尺骨茎突骨块累及基底或中央凹,则需要切开复位内固定术。

(三)并发症

- 复发性不稳:无论之前是否手术均可发生,导致进展性的疼痛和功能缺失,需要手术重建稳定。
- 尺神经损伤:一过性感觉症状可能是由于腕尺管内的尺神经或其背侧感觉支受激惹所致。永久性损伤罕见,但症状持续超过 12 周需要手术探查。

第24章 手的骨折和脱位

一、流行病学

- 掌骨和指骨骨折很常见,占所有骨折的10%;超过50%与工作有关。
- 1998年美国国立医院门诊医疗调查发现,指骨(23%)和掌(18%)骨折是继桡骨骨折之后第二和第三常见的手和前臂骨折。根据不同的调查方法,占所有急诊就诊的1.5%～28%。
- 2006年的一项流行病学研究发现,掌骨和指骨骨折的发生率与社会经济地位呈反比关系,即社会经济地位越低,掌骨和指骨骨折的发生率越高。
- 发生部位:最常见的是远节指骨。小指是最常见的损伤,占手部骨折总数的37%。关于发病率的研究呈现相互矛盾的数据。1996年的一项损伤研究表明,1358例手部骨折的分布如下:近节指骨占57.4%,中节指骨占30.4%,掌骨占12.2%。
- 男女比例在1.8:1～5.4:1,在发病率最高的年龄组中比例更高(30岁左右多为运动损伤,50岁左右多为工作损伤)。

二、解剖学

- 掌骨
  - 呈弓形,手掌面凹陷。
  - 形成手的纵弓和横弓。
  - 示指和中指的腕掌关节(CMC)坚固。
  - 环指和小指的腕掌关节灵活。
  - 三块掌侧骨间肌和四块背侧骨间肌起自掌骨干,并使掌指关节屈曲。

- 这些肌肉在掌骨骨折的情况下产生形变力,通常使骨折屈曲(骨折端向背侧成角)。
- 指骨
  - 近节指骨骨折通常成角移位(掌侧成角)。
    - 近端的骨折块受骨间肌牵拉而掌曲。
    - 远端的骨折块受伸肌腱中央束牵引而背伸。
  - 中指指骨骨折是不可预测的。
  - 指骨远端骨折(请参阅以下讨论)。

三、损伤机制

- 损伤机制的不同差异导致了多种类型的手部骨骼损伤。
- 轴向作用力或经常在球类运动时"压轧"损伤或日常活动中突然发生如接住坠落物体时出现损伤。这种机制经常导致关节剪切性骨折或干骺端压缩骨折。
- 远节指骨骨折通常由挤压伤引起,是粉碎性骨折。
- 沿着上肢远端的轴向作用力也必然使腕部、前臂、肘部和肩胛带存在可疑的合并损伤。
- 指骨干骨折和关节脱位的受伤机制通常为弯曲暴力,发生在控球运动时,或手被物体夹住无法与手臂其他部分一起活动时。
- 单个手指很容易被衣服、家具或工作场所设备所夹住,并承受旋转暴力机制,导致螺旋状骨折或更复杂的脱位。
- 工业环境或其他有重物和强力的环境会导

致挤压伤发生,折弯、剪切和旋转暴力复合暴力,产生独特的骨骼损伤和软组织损伤。

- 环指的撕脱伤引起严重的软组织损伤,程度从撕裂伤到完全截肢。

四、临床评估

- 病史:详细的病史询问是必要的,因为它可能影响治疗。病史应包括患者以下内容。
  - 年龄。
  - 优势手。
  - 职业。
  - 全身性疾病。
  - 损伤机制:挤压伤、直接损伤、扭伤、撕裂伤、切割伤等。
  - 损伤时间(对于开放性骨折)。
  - 接触污染:农场、淡盐水、动物/人类咬伤。
  - 接受的治疗:清洁、消毒、包扎、止血带。
  - 经济问题:工伤赔偿。
- 体格检查
  - 手指血供(毛细血管再灌注时间应该是<2s)。
  - 神经系统[记录两点辨别觉(正常值为5 mm)和单独的肌肉检查]。
  - 旋转和成角畸形。
  - 活动范围(由测角仪记录)。
  - 一节指骨的旋转不良最好观察下一个、更远节的指骨的力线。当两节指骨中间的关节屈曲到90°时,这种观察力线的效果最好。比较甲板力线有助于评估旋转,但这并不是最佳方法。当患者主动以健侧相同速度屈曲患指时,应仔细研究旋转不良。在无意识的患者中,可以使用肌腱固定术,通过弯曲和伸展手腕引起手指的屈伸。一般情况下,在休息位四指均指向舟状骨结节。

五、影像学评估

- 应拍摄受伤手指或手的正位、侧位和斜位片。应单独拍摄受伤的手指,以尽量减少和其他手指在有关区域的重叠。

六、分型

1. 描述性的

- 开放性与闭合性损伤(见后面讨论)。
- 所累及的骨骼。
- 骨折部位。
- 骨折类型:粉碎性,横性,螺旋性,垂直劈裂性。
- 有无移位。
- 有无畸形[旋转和(或)成角]。
- 关节外骨折与关节内骨折。
- 稳定与不稳定。

2. 开放性骨折

- Swanson,Szabo 和 Anderson 分型
  - Ⅰ型:伤口清洁,无明显污染或延迟治疗,无系统性疾病。
  - Ⅱ型:有以下一种或多种情况。
    - 严重污垢/碎片污染、人或动物咬伤、热带湖/河流损害、农场损害。
    - 延迟治疗>24h。
    - 严重的系统性疾病,如糖尿病、难以控制的高血压、类风湿关节炎、肝炎或哮喘。
- 感染率:Ⅰ型损伤(1.4%),Ⅱ型损伤(14%)。
- Ⅰ型损伤中,一期内固定或立即闭合伤口都不会增加感染的风险。Ⅱ型损伤中,一期内固定与感染风险增加无关。
- 一期伤口闭合适用于Ⅰ型损伤,延迟闭合适用于Ⅱ型损伤。

3. 骨科创伤协会掌指骨骨折分类

　　参见 https://ota.org/research/fracture-and-dislocation-compendium 上的骨折和脱位分类概要。

七、治疗总原则

- "争斗咬伤"：手部关节，特别是掌指关节上的任何短而弯曲的裂伤，都必须怀疑是牙齿造成的。这些损伤必须被认为是受口腔感染的，应该应用广谱抗生素［氨苄西林舒巴坦（优立新）是首选药物］和冲洗清创。建议咨询当地传染病专家，了解是否额外应用覆盖耐甲氧西林金黄色葡萄球菌的抗生素（如磺胺甲噁唑/甲氧苄氨嘧啶）。
- 动物咬伤：抗生素抗菌谱需覆盖巴杆菌和艾肯菌属（和人咬伤相同）。
- 对闭合性指骨和掌骨骨折基本上有六种基本治疗方案。
  - 立即活动。
  - 临时夹板固定。
  - 闭合复位经皮穿刺针内固定。
  - 切开复位内固定术。
  - 急诊重建。
  - 外固定。
- 非手术治疗的优点是成本低，避免了手术和麻醉相关的风险和并发症发生。缺点是与某种手术固定方式相比，稳定性不可靠。
- 闭合复位经皮穿刺针内固定可以防止明显畸形，但不能达到完美的解剖复位。针道感染是闭合复位内固定术应注意的主要并发症，除非将克氏针埋入皮下。
- 开放性手术治疗增加了手术创伤，与设定的解剖复位固定相佐。
- 选择非手术治疗和手术治疗的关键因素是对旋转对线和稳定性的评估。
  - 一般来说，治疗手部骨折的目标是恢复手的功能和活动，而不是解剖复位。如果临床检查显示有良好的功能活动和良好的稳定性，轻微的成角和缩短是可以接受的，但旋转移位必须矫正。
  - 旋转移位可以通过仔细的临床查体确定。区分是剪切移位（实际上是屈曲时手指交叉）还是轻微的旋转移位。
- 对稳定性的界定有些困难。一些作者使用了似乎是非常合理的维持骨折复位标准，即相邻关节至少保留 30％ 的正常活动。
- 软组织修复挛缩在损伤后大约 72h 开始。此时应开始活动关节，使所有关节足够稳定以便能够承受康复治疗。
- 手术的一般指征
  - 开放性骨折。
  - 不稳定性骨折。
  - 无法复位的骨折。
  - 多发性骨折。
  - 骨折伴骨缺损。
  - 肌腱断裂、神经血管损伤或软组织损伤需要覆盖的骨折。
- 稳定骨折的治疗
  - 夹板固定，并在 1 周内复查 X 线片。
  - 初始的不稳定骨折转换成稳定的位置：外固定（石膏，外伸夹板的石膏或前后夹板固定）或经皮穿针内固定，可防止移位并允许早期活动。
  - 邻近绷带固定可用于一些稳定的撕脱型骨折但不适用于骨干或不稳定的关节骨折的初期治疗。在骨折获得初步稳定后的康复治疗阶段，邻近绷带固定是合适的治疗方法。
- 不稳定骨折的治疗
  - 不稳定骨折是不能通过闭合方式复位的，或在闭合治疗的情况下仍表现出持续的不稳定，需要闭合复位经皮穿针内固定或切开复位内固定术，包括克氏针固定、骨间钢丝固定、张力带技术、骨折块间单独螺钉固定或钢板加螺钉固定。
- 骨折伴节段性骨缺损
  - 这类损伤的治疗是很难的。主要治疗应针对软组织，用克氏针或外固定器保持长度。这些损伤通常需要二次手术，包括植骨。

八、特殊类型骨折的处理

(一)掌骨

掌骨头

- 骨折
  - 骨骺骨折。
  - 侧副韧带撕脱骨折。
  - 斜行、垂直和水平的掌骨头骨折。
  - 粉碎性骨折。
  - 拳击手骨折并关节伸展。
  - 骨折合并骨缺损。
- 大多数需要解剖复位(如果可能的话),以重建关节的匹配,并尽量减少创伤性关节炎的发生。
  - 骨折复位稳定后可在掌指关节屈曲>70°的"功能位"上固定,以尽量减少关节的僵硬(图 24.1)。

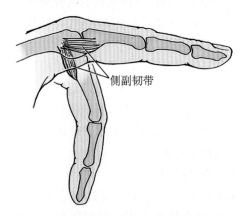

图 24.1　**屈伸对手指的掌指关节副韧带影响。**伸展时,副韧带略松弛,允许手指的掌指关节外展和内收。在屈曲时,副韧带被拉伸,允许手指的掌指关节关节轻微外展和内收(From Oatis CA. , ed. Structure and function of the bones and joints of the wrist and hand. In:Kinesiology:The Mechanics and Pathomechanics of Human Movement. 2nd ed. Baltimore:Lippincott Williams & Wilkins;2009:255-293.)

- 移位的掌骨头骨折通常需要克氏针或无头加压螺钉切开复位内固定。
- 早期的功能活动是必不可少的。

掌骨颈

- 骨折是由直接外伤引起的掌侧粉碎性骨折和向背侧成角。大多数骨折可以闭合复位,但维持复位比较困难(图 24.2)。
- 可接受的畸形程度因不同掌骨而异。
  - 第二和第三掌骨的角度<10°。
  - 第四和第五掌骨的角度为 30°~40°。
- 不稳定骨折需要手术治疗、经皮穿针(可以是髓内或横穿邻近掌骨)或钢板内固定。

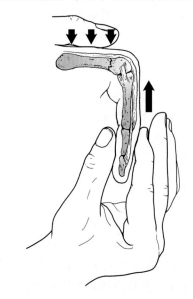

图 24.2　**使用手指操控远端骨折块可以完成掌骨骨折的复位,但是应该伸直指间关节而不是屈曲**

掌骨干

- 无移位或轻微移位骨折可以复位,并在功能位用夹板固定。由于掌骨深横韧带和骨间肌的存在,位于中部的掌骨骨折(第三和第四)通常更为稳定。
- 手术指征包括旋转畸形及第二、第三掌骨背侧成角>10°,第四、第五掌骨背侧成角>20°。

- 一般来说,旋转不良是不可接受的。10°旋转不良(在指端有高达 2cm 的重叠风险)是可接受的上限。
- 手术固定可以通过闭合复位和经皮掌骨间穿针内固定,也可以通过切开复位,使用骨块间螺钉、髓内钉或钢板加螺钉进行内固定术。

掌骨基底

手指

- 手指腕掌关节脱位通常是高能量损伤并累及相关结构,包括神经血管损伤。
- 重叠的侧位 X 线片无法准确描绘损伤类型。侧位 30°旋前视角有助于诊断。
- 当骨折脱位包括钩骨背侧皮质时,为更好地评估病理解剖学,计算机断层扫描是必要的。
- 大多数拇指腕掌关节损伤是骨折脱位,而不是单纯脱位。与这些骨折脱位相关的术语是 Bennett(部分关节内)骨折和 Rolando(完全关节内)骨折。
- 手指腕掌关节骨折脱位通常不能单独使用

外夹板/石膏有效固定。闭合复位经皮穿刺针内固定或切开复位内固定术是治疗的选择。

- 第二至第五掌骨基底部骨折可能与腕掌关节骨折脱位有关。除了后前位片,进行纯侧位和 30°旋前侧位片摄片也是很重要的。移位骨折需要闭合或切开复位内固定术。
- 反 Bennett 骨折是指第五掌骨基底/钩骨的骨折-脱位。
  - 掌骨近端骨折块受尺侧腕伸肌的牵拉向近端移位。
  - 这类骨折通常需要手术治疗,如使用闭合复位经皮穿刺针内固定或切开复位内固定。

拇指

- 关节外骨折:通常是横形或斜形骨折。大多数骨折可以通过闭合复位和石膏固定,但一些不稳定骨折需要闭合复位和经皮穿针固定。拇指的基底部的关节活动度相当大,不必要求对成角的骨干骨折解剖复位。30°~40°成角是可以接受的。
- 关节内骨折(图 24.3 和图 24.4)

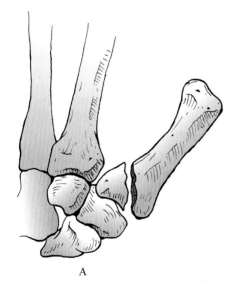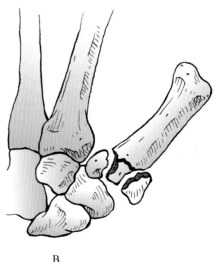

A   B

图 24.3　拇指掌骨基底关节内骨折最常见的类型是累及部分关节的 Bennett 骨折(A)和累及全关节的 Rolando 骨折(B)

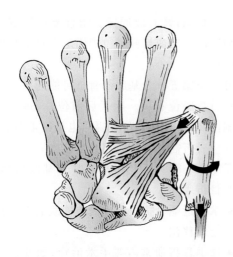

图 24.4　Bennett 骨折的移位主要是由拇长展肌和拇收肌引起的，从而导致屈曲、旋后和向近端移位

- Ⅰ型（Bennett 骨折）：骨折线将掌骨的主要部分与掌侧骨折块分开，破坏了第一腕掌关节。远端掌骨受拇长展肌和拇长伸肌的牵拉向近端、桡侧和背侧移位。拇长展肌的牵拉也会使掌骨旋后。拇收肌将掌骨头牵拉至掌心部。
- Ⅱ型（Rolando 骨折）：它需要受到比Bennett 骨折更大的暴力；目前用于描述其为粉碎性的 Bennett 骨折，"Y"或"T"形骨折，或具有背侧和掌侧骨折块的骨折。
  - Ⅰ型和Ⅱ型第一掌骨基底部骨折均不稳定，应采用闭合复位经皮穿针内固定或切开复位内固定治疗。

（二）近节和中节指骨

关节内骨折

- 髁部骨折：单髁，双髁，骨软骨
  - 需要解剖复位；任何移位都应该行闭合复位经皮穿针内固定或切开复位内固定。无移位骨折应考虑行闭合复位经皮穿针内固定，因为它们不稳定，用夹板或石膏固定后，难以评估维持复位的情况。
- 关节内粉碎性指骨骨折在可能的情况下重建关节面。如果骨折粉碎严重不可重建，可以行闭合复位治疗，在保护下早期活动。医师应该和患者讨论二次手术的可能性。

近侧指间关节骨折-脱位

- 中节指骨基底掌侧缘骨折（背侧骨折-脱位）
  - 治疗有争议，取决于关节面骨折的百分比。
  - 过伸性损伤、无脱位史、关节面（无移位的）受累在 30%～35% 的骨折：背侧夹板固定 3 周，早期活动，每周拍摄 X 线片，包含标准侧位片，然后邻指绑带下主动和辅助被动活动。
  - 40% 或更多的关节面受累的骨折：通常不稳定。动力化外固定架（Suzuki/Slade，1.1mm 克氏针和橡皮筋）。如果骨折块需要进一步复位，则需行切开复位内固定或闭合复位经皮穿针内固定（尖式复位钳辅助下经皮复位，通过屈肌腱前后放置克氏针固定）。如果粉碎严重或陈旧骨折，并且有 40%～50% 关节面受累：掌板关节成形术或半钩骨移植关节成形术；>50% 关节受累：半钩骨移植关节成形术。
- 中节指骨基底背侧缘骨折（掌侧骨折-脱位）
  - 通常是中央束撕裂的结果。
  - 移位<1mm 的骨折：这些骨折可以用夹板固定闭合治疗，如纽孔损伤。
  - 移位>1mm 或近指间关节掌侧半脱位骨折：需要通过手术恢复骨折稳定性。闭合复位经皮穿针内固定或切开复位内固定。
  - Pilon 骨折（Suzuki/Slade，1.1mm 克氏针和橡皮筋）。如果骨折块需要进一步复位，则需行切开复位内固定。

关节外骨折

- 附加:指骨干部骨折。如果骨折移位或不稳定,则需行闭合复位经皮穿针内固定或切开复位内固定。近节指骨基底部骨折通常为掌侧成角。可在掌指关节屈曲位时进行闭合复位经皮穿针内固定和经掌指关节穿针固定。
- 中节指骨基底部的骨折大多为背侧成角,而指骨颈部骨折由于指浅屈肌腱的牵拉而使骨折端掌侧成角(图 24.5)。闭合复位应首先尝试用指套牵引,然后用夹板固定。
- 对于不能达到或维持稳定的闭合复位骨折,应采用闭合复位经皮穿钉或应用微型骨块内固定物。

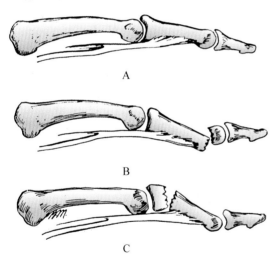

图 24.5　A. 侧位观显示中节指骨上浅肌腱止点。B. 经中节指骨颈骨折可能呈掌侧成角,因为近端骨折块被屈指浅肌腱的强大的拉力屈曲。C. 经中节指骨基底的骨折更可能呈背侧成角,因为近侧骨折块受到伸肌腱中央束伸展力同时远端骨折块受到屈指浅肌腱的屈曲力(From Capo JT,Gottschalk MB,Streubel PN,et al. Hand fractures and dislocations. In:Tornetta P Ⅲ,Ricci WM,Ostrum RF,et al. ,eds. Rockwood and Green's Fractures in Adults. Vol 1.9th ed. Philadelphia:Wolters Kluwer;2020:1665-1770.)

(三)远节指骨(图 24.6)

关节内骨折

- 背侧缘骨折
  - 锤状指是由于背侧缘骨折伴伸肌腱断裂所引起。另一种情况是,锤状指可能由单纯的肌腱断裂引起,因此在影像学上表现不明显。
  - 治疗方法仍有争议。
    - 有人建议对所有锤状指进行 6～8 周的非手术治疗,包括明显的关节骨折和关节半脱位。
    - 另一些人建议闭合复位经皮穿针内固定治疗移位的背侧基底部骨折合并脱位。可以使用各种闭合钢针固定技术,但主要是在伸直位穿入阻挡针。
    - 对于那些不能忍受夹板固定的人(如需要经常洗手的卫生保健工作者),也可以考虑钢针固定。
- 掌侧缘骨折
  - 这与屈指深肌腱断裂有关("球衣指":见于足球和橄榄球运动员,最常见累及环指)。
  - 治疗主要是修复大的、移位的骨折块。

关节外骨折

- 这些通常是横向、纵向和粉碎性的(指甲基质损伤非常常见)。
- 治疗包括闭合复位和夹板固定。
- 夹板应不干扰近端指间关节(PIP),但通常需要跨过远端指间关节(DIP)以提供足够的稳定性。铝板和泡沫夹板或石膏是常用材料选择。
- 闭合复位经皮穿针内固定适用于移位明显的干部骨折,因为存在甲床畸形和后期甲板剥离的风险。
- 一个特殊的病例是儿童的 Salter-Harris 1 型移位性骨折,这类骨折有甲床的插入。

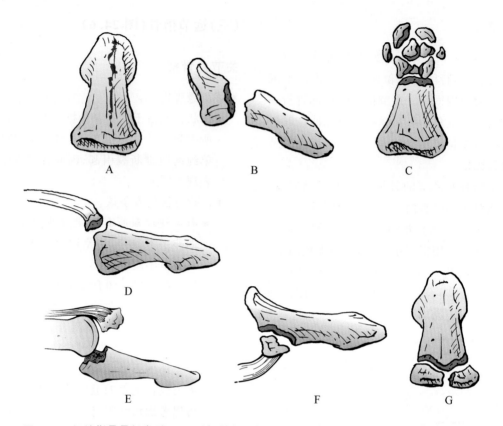

图 24.6 远端指骨骨折类型。A. 干部纵行骨折；B. 干部横行骨折；C. 粉碎性骨折；D. 背侧基底撕脱骨折；E. 背侧基底剪切应力骨折；F. 掌侧基底部骨折；G. 完全关节内骨折（From Capo JT，Gottschalk MB，Streubel PN，et al. Hand fractures and dislocations. In：Tornetta P Ⅲ，Ricci WM，Ostrum RF，et al. ，eds. Rockwood and Green's Fractures in Adults. Vol 1. 9th ed. Philadelphia：Wolters Kluwer；2020：1665-1770. ）

（四）甲床损伤（图 24.7）

- 在出现明显骨折的情况下，这些常被忽略或忽视，但如果不能很好地处理这些损伤，可能会导致指甲生长紊乱。
- 急性甲下血肿可用电刀或加热的回形针清除。
- 如果甲板在其底部被抽出，则应将其拔除，用聚维酮碘清洗，并保留复位至甲上皮下。
- 甲床破裂应在放大镜下用 6-0 可吸收线仔细缝合。
- 最近的证据表明，2-氰基丙烯酸辛酯黏合剂（Dermabond 皮肤黏合剂）是一种可行

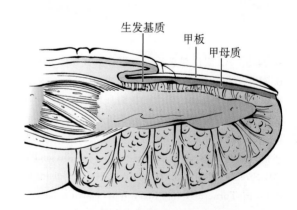

图 24.7 远节指骨背侧皮质、甲基质（生发基质和甲母质）和甲板三层结构之间存在密切的关系

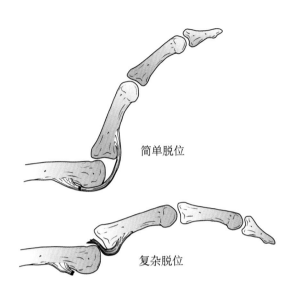

简单脱位

复杂脱位

图 24.8　简单掌指关节脱位可自行复位,通常表现为近节指骨关节面位于掌骨头背侧的过伸位。复杂脱位呈刺刀样畸形,掌板嵌顿于关节间隙内并阻碍复位

的甲床修复方法,其优点是修复速度更快。
- 如果原始甲板不能用作生物敷料,可以使用铝缝合包材料。

(五)腕掌关节脱位和骨折-脱位

- 手部腕掌关节脱位通常是一种高能量损伤,累及相关结构,包括神经血管损伤。
- 侧位 X 线片上的重叠致使损伤部位显示不清。从侧位旋前 30°摄片有助于明确诊断。
- 当骨折-脱位包括钩骨背侧皮质时,有必要进行计算机断层扫描,以更好地评估病理解剖。
- 拇指腕掌关节损伤多为骨折-脱位,而非单纯脱位。与这些骨折脱位相关的术语是Bennett(部分关节)骨折和 Rolando(完全关节)骨折。
- 掌指关节背侧骨折-脱位通常不能单独用夹板/石膏有效地固定。闭合复位内固定和切开复位内固定是治疗的选择。

(六)掌指关节脱位(图 24.8)

- 背侧脱位是最常见的。
- 简单脱位表现为过度背伸姿态、容易复位。
- 它们实际上是半脱位,因为在近节指骨基底和掌骨头之间仍保持一部分组织连接。
- 通过轻度过伸然后远端牵拉和单纯屈曲关节来实现复位,避免手指过度的纵向牵引,因为这样可使掌板嵌顿。腕关节屈曲放松屈肌腱有助于复位。
- 其余类型的掌指关节脱位是一种复杂的脱位,称为不可复位的骨折脱位,最常见的原因是掌板嵌顿。
  - 复杂脱位最常发生于示指。
  - 复杂脱位的 X 线征象是关节间隙出现一个籽骨。
- 大部分背侧脱位在复位后是稳定的,不需要手术修复韧带或掌板。
- 掌侧脱位很少见,但特别不稳定。
- 掌侧脱位有远期不稳定的危险,应该修复韧带。
- 开放脱位可以是可复位的,也可以是不可复位的。

(七)拇指掌指关节脱位

- 拇指掌指关节除了在其平面上屈曲和伸展外,还可以外展-内收和轻微的旋转(屈曲时旋前)。
- 在一侧副韧带损伤的情况下,指骨倾向于以旋转的方式向掌侧半脱位,并绕着对侧的完整的副韧带旋转。
- 尺侧副韧带可能有两段损伤,包括近节指骨尺侧基底骨折,同时该韧带也自骨折块处撕裂。
- 特别重要的是拇收肌腱膜的近侧缘,它形成了 Stener 病变的解剖学基础。撕裂的尺侧副韧带残端位于腱膜背侧,从而阻止其在近节指骨的尺掌侧基底部的解剖上止点愈合(图 24.9)。

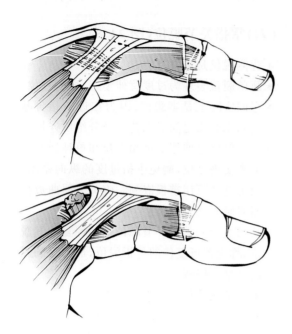

图 24.9　Stener 损伤:内收肌腱膜近侧缘像一个支架,拇指掌指关节的尺侧副韧带在断裂时移位到腱膜的上方,阻止尺侧副韧带在其指骨上的止点与其正常位置愈合

- 由于过于分散的报道,Stener 病变的真实发病率仍然未知。
- 非手术治疗(拇指"人"字形石膏固定或夹板固定 6 周)是治疗部分拇指掌指关节副韧带损伤的主要方法。
- 掌指关节屈曲 30°位时测试,如果掌指关节在伤侧开口＞30°或与在对侧开口＞15°,提示拇指掌指关节副韧带完全损伤,需手术修复尺侧副韧带,并且对于桡侧副韧带的手术修复是有争议的。可以用带线骨锚钉修复韧带。慢性损伤且没有足够的韧带修复,可以用肌腱游离移植经骨隧道重建。

(八)近端指间关节脱位

- 近端指间关节脱位有很高的漏诊率,常被误诊为是"扭伤"。
- 尽管大量的不完全损伤发生(特别是在控球运动中),但副韧带和掌板的完全断裂也很常见(50%发生在中指,其次是环指)。

- 关节在侧位片上的匹配度,是发现残留半脱位的关键。
- 残留的不稳定在单纯脱位中相当罕见,而在骨折-脱位中,它是主要的关注点。
- 除完全的副韧带损伤外,公认的脱位类型有背侧脱位、单纯掌侧脱位和旋转性掌侧脱位。
- 背侧脱位包括掌板损伤(通常是远端,伴或不伴一小的撕脱骨块)。
- 对于单纯的掌侧脱位,病理表现为掌板、一侧副韧带和伸肌腱中央束的一系列损伤。掌板可保持完整。
- 如果近节指骨头脱位于中央束和侧束之间,可以形成套索效应并阻止复位,则向掌侧或侧方脱位可能无法复位。
- 在单纯脱位中,僵硬是最主要的问题。任何类型的损伤都可能导致僵硬。
- 慢性脱位需要切开复位,术后会出现一定程度的僵硬。
- 治疗
  - 一旦复位,旋转性掌侧脱位、单侧侧副韧带断裂和背侧脱位,在侧位片上显示完全伸直位时关节匹配,应与邻近手指捆绑固定并立即开始主动的活动练习。
  - 背侧脱位,在伸直位的侧位片上有背侧半脱位的,需要几周的伸直位阻挡夹板固定。
  - 掌侧脱位伴中央束滑脱,需要近端指间关节伸直位夹板固定 4～6 周,然后再进行额外 2 周的夜间静态伸直位夹板固定。在整个恢复期内,远指间关节应不固定并进行主动的屈曲活动。
  - 开放性背侧脱位通常在掌侧皮纹处有横行创口。在复位脱位之前,应先进行这个创口的清创。

(九)远指间关节和拇指指间关节脱位

- 远指间关节/拇指指间关节的脱位通常在初诊时漏诊,而后才被发现。

- 超过 3 周的损伤被认为是慢性的。
- 单纯脱位而无肌腱断裂的病例是非常罕见的,通常是由接球运动引起的,主要是背侧脱位,常常合并近指间关节脱位。
- 掌侧皮肤横纹处的横向开放性伤口很常见。
- 远指间关节单侧侧副韧带或单独的掌板损伤,罕见。
- 非手术治疗
  - 稳定的可复位性脱位可以立即开始主动的关节活动练习。
  - 罕见的不稳定的背侧脱位,应固定在屈曲 20°位 3 周,然后才能开始主动的活动练习。
    - 固定的时间应取决于复位后医师对关节稳定性的评估。
    - 完全的侧副韧带损伤应在免受侧方应力的情况下,固定至少 6 周。
  - 如果由于反复的不稳定而必须使用钢针固定,那么一枚纵向克氏针固定通常就已足够。
- 手术治疗
  - 晚期发现的(>3 周)关节半脱位,可能需要切开复位以切除瘢痕组织和有利于无张力地复位。
  - 开放性脱位需要彻底清创以防止感染。
  - 使用克氏针固定的必要性应基于对关节稳定性的评估,并不是所有的开放性脱位都必须使用克氏针固定。
- 钢针固定时间不应超过 4 周,针尾可留在皮肤外以便于取出。

九、并发症

- 畸形愈合:掌骨成角畸形会扰乱关节平衡,也会使掌骨头向掌侧突出,导致抓握时疼痛。旋转或成角畸形,特别是第二和第三掌骨的旋转或成角畸形,可能导致功能障碍和外观异常,因此尽可能地维持近解剖复位是非常重要的。
- 骨不连:不常见,但它可能于发生广泛的软组织损伤、骨缺损、严重污染的开放性骨折和感染的病例中。需要清创、植骨或皮瓣覆盖。
- 感染:严重污染的创口需要极其仔细的清创和基于损伤的环境(如谷仓污染、污染的水、咬伤伤口)的合理的抗生素使用;局部伤口护理和必要时的清创,并延期缝合。
- 掌指关节背伸挛缩:如果夹板不在功能位固定(即掌指关节 >70°)会导致软组织挛缩。
- 活动度丧失:继发于肌腱粘连,尤其是在远指间关节水平。
- 创伤性骨关节炎:这是由于未能恢复关节的匹配或最初的关节内创伤所致。

第四部分

下肢骨折及脱位

Part Ⅳ

第25章 骨盆骨折

一、流行病学

- 据估计,美国每年每10万人中有37例骨盆骨折。
- 在35岁以下的人中,男性骨盆骨折比女性多;在35岁以上的人中,女性骨盆骨折比男性多。
- 发生在年轻患者中的骨盆骨折大多数是由高能量损伤造成的,而老年患者中的骨盆骨折则是由轻微的创伤造成的,如跌倒。

二、解剖学

- 骨盆环由骶骨和两块髋骨组成,这两块髋骨分别在前方形成纤维软骨联合及在后方与配对的骶髂关节相连接(图25.1)。
- 髋骨在成熟期由三个骨化中心融合而成:髂骨、坐骨和耻骨呈放射状在髋臼穹顶部融合而成。
- 真假骨盆界限是由与后方的骶骨岬和前方的耻骨上部相连接所形成的弓形线构成。其下方是容纳盆腔脏器的真骨盆或小骨盆。上方是代表腹腔下半部分的假骨盆或大骨盆。
- 骨盆的内在稳定性由韧带结构决定。根据韧带附着物的不同,可分为两组:
  - 骶骨到髂骨:最强壮和最重要的韧带结构在骨盆的后部,连接骶骨和髂骨。

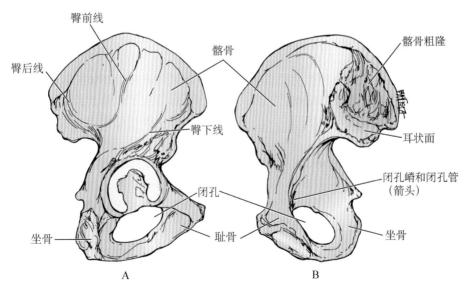

图25.1 **右侧半成年髋骨外侧面(A)与内侧面(B)特征**(From Oatis CA. Structure and function of the bones and joints of the pelvis. In: Kinesiology: The Mechanics and Pathomechanics of Human Movement. 2nd ed. Baltimore: Lippincott Williams & Wilkins; 2009: 620-653.)

- 骶髂韧带复合体分为后韧带（短韧带和长韧带）和前韧带。后韧带提供了大部分的稳定性。
- 骶结节韧带从骶骨后外侧和髂后棘背侧一直延伸到坐骨结节。该韧带与骶髂后韧带联合在保持骨盆垂直稳定性方面尤为重要。
- 骶棘韧带呈三角形，从骶尾骨外侧缘起，止于坐骨棘。如果骶髂后韧带是完整的，骶棘韧带在保持骨盆的旋转控制作用就更为重要。
- 耻骨间：耻骨联合韧带。
- 腰椎和骨盆环之间的韧带附着物提供额外的稳定性。
  - 髂腰韧带起于腰 4 和腰 5 横突，止于髂后嵴。
  - 腰骶韧带起于腰 5 横突，止于骶骨翼。
- 横向走行的韧带抵抗旋转力，包括短的骶髂后韧带、骶髂前韧带、髂腰韧带和骶棘韧带。
- 垂直走行的韧带抵抗剪切力（垂直剪切，VS），包括长的骶髂后韧带、骶结节韧带和腰骶外侧韧带。

三、骨盆稳定性

- 机械性稳定损伤的定义是一种能承受正常生理应力而不发生异常形变的损伤。
- 穿透性创伤很少导致骨盆环失稳。
- 不稳定损伤是以各类移位为特征。
  - 旋转不稳定（敞开和向外旋转，或压缩和向内旋转）。
  - 垂直不稳定。
- 骨盆韧带的位置决定了它们对维持骨盆的稳定性所起的特殊作用（包括与韧带断裂相当结果的骨折）：
  - 单纯联合：耻骨分离<2.5cm。
  - 联合韧带和骶棘韧带：>2.5cm 耻骨分离（注意这些是旋转运动，而不是垂直或后方移位）。

- 联合体，骶棘，骶结节和骶髂关节后部：垂直，后方和旋转不稳定。

四、损伤机制

- 这些损伤可分为低能量性损伤（通常导致一块骨的骨折）和高能量性损伤（导致骨盆环破裂）。
  - 低能量性损伤是由于年轻运动员的肌肉突然收缩造成的，这些肌肉收缩会导致撕脱伤、低能量跌倒或骑跨式损伤（摩托车或马）。
  - 高能量损伤通常是由机动车事故、行人碰撞机制、摩托车事故、高空坠落或挤压机制造成的。
- 当运动的受害者撞击静止物体时，会造成撞击损伤，反之亦然。骨折类型与力的方向、大小和暴力自身的性质有关。
- 当受害者被困在具有伤害暴力（如机动车辆）和坚硬环境（如地面或路面）之间时，会发生挤压伤。除了前面提到的这些因素外，受害者的位置、挤压的持续时间及暴力是直接的还是"翻滚"（导致力矢量变化）对于理解骨折模式是很重要的。
- 具体的损伤模式因施力方向的不同而不同。
  - 前后（AP）暴力（摩托车碰撞）
    - 这导致了半骨盆的外旋。
    - 骨盆弹性结构，以完整的骶髂后韧带为旋转轴、裂开。
  - 侧方挤压（LC）暴力（"T 骨"在汽车碰撞时倒向一侧）：这是最常见的损伤模式，导致骶髂关节和骶骨部分的松质骨压缩。损伤模式取决于施力部位。
    - 髂骨后半部：这是典型的 LC，软组织破坏最小。通常是一种稳定的骨折类型。
    - 髂骨翼的前半部：这会使半骨盆向内旋转。它可破坏骶髂后韧带复合体。如果这个暴力继续将半骨盆推到对侧,就会把对侧的半骨盆推到外旋位,在同侧产生侧方挤压伤的同时,在对侧产生外旋性损伤。

- 大转子区:这与髋臼横形骨折有关。
- 外旋外展暴力:摩托车事故中很常见。
  - 当大腿外旋并外展时,暴力通过股骨干和股骨头施加到骨盆。
    - 产生将半骨盆从骶骨上撕脱的趋势。
- 剪切力
  - 将导致一个完全不稳定的骨折,并伴随继发骶棘韧带、骶结节韧带和骶髂韧带损伤,三平面不稳定。
  - 在老年人中,骨强度低于韧带强度,将首先发生骨折。
  - 在年轻个体中,骨骼强度更大,因此,通常先发生韧带断裂。

五、临床评估

- 首先对患者进行初步评估[ABCDE,与创伤高级生命支持(ATLS)所述相同]:气道、呼吸、循环、功能评估和显露。这包括一个完整的创伤评估(见第 2 章)。
- 判断四肢和骨盆的所有损伤,仔细评估末梢神经血管的状况。
- 骨盆不稳定可导致腿部长度的差异,包括受累侧的短缩,或下肢的明显内旋或外旋。
- 骨盆不稳定的 AP-LC 试验应仅进行一次,包括向内、向外旋转骨盆。
  - "最初的血凝块是最好的血凝块。"腹膜后出血形成的血栓一旦被破坏,就很难再形成,因为静脉注射的液体会稀释血液,而最初的血栓会耗尽体内的凝血因子。
- 大面积的侧腹部、臀部挫伤和出血引起的肿胀是机体大量失血的表现。
- 触诊时发现骨盆后部的大血肿、凹陷,提示有骨折或骶髂关节脱位。触诊耻骨联合也可发现凹陷。

- 必须仔细检查会阴,寻找开放性骨折的损伤迹象。
- 所有骨盆环破裂的创伤患者均应进行直肠指诊和女性的阴道检查。与骨盆环损伤相关的直肠或阴道穿孔的漏诊,会导致预后不良。

六、血流动力学状态

- 腹膜后出血与大量的血容量丢失有关。骨盆骨折继发腹膜后出血的常见原因是骨盆后静脉丛的破裂。它也可能是由大血管损伤引起的,如髂外静脉或髂内静脉破裂。大血管损伤导致快速、大量的出血,远端动脉搏动消失,并出现明显的血流动力学不稳定。通常需要立即进行手术探查,以便在修复前控制血管近端的失血。偶尔会伤及臀上动脉,可以通过快速液体复苏、恰当地稳定骨盆环和血管栓塞进行治疗。
- 立即控制出血的方法
  - 军用抗休克裤(MAST)的应用。通常在现场进行。
  - 环绕骨盆的盆腔束缚带(如果没有可用的束缚物,也可用床单包裹)(图 25.2)。束缚带应该用在股骨转子处水平,以提供通向腹部的入口。

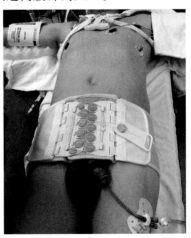

图 25.2　**骨盆捆缚带**

- 考虑使用豆袋。
- 如果在缩小盆腔容积的情况下仍有出血，则考虑血管造影或栓塞。
  - 应用骨盆 C 形钳（后部）。
  - 应用前方外固定架。
    - 复位架（在髂嵴上置针）。
    - Hanover 固定架（在髋臼上骨内置针）。
- 切开复位内固定（ORIF）：如果患者因其他适应证正在接受紧急剖腹手术，则可进行切开复位内固定；由于填塞压迫止血作用的丧失会导致进一步出血，因此常常是自身禁忌证。
- 对于进入手术室行剖腹探查的不稳定患者，开放腹膜后填塞压迫止血是一个选择。

七、神经损伤

- 腰骶丛和神经根损伤，但在昏迷患者中难以确诊。
- 骶骨内侧骨折发生率较高（Denis 分级）。

八、泌尿生殖系统和胃肠道损伤

- 膀胱损伤：骨盆损伤中发生率 20%。
  - 腹膜外：如果不能通过，用 Foley 导尿管或耻骨上造口治疗
  - 腹腔内：需要修复。
- 尿道损伤：骨盆骨折中发生率 10%，男性患者比女性患者多。
  - 检查尿道口有无出血或导尿有无血液。
  - 直肠检查是否有高骑位前列腺或"漂浮"前列腺。
  - 临床疑似病例应行逆行尿道造影。
- 直肠损伤
  - 骨折碎骨块造成的直肠或肛门穿孔在专业上属于开放性损伤，应予以治疗。在骨折部位，偶尔可出现肠管卡压，合并胃肠道梗阻。如果有任何一种情况出现，患者应接受转移性结肠造口术。

九、影像学评估

- 标准的创伤放射摄片包括胸部的正位片、颈椎的侧位片和骨盆的正位片。
  - 骨盆正位片（图 25.3）
    - 前方损伤：耻骨支骨折和耻骨联合分离。

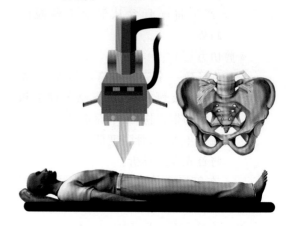

图 25.3　**骨盆正位像。** X 线束直接垂直于中骨盆。此位像能够确认骨盆不稳定（尤其半骨盆不稳定）与指导外固定装置安装（From Kottmeier SA，Campfield B，Floyd JCP，et al. External fixation of the pelvis. In：Tornetta P Ⅲ，ed. Operative Techniques in Orthopaedic Trauma Surgery. 2nd ed. Philadelphia：Wolters Kluwer；2016：309-325.）

- 骶髂关节和骶骨骨折。
- 髂骨骨折。
- 腰 5 横突骨折。
- 骨盆的特殊体位摄像片
  - 闭孔和髂骨斜位：用于评估髋臼骨折（见第 26 章）。
  - 入口位 X 线片（图 25.4）：患者仰卧，管球向尾端呈 60°角，垂直于骨盆边缘。
    - 这对于确定骶髂关节、骶骨或髂骨翼的前后移位是有用的。
    - 它可以确定髂骨内旋畸形和骶骨嵌压伤。
  - 出口位 X 线片（图 25.5）：患者仰卧

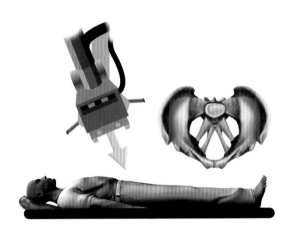

图 25.4　**入口位像。** X 线束在身体轴线上与尾端呈 45°夹角（From Kottmeier SA，Campfield B，Floyd JCP，et al. External fixation of the pelvis. In：Tornetta P Ⅲ，ed. Operative Techniques in Orthopaedic Trauma Surgery. 2nd ed. Philadelphia：Wolters Kluwer；2016：309-325.）

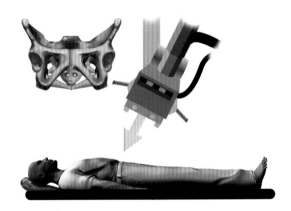

图 25.5　**骨盆出口位像。** X 线束在身体轴线上与头端呈 45°夹角（垂直于骶骨），能够显示垂直面、矢状面移位（From Kottmeier SA，Campfield B，Floyd JCP，et al. External fixation of the pelvis. In：Tornetta P Ⅲ，ed. Operative Techniques in Orthopaedic Trauma Surgery. 2nd ed. Philadelphia：Wolters Kluwer；2016：309-325.）

位，管球向头端呈 45°角。
- 这对于确定半骨盆的垂直移位是有用的。

- 它可以显示骨盆破裂的细微迹象，如骶髂关节轻微增宽、骶骨边界不连续、无移位的骶骨骨折或骶孔破裂。
- 计算机断层扫描：这是极好的评估后骨盆的检查，包括骶骨和骶髂关节。
- 磁共振成像：由于严重受伤患者的进入受限、成像持续时间长和设备限制，其临床应用有限。然而，它可以提供泌尿生殖系统和盆腔血管结构的良好图像。
  - 应力位片：患者在全身麻醉状态下对其施加推拉应力时摄片，以评估垂直稳定性。
    - Tile 界定的不稳定为≥0.5cm 的移动。
    - Bucholz、Kellam 和 Browner 认为≥1cm 垂直移位为不稳定。
  - Flamingo 应力位片（单肢站立测试）：该检查用来评估耻骨联合外伤后的慢性垂直稳定性。
    - 约 2mm 的垂直移位提示骨盆不稳定。
  - 不稳定的影像学征象
    - 骶髂关节在任何平面移位 5mm。
    - 后方的骨折间隙（而不是嵌压）。
    - 第 5 腰椎横突、骶骨外侧缘（骶结节韧带）或坐骨棘（骶棘韧带）撕脱伤。

十、分类

1. Young 和 Burgess 分类

Young 和 Burgess 系统（表 25.1 和图 25.6）基于损伤机制。
- 侧方挤压（LC）：这是骨盆向内破裂，继发于侧向力，使骶髂前韧带、骶棘韧带和骶结节韧带变短。可以看到耻骨支斜形骨折，同侧或对侧的后部损伤（表 25.1）。
  - Ⅰ型：骶骨受侧方撞击。耻骨支横形骨折，是稳定的。

表 25.1 根据 Young 和 Burgess 系统的骨盆损伤分类关键点

类别	区别特征
LC	耻骨支横向骨折,同侧或对侧至后部损伤 Ⅰ:撞击侧骶骨压缩 Ⅱ:撞击侧新月形(髂骨翼)骨折 Ⅲ:撞击侧 LC-Ⅰ或 LC-Ⅱ损伤;对侧开书本样(APC)损伤
APC	耻骨联合分离或纵行耻骨支骨折 Ⅰ:耻骨联合或前骶髂关节轻度增宽;骶髂前韧带、骶结节韧带和骶棘韧带的牵拉伤但未断裂;骶髂后韧带完整 Ⅱ:前骶髂关节增宽;骶髂前韧带、骶结节韧带和骶棘韧带断裂;骶髂后韧带完整 Ⅲ:骶髂关节完全断裂伴侧方移位,骶髂前韧带、骶结节韧带和骶棘韧带断裂;骶髂后韧带断裂
VS	联合分离或前后垂直移位,通常穿过骶髂关节,偶尔穿过髂翼或骶骨
CM	合并其他损伤类型,LC/VS 是最常见的

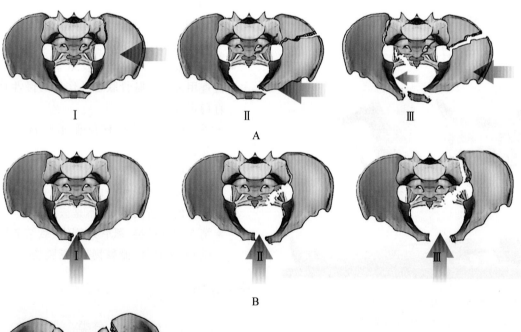

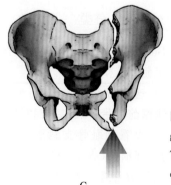

图 25.6 **骨盆环骨折的 Young 和 Burgess 分型**(From Kanlic EM,Abdelgawad AA. Pelvic fractures:external fixation. In:Wiss DA, ed. Master Techniques in Orthopaedic Surgery:Fractures. 3rd ed. Philadelphia:Lippincott Williams & Wilkins;2013:745-770.)

- Ⅱ型：受侧方撞击的髂骨后翼骨折（新月形），后韧带结构受到不同程度的破坏，导致前段受内旋转应力影响而发生各式各样的移动。它可保持垂直稳定，可能与骶骨前部挤压损伤有关。
- Ⅲ型：受侧方撞击的 LC-Ⅰ 或 LC-Ⅱ 损伤；由于骶髂韧带、骶结节韧带和骶棘韧带的破裂，对侧半骨盆持续受到外力的影响，导致外旋性损伤（风吹骨盆），骶髂侧牵拉伤继发的不稳定会导致出血和神经损伤。
- 前后压缩（APC）：这是直接撞击或通过下肢或坐骨结节间接转移的前后向暴力，导致外旋性损伤、耻骨联合分离或纵行耻骨支骨折。

　　Ⅰ型：<2.5cm 的联合分离。一个或两个耻骨支发生垂直骨折，后韧带完整。

　　Ⅱ型：>2.5cm 的联合分离；骶髂关节增宽；由骶髂前韧带断裂引起。骶结节韧带、骶棘韧带和联合韧带断裂，而骶骨后韧带完整，导致"开书本样"损伤；内、外侧旋转不稳定；而垂直稳定性可维持。

　　Ⅲ型：联合韧带、骶结节韧带、骶棘韧带和骶髂韧带完全断裂，导致极度的旋转不稳定和侧方移位；无头尾侧方向的移位。它是完全不稳定的，与之相关的血管损伤和大量失血发生率最高。

- 垂直剪切：高处坠落时伸直的下肢着地，造成垂直或纵向地施加于骨盆的暴力，来自上方冲击伤；或由机动车事故中伸直的下肢撞击地板或仪表盘造成的。这些损伤通常与联合韧带、骶结节韧带、骶棘韧带和骶髂韧带的完全断裂有关，并导致极度不稳定，最常见的是由于骨盆倾斜所致的在头尾侧方向的不稳定。这类骨折合并较高的神经血管损伤和大量出血。
- 混合暴力（CM）：这是一种通常由挤压机制造成的混合损伤。最常见的是垂直剪切（VS）和侧向压缩（LC）。

2. 骨科创伤协会骨盆骨折分类

　　见 http://ota.org/research/fracture-and-dislocation-compendium 上的骨折和脱位分类概要。

十一、增加死亡率的因素

- 骨盆环损伤类型
  - 后方破裂合并较高的死亡率（APC-Ⅲ，VS，LC-Ⅲ）。
- 高损伤严重程度评分。
- 合并损伤。
  - 头部和腹部，50％死亡率。
- 入院时失血性休克。
- 需要大量输血。
- 会阴裂伤，开放性骨折。
- 年龄的增加。
- 合并 Morel-Lavallée 损伤（皮肤脱套伤）。
- 在多达 1/3 的病例中都有这种情况。
- 在最终手术前需要彻底清创。

十二、治疗

　　骨盆骨折的推荐治疗因机构而异，强调了这些是难以治疗的损伤，需要采用一个系统规范的方法（图 25.7）。

（一）非手术

- 适合非手术治疗的骨折
  - 大部分 LC-Ⅰ 和 APC-Ⅰ 骨折。
  - 耻骨联合间隙<2.5cm。
  - 康复
    - 最初通常用助行器或拐杖来保护性的负重。
    - 开始活动后需要进行连续的摄片复查来监测最终的骨折移位情况。
    - 如发现后环继发性移位>1cm，应停止负重。明显的移位应考虑手术治疗。

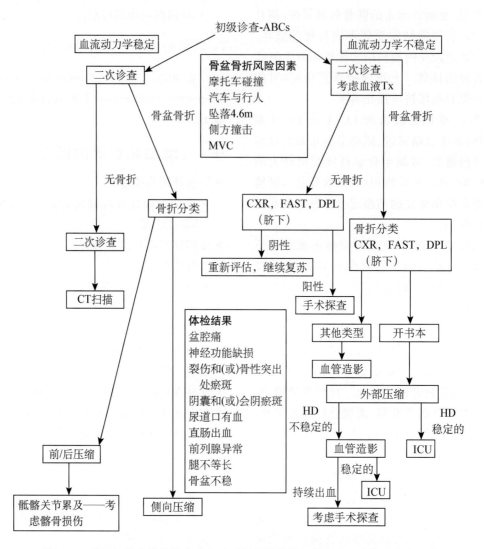

图 25.7　美国纽约大学关节疾病医院对疑似骨盆骨折的急诊患者的评估序列表

(二)手术治疗

- 绝对适应证
  - 开放性骨盆骨折或伴有内脏穿孔需要手术干预的骨折。
  - 开书样骨折或垂直不稳定骨折合并血流动力学不稳定。
- 相对适应证
  - 耻骨联合分离＞2.5cm(机械稳定性丧失)。
  - 腿长度差异＞1.5cm。

- 旋转畸形。
- 骶骨移位＞1cm。
- 顽固性疼痛。

(三)手术技术

- 外固定架:作为一种固定结构,安装在沿髂嵴前部间隔 1cm 置入的 2～3 枚 5mm 的针上,或者安装在前后方向上(Hanover 外架)放置在髋臼上区域的单枚针上。
  - 外固定架是一种复苏性固定,只能用于骨盆前部损伤的最终固定,不能作为骨盆后部不稳定损伤的最终固定。

- 内固定:与外固定架相比,内固定能显著增加骨盆环的抗形变力。
  - 髂骨翼骨折:采用拉力螺钉和中和钢板,切开复位内固定。
  - 耻骨联合分离:钢板固定最常用。出现开放性损伤或直肠或膀胱损伤,需要骨科、创伤科和泌尿生殖外科之间的协调,以确定最佳的治疗计划。
  - 骶骨骨折:经骶髂间的螺栓固定是不恰当的,或可能导致神经受压引起神经损伤;在这些情况下,需要钢板固定或非加压的骶髂螺钉固定。
  - 单侧骶髂关节脱位:采用骶髂螺钉直接固定或放置前方的钢板固定骶髂关节。
  - 双侧不稳定的后方结构断裂:可通过后侧螺钉将骨盆移位部分固定到骶骨体。此外,在这些病例中,也可以使用腰椎-骨盆固定。

(四)特别注意事项

- 开放性骨折:除骨折稳定、出血控制和复苏外,还必须优先评估肛门、直肠、阴道和泌尿生殖系统。
  - 前部和侧面伤口通常有肌肉保护,不会受到内部来源的污染。
  - 后部和会阴伤口可能受到直肠和阴道撕裂及泌尿生殖系统损伤的污染。
  - 结肠造口术对大肠穿孔或肛门直肠区域损伤是必要的。结肠造口术适合于粪便排泄物可能污染开放创口的任何开放性损伤。
- 泌尿系损伤
  - 发病率高达 20%。
  - 可能会注意到尿道口处出血或高位骑跨前列腺损伤。
  - 怀疑有泌尿系损伤的患者应行逆行尿道造影,但应确保血流动力学稳定,因为显影剂外渗会导致栓塞困难。

- 腹膜内的膀胱破裂可以修复。腹膜外的破裂可以观察。
  - 尿道损伤可以延迟修复。
- 神经损伤
  - 损伤 L2-S4 神经根。
  - L5 和 S1 神经根损伤是最常见的。
  - 神经损伤取决于骨折的位置和移位程度。
  - 骶骨骨折:神经损伤
    - 骶骨孔外侧(Denis Ⅰ):6%损伤。
    - 贯通骶骨孔(Denis Ⅱ):28%损伤。
    - 骶骨孔内侧(Denis Ⅲ):57%损伤。
  - 神经功能的进行性丧失,是骶骨孔减压的手术指征。
  - 需要 3 年才能恢复。
- 低血容量性休克:出血源。
  - 胸腔内出血。
  - 腹腔内出血
    - 诊断表。
    - 超声波。
    - 腹腔穿刺。
    - 计算机断层扫描。
  - 腹膜后出血。
  - 开放性伤口失血。
  - 四肢多发性骨折出血。
- 前后位损伤常合并最大的失血量和最高的死亡率。
- 术后处理:一般来说,鼓励患者早期活动。
  - 如有必要,应采用刺激性肺活量测定、早期活动、鼓励深吸气和咳嗽、咳痰或胸部理疗的方式以达到积极肺清洁的目的。
  - 如果血流动力学和损伤状态允许,应结合弹力袜、阶梯加压装置和药物预防措施来预防下肢深静脉血栓形成。
  - 不能用药物抗凝的高危患者应行腔静脉滤器置入。
  - 更新的设计可以在放置后 6 个月取出。
  - 负重状态可进阶如下。
    - 未受累的下肢/骶骨侧在几天内可完

全负重。

- 建议至少在 6 周后患侧部分负重。近年来，低能量 LC-I 骨折患者可耐受负重得到了支持。
- 在 12 周患侧可在无拐下完全负重。
- 双侧不稳定骨盆骨折的患者应在积极的肺清洁情况下从床移动到轮椅活动，直到发现骨折愈合的影像学证据为止。在 12 周后，损伤"较轻"侧可耐受部分负重。

十三、并发症

- 感染：虽然伤口感染的存在并不妨碍一个成功的结果，已报道的感染发生率各不相同，从 0 到 25% 不等。如果采用后路手术，软组织挫伤或剪切伤（Morel 损伤）就会成为感染的危险因素。经皮后环固定可将这种风险降到最低。
- 血栓栓塞：盆腔静脉血管系统破裂和患者制动是深静脉血栓形成的主要危险因素。
- 畸形愈合：可导致明显的残疾，但很少见。它会合并慢性疼痛、肢体不等长、步态失调、坐姿困难、下腰痛和骨盆出口梗阻。
- 骨不连：尽管它更倾向发生在年轻患者身上（平均年龄 35 岁），有疼痛、步态异常和神经根压迫或刺激的后遗症，但很少见。骨折愈合通常需要稳定的固定和植骨。
- 死亡率
  - 血流动力学稳定的患者：3%。
  - 血流动力学不稳定患者：38%。
  - LC：头部损伤是主要死因。
  - APC：骨盆和内脏损伤是主要死亡原因。
  - VS：25% 死亡。

第**26**章 髋臼骨折

一、流行病学

- 髋臼骨折的年发病率为每 10 万人中 3 例。
- 神经损伤发生率高达 30%，通常是坐骨神经的部分损伤，腓总神经损伤比胫神经损伤更为常见。

二、解剖学

- 从骨盆的侧面看，髋臼的髋骨结构支架可理解为一个双柱结构（Letournel 和 Judet），形成一个倒"Y"形（图 26.1）。

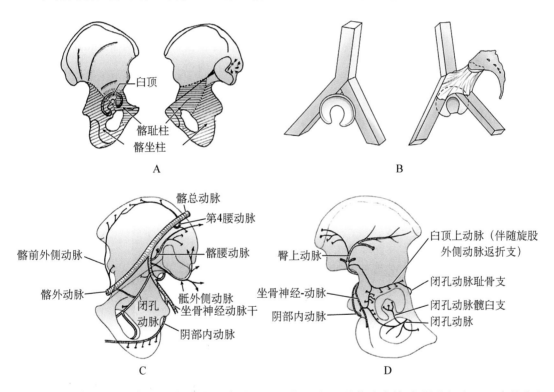

图 26.1　A. 支撑髋臼的倒"Y"形两柱的示意图。B. 两柱通过"坐骨扶壁支撑"与骶骨相连。C. 半骨盆和髋臼的外侧面。后柱以坐骨大切迹的致密骨为特征，沿虚线向远端穿过髋臼中心、闭孔和耻骨下支。前柱从髂嵴延伸至耻骨联合，包括整个髋臼前壁。累及前柱的骨折通常出口在髂前下棘下方，如重虚线所示。D. 半骨盆的内侧面观，显示构成四边体的柱。后柱和重虚线之间的区域，代表穿过前柱的骨折，通常被认为是上穹顶骨折块（From Ricci WM，Ostrum RF. Evaluation and management of acetabular fractures. In：Orthopaedic Knowledge Update：Trauma. 5th ed. Philadelphia，PA：Wolters Kluwer；2019：403-418.）

- 前柱（髂-耻骨部分）：从髂嵴延伸至耻骨联合，包括髋臼前壁。
- 后柱（髂-坐骨部分）：从臀上切迹延伸至坐骨结节，包括髋臼后壁。
- 髋臼穹顶：这是前柱和后柱交界处的髋臼上方承重部分，由两个柱共同构成。
- 死亡冠
  - 连接髂外动脉或腹壁下动脉与闭孔动脉之间的一个血管交通支可在 Stoppa 入路或髂腹股沟入路的第二窗内观察到。
  - 在 10%～15% 的患者可以出现。
  - 可延伸至耻骨上支；从耻骨联合到死亡冠的平均距离为 6cm。
- 旋股内侧动脉升支
  - 股骨头的主要血供。
  - 位于股方肌深面。
- 臀上神经血管束
  - 从坐骨大切迹穿出。

三、损伤机制

- 与骨盆骨折一样，这些损伤主要是由机动车、摩托车事故或从高处坠落造成的高能量创伤造成的。
- 骨折类型取决于受伤时股骨头的位置、暴力的大小和患者年龄。
- 髋关节处于中立位时暴力直接撞击大转子引起髋臼横向骨折（处在外展位的髋关节可发生低位横向骨折，内收位的髋关节发生高位横向骨折）。髋关节外旋外展位时引起前柱损伤。髋关节内旋位时引起后柱损伤。
- 对于间接创伤（如屈膝时"仪表板"型损伤），随着髋关节屈曲角度的增加，后壁骨折的位置会越来越低。同样，随着髋关节屈曲度的减小，后壁的上部分更容易被累及。

四、临床评估

- 根据损伤机制，进行创伤评估是必要的，包括气道、呼吸、循环、神经系统功能评估和显露。

- 患者因素如患者的年龄、创伤程度、合并损伤及身体一般状况是很重要的，这些因素会影响到治疗决策和预后。
- 仔细评估神经血管状态是必要的，多达 40% 的后柱骨折中有坐骨神经损伤。在极少数情况下，它有可能被夹在后柱骨折内。前柱损伤导致的股神经损伤很少见，也有因前柱骨折而导致股动脉损伤的报道。
- 必须排除与之相关的同侧损伤，尤其要注意同侧膝关节，常见的损伤是膝关节的后向不稳定和髌骨骨折。
- 软组织损伤（如擦伤、挫伤、皮下出血、Morel 损伤）可为深刻理解损伤机制提供依据。

五、影像学评估

- 应获得正位（AP）和两个 Judet 位像（髂骨和闭孔斜位）。
- AP 位像：解剖标志包括髂耻线（前柱界）、髂坐线（后柱界）、前壁、后壁、髋臼上负重面和泪滴（图 26.2）。

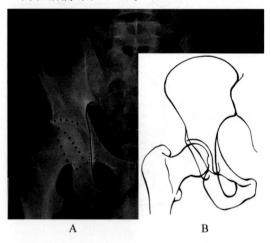

图 26.2　髋臼主要骨性标志的示意图：髂-耻线（前柱）、髂-坐线（后柱）、髋臼前缘和髋臼后缘（From Moed BR，Boudreau JA. Acetabulum fractures. In：Tornetta P Ⅲ，Ricci WM，Ostrum RF，et al.，eds. Rockwood and Green's Fractures in Adults. Vol 2.9th ed. Philadelphia：Wolters Kluwer；2020；2081-2180.）

- 髂骨斜位片(45°外旋位像):最好地显示了后柱(髂坐线)、髂骨翼和髋臼前壁(图26.3)。
- 闭孔斜位(45°内旋位像):是评估髋臼前柱和后壁的最佳方法(图26.4)。

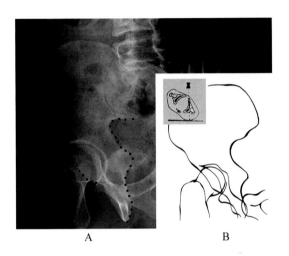

图 26.3　**髂骨斜位像**。A. 通过楔形物将健侧抬高使患者呈 45°外旋位拍摄。B. 髂骨斜位左半骨盆解剖标志图。此体位像最好地显示髋臼后柱,包括髂坐线、髂嵴和髋臼前唇(From Moed BR,Boudreau JA. Acetabulum fractures. In:Tornetta P Ⅲ, Ricci WM,Ostrum RF,et al. ,eds. Rockwood and Green's Fractures in Adults. Vol 2.9th ed. Philadelphia:Wolters Kluwer;2020:2081-2180.)

- 计算机断层扫描(CT):有助于进一步了解柱的骨折、髋臼壁嵌压骨折、关节内残留骨碎块、粉碎程度和骶髂关节破坏的大小和部位。三维重建可以对股骨头进行数字化减影,对髋臼关节面进行全面的显示。

六、分型

Judet-Letournel 分型

这一分型描述了 10 种骨折类型,5 种为"基本型",5 种为"联合型"(表 26.1;图26.5)。

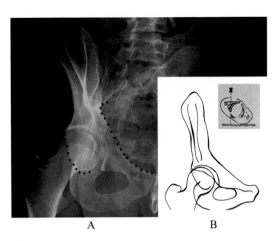

图 26.4　**闭孔斜位像**。A. 通过楔形物将受累的髋部抬高与水平线呈 45°,放射束向上倾斜 15°穿过髋关节,进行拍摄。B. 闭孔斜位骨盆解剖简图(From Moed BR,Boudreau JA. Acetabulum fractures. In:Tornetta P Ⅲ, Ricci WM, Ostrum RF, et al. ,eds. Rockwood and Green's Fractures in Adults. Vol 2.9th ed. Philadelphia:Wolters Kluwer;2020:2081-2180.)

表 26.1　Judet-Letournel 髋臼骨折分型

基本型骨折	联合型骨折
后壁	"T"形
后柱	后柱和后壁
前壁	横形和后壁
前柱	前柱/后半横形
横形	合并双柱

基本型骨折

- 后壁骨折
  - 包括后关节面的分离。
  - 后柱大部分未受干扰(髂坐线未断)。
  - 常伴有股骨头后脱位。
  - 后壁碎片在闭孔斜位片上显示最佳。
  - "边缘嵌塞"常出现在髋关节后方骨折脱位(关节软骨嵌进松质骨内)病例中。
    - 在 25% 的需要切开复位的后壁骨折脱位病例中,可以看到边缘嵌塞。在 CT 扫描上能很好显示。

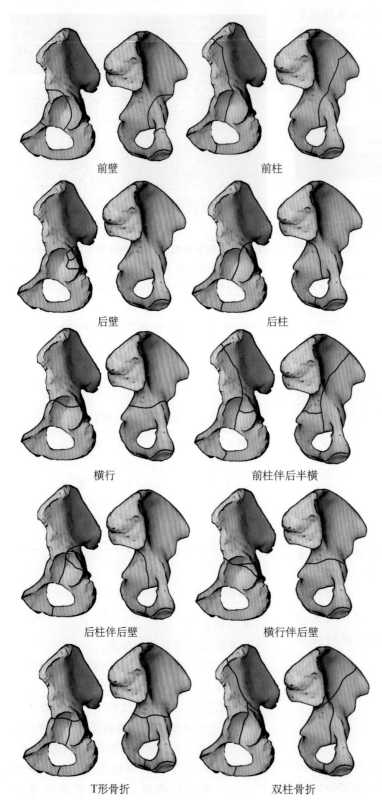

前壁　　　　　　　　前柱

后壁　　　　　　　　后柱

横行　　　　　　前柱伴后半横

后柱伴后壁　　　　横行伴后壁

T形骨折　　　　　　双柱骨折

图 26.5　**髋臼骨折的 Letournel 分类**（From Moed BR. Acetabular fractures：the Kocher-Langenbeck approach. In：Wiss DA，ed. Master Techniques in Orthopaedic Surgery：Fractures. 3rd ed. Philadelphia：Lippincott Williams & Wilkins；2013：817-868.）

- X 线片上"海鸥征"提示穹顶部的嵌塞,在骨质疏松的骨折中,它预示预后不良。
- 后柱骨折
  - 坐骨骨折(髂坐骨线断裂)。
  - 骨折线起源于坐骨大切迹,穿过髋臼后表面,在闭孔中穿出。
  - 坐耻骨支骨折。
  - 可发生股骨头内侧移位。
- 前壁骨折
  - 最不常见的骨折类型。
  - 穹顶前部和髋臼的一小部分骨折。
  - 前柱大部分未受干扰。
  - 坐耻骨支没有骨折。
  - 泪滴通常移位到髂坐骨线内侧。
- 前柱骨折
  - 合并髂耻线断裂。
  - 常合并股骨头前内侧移位。
  - 根据骨折线上界分离髋骨的水平可分为低、中、高三种类型。
  - 骨折线越高,髋臼负重部位受累越大。
  - CT 有助于明确关节面受累的程度。
- 横形骨折
  - 髋骨被分成两段,髋臼关节面分为以下三种方式之一。
    - 经顶盖:穿过髋臼穹顶。
    - 近顶盖:穿过髋臼穹顶和髋臼窝的交界处。
    - 顶盖下:穿过髋臼窝。
  - 骨折线越高,髋臼穹顶移位越大。
  - 股骨头可引起下方坐耻骨骨折,合并中心性脱位。
  - 髂坐线与泪滴保持正常关系。
  - 髂坐线和髂耻线均断裂。
  - CT 显示典型的前后方骨折线。

联合骨折

- 后柱伴后壁骨折
  - 存在两种基本的骨折模式。后壁通常

相对于后柱有明显的移位/旋转。这种损伤是髋关节后脱位的一种表现,常伴有坐骨神经损伤。
- "T"形骨折
  - 这包括了任何类型的横向骨折(经顶盖、近顶盖或顶盖下)和一条额外的垂直骨折线,它将坐耻骨段分为两部分。根据力的矢量方向,垂直的骨折线或干部,可以是向前,向下,或是向后穿出。垂直的骨折线在闭孔斜位片上最明显。
- 合并横形和后壁骨折
  - 闭孔斜位最能显示横形骨折线的位置和后壁情况。CT 显示,2/3 的病例股骨头向后脱位,1/3 的病例股骨头中心性脱位。
  - 可合并髋臼边缘的冲压伤,CT 是最好的检查和评价。
- 合并前柱和后半横形骨折
  - 将前柱骨折(任何类型)与分离后柱的一条骨折线结合起来,正如一个横形骨折。被称为半横形骨折,因为"横向"部分只包含一柱。
  - 重要的是,在这个骨折中,有一块髋臼关节面保持不移位,这是手术复位其他骨折块的关键。
- 合并双柱骨折
  - 这是髋臼骨折中最复杂的一种,以前称为"中心性髋臼骨折"。
  - 两柱相互分离,并与中轴骨骼分离,形成"漂浮"髋臼。
  - 闭孔斜位片上髋臼上方的"枪刺"征是特征性的表现。
    - "枪刺"征代表大部分的髂骨远端骨折块,这些骨块仍附着于中轴骨。

七、治疗

治疗的目标是恢复关节面平整和关节稳定性,以防止后期创伤性关节炎(图 26.6)。

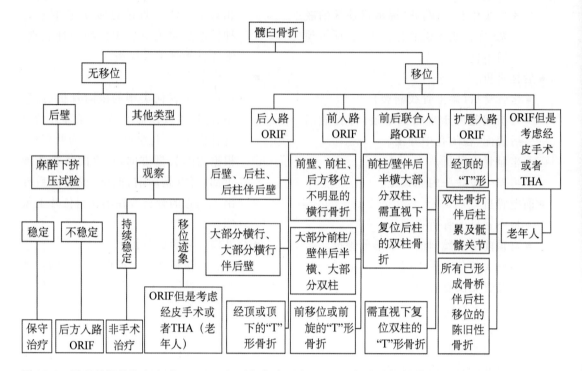

图 26.6 **髋臼骨折的治疗法则。**ORIF. 切开复位内固定，THA. 全髋关节置换（From Moed BR，Boudreau JA. Acetabulum fractures. In：Tornetta P Ⅲ，Ricci WM，Ostrum RF，et al. ，eds. Rockwood and Green's Fractures in Adults. Vol 2. 9th ed. Philadelphia：Wolters Kluwer；2020；2081-2180. ）

（一）初始管理

● 通常行骨牵引，尽量减少软组织的进一步损伤，使一些合并伤得以解决，保持肢体长度，并保持髋臼内股骨头复位。

（二）非手术治疗

● 回顾骨折后髋臼穹顶的量化系统可以使用三种测量方法：①内侧顶弧；②前顶弧；③后顶弧。分别在前后位、闭孔斜位和髂骨斜位上测量。
  - 顶弧线是两条直线之间的夹角形成的，一条垂直穿过髋臼中心线，另一条从骨折线到中心的连线。＜45°的角度意味着一条骨折线穿过负重穹顶。
  - 顶弧角不适用于孤立的后壁骨折。
  - CT 评价顶弧对关节受累的诊断价值更高。

● 在圆顶顶点 2cm 范围内的任何 CT 断层中发现的一条骨折线，相当于在 X 线平片上 45°顶弧角范围内的一条骨折线。
● 非手术治疗适应证
  - 无髋关节不稳的无移位骨折。
  - 远端前柱（耻骨上根部骨折）或横向（顶盖下）骨折，其中股骨头与髋臼的匹配通过剩余的内侧支撑得以维持。
  - 内、前、后顶弧角保持在 45°以上。
  - 对于后壁骨折，骨折块的大小是手术治疗的主要决定因素。＜20%的骨块通常无须手术，而＞50%的骨块一定是需要手术的。透视下的应力检查在判断中间大小的骨块是否需要手术上是最有价值的。
  - 对于年龄较大、日常需求较低、体弱多病的患者，建议非手术治疗。对该类患者，残余畸形是可以接受的。

(三)手术治疗

- 手术治疗适应证
  - 移位的髋臼骨折。
  - 去除牵引不能维持满意的头臼匹配。
  - 巨大的后壁骨块。
  - 应力下证实后部不稳定。
  - 关节内的游离骨块需取出。
    - 不包括中央凹内与中央凹韧带相连的骨块。
  - 用闭合方法无法复位的骨折脱位。
- 手术时机
  - 手术应在伤后 2 周内进行。
  - 手术需要
    - 复苏良好的患者。
    - 合适的放射学检查。
    - 对骨折分型的正确认识。
    - 良好的手术团队。
  - 急诊手术指征
    - 髋臼开放性骨折。
    - 髋关节脱位闭合复位术后新出现的坐骨神经损伤。
    - 无法复位的髋关节脱位。
    - 股骨头内侧脱位抵靠在完整的髂骨松质骨表面上。
- Morel-Lavallé 损伤(皮肤脱套伤)
  - 1/3 的病例有细菌生长。
  - 这需要在最终的骨折手术前彻底清创(图 26.7)。
- 不能预测临床预后的因素
  - 骨折类型。
  - 后脱位。
  - 原始移位。
  - 关节内骨块。
  - 髋臼压缩。
- 可以预测临床预后的因素
  - 损伤到软骨或股骨头的骨质
    - 损伤:60%良好/优秀结果。

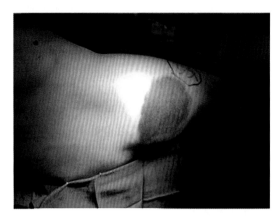

图 26.7 Morel-Lavallé 损伤(皮肤软组织损伤)

  - 无损伤:80%良好/优秀结果。
- 解剖复位。
- 后壁粉碎。
- 患者年龄:预测能达到解剖复位。

稳定性

- 不稳定最常见于后部骨折类型,四边体区的大骨折块引起股骨头中心性半脱位时,或大的前壁骨折块引起股骨头向前半脱位。
- 四边体区骨折块的大小足以引起股骨头中心性半脱位时,就会产生中心性不稳定。为了控制移位,通过 Stoppa 入路用一块弹性钢板或一块直接耻骨下钢板做一个内侧的支撑。
- 前方不稳定是由大的前壁骨折块或部分的前柱骨折加后半横骨折引起。

关节匹配

- 髋关节不匹配可引起早期关节退行性变和创伤性骨关节炎。最好用 CT 进行评估。可接受的关节不匹配是基于其在髋臼内的位置(即负重穹顶部以外区域的不匹配是可以接受的)。
- 移位的穹顶骨折很难用牵引复位;手术通常是必要的,充分恢复负重面。高位横向或"T"形骨折是剪切性损伤,当累及上部负重穹顶时,这些损伤是极其不稳定的。非手术复位几乎是不可能的,而手术复位则是极其困难的。

- 移位的双柱骨折(漂浮髋臼):如果顶部骨块移位且无法获得二次匹配,或者后柱严重移位,则需要手术来恢复一致性。
- 残留的骨块会引起关节不匹配或无法保持股骨头同心圆复位。圆韧带撕脱骨片不需要切除,除非骨块很大。
- 股骨头骨折通常需要切开复位和内固定,以保持球形和关节匹配。
- 软组织嵌顿需要手术切除嵌顿的软组织。
- 复位的评估
  - 骨盆线恢复。
  - 在骨盆正位 X 线片上与对侧髋关节比较。
  - 所有三个视图上的同心圆复位。
  - 目标为解剖复位。

手术入路

髋臼入路包括 Kocher-Langenback 入路、髂腹股沟入路,改良 Stoppa 入路、扩展髂腹股沟入路和联合入路,没有一种入路能提供所有类型骨折的理想显露。术前对骨折的正确分类是选择最佳手术入路的关键。

- Kocher-Langenback
  - 适应证
    - 后壁骨折。
    - 后柱骨折。
    - 后柱/后壁骨折。
    - 经顶/顶下横形或横形伴后壁骨折。
    - 部分"T"形骨折(后移位比前移位更多)。
  - 可显露的范围
    - 整个后柱。
    - 坐骨大、小切迹。
    - 坐骨棘。
    - 髋臼后表面。
    - 坐骨结节。
    - 坐耻骨支。
  - 有限
    - 髋臼上区。
    - 前柱。
    - 坐骨大切迹高位骨折。
    - 延长显露需要行转子截骨。
  - 并发症
    - 坐骨神经损伤:10%。
    - 感染:3%。
    - 异位骨化:8%～25%。
  - 预防术后异位骨化(放疗或非甾体类抗炎药)的有效性尚未被证实。
- 髂腹股沟入路
  - 适应证
    - 前壁。
    - 前柱。
    - 横形有明显的前移位。
    - 前柱/后半横形。
    - 累及双柱。
  - 可显露的范围
    - 骶髂关节。
    - 髂内窝。
    - 骨盆边缘(前壁)。
    - 四边体表面。
    - 耻骨上支。
    - 有限的髂骨翼外侧。
  - 并发症
    - 直疝:1%。
    - 旋股外动脉神经损伤:23%。
    - 髂外动脉血栓形成:1%。
    - 血肿:5%。
    - 感染:2%。
- 改良的 Stoppa 入路
  - 适应证
    - 前壁。
    - 前柱。
    - 横形伴明显的前移位。
    - 前柱/后半横形。

- 合并双柱。
- 可显露的范围
  - 骶髂关节。
  - 髂内窝。
  - 骨盆边缘。
  - 四边体表面。
  - 耻骨上支。
  - 有限的髂骨翼外侧。
- 并发症
  - 直疝。
  - 血肿。
  - 感染。
  - 闭孔神经麻痹。
- 扩展的髂腹股沟及联合入路
  - 适应证
    - 经顶盖的横形加后壁或 T 形骨折。
    - 延伸至后壁的横形骨折。
    - "T"形骨折伴"T"的垂直干分离或伴有耻骨联合脱位。
    - 特殊的双柱骨折。
    - 伤后 21d 以上需要手术的相关骨折类型或横向骨折。
  - 可显露的范围
    - 髂骨外侧面。
    - 前柱至髂耻隆起内侧。
    - 后柱到坐骨结节上部。
  - 并发症
    - 感染率：2%～5%。
    - 坐骨神经麻痹：3%～5%。
    - 异位骨化：无预防时 20%～50%。

术后护理

- 服用吲哚美辛或放疗用于预防后路和扩展入路的异位骨化。
- 推荐使用药物、气压泵、弹力袜来预防血栓形成。下腔静脉（IVC）滤器适用于那些不适合药物预防的患者。

- 如果病情允许，应用肺部洁净和诱发性肺量计，则可以让患者离床活动。
- 应避免患侧下肢完全负重，直到出现骨折愈合的影像学征象时，一般在术后 8～12 周。

八、并发症

- 手术伤口感染：合并腹部和盆腔脏器损伤的患者术后感染风险增加。源自最初暴力造成局部软组织损伤引起闭合性脱套伤或局部擦伤。术后常出现血肿，进一步引起潜在的伤口感染。
- 神经损伤
  - 坐骨神经：Kocher-Langenbeck 入路时，长时间的或用力牵引可导致坐骨神经损伤（最常见的是腓侧支；发病率 16%～33%）。
  - 股神经：髂腹股沟入路可引起股神经牵拉伤。很少有股神经被前柱骨折撕裂的。
  - 臀上神经：在坐骨大切迹处最易受伤。在创伤或手术中损伤这根神经可引起髋关节外展肌麻痹，往往导致严重残疾。
- 异位骨化：发生率 3%～69%，以扩大的髂腹股沟入路最高，其次为 Kocher-Langenbeck。风险最高的是接受后外侧扩展入路手术的年轻男性患者，手术对肌肉的侵袭较多。风险最低的是采用髂腹股沟入路。吲哚美辛和低剂量放疗都有助于减少并发症的发生。
- 股骨头缺血性坏死：在 6.6% 的病例中发生这种灾难性的并发症，大多数是伴有后脱位类型的病例。
- 软骨溶解：这可能发生在非手术或手术治疗，引起创伤性关节炎。同心复位和关节面良好匹配可以减少这种并发症的发生。

第27章 髋关节脱位

一、流行病学

- 高达50%的髋关节脱位患者伴有其他部位的骨折。
- 髋关节脱位主要发生在16－40岁男性交通事故中。
- 几乎所有的髋关节后脱位都是由机动车事故引起的。
- 在机动车事故中，无约束装置的乘客比带约束装置的乘客发生髋关节脱位的风险要高很多。
- 髋关节前脱位占创伤性髋关节脱位的10%～15%，后脱位占剩余的大多数。
- 股骨头坏死发生率在2%～17%，而16%的患者发展为创伤性关节炎。
- 10%～20%的后脱位有坐骨神经损伤（图27.1）。

二、解剖学

- 髋关节具有球窝结构，通过骨和韧带的约束，以及股骨头和髋臼的匹配性，赋予其稳定性。
- 髋臼由坐骨、髂骨和耻骨在三叉软骨处融合而成。

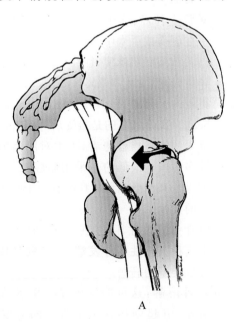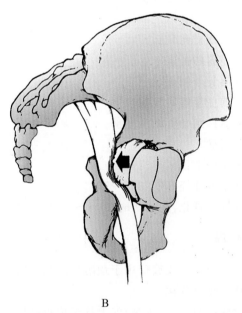

A   B

图27.1 A. 后脱位的股骨头撞击坐骨神经。B. 髋关节后骨折脱位中后髋臼骨折块撞击坐骨神经

- 40％的股骨头表面在髋关节运动的任何位置都被髋臼覆盖。髋臼盂唇的作用是加深髋臼,增加关节的稳定性。
- 髋关节囊是由较厚的纵向纤维形成的,并辅以更强的韧带聚合(髂股韧带、耻股韧带和坐股韧带),这些韧带以螺旋方式走行,防止髋关节过度伸展(图 27.2)。
- 股骨头的主要血供来源于旋股内侧、外侧动脉、股深动脉的分支。在股骨颈基底部形成一个囊外血管环,在关节囊的起始水平处,上升的颈支穿过髋关节。
  - 这些分支沿着股骨颈上升,进入股骨头的软骨下骨。圆韧带动脉是闭孔动脉的一个分支,为股骨头骨骺区提供血液供应(图 27.3)。
- 坐骨神经在坐骨大切迹处出骨盆。

- 神经和梨状肌、髋部外旋短肌群的关系存在一定的变异。
- 最常见的是,坐骨神经从骨盆深部出来穿入梨状肌的肌腹。

三、损伤机制

- 髋关节脱位大都由高能量损伤引起,如机动车事故、高空坠落或工业事故。传递到髋关节的暴力来自三个常见来源之一。
  - 屈曲的膝关节前表面撞击物体。
  - 足底,同侧膝关节处于伸直位。
  - 大转子。
- 不常见的是,导致脱位的暴力可施加在骨盆后部,同侧足或膝关节充当反作用力。
- 脱位的方向——前方与后方——是由致伤暴力的方向和受伤时下肢的位置决定的。

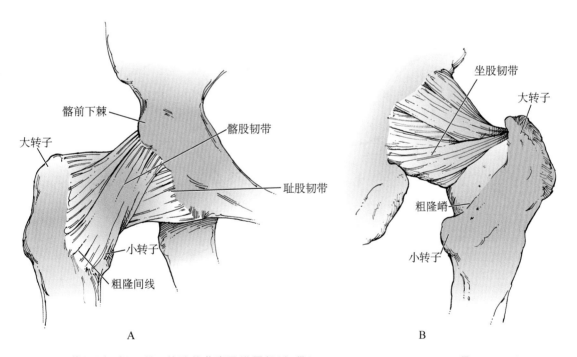

图 27.2　前(A)和后(B)所示的髋关节囊及增厚部(韧带)(From Kain MS,Tornetta P Ⅲ. Hip dislocations and femoral head fractures. In:Tornetta P Ⅲ,Ricci WM,Ostrum RF,et al.,eds. Rockwood and Green's Fractures in Adults. Vol 2.9th ed. Philadelphia:Wolters Kluwer;2020:2181-2230.)

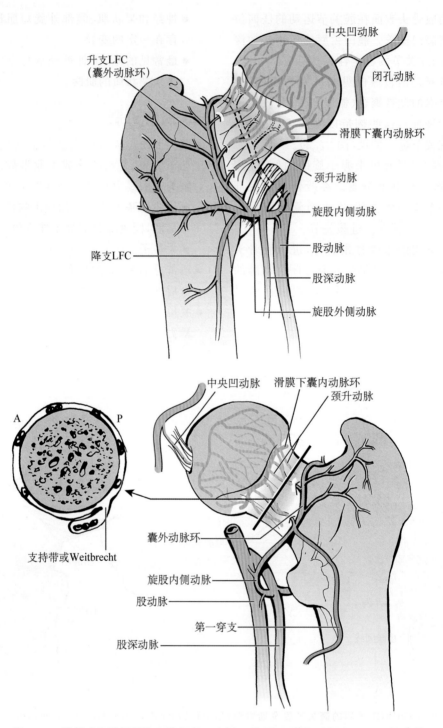

图 27.3 **股骨头和股骨颈的血管解剖。**上图. 前面。下图. 后面。LFC. 旋股外侧动脉(From Keating JF. Femoral neck fractures. In：Tornetta P Ⅲ，Ricci WM，Ostrum RF，et al.，eds. Rockwood and Green's Fractures in Adults. Vol 2. 9th ed. Philadelphia：Wolters Kluwer；2020：2231-2283.)

（一）前脱位

- 是由髋关节的外旋和外展造成的。
- 髋关节屈曲程度决定了髋关节前脱位的类型，是上型还是下型。
  - 下型（闭孔）脱位是髋关节同时外展、外旋和髋关节屈曲的结果。
  - 上型（髂或耻骨）脱位是髋关节同时外展、外旋和髋关节伸直的结果。

（二）后脱位

- 85％～90％为创伤性髋关节脱位。
- 是暴力发生时由屈曲的膝关节（如仪表板损伤）和髋关节不同程度的屈曲造成的。
  - 如果髋关节在撞击时处于中立或轻微内收位置，则可能发生无髋臼骨折的脱位。
  - 如果髋关节轻微外展，通常会发生髋臼后上缘的骨折。

四、临床评估

- 由于是高能量损伤，必须进行全面的创伤检查。许多患者在到达急诊室时，由于有其他相关损伤而变得反应迟钝或意识丧失。常常伴随腹部脏器、胸部和其他肌肉骨骼损伤，如髋臼、骨盆或脊柱骨折。
- 髋关节脱位的患者通常不能移动下肢，并有严重的不适。
- 髋关节后脱位的典型表现是由于髋关节的剧烈疼痛而呈现屈曲、内旋和内收畸形。前脱位患者髋关节呈现明显外旋，轻度屈曲和外展畸形。同侧肢体损伤可明显改变肢体的外观和力线。
- 仔细的神经血管检查是必要的，因为脱位时可能发生坐骨神经或股神经血管损伤。神经被向后脱位的股骨头牵拉造成坐骨神经损伤。髋臼后壁碎骨块有可能损伤坐骨神经。通常是腓总神经的部分神经束会受到影响，即便是有胫神经损伤表现，也很少见。很少有因前脱位引起的股动脉、静脉或股神经的损伤。同侧膝、髌骨和股骨骨折很

常见，也可能合并骨盆骨折和脊柱损伤。

五、影像学评估

- 骨盆的正位（AP）平片是必要的，同时也要对受累的髋关节行床旁侧位的 X 线检查。
- 在骨盆的正位片上可见
  - 两侧股骨头的大小应该相似，关节间隙应该是完全对称的。在后脱位中，受累的股骨头会比正常股骨头小（更接近底板＝放大倍数较小）。前脱位时，股骨头会显得稍大。
  - Shenton 线应是平滑连续的。
  - 大转子和小转子相对的明显突出，表明髋关节的内旋或外旋。还应注意股骨干的内收或外展位置。
  - 在进行任何手法复位之前，必须检查股骨颈，以排除股骨颈骨折。
- 受累髋关节的交叉侧位片有助于区分后脱位和前脱位。
- 髋关节 45°斜片（Judet）有助于确定有无骨软骨碎片、髋臼的完整性和关节间隙的一致性。也可以发现股骨头的凹陷和骨折。
- 髋关节脱位的 CT 扫描可在闭合复位后。如果不能闭合复位，计划切开复位，则应进行 CT 扫描，以发现关节内骨块的存在，并排除相关的股骨头和髋臼骨折。
- 虽然磁共振成像在髋关节脱位中评估作用尚未确定，但它有助于评估松散的软骨碎片；在评估髋臼盂唇的完整性和股骨头的血供方面有一定价值。

六、分类

髋关节脱位是根据股骨头与髋臼的关系是否存在相关骨折分型的。

1. 髋关节后脱位的 Thompson 和 Epstein 分型（图 27.4）

- Ⅰ型：单纯性脱位伴或不伴不明显的后壁骨块。

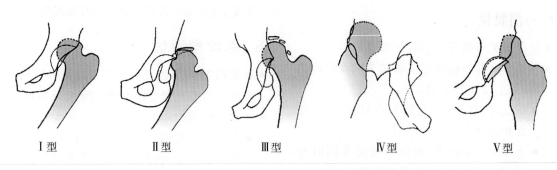

| Ⅰ型 | Ⅱ型 | Ⅲ型 | Ⅳ型 | Ⅴ型 |

图 27.4 Thompson 和 Epstein 髋关节后脱位的分型

- Ⅱ型:脱位合并单个大的后壁骨块。
- Ⅲ型:脱位伴后壁粉碎性骨折。
- Ⅳ型:脱位伴臼底骨折。
- Ⅴ型:脱位伴股骨头骨折(Pipkin 分型)。

2. 髋关节前脱位的 Epstein 分型(图 27.5)

- Ⅰ型:上脱位,包括耻骨和棘下。
  - ⅠA:无合并骨折。
  - ⅠB:合并股骨头骨折或嵌压。
  - ⅠC:合并髋臼骨折。

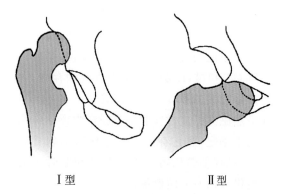

| Ⅰ型 | Ⅱ型 |

图 27.5 髋部前脱位的 Epstein 分型

- Ⅱ型:下脱位,包括闭孔和会阴。
  ⅡA:无合并骨折。
  ⅡB:合并股骨头骨折或嵌压。
  ⅡC:合并髋臼骨折。

3. 骨科创伤协会髋关节脱位分类

参见 https://ota.org/research/fracture- and-dislocation-compendiumyr 上的骨折和脱位分类纲要。

七、治疗

- 应遵循急诊行髋关节复位的原则,以减少股骨头坏死的风险;是通过闭合还是开放的方式来完成,仍存在争议。尽管有些人认为所有骨折脱位都应该立即行开放手术,从关节中取出骨块并重建骨折,但大多数作者建议应立即尝试闭合复位。
- 如果复位(闭合或开放)延迟超过 12h,则其长期预后差。合并的髋臼或股骨头骨折可以在亚急性期进行治疗。

(一)闭合复位

无论脱位的方向如何,患者仰卧位时,可以尝试行同轴牵引复位。首选的方法是应用全麻进行闭合复位,如果不可行,则可以在意识镇静下进行复位。有三种常用的方法实现髋关节的闭合复位:

- Allis 方法:这包括实施与畸形相一致的牵引。患者仰卧位,医师站在担架或手术台上。最初,医师施加与股骨纵轴方向一致的牵引,而助手通过稳定患者骨盆进行对抗牵引。在增加牵引力的同时,医师应该慢慢地将屈曲度提高到大约 70°。髋关节的轻微旋转活动和轻微内收通常有助于股骨头接近髋臼的臼唇。在大腿根部的侧向用力有助于复位。听到"咯噔"声是成功复位的标志(图 27.6)。

- Stimson 重力技术：患者俯卧在担架上，受累的腿悬垂在担架的一侧。这使下肢呈髋、膝关节屈曲 90°的位置。在这种姿势下，助手固定骨盆，医师在小腿近端上施加向前向下的力。下肢的轻度旋转有助于复位(图 27.7)。这种技术在急诊科很难实施。

- Bigelow 和反 Bigelow 法：这会导致医源性股骨颈骨折，作为复位技术并不经常使用。在 Bigelow 手法中，患者仰卧，医师对肢体进行纵向牵引。然后内收、内旋大腿屈曲至少 90°。通过外展、外旋和髋关节伸展将股骨头撬入髋臼。在用于前脱位的反向 Bigelow 手法中，再次对畸形行顺势牵引。然后髋关节内收，快速内旋，然后伸展。

  - 闭合复位后，应拍摄 AP 位骨盆 X 线照片，以确认复位是否成功。在患者仍处于镇静或麻醉状态时，应检查髋部的稳定性。如有明显移位的髋臼骨折，则不需要进行稳定性检查。

    - 如果可能的话，将髋臼放在中立位髋关节屈曲 90°在透视下来检查稳定性。然后施加一个向后力。如果发现有半脱位的感觉，患者需要进一步的诊断检查，并需要手术探查或牵引。

    - 成功闭合复位完成稳定性检查后，应进行 CT 评估。

(二)切开复位

- 髋关节脱位切开复位的适应证
  - 通过闭合方式不可复位的脱位。
  - 非同轴心性复位。
  - 髋臼或股骨头骨折需切除或切开复位内固定。
  - 同侧股骨颈骨折。
- 标准的后外侧入路(Kocher-Langenbeck)可以探查坐骨神经，取出后方嵌顿的骨块，

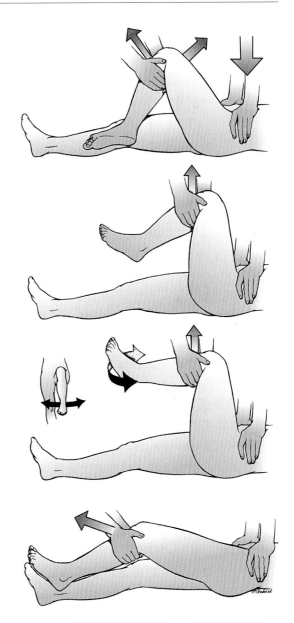

图 27.6 髋关节后脱位的 Allis 复位技术(From Kain MS, Tornetta P Ⅲ. Hip dislocations and femoral head fractures. In: Tornetta P Ⅲ, Ricci WM, Ostrum RF, et al., eds. Rockwood and Green's Fractures in Adults. Vol 2. 9th ed. Philadelphia: Wolters Kluwer；2020：2181-2230.)

修复后方大的髋臼盂唇撕裂或不稳定，以及修复髋臼后部骨折。

- 对于孤立的股骨头骨折，推荐采用前入路(Smith-Peterson)。使用前方入路治疗后

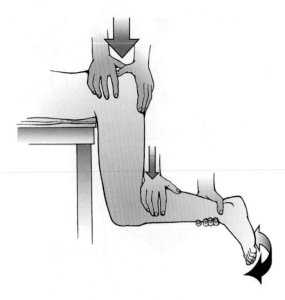

图 27.7　Stimson 重力复位法

脱位时的一个担心是，对股骨头血供完全破坏的可能性。通过避免从股骨颈和大转子上切开关节囊（即从髋臼侧切开关节囊），保留了旋股外侧动脉。

- 前外侧入路（Watson-Jones）用于大多数前脱位和合并股骨头和颈部的骨折病例。
- 直接侧方（Hardinge）入路允许通过同一切口显露髋关节的前方和后方。
- 对于同侧移位或无移位的股骨颈骨折，不应尝试闭合复位。髋部骨折应通过外侧入路获得暂时稳定。然后进行轻柔的复位，随后进行最终的股骨颈骨折固定。
- 闭合复位或开放复位后的处理，现尚无统一的认识，从短期卧床休息到各种持续的骨牵引各不相同。早期负重与骨坏死之间无相关性，因此建议部分负重。
  - 如果复位是同心的且是稳定的：短时间的卧床休息后保护性负重 4～6 周。
  - 如果复位是同心的但不稳定：应考虑手术干预，然后进行保护性负重。

八、预后

- 从基本正常的髋关节到严重疼痛和退化的关节，髋关节脱位后的预后差异性较大。
- 大多数作者报道，单纯性后脱位有 70%～80% 的良好或优良的预后。然而，当后脱位合并股骨头或髋臼骨折时，这些合并的骨折通常决定预后。髋关节前脱位合并股骨头损伤（经软骨或凹陷型）的发生率较高。在大多数作者的研究中，只有那些没有合并股骨头损伤的患者才有良好的结果。
- 人工髋关节脱位是全髋关节置换术后常见的并发症。一些研究报道，2% 的患者在髋关节置换术后 1 年内发生髋关节脱位。髋关节置换术后脱位的危险因素包括年龄较大、神经系统疾病、依从性差、软组织张力降低、植入物定位不当和术者缺少手术经验。

九、并发症

- 骨坏死（缺血性坏死）：发生在 5%～40% 的损伤患者中，随着复位时间的延长，骨坏死的风险增加（6～24h）；然而，一些作者认为，骨坏死与最初损伤有关，与延迟复位无关。骨坏死在受伤后几年临床症状明显。反复的复位尝试增加其发生率。
- 创伤性关节炎：这是髋关节脱位最常见的长期并发症；当脱位合并髋臼骨折或股骨头经软骨骨折时，其发生率显著升高。
- 复发性脱位：罕见（<2%），股骨前倾角减小的患者会出现复发性后脱位，股骨前倾角增大的容易发生复发性前脱位。
- 神经血管损伤：10%～20% 的髋关节脱位可导致坐骨神经损伤。通常是由向后方脱位的股骨头或移位的碎骨块对神经牵拉引起的。预后是不可预测的，但大多数作者报道 40%～50% 可完全恢复。在伤后 3～4 周进行的肌电图检查，可提供神经肌电信息和预后指导。如果一年内没有临床或肌电生理方面的改善，可以考虑手术探查。如果在闭合复位后发生坐骨神经损伤，则可能是神经卡压,需要手术探查。股神经和股血管的损伤与前脱位有关。

- 股骨头骨折:10％的后脱位("剪切型骨折")和 25％～75％ 的前脱位("凹陷型骨折")中可发生股骨头骨折。
- 异位骨化:2％的患者中发生,与初始肌肉损伤和血肿形成有关。外科手术增加了其

发生率。预防措施包括服用吲哚美辛 6 周或使用放射疗法。

- 血栓栓塞:发生在髋关节脱位后,由于牵拉导致的血管内膜损伤。应给予足够的预防措施,包括弹力袜、连续压迫装置、药物预防,特别是当患者接受牵引治疗时。

第 *28* 章 股骨头骨折

一、流行病学

- 几乎所有的股骨头骨折都与髋关节脱位有关。
- 大约 10% 的髋关节后脱位合并股骨头骨折。
- 大多数是剪切型或劈裂型。尽管,随着计算机断层扫描(CT)的应用越来越多,人们已经认识到更多的凹陷型或压缩型骨折。
- 嵌入性骨折通常合并髋关节前脱位(25%~75%)。

二、解剖学

- 血管解剖学(见第 27 章)。
- 70% 的股骨头关节面参与了负荷转移,因此对这个表面损伤会引起创伤性关节炎的发生。

三、损伤机制

- 与髋关节脱位相同(见第 27 章)。

四、临床评估

- 大多数股骨头骨折都是高能量损伤的结果,因此有必要进行正规的创伤评估。
- 95% 的患者除了股骨头骨折以外还有其他需要住院治疗的创伤。
- 除髋关节脱位外,股骨头骨折还可能合并髋臼骨折、膝关节韧带损伤、髌骨骨折和股骨干骨折。
- 髋关节后脱位会引起血管神经损伤,仔细的神经血管检查是必要的。

五、影像学评估

- 与髋关节脱位相同(见第 27 章)。
- 如果闭合复位成功,则需要 CT 来评估股骨头骨折复位情况,并排除可能导致髋关节不匹配的关节内碎骨块。
- 一些作者建议,即使闭合复位不成功也要进行 CT 检查,以评价相关的髋臼骨折。
- 矢状位 CT 重建有助于股骨头骨折的诊断。

六、分类

1. Pipkin 分型(图 28.1)

- Ⅰ型:髋关节脱位伴股骨头凹部下方的股骨头骨折。
- Ⅱ型:髋关节脱位伴股骨头凹部上方的股骨头骨折。
- Ⅲ型:Ⅰ型或Ⅱ型损伤合并股骨颈骨折。
- Ⅳ型:Ⅰ型或Ⅱ型损伤合并髋臼缘骨折。

2. 骨科创伤协会股骨头骨折分类

参见 https://ota.org/research/fracture-and-dislocation-compendium 上的骨折和脱位分类概要。

七、治疗

股骨头骨折的处理方法见表 28.1。

(一)Pipkin Ⅰ型

- 股骨头骨折位于中央凹下方。这些骨折发生在非负重表面(图 28.2)。

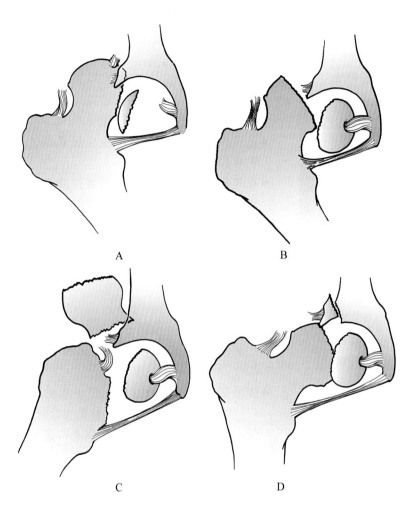

A

B

C

D

图 28.1　**股骨头骨折脱位的 Pipkin 分类。**A. Ⅰ型:股骨头凹部下方。B. Ⅱ型:股骨头凹部上方。C. Ⅲ型:合并股骨颈骨折。D. Ⅳ型:合并髋臼缘骨折(From Kain MS,Tornetta P Ⅲ. Hip dislocations and femoral head fractures. In: Tornetta P Ⅲ, Ricci WM, Ostrum RF, et al,eds. Rockwood and Green's Fractures in Adults. Vol 2. 9th ed. Philadelphia:Wolters Kluwer; 2020:2181-2230.)

表 28.1　股骨头骨折处理方法

方法	优点	缺点
前入路	股骨头视野好	臀中肌前部限制股骨近端视野
前外侧入路	缺血性坏死风险低	臀上神经易受损伤
	微创(失血少,手术时间短)	
	脱位率低	
后入路	保留旋内侧动脉	股骨头显露不佳
	后壁显露好	脱位率较高
	臀大肌不会因劈裂失神经支配	
	异位骨化风险最小	

- 如果复位充分（＜1 mm 台阶）且髋关节稳定，建议非手术治疗。
- 如果复位不充分，建议切开复位，并经前路用小的软骨下螺钉行内固定（图 28.3）。
- 如果不破坏稳定性，可以去除小骨块。

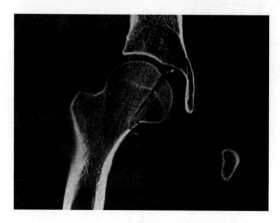

图 28.2　CT 冠状位显示股骨头骨折移位

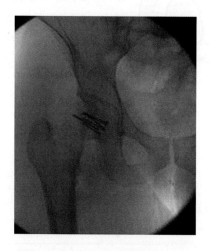

图 28.3　图 28.2 经前路骨折修复后

（二）Pipkin Ⅱ型

- 股骨头骨折位于中央凹上方。这些骨折累及负重面。
- 与Ⅰ型骨折一样，Ⅱ型骨折的非手术治疗也适用同样的建议，但非手术治疗只能接受 CT 和复查放射学所见的解剖复位。
- 一般来说，治疗的选择是通过前路切开复位内固定（Smith-Peterson）。
- 小骨块固定植入物必须是埋头螺钉和（或）无头螺钉。必须注意将植入物埋入关节软骨下。

（三）Pipkin Ⅲ型

- 股骨头骨折合并股骨颈骨折。
- 这种骨折的预后很差，取决于股骨颈骨折的移位程度。
- 在年轻患者中，急诊行切开复位股骨颈内固定，然后进行股骨头内固定。这可以采用前外侧（Watson-Jones）入路来完成。
- 在老年移位的股骨颈骨折患者中，人工关节置换术是适应证。

（四）Pipkin Ⅳ型

- 股骨头骨折合并髋臼骨折。
- 这种骨折必须与合并的髋臼骨折同时治疗。
- 应根据髋臼骨折的位置决定手术的入路（尽管这也许是不可能的），股骨头骨折，即使没有移位，也应行内固定，以允许髋关节早期活动。

（五）股骨头骨折伴前脱位

- 这些骨折很难处理。
- 嵌压性骨折，通常位于股骨头的上方，不需要特殊治疗，但骨折块的大小和位置对预后有影响。
- 移位的经软骨骨折导致非中心性复位，根据骨折块的大小和位置，需要切开复位、切除或内固定。

八、并发症

- 骨坏死：髋关节后脱位合并股骨头骨折的患者很容易发生骨坏死和创伤性关节炎。这些损伤的预后各不相同。据报道，PipkinⅠ型和Ⅱ型与单纯脱位的预后相同（如果脱位时间＜6h，则为 1%～10%）。

Pipkin Ⅳ 型损伤的预后似乎与无股骨头骨折的髋臼骨折大致相同。Pipkin Ⅲ 型损伤预后不良,创伤后骨坏死发生率为 50%。

- 创伤性关节炎:危险因素包括软骨骨折、深度>4 mm 的凹陷骨折和骨坏死。

第 *29* 章　股骨颈骨折

一、流行病学

- 美国每年有超过 250 000 例髋部骨折（50％累及股骨颈）。预计到 2050 年，这一数字将翻一番。
- 80％发生在女性身上。在年龄＞30 岁的妇女中，这种发病率每 5～6 年增加 1 倍。
- 有一个双峰发病率。年轻患者的发病率很低，主要与高能量损伤有关。大多数发生在老年人（平均年龄 72 岁），因为低能量的跌倒。
- 在美国，女性和男性股骨颈骨折的发病率分别为每 10 万人年 63.3 例和 27.7 例。
- 危险因素包括女性、白种人、年龄增长、健康状况不佳、吸烟和酗酒、骨折病史、跌倒史和低雌激素水平。

二、解剖学

- 股骨上端骨骺在 16 岁时闭合。
- 颈-干角度：130°±7°。
- 股骨前倾角：10°±7°。
- 股骨颈周围只有少量骨膜；因此，任何骨痂的形成都必须通过骨内膜增生来形成。
- 股骨距：这是一个垂直方向的板状结构，从股骨干的后内侧向大转子上方辐射。
- 关节囊前部附着于股骨粗隆间线，后部附着于股骨粗隆间线近端 1～1.5 cm 处。
- 三条韧带附着在此区域
  - 髂股韧带：Bigelow 的 Y-韧带（前侧）。
  - 耻股韧带：前侧。
  - 坐股韧带：后侧。
- 血液供应（见图 27.3）
- 作用于髋关节的应力
  - 直腿抬高：1.5×体重。
  - 单腿站立：2.5×体重。
  - 双腿站立：0.5×体重。
- 内部解剖：骨小梁的方向平行于压应力的方向。骨小梁沿内部的应力方向排列。一组垂直方向的骨小梁是股骨头承受负重力的结果，一组水平方向的骨小梁是外展肌施力的结果。这两个骨小梁系统相互交叉呈直角。

三、损伤机制

- 低能量损伤：这在老年患者中最常见。
  - 直接：跌倒时大转子上着地（外翻撞击）或下肢用力外旋使骨质疏松的股骨颈撞击在髋臼后唇（导致后部粉碎）。
  - 间接：肌肉力量高于股骨颈的强度。
- 高能量损伤：这是年轻和老年患者股骨颈骨折的主要原因，如机动车事故或高处坠落伤。
- 周期性负荷应力性骨折：常见于运动员、入伍新兵和芭蕾舞演员。
- 不完全骨折：骨质疏松和骨量减少的患者有特殊的风险。

四、临床评估

- 移位的股骨颈骨折患者典型表现为不能行走，伴有下肢短缩和外旋畸形。嵌插性或应力性骨折的患者没有畸形，也许能够负重，但会表现出轻微的症状，如腹股沟疼痛和纵向的压痛。

- 高能量损伤患者应接受标准的高级创伤生命支持方案。
- 在髋关节活动时疼痛明显,轴向的压力能诱发疼痛,腹股沟压痛。
- 对于发生在老年患者的低能量骨折,详尽的病史问诊很重要的。在确定最佳治疗和处置方案时,了解意识丧失史、既往晕厥发作史、病史、胸痛、既往髋部疼痛(病理性骨折)史和受伤前行走能力至关重要。
- 所有患者应接受彻底的二次诊查,以评估合并损伤。

五、影像学评估

- 应拍摄骨盆正位片和受累股骨近端的正位和交叉侧位片(图 29.1)。禁忌蛙式侧位。

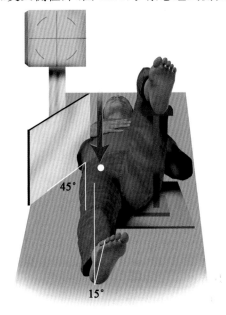

图 29.1　将未损伤的髋关节和膝关节屈曲 90°,将光束对准腹股沟,平行于地板,垂直于股骨颈(而非股骨干),获得患髋的交叉侧位像。这样可以对股骨颈进行正交评估,并且不会有对受累的髋部行"蛙式"侧位所带来的痛苦和可能有害的操作(From Duncan S,Carlisle JC,Clohisy JC. Radiographic evaluation of the hip. In:Clohisy JC,Beaulé PE,Della Valle CJ,et al. , eds. The Adult Hip:Hip Preservation Surgery. Philadelphia:Wolters Kluwer;2015:131-143.)

- 医师辅助下的髋关节内旋位片是有助于进一步明确骨折类型和确定治疗方案。
- 计算机断层扫描(CT)对创伤患者很有价值。腹部和骨盆 CT 断层可发现无移位股骨颈骨折。
- 磁共振成像(MRI)是目前诊断平片上不明显的无移位或隐匿性骨折的首选影像学检查(图 29.2)。骨扫描或 CT 扫描适用于那些有磁共振检查禁忌证的患者。

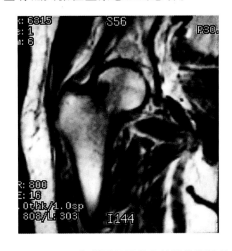

图 29.2　MRI 扫描显示无移位的股骨颈骨折

六、分型

1. 解剖位置分型

- 头下型(最常见)。
- 经颈型。
- 基底型。

2. Pauwel 分型

- 这是基于骨折线与水平线所成的角度(图 29.3)。
  - Ⅰ 型:<30°。
  - Ⅱ 型:30°~50°。
  - Ⅲ 型:>50°。
- 随着角度的增加,剪切力随之增加会引起骨折更加的不稳定。

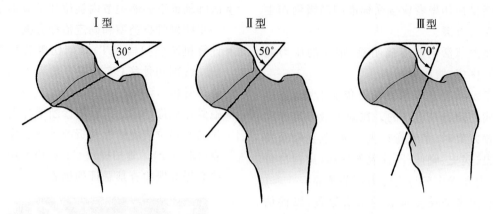

图 29.3 **股骨颈骨折的 Pauwel 分类是基于骨折与水平面形成的角度。** 当骨折从 Ⅰ 型向 Ⅲ 型发展时,骨折线的倾角增大,理论上,骨折处的剪切力也增大(From Keating JF. Femoral neck fractures. In:Tornetta P Ⅲ,Ricci WM,Ostrum RF,et al.,eds. Rockwood and Green's Fractures in Adults. Vol 2. 9th ed. Philadelphia:Wolters Kluwer;2020:2231-2283.)

3. Garden 分型

- 这是骨折基于外翻移位程度(图 29.4)。
  - Ⅰ 型:不完全性/外翻嵌插。
  - Ⅱ 型:在正位和侧位片上完全骨折和无移位。
  - Ⅲ 型:部分移位的完全骨折,股骨头内的骨小梁排列方向与髋臼的不一致。
  - Ⅳ 型:完全移位;股骨头内的骨小梁排列方向与髋臼小梁的方向平行。

4. 骨科创伤协会股骨颈骨折分类

参见 https://ota.org/research/fracture-and-dislocation-compendium 上的骨折和脱位分类概要。

- 由于不同观察者之间使用不同的分型,导致可靠性差,股骨颈骨折通常被描述为:
  - 无移位骨折:压缩外翻股骨颈骨折/应力性骨折:这是一个很好的预后状况。
  - 移位骨折:其特征是任何可发现的骨折移位。

七、治疗

- 治疗的目的是通过早期解剖复位和稳定的

内固定或假体置换,最大限度地减少患者不适,恢复髋关节功能,并允许尽早下地活动。

- 创伤性股骨颈骨折的非手术治疗仅适用于有手术禁忌证的患者;也适用于有轻微髋关节疼痛的痴呆的无行走能力的患者。
- 早期从病床到轮椅的活动对于避免长期卧床带来的风险和并发症,是至关重要的,包括肺功能不良、肺不张、静脉淤滞和压疮(图 29.5)。

(一)疲劳/应力性骨折

- 张力侧应力性骨折(在内旋的前后位视图上可见上外侧颈):这些骨折有明显的移位风险;建议原位螺钉固定。
- 压力侧应力性骨折(看似下颈部模糊的骨痂):在没有额外创伤的情况下,移位的风险最小;建议保护性扶拐行走直到无症状。疼痛、难治性的骨折可以考虑手术治疗。

(二)嵌插/无移位骨折

- 高达 40% 的"嵌插"或无移位骨折在没有内固定的情况下会移位。
- 5%～15% 的病例会出现骨坏死。

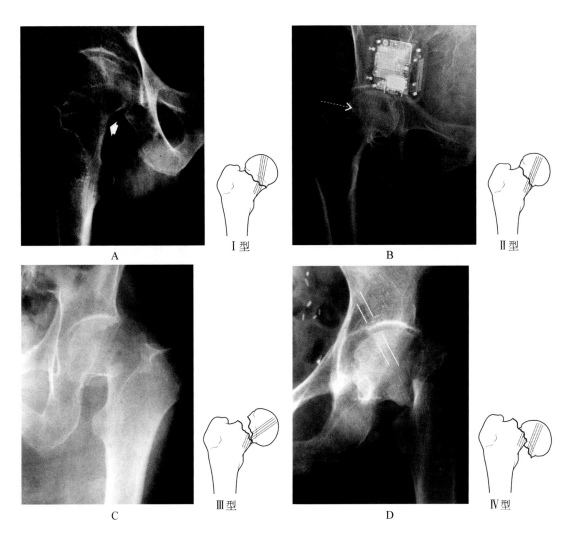

图 29.4　**股骨颈骨折的 Garden 分型**。Ⅰ型骨折是不完全的骨折,但更典型的是,它们会发生外翻和后倾(A)。Ⅱ型骨折是完全骨折但无移位。这些罕见的骨折有骨小梁断裂,但排列方向没有偏移(B)。Ⅲ型骨折有明显的成角畸形,但股骨干向近端的移位通常很小甚至没有(C)。在 Garden Ⅳ型骨折中,存在骨折块之间的完全移位,并且干部向近端移位(D)。头部可以自由地在髋臼内重新排列,头部和髋臼的主要压应力骨小梁重新排列(白线)(From Keating JF. Femoral neck fractures. In:Tornetta P Ⅲ,Ricci WM,Ostrum RF,et al. ,eds. Rockwood and Green's Fractures in Adults. Vol 2.9th ed. Philadelphia:Wolters Kluwer;2020:2231-2283.)

- 使用 2~3 个松质骨螺钉进行原位固定。病理性骨折、严重骨关节炎/类风湿关节炎、Paget 病和其他代谢疾病除外。这些情况需要假体置换。

(三)移位骨折

- 高能量损伤的年轻患者:急诊闭合复位或切开复位内固定,关节囊切开术,这些骨折可采用带角度的植入物固定。
- 老年患者:治疗存在争议。
  - 对高功能要求和良好的骨质量患者,几乎所有人都应该接受全髋关节置换术。也可考虑切开或闭合复位固定,这些患者的再手术率为 40%。

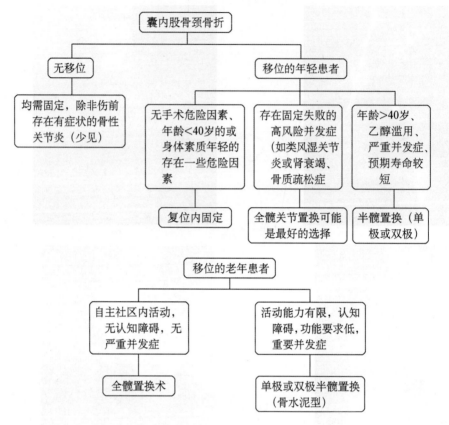

图 29.5 **股骨颈囊内骨折的治疗原则。**(From Keating JF. Femoral neck fractures. In:Tornetta P Ⅲ,Ricci WM,Ostrum RF,et al. ,eds. Rockwood and Green's Fractures in Adults. Vol 2. 9th ed. Philadelphia:Wolters Kluwer; 2020:2231-2283.)

- 低需求和差的骨质量:采用单极骨水泥假体进行半髋置换。
- 重病、痴呆、卧床不起的患者:考虑非手术治疗或假体置换治疗无法忍受的疼痛。

(四)手术治疗原则

- 及时进行骨折复位。骨折后时间越长复位,骨坏死的风险越大。此外,骨折复位质量被认为是一个更重要的因素。
  - 骨折复位方法:轻柔牵引和外旋屈曲髋关节使骨折端分离,然后缓慢伸展并内旋以达到复位。必须在正位和侧位图像上确认良好复位。

- 可接受的复位标准:在正位片上,可见外翻或解剖对线;在侧位片上,保持前倾角,同时避免骨折断端的任何移位。
- 必须评估股骨颈后部的粉碎骨折。
- 内固定
  - 多螺钉固定:这是最常用的内固定方法。螺纹应穿过骨折线,达到加压作用。
  - 一般三个平行螺钉固定就能达到足够的稳定。额外的螺钉不会增加额外的稳定性,但增加穿透关节的机会。螺钉应为倒三角形分布,一个螺钉靠近股骨颈下方,一个螺钉靠近股骨颈后方。
  - 应避免在小转子远端置入螺钉,避免增加局部应力和发生转子下骨折。

- 滑动螺钉和侧方钢板装置:如果使用这些装置,则应优先在其上方置入一枚针或螺钉,以控制螺钉拧入时的旋转。对 Pauwel 角大的骨折要提高抗剪切力的作用。
- 人工关节置换术
  - 与切开复位内固定术(ORIF)相比的优点。
    - 它可以允许更早的完全负重。
    - 避免了骨不连、骨坏死和固定失败的风险(超过 20%~40% 的切开复位内固定的患者需要二次手术)。
  - 缺点
    - 这是一个手术创伤更大的手术,失血量更多。
  - 双极型与单极型假体
    - 双极型假体比单极型假体没有明显的益处。
    - 随着时间的推移,双极型假体可能在其内轴承处失去运动,并在功能上成为单极。
    - 单极型假体是一种较便宜的植入物。
  - 骨水泥型与非骨水泥型
    - 术中骨折发生率低,大腿疼痛少。
    - 有术中低血压和死亡的风险。
    - 骨水泥加压。
  - 初次全髋关节置换术
    - 最近有热门报道称,采用全髋关节置换术急诊治疗移位股骨颈骨折。它正成为针对活跃患者的治疗标准。
    - 研究表明,与半髋置换术和内固定术相比,功能效果更好。

- 它消除了半髋关节置换术后的髋臼磨损的可能性。

八、并发症

- 骨不连(切开复位内固定):通常在 12 个月后表现为腹股沟或臀部疼痛、髋关节伸展疼痛或负重疼痛。在高达 5% 的非移位骨折和高达 25% 的移位骨折中发生骨不连。对于出现骨不连的老年患者,可采用关节置换术进行很好的治疗;而对于较年轻的患者,则可以采用股骨近端截骨术。松质骨移植或带肌肉蒂的骨瓣移植已不流行。
- 骨坏死(切开复位内固定):表现为腹股沟、臀部或大腿近端疼痛;高达 10% 的无移位骨折和高达 30% 的移位骨折中发生骨坏死。并非所有病例都有影像学塌陷的表现。应根据患者的症状选择治疗方式。
  - 早期 X 线检查无改变:选择保护性负重或髓芯减压治疗。
  - 晚期 X 线检查有改变:老年患者可采用关节置换术治疗,而年轻人可采用截骨术、关节融合术或关节置换术治疗。
- 内固定失败(切开复位内固定):这通常与骨质疏松或手术技术问题(复位不良,植入物固定不良)有关。可以尝试再次切开复位内固定或人工关节置换治疗。
  - 内固定物的退出突出皮下是发生继发骨折塌陷和骨折端压缩后的螺钉"退出"。
- 脱位(关节置换术):全髋关节置换术的发生率高于半髋关节置换术。总体是 1%~2%。

第30章 股骨转子间骨折

一、流行病学

- 股骨转子间骨折约占股骨近端骨折的 50%。
- 在美国每年大约有 150 000 个股骨转子间骨折,每 10 万人中每年分别有 63 位老年女性和 34 位老年男性发生股骨转子间骨折。
- 女性与男性比例 2:1~8:1,可能是因为绝经后骨代谢的变化。
- 与发生股骨转子间骨折而非股骨颈骨折的一些相关因素,包括年龄的增长、合并疾病数量的增加、日常生活依赖性的增加及其他骨质疏松相关(脆性)骨折的病史。

二、解剖学

- 股骨转子间骨折发生在股骨近端大转子和小转子之间的区域,偶尔延伸到转子下区域。
- 这些囊外骨折发生在血供丰富的松质骨中。因此,骨不连和骨坏死的问题比股骨颈骨折小。
- 产生形变的肌肉力量通常会使骨折肢体处于短缩、外旋和内翻位。
  - 外展肌使大转子倾向于向外侧和近侧移位。
  - 髂腰肌使小转子向内侧和近端移位。
  - 髋部的屈肌、伸肌和内收肌将骨折远端牵拉向近端。
- 骨折稳定性由是否存在后内侧的骨接触而决定,后内侧骨接触起到支撑骨折防止塌陷的作用。

三、损伤机制

- 年轻人股骨转子间骨折通常是高能量损伤引起,如机动车事故或从高处坠落伤。
- 老年人股骨转子间骨折 90% 是由单纯的跌倒造成的。
- 大多数骨折是大转子区的直接撞击引起的。

四、临床评估

- 与股骨颈骨折相同(见第 29 章)。
- 患者入院前会有延迟,在伤后这段时间里患者通常躺在地板上,没有任何进食。因此,检查者必须认识到患者有潜在的脱水、营养缺乏、静脉血栓栓塞症和应激性溃疡问题及血流动力学不稳定等问题,转子间骨折一般合并大腿内大量出血。

五、影像学评估

- 拍摄骨盆正位(AP)片,以及伤侧股骨近端的正位和交叉侧位片。
- 医师辅助下的伤侧髋关节内旋位片有助于进一步显示骨折类型。
- 磁共振成像(MRI)是目前平片检查上不明显的无移位或隐匿性骨折的首选影像学检查。那些有磁共振检查禁忌证的患者可进行骨扫描或计算机断层扫描(CT)检查。

六、分型

1. Evans 型(图 30.1)

- 这是基于复位前和复位后的稳定性进行分类的,即不稳定骨折到复位后稳定的。

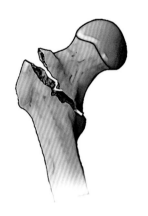 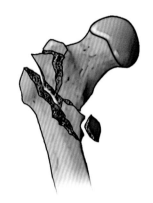 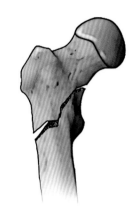

二部分 (A1，稳定型) 　　　　粉碎性 (A2，不稳定型) 　　　　逆粗隆间骨折 (A3，不稳定型)

图 30.1　**股骨粗隆间骨折的分型。** A1、A2 和 A3 指的是 AO/OTA（Arbeitsgemeinschaft für Osteosyn-thesefragen/Orthopaetic Trauma Association）骨折分类方法中常用的编码。A1. 骨折是稳定的；A2 和 A3. 骨折是不稳定的（From Halim A，Baumgaertner MR. Open reduction and internal fixation of peritro-chanteric hip fractures. In：Tornetta PT Ⅲ，ed. Operative Techniques in Orthopaedic Trauma Surgery. 2nd ed. Philadelphia：Wolters Kluwer；2016：402-414. ）

- 在稳定的骨折类型中，后内侧皮质保持完整或仅有很小的碎骨块，使得复位后能够获得和保持稳定。
- 不稳定骨折的特点是后内侧皮质有更多的碎骨块。尽管它们是固有的不稳定，但如果内侧皮质得到的支撑，这些骨折可以转换为复位后的稳定。
- 由于股骨干有向内侧移位的趋势，逆转子类型骨折本质上是不稳定的。
- 该系统的采用非常重要，不仅因为它强调了稳定和不稳定骨折类型之间的重要区别，而且因为它有助于明确复位后稳定的特征。

2. 股骨转子间骨折的骨科创伤协会分类

　　参见 https://ota. org/research/fracture-and-dislocation-compendium 上的骨折和脱位分类概要。

- 有几项研究表明，基于各种不同的股骨转子间骨折分类系统，其结果重复性差。

- 许多研究者根据后内侧皮质的状态，简单地将转子间骨折分为稳定或不稳定。不稳定骨折类型包括后内侧皮质粉碎、骨折线延伸至转子下或逆转子型骨折（图 30.1）。

七、特殊类型的骨折

(一)股骨颈基底部骨折

- 股骨颈基底部骨折位于股骨转子间的近端或沿股骨转子间线（图 30.2）。
- 股骨颈基底部骨折虽然在解剖学上属于股骨颈骨折，但它通常是囊外骨折，因此其临床表现与转子间骨折相似，治疗上作为转子间骨折来处理。
- 它比股骨转子间的远端骨折有更高的骨坏死风险。
- 由于缺乏股骨转子间骨折所见的松质骨交错，植入物置入期间更可能发生股骨头的旋转移位。

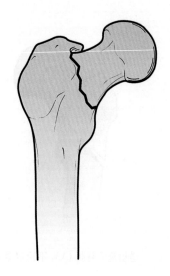

图 30.2　股骨颈基底部骨折位于股骨转子间的近侧或沿着股骨转子间线

（二）逆转子间骨折

- 反向的股骨转子间骨折是不稳定骨折，其特征为斜向骨折线从近端内侧皮质向远端外侧皮质延伸（图 30.3）。
- 受内收肌的牵拉，骨折线的位置和方向有向内移位的趋势。
- 这些骨折应作为股骨转子下骨折治疗。

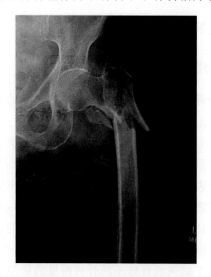

图 30.3　逆股骨转子间骨折

八、治疗

（一）非手术治疗

- 这仅适用于手术有极大医疗风险的患者；也可考虑用于有轻度髋关节疼痛的痴呆、无行动能力的患者。
- 无移位骨折可考虑非手术治疗，与股骨颈骨折不同，骨折移位既不改变手术方式，也不改变预后。
- 早期从床上到轮椅的活动对于避免长期卧床带来的风险和并发症是很重要的，包括肺功能不良、肺不张、静脉淤滞和压疮。
- 骨折移位所导致的髋部畸形是可预料的，也是可接受的。

（二）手术治疗

- 其目标是坚强的内固定，以便早期活动和完全负重行走。骨折固定的稳定性取决于以下几点。
  - 骨骼的质量。
  - 骨折的类型。
  - 骨折的复位质量。
  - 内植入物的设计。
  - 内植入物的植入。

手术时机

- 大量证据表明，一旦患者已经达到医学上的稳定，手术就应该及时进行。

内固定物

滑动髋螺钉

- 曾经是最常用的内固定装置，用于稳定和不稳定的骨折类型。可选择的角钢板 130°～150°（图 30.4）。
- 螺钉置入最重要的技术是：①放置在距软骨下骨 1cm 内，以提供安全有效的固定；②在股骨头的中心位置（尖-顶距）。

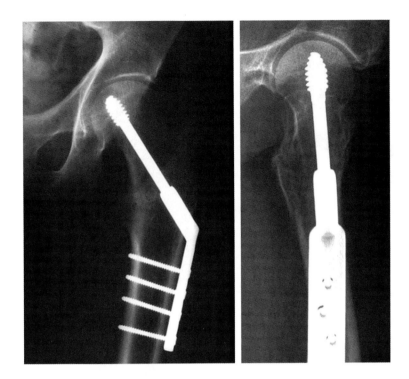

图 30.4 用滑动髋部螺钉(SHS)完全复位固定的转子间骨折(From Parker MJ. Trochanteric hip fractures. In：Tornetta P Ⅲ，Ricci WM，Ostrum RF，et al，eds. Rockwood and Green's Fractures in Adults. Vol 2. 9th ed. Philadelphia：Wolters Kluwer；2020：2284-2317.)

- 尖-顶距可用于确定股骨头内拉力螺钉的位置。该测量值以毫米表示,是在正位和侧位 X 线片(在控制放射学放大率后)上从拉力螺钉尖端到股骨头顶点的距离之和(图 30.5)。总数应该是 25 mm,以最大限度地降低拉力螺钉切出的风险。
- 生物力学和临床研究表明,在固定钢板方面,四枚螺钉并没有优于两枚螺钉。
- 手术时,医师必须准备好处理任何残余内翻角度、后倒或旋转不良。
- 据报道,内固定物失效的发生率为 4% ∼ 12%,最常见于不稳定的骨折。
- 大多数内固定失败是由于螺钉置入的技术问题和(或)螺钉置入时骨折断端的不恰当嵌压造成的。
- 临床上,在不稳定的类型中使用滑动髋螺钉(SHS)会出现更多的短缩和畸形。
- SHS 是治疗这些骨折成本最低的植入物。

髋部髓内钉

- 这种植入物结合了滑动髋螺钉(SHS)和髓内钉(IMN)的特点(图 30.6)。
- 具有技术上和力学上的优势:理论上,这些植入物可以闭合置入,与 SHS 相比,骨折端显露有限,失血少,组织损伤更小。
- 此外,由于它们位于髓内,这些装置受到的折弯力比 SHS 低。与 SHS 相比,髋部髓内钉的使用降低了骨折塌陷的数量。
- 大多数研究表明,与 SHS 相比,髋部髓内钉在稳定型骨折中没有临床优势。
- 但在股骨转子间骨折伴转子下骨折和逆转子骨折中,髋部髓内钉是最有效的方法。

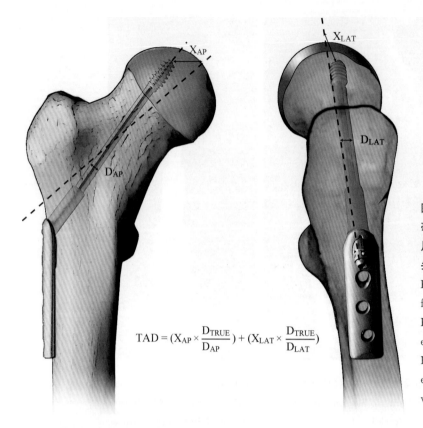

$$TAD = (X_{AP} \times \frac{D_{TRUE}}{D_{AP}}) + (X_{LAT} \times \frac{D_{TRUE}}{D_{LAT}})$$

图 30.5 尖-顶距（TAD）用毫米表示，是在正侧位 X 线片上从拉力螺钉尖端到股骨头顶点的距离之和（From Parker MJ. Trochanteric hip fractures. In: Tornetta P Ⅲ, Ricci WM, Ostrum RF, et al., eds. Rockwood and Green's Fractures in Adults. Vol 2. 9th ed. Philadelphia: Wolters Kluwer; 2020: 2284-2317.）

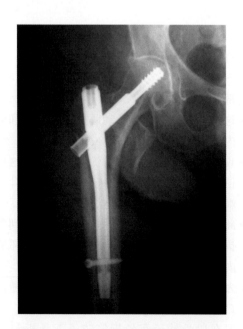

图 30.6 用一枚髋部髓内钉固定不稳定股骨转子间骨折(CMN)

- 使用老款的髋部髓内钉，会增加在髓内钉的尖端或远端锁定螺钉插入点处的股骨干骨折的风险。

人工关节置换术

- 这已经成功地应用于切开复位内固定（ORIF）失败和不适合再次内固定的患者。
- 由于骨折部位需要行股骨距替代的半髋置换术。
- 对于粉碎性、不稳定的股骨转子间骨折，一期人工关节置换术在有限的系列研究中获得了高达 94% 的良好功能结果。
- 缺点包括与手术侵袭范围更广相关的并发症，大转子重建的内固定问题，以及术后假体脱位的风险。

外固定架

- 这在股骨转子间骨折的治疗中并不常

应用。

- 早期经验表明,用外固定架治疗股骨转子间骨折会有术后并发症,如固定针松动、感染和内翻塌陷。
- 一些最近的研究报道了应用羟基磷灰石涂层钉的良好效果。

特别注意事项

- 当使用 SHS 时,大转子移位应通过张力带技术或大转子稳定钢板和螺钉来重建。
- 使用 SHS 或 IMN 治疗股骨颈基底部骨折时,在植入物置入期间需要一个附加的抗旋转螺钉或针。
- 逆转子骨折最好采用 95°角钢板或髓内钉治疗。
- 当损伤是高能量创伤引起时,尽管合并股骨颈骨折更常见,也应排除同侧的股骨干骨折。

康复

- 建议患者在可耐受时早期进行负重活动。

九、并发症

- 内固定失散:最常见的原因是近端骨折块的内翻塌陷和股骨头拉力螺钉的切出;据报道,在不稳定类型的骨折中,内固定失败的发生率高达 20%。从股骨头切出的拉力螺钉通常在手术后 3 个月内发生,通常由以下原因引起。
  - 股骨头内拉力螺钉偏心放置(最常见)。
  - 扩孔不当,造成股骨颈内的第二个通道。
  - 没有获得稳定的复位。
  - 骨折塌陷过大,超过装置的滑动能力。
  - 防止滑动的螺钉-筒啮合不坚固。
  - 严重的骨质减少,无法稳定的固定。
    - 治疗选择包括①接受畸形;②对ORIF 翻修,需要甲基丙烯酸甲酯填充;③转换为假体置换。

- 骨不连:罕见,只发生在约 2% 的患者中,尤其是不稳定类型骨折的患者。对于持续性髋关节疼痛和骨折固定 4~7 个月后显示骨折部位持续放射透视的患者,则应怀疑该诊断。如果有足够的骨储备,可以考虑再次内固定,同时进行外翻截骨和植骨。在大多数老年人中,首选转换为股骨距替代假体。
- 旋转不良畸形:这是由于内固定时远端骨折内旋造成的。当病情严重且影响行走时,应考虑行翻修手术,包括钢板取出和股骨干旋转截骨术。
- 对于全长的髓内钉,钉的远端与股骨前皮质可能发生撞击或穿孔,这是由于髓内钉曲率和股骨前弓不匹配造成的。
- Z 字效应:最常见的是头髓内双螺钉的转子钉。因近端螺钉穿透髋关节和远端螺钉退出股骨头而导致失败。
- 股骨头坏死:在股骨转子间骨折中罕见。
- 拉力螺钉-侧板分离
- 小转子骨折移位致股浅动脉创伤性撕裂伤。
- 显露大转子骨折时引起臀上动脉医源性损伤。
- 孤立性大转子骨折罕见,通常发生在老年患者,由于偏心性的肌肉收缩,或较少见的直接打击导致。
  - 大转子骨折通常是非手术治疗。
  - 对年轻、活动活跃、大转子明显移位的患者可以考虑手术治疗。
  - 首选的手术技术
    - 将移位骨折块和所附着的外展肌行张力带钢丝捆扎的 ORIF(图 30.7A)。
    - 用"钩钢板"和螺钉固定(图 30.7B)。
- 小转子骨折
  - 最常见于青少年,通常继发于强有力的髂腰肌收缩。
  - 在老年人中,孤立的小转子骨折已被公认为股骨近端病理性改变的病理特征。

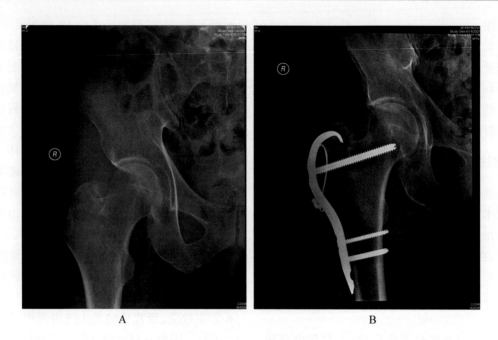

图 30.7 一名 55 岁男性,摔倒后出现移位的股骨转子部骨折(A)用大转子钩钢板和张力带钢丝(B)治疗

第31章 股骨转子下骨折

一、流行病学

- 股骨转子下骨折可发生于各个年龄段,占所有髋部骨折的 10%～30%。
- 股骨转子下骨折发病率的年龄分布有两个好发年龄段,20－40 岁的人群及 60 岁以上的人群。

二、解剖学

- 股骨转子下骨折是发生于小转子以远 5cm 以内的股骨干骨折。
- 股骨转子下段受到强大的生物力学应力影响。内侧和后内侧皮质是承受强大压缩应力的部位,而外侧皮质则是承受强大拉伸应力的部位(图 31.1)。
- 股骨转子下区域主要由皮质骨组成,因此与转子间骨折相比该区域的血管分布更少,骨折愈合率更低。
- 股骨近端骨块上的肌肉形变力包括:臀肌导致近端骨块的外展、外旋短肌群引起的外旋和腰大肌引起的屈曲。远端骨块被内收肌向近端牵拉呈内翻位(图 31.2)。

三、损伤机制

- 低能量损伤机制:老年人轻微跌倒,骨质疏松区域就会发生骨折。
- 高能量损伤机制:骨质正常的年轻人骨折与车祸、枪伤或高处坠落伤有关。
  - 10% 的高能量转子下骨折是由枪伤引起的。
- 病理性骨折:转子下区域也是病理性骨折

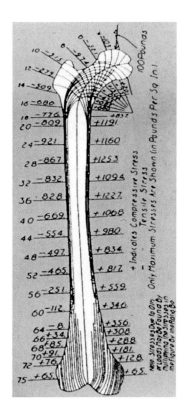

图 31.1 Koch 图显示股骨近端内侧的压缩应力和外侧的拉伸应力(From Yoon RS,Haidukewych GJ. Subtrochanteric femur fractures. In:Tornetta P Ⅲ, Ricci WM, Ostrum RF, et al.,eds. Rockwood and Green's Fractures in Adults. Vol 2. 9th ed. Philadelphia:Wolters Kluwer;2020:2318-2341.)

的常见部位,占所有转子下骨折的 17%～35%。
- 不典型骨折:伴有轻微或无创伤。典型的非粉碎性或轻度粉碎性骨折,骨折线从外侧皮质开始,横向延续。非典型性骨折更常见于有并发症和长期使用药物(双膦酸

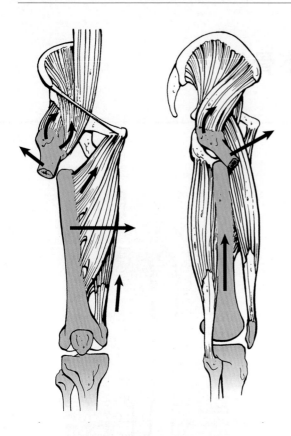

图 31.2 髂腰肌的无拮抗拉力引起股骨近端屈曲和外旋 (From Yoon RS, Haidukewych GJ. Subtrochanteric femur fractures. In: Tornetta P Ⅲ, Ricci WM, Ostrum RF, et al. , eds. Rockwood and Green's Fractures in Adults. Vol 2.9th ed. Philadelphia: Wolters Kluwer; 2020:2318-2341.)

盐、糖皮质激素、质子泵抑制药)的患者(图 31.3)。

四、临床评估

- 高能量损伤患者应接受完整的创伤评估。
- 患者通常不能行走,下肢有不同程度的畸形。
- 髋关节活动时疼痛,大腿近端的触痛及肿胀。
- 引起年轻患者的该型骨折需要很大的暴力,因此往往会有合并伤并需仔细评估。
- 应彻底去除急救时的包扎和夹板,检查受

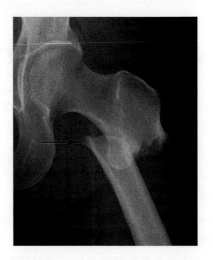

图 31.3 一个非典型转子下骨折;箭指向内侧尖刺

伤部位有无软组织损伤或开放伤。
- 受伤处的大量出血会流失到大腿内。应监测患者是否出现低血容量性休克,必要时行有创动脉监测。
- 最终内固定手术前,临时夹板固定应改为骨牵引,以避免继发的软组织损伤和出血。
- 仔细的神经血管检查对于排除合并伤很重要,尽管与转子下骨折一样很少合并神经血管损伤。

五、影像学评估

- 进行骨盆正位和髋关节、股骨正侧位的拍片检查。
- 评估包括膝关节在内的整个股骨。
- 对合并伤进行评估,如不确定,需要进行适当的放射学检查。
- 对侧股骨的 X 线片有助于确定高度粉碎性骨折的股骨长度。

六、分型

1. Russell-Taylor 分型(常用)

- 该分型为了适应第一代和第二代(头髓内钉)交锁髓内钉的发展而创立的分型,并为

指导选择植入物而进行分类（现在可能已经过时）。

Ⅰ型：骨折不累及梨状窝

A：小转子完整，小转子附着在近端骨折块上。

B：小转子不完整，小转子从近端分离。

Ⅱ型：骨折线延伸至梨状窝

A：具有稳定的内侧结构（后内侧皮质完好）。

B：梨状窝和小转子粉碎骨折，伴有不同程度的股骨干粉碎骨折。

2. 骨科创伤协会转子下骨折分型

参见 https://ota.org/research/fracture-and-dislocation-compendium 上的骨折和脱位分类概要。

七、治疗

（一）非手术治疗（传统）

- 包括 90°/90°骨牵引，髋"人"字形石膏或支具固定。
- 这种治疗方法只适用于不能做手术的老年人和儿童。
- 非手术治疗通常会增加成人患者的并发症和死亡率，以及骨不连、延迟愈合和内翻、旋转、缩短畸形愈合。

（二）手术治疗

- 手术治疗适用于多数股骨转子下骨折。

植入物

交锁髓内钉

- 第一代髓内（中心型）钉适用于大小转子都完整的转子下骨折。
- 第二代头髓内钉（即重建钉）适用于所有骨折，特别是失去后内侧皮质支撑的骨折；也适用于股骨粗隆或梨状肌起始型骨折。
- 第二代髓内钉也可用于骨折线延伸至梨状窝的骨折；也可用于用转子间骨折。

- 使用髓内钉（IM）钉时，必须警惕髓内钉从近端骨块的后方穿出。还必须注意常见的近端骨块的内翻和屈曲畸形。在远端，由于髓内钉和股骨之间的曲率半径不匹配，髓内钉容易从前方皮质穿出。

95°角钢板

- 95°角钢板最适用于累及大、小转子的转子下骨折；附加的螺钉可置入到已经固定的刀刃下方或拧入股骨距以增加近端稳定性（图 31.4）。

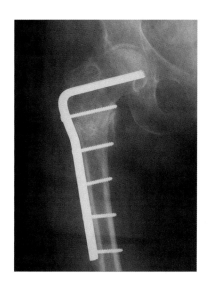

图 31.4　股骨转子下骨折，用角钢板固定，后内侧皮质表面植骨（From Yoon RS, Haidukewych GJ. Subtrochanteric femur fractures. In: Tornetta P Ⅲ, Ricci WM, Ostrum RF, et al., eds. Rockwood and Green's Fractures in Adults. Vol 2. 9th ed. Philadelphia: Wolters Kluwer; 2020: 2318-2341.）

- 当后内侧皮质复位后，这些装置起到张力带的作用。
- 动力髁螺钉在技术上比角钢板的刀刃更容易置入。
- 股骨近端预塑形的锁定钢板是传统的角钢板和动力髁螺钉的最新替代物。
- 在骨折复位和固定过程中，必须注意不要破坏骨折块的血供。

髋滑动螺钉

- 对转子下骨折来说,是一种较差的内植物,不建议使用这种固定方式。

植骨

- 间接复位技术减少了植骨的需求,因为与切开复位相比,对骨折断端血供的破坏程度要轻。
- 如果需要,通常应在钢板放置之前在骨折断端处植骨。

开放性转子下骨折

- 这一类型很罕见,几乎总是与穿透性损伤或车祸、高处坠落造成的高能量损伤有关。
- 治疗包括立即手术清创和稳定骨折端。

八、并发症

- 内固定失效。
- 在骨质疏松或钢板断裂的患者中,钢板螺钉内固定失效通常继发于螺钉从股骨头和股骨颈切出。
- 交锁髓内钉失效通常与没有静力锁钉、入钉点处的粉碎骨折或使用较细的髓内钉有关。
- 当骨折不愈合时,头髓钉往往会失效。髓内钉在拉力螺钉孔处发生疲劳断裂(图31.5)。
- 内固定失败往往需要取出内固定物,用钢板螺钉或交锁髓内钉进行内固定翻修并植骨。
- 骨折不愈合
  - 如果患者在术后 4～6 个月无法完全负重,就有可能发生了骨折不愈合。
  - 这可能与骨折复位不理想导致的髋内翻有关。
  - 骨折不愈合通常伴有骨折畸形。
  - 髓内钉术后出现的骨不连可通过取出内固定物后重新扩髓和更换更粗的髓内钉

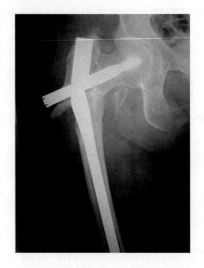

图 31.5　71 岁女性患者,右股骨转子下骨折术后 1 年,出现骨不连,髓内钉在拉力螺钉孔处断裂失效

来治疗。

- 股骨转子下骨折不愈合手术成功的关键是纠正内翻或屈曲外翻畸形。
- 畸形愈合
  - 患者会述说跛行、下肢不等长或旋转畸形。
  - 外展肌群牵拉引起近端骨块的外展畸形未得到矫正是髋内翻的主要原因。
  - 外翻截骨、再次内固定和植骨术是治疗髋内翻畸形的常用方法(图 31.6)。

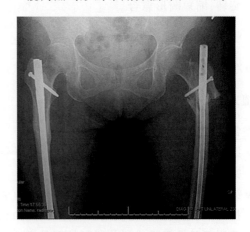

图 31.6　股骨转子下骨折髋内翻

- 引起下肢不等长的因素很复杂,治疗严重的股骨干粉碎性骨折时,采用动态锁定而非静态锁定的髓内钉更易发生。

- 旋转对线不良可能发生在使用钢板螺钉固定或髓内钉内固定时,医师往往没有意识到这种潜在的并发症。

第32章　股骨干骨折

一、流行病学

- 股骨干骨折发病率的年龄和性别特点是：好发于 15－24 岁的男性和 75 岁以上的女性。
- 年轻男性的股骨干骨折多见于高能量损伤，而老年女性的股骨干骨折多见于低能量损伤。
- 总发病率约为每年 10/10 万，发病高峰在 25 岁和 65 岁。

二、解剖学

- 股骨是人体最大的管状骨，周围有强大的肌群。
- 股骨干的一个重要特征是股骨前弓。
- 内侧皮质承受压缩应力，外侧皮质承受张应力。
- 股骨峡部是髓腔直径最小的区域。峡部的直径决定植入髓内钉的直径。
- 股骨干承受的主要肌肉形变力（图 32.1）。
  - 外展肌（臀中肌和臀小肌）：止于股骨大转子，在股骨转子下骨折及股骨近端骨折后使股骨近端外展。
  - 髂腰肌：止于股骨小转子，屈曲、外旋近端骨块。
  - 内收肌：覆盖大部分的股骨干，通过牵拉远端骨块对股骨施加强大的轴向和内翻应力。
  - 腓肠肌：股骨远端骨折及股骨髁上骨折时屈曲远端骨块。
  - 阔筋膜张肌：对抗内收肌的内侧成角力，

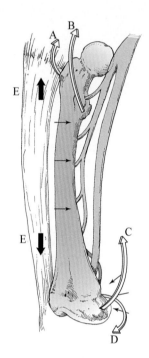

图 32.1　**股骨上的肌肉形变力。**外展肌（A）、髂腰肌（B）、内收肌（C）和腓肠肌起点（D）。对抗内侧成角力的阔筋膜张肌（E）。骨折后血管损伤的潜在部位是内收肌腱裂孔和股深动脉的穿支血管

起到张力带作用。
- 大腿肌群分为三个不同的筋膜室（图 32.2）。
  - 前筋膜室：由股四头肌、髂腰肌、缝匠肌、耻骨肌、股动脉、股静脉、股外侧皮神经组成。
  - 内侧室：包括股薄肌、长收肌、短收肌、大收肌、闭孔外肌、闭孔动脉、闭孔静脉、闭孔神经和股深动脉。

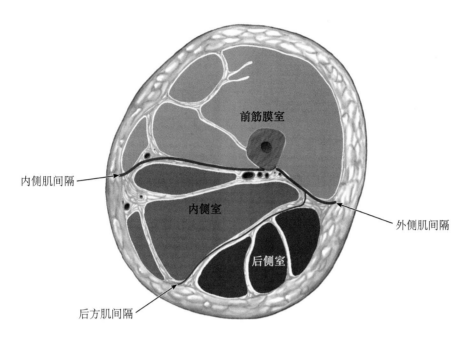

图 32.2　**大腿横截面图显示大腿的三个主要的筋膜室**（From Adams JD Jr, Jeray KJ. Femoral shaft fractures. In: Tornetta P Ⅲ, Ricci WM, Ostrum RF, et al., eds. Rockwood and Green's Fractures in Adults. Vol 2.9th ed. Philadelphia: Wolters Kluwer; 2020:2356-2429. ）

- 后侧室：包括股二头肌、半腱肌和半膜肌、内收大肌的一部分、股深动脉的分支、坐骨神经和股后侧皮神经。
- 由于大腿的三个筋膜室的容积很大，发生大腿骨筋膜室综合征的机会比小腿小得多。
  - 股骨干的血供主要来自股深动脉。
  - 1～2 条滋养血管通常沿股骨粗线从近端和后方的部位进入股骨。
  - 随后近侧和远侧的滋养动脉呈树枝状分布，为股骨干提供骨内膜血供。
  - 骨外膜血管也沿着股骨粗线进入骨骼，提供骨皮质 1/3 的血供。骨皮质 2/3 的血供由骨内膜血管提供。
  - 大多数股骨干骨折后，骨内膜血供中断，骨外膜血管增生，成为愈合的主要血液来源。髓内血供最终也会在愈合过程的后期恢复。

- 扩髓会进一步破坏骨内膜血供，但一般会在 3～4 周迅速恢复。
- 如果血供没有过度受损，股骨干骨折很容易愈合。因此，应避免过度的骨膜剥离，特别是滋养动脉进入股骨粗线的股骨后部。

三、损伤机制

- 成人股骨干骨折几乎都是高能量损伤。通常是由车祸、枪伤或高处坠落造成的。
- 病理性骨折，特别是对老年人而言，通常发生在相对薄弱的干骺端-骨干交界处。任何与创伤程度不符的骨折都应怀疑为病理性骨折。
- 骨质疏松性骨可发生低能量螺旋性骨折。
- 应力性骨折主要发生在新兵或跑步者身上。大多数病例报告显示，在大腿疼痛发作前有近期增加训练强度的病史。
- 近年来，随着二膦酸盐的广泛应用，已有许多股骨不全性骨折的相关报道。这些骨折在影像学上有"非典型"表现,包括外侧皮质增厚、内侧隆起和横形或短斜形骨折线。(见第 31 章)。

四、临床评估

- 骨折往往是高能量损伤引起的,因此需要进行全面的创伤评估。
- 通常很容易做出股骨干骨折的诊断,患者可表现为因疼痛不能行走,严重畸形、肿胀和患肢短缩。
- 尽管股骨干骨折不会合并神经血管损伤,但仍需对神经血管进行严格检查。
- 要对同侧髋、膝关节进行仔细检查,包括系统的视诊和触诊。股骨干骨折时,不要进行关节活动度及韧带的检查,这可能会导致骨折再移位。当然,股骨干骨折时膝关节韧带损伤很常见,需要骨折固定后再行评估。
- 股骨干骨折失血可能会超过 1000ml。因此,无论是否存在合并伤,术前都应仔细评估血流动力学。
- 没有外伤或低能量损伤的患者应警惕是否是病理性骨折。

五、合并伤

- 合并伤很常见,有 5％～15％ 的病例会出现,患者表现为多系统损伤、脊柱、骨盆和同侧下肢损伤。
- 50％ 的闭合性股骨干骨折患者存在同侧膝关节韧带和半月板损伤。

六、影像学评估

- 应行股骨、髋关节、膝关节正侧位及骨盆正位的拍片检查。
- 应仔细阅片以确定骨折的类型、骨骼的质量、是否有骨缺损、是否为粉碎性骨折、软组织中是否存在空气及肢体的短缩。
- 应仔细检查股骨近端,以明确是否合并股骨颈或股骨转子间骨折。

- 如果因为其他原因行腹部、骨盆 CT 检查,骨科医师应阅片,评估同侧髋臼或股骨颈损伤的情况。

七、分型

1. 描述性分型

- 开放性与闭合性损伤。
- 部位:近端、中段或远端。
- 部位:峡部、峡部以下、股骨髁上。
- 类型:螺旋,斜形或横形。
- 粉碎性、节段性或蝶形骨块。
- 成角或旋转畸形。
- 移位:短缩或水平移位。

2. Winquist 和 Hansen 分型(图 32.3)

- 基于骨折粉碎程度的分型。
- 在常规置入静态锁定髓内钉之前进行评估。
  - Ⅰ 型:骨折部位没有或几乎无粉碎。
  - Ⅱ 型:远近端主骨的皮质至少 50％ 保持完整。
  - Ⅲ 型:50％～100％ 的骨皮质发生粉碎。
  - Ⅳ 型:整个周径呈粉碎状态,无骨皮质接触。

3. 骨科创伤协会股骨干骨折分型

参见 https://ota.org/research/fracture-and-dislocation-compendium 上的骨折和脱位分类概要。

八、治疗

(一)非手术治疗

骨牵引

- 目前,闭合治疗作为股骨干骨折的最终治疗方式仅限于有严重并发症且有手术禁忌的成年患者。

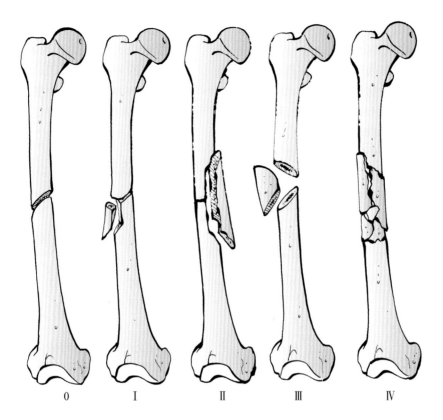

图 32.3　股骨干骨折的 Winquist 和 Hansen 分型（From Adams JD Jr, Jeray KJ. Femoral shaft fractures. In: Tornetta P Ⅲ, Ricci WM, Ostrum RF, et al., eds. Rockwood and Green's Fractures in Adults. Vol 2.9th ed. Philadelphia: Wolters Kluwer; 2020:2356-2429.）

- 骨牵引的目的是恢复股骨长度,限制旋转和成角畸形,减少疼痛性痉挛及减少血液流失到大腿的软组织内。
- 骨牵引通常作为术前的临时性措施,用以稳定骨折和防止肢体短缩。
- 下肢牵引重量一般是占患者体重的 11%～15%(通常为 20～40 磅)。通过股骨侧位片评估股骨长度。
- 股骨远端的骨牵引针应在关节外放置,以防止膝关节感染。胫骨近端的骨牵引针应位于胫骨结节水平,并要穿透双层皮质。
- 股骨远端的牵引针应从内向外穿过股骨并要远离股动脉。胫骨近端的骨牵引针应从外向内穿过胫骨并要避免损伤腓总神经。

- 使用骨牵引作为最终的治疗手段有诸多问题:膝关节僵硬、肢体缩短、股四头肌异位骨化、住院时间延长、呼吸和皮肤疾病及畸形愈合。

(二)手术治疗

- 手术固定骨折端是大多数股骨干骨折的金标准。
- 如有可能,应在 24h 内进行手术固定骨折端。
- 对于多发伤患者而言,长骨骨折的早期固定尤为重要。
- 应对患者在施以复苏后尽快进行骨折的固定。

髓内钉

- 股骨干骨折治疗的金标准。
- 相比钢板固定,髓内钉固定有创伤小、感染率低、股四头肌瘢痕少等优点。此外,髓内钉的髓内放置与钢板(偏心放置)相比,内植物承受的拉伸和剪切应力更低。
- 闭合性骨折采用闭合性髓内钉固定,既能保留骨折断端血肿,又能保留骨膜。如果进行扩髓,扩髓操作能为骨折部位提供成骨和骨诱导的混合材料。
- 其他优点包括肢体可进行早期功能锻炼、在粉碎性骨折中易于恢复肢体长度和旋转力线、更快更好的愈合(>95%)及较低的再骨折率。

顺行髓内钉技术

- 手术可以在骨折手术台上进行也可以在能透视的手术台上进行,有无下肢牵引都可以。
- 患者可采用仰卧位或侧卧位。仰卧位对所有患者都适用,侧卧位有助于确定梨状肌的起点,但是对于有肺损伤的患者是禁忌。
- 可以使用梨状窝或大转子作为进钉点。使用梨状窝作为进钉点的优点是它跟股骨髓腔在一条线上。但是,大转子处的进钉点更容易定位。使用大转子作为进钉点需要使用带外展角的髓内钉来抵消进钉点的轴向偏移。
- 就目前使用的髓内钉而言,不需要更大直径的髓内钉。目前,大多数研究支持置钉之前先扩髓。
- 非扩髓髓内钉治疗股骨干骨折的作用机制尚不明确。为置入髓内钉进行扩髓的潜在风险有:增加髓内压、升高肺动脉压、增加脂肪栓塞和肺功能紊乱的风险。扩髓的优点在于:改善骨膜的血供、可以应用更粗的髓内钉以提高愈合率,降低内置物失效的风险。目前大多数研究支持置钉之前先扩髓。

- 所有髓内钉都应该行静力锁定以维持股骨长度并控制旋转。为了维持已置入髓内钉的长管状骨的长度、力线及旋转,而所需的远端锁钉的数量取决于几个因素,包括骨折的粉碎程度、骨折的位置、髓内钉的尺寸、患者的体型、骨骼的质量及患者的行为偏好。

逆行交锁髓内钉技术

- 逆行髓内钉的优点在于容易识别进钉点。
- 相对适应证
  - 同侧的股骨颈、转子周围、髋臼、髌骨或胫骨骨干骨折。
  - 双侧股骨干骨折。
  - 病态肥胖患者。
  - 孕妇。
  - 全膝关节置换术后的假体周围骨折。
  - 同侧膝关节平面截肢的患者的股骨干骨折。
- 禁忌证
  - 膝关节活动受限<60°。
  - 低位髌骨。

外固定

- 作为股骨干骨折的最终治疗方法,其适应证有限。
- 通常作为临时固定使用(损伤控制)(图32.4)。

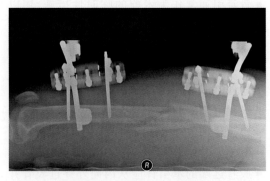

图 32.4　桥接式外固定架固定的股骨粉碎性骨折

- 优点
  - 操作流程快,临时外固定架可以在 30min 内完成。
  - 操作过程对股骨血供的影响小。
  - 骨折断端没有其他植入物。
  - 开放性骨折伴有严重污染的情况下,外固定针可进入髓腔及周围组织。
  - 固定骨折后方便转运患者到 ICU 及从 ICU 去做检查。
  - 2 周内可以改为髓内钉固定。
- 缺点:大多数与使用该技术作为最终治疗有关。
  - 针道感染。
  - 膝关节活动受限。
  - 成角畸形愈合及股骨短缩。
  - 不能充分稳定骨折。
  - 改为髓内钉固定后存在潜在感染风险。
- 外固定的适应证
  - 危重患者的临时固定手段,后可改为髓内钉固定。
  - 需要修复的同侧动脉损伤。
  - 患者有严重的软组织污染需要二次清创而不能使用其他固定装置。

钢板固定

- 随着髓内钉的使用,股骨干骨折使用钢板固定的情况越来越少。
- 钢板固定的优点
  - 某些骨折类型中可以达到解剖复位。
  - 没有诸如股骨颈、髋臼和骨折远端等部位的额外损伤。
  - 新型钢板可采用微创植入技术。
- 与髓内钉相比其缺点在于
  - 钢板固定需要更大的手术切口、失血较多、感染风险更高、软组织损伤更大。易导致股四头肌瘢痕黏连,影响膝关节的活动度及股四头肌的力量。
  - 钢板下血供减少,钢板下应力遮挡。

- 钢板是载荷内植物,因此,与髓内钉相比更易失效。
- 适应证
  - 髓腔极度狭窄,髓内钉置钉困难或无法置入。
  - 原先畸形愈合处的骨折或相邻部位的骨折。
  - 由于感染或原先非手术治疗导致的髓腔闭塞。
  - 远近端骨折线累及转子周围或股骨髁的骨折。
  - 如果患者伴有血管损伤,显露血管的术野经常可见大范围的股骨内侧,如果需要尽早地固定股骨骨折,可以借助该内侧切口快速置入钢板。
- 可以采用开放手术或肌肉下隧道技术置入钢板。
- 随着骨折粉碎程度的增加,钢板长度也应增加,需要在骨折端的每侧至少有 4~5 个钉孔长度的钢板。
- 如果采用间接复位技术,是否要常规在钢板固定的骨折处进行松质骨植骨仍存在争论。

同侧股骨近端或远端骨折

- 股骨干骨折的患者中有 3%~5% 合并股骨颈骨折。手术内固定的方法包括顺行髓内钉加股骨颈骨折多枚螺钉内固定,逆行髓内钉加股骨颈骨折多枚螺钉内固定,可固定股骨颈的加压钢板。手术固定的顺序尚有争论。
- 股骨干骨折的骨折线有时会延伸到远端,也可能合并孤立的股骨远端骨折。手术固定的方法包括:一块钢板固定两处骨折,用不同的钢板分别固定股骨干和股骨远端骨折,髓内钉固定股骨干骨折另外用钢板固定股骨远端骨折,以交锁髓内钉同时固定两处骨折(适用于位置较高的股骨髁上骨折)。

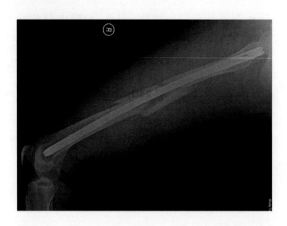

图 32.5　图 32.4 中的股骨干骨折最终用髓内钉固定

开放型股骨干骨折

- 通常是高能量损伤引起。由于有软组织剥离,应属于Ⅲ型损伤。
- 常有其他多处骨科损伤和多器官受累。
- 如果患者条件允许,需行急症清创及骨折固定。
- 固定骨折通常采用扩髓的髓内钉。

九、康复

- 建议患者尽早下床活动。
- 早期行膝关节的功能锻炼。
- 下肢负重取决于多种因素,包括患者合并伤的情况、软组织条件、植入物种类以及骨折位置。

十、并发症

- 神经损伤:并不常见,因为股神经和坐骨神经在整个大腿都有丰富的肌肉包裹。多数损伤是由术中牵引或压迫造成的。
- 血管损伤:可能是由股动脉在内收肌腱裂孔处卡压所致。
- 骨筋膜室综合征:仅在有大量出血时发生。表现为与伤情不相符的疼痛,大腿肿胀,大腿内侧麻木、感觉异常(隐神经分布区域),或股四头肌被动牵拉疼痛。
- 感染(闭合性骨折发生率<1%):与闭合性髓内钉相比,开放手术的感染风险更大。Ⅰ型、Ⅱ型和ⅢA型开放性骨折髓内钉固定的感染风险较低,而对于伴有严重污染、断端外露和广泛软组织损伤(ⅢB型和ⅢC型)的骨折无论采用何种治疗方法,感染风险都较大。
- 再骨折:患者在早期骨痂形成阶段及去除固定装置后容易发生再骨折。这种情况多见于钢板固定或外固定术。
- 骨折不愈合和延迟愈合:这种情况不常见。延迟愈合是指愈合时间超过 6 个月,通常与血供不足(如骨膜过度剥离)、未能控制的反复应力刺激、感染和大量吸烟有关。一旦骨折没有进一步愈合的可能,就可以诊断为骨折不愈合。
- 畸形愈合:通常由肌肉牵拉或外科手术引起的骨折对线不良导致的内翻、内旋、短缩畸形愈合。
- 内固定装置失效:这与骨折不愈合或内固定装置疲劳有关,常见于钢板固定。
- 异位骨化:可发生在近端入钉处或股四头肌内。

第33章　股骨远端骨折

一、流行病学

- 股骨远端骨折占所有股骨骨折的 3%～7%。
- 如果髋部骨折不计算在内，1/3 的股骨骨折会累及股骨远端。
- 发病年龄呈双峰分布，年轻男性发病率较高，源自车祸、高处坠落伤等造成的高能量损伤，第二个发病高峰源于轻微摔伤造成的老年女性骨折。
- 男女发病比例为 1:2。
- 股骨远端骨折的 5%～10% 为开放性骨折。

二、解剖学

- 股骨远端包括股骨髁和股骨髁上的区域（图 33.1）。
- 股骨髁上区域是指股骨髁和干骺端之间的区域，这个区域包括股骨远端 10～15cm 的范围。
- 股骨远端从柱状的骨干变宽，形成两个由

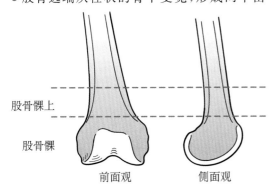

股骨髁上

股骨髁

前面观　　　　侧面观

图 33.1　**股骨远端示意图**

滑车沟分隔的弯曲的髁。
- 股骨内髁比股骨外髁更向远端延伸（更低）和凸出。这是股骨生理外翻的原因。
- 观察股骨外侧时，股骨干与外侧髁的前半部分对齐（图 33.2）。
- 从远端观察股骨髁时，股骨髁的后部较宽，从而形成梯形。
- 正常情况下，膝关节与地面平行。平均而言，解剖轴线（股骨干与膝关节之间的角度）有 9° 的外翻角度（范围为 7°～11°）（图 33.3）。
- 骨折后由于附着肌肉牵拉导致特征性的移位（图 33.4）。
  - 腓肠肌：屈曲远端骨块，导致后方成角和移位。
  - 股四头肌和腘绳肌：施加近端牵引力，导致下肢短缩。

三、损伤机制

- 大多数股骨远端骨折是由内翻、外翻或旋转力造成的严重轴向暴力所致。
- 在年轻人中，通常是高能量损伤，如机动车碰撞或从高处坠落。
- 在老年人中，暴力可能来源于轻微的滑倒或屈膝位时摔倒。

四、临床评估

- 患者通常因疼痛、肿胀、大腿远端和膝关节的各种畸形而无法行走。
- 必须评估神经血管状态。神经血管结构邻近骨折区域是一个重要的考虑因素。罕见

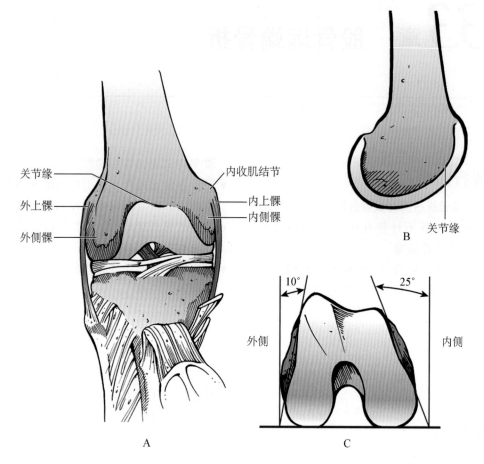

图 33.2 **股骨远端解剖**。A. 前面观。B. 侧面观。股骨干与外侧髁的前半部分对齐。C. 轴视图。股骨远端呈梯形。前表面由外向内向下倾斜，外侧壁倾斜 10°，内侧壁倾斜 25° (From Collinge CA, Wiss DA. Distal femur fractures. In：Tornetta P Ⅲ，Ricci WM，Ostrum RF，et al.，eds. Rockwood and Green's Fractures in Adults. Vol 2.9th ed. Philadelphia：Wolters Kluwer；2020：2430-2471.)

的腘窝区高张力的肿胀和常见的肢体苍白及动脉搏动消失的体征，均提示大血管破裂。

- 大腿筋膜室综合征比较罕见，常伴有大量出血流入大腿内。
- 检查同侧髋关节、膝关节、小腿和踝关节很有必要，特别是对钝器伤或多发伤的患者。
- 当股骨远端骨折合并软组织撕裂伤或穿刺伤时，CT 扫描能准确判断是否累及膝关节。如果伤口与关节相通，膝关节的 CT 扫描能显示出游离气体。

五、影像学评估

- 需要进行股骨远端正侧位和 45°斜位的 X 线摄片检查。
- X 线片应包括整个股骨。
  - 牵引下投照的 X 线片有助于更好地确定骨折类型和关节内的受累情况。
  - 对侧的 X 线片有助于比较，并可作为术前计划的模板。
- 复杂的关节内骨折和骨软骨损伤需要额外的 CT 检查，以协助完成诊断评估和术前

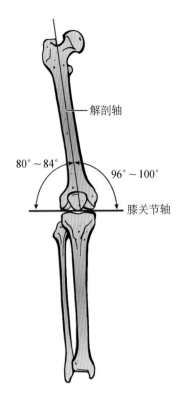

图 33.3　**下肢力线**。膝关节与地面平行。膝关节有 9°外翻（From Collinge CA，Wiss DA. Distal femur fractures. In：Tornetta P Ⅲ，Ricci WM，Ostrum RF，et al，eds. Rockwood and Green's Fractures in Adults. Vol 2.9th ed. Philadelphia：Wolters Kluwer；2020：2430-2471.）

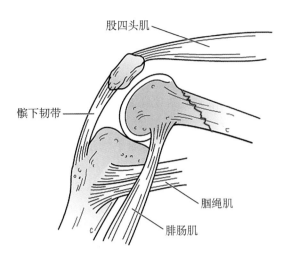

图 33.4　**侧视图显示肌肉附着和由此产生的形变力**。这些引起骨折部位的向后和成角移位（From Collinge CA，Wiss DA. Distal femur fractures. In：Tornetta P Ⅲ，Ricci WM，Ostrum RF，et al.，eds. Rockwood and Green's Fractures in Adults. Vol 2.9th ed. Philadelphia：Wolters Kluwer；2020：2430-2471.）

计划。
- 磁共振成像在评估韧带以及半月板结构的损伤时有价值，但没必要在初步评估中进行。
- 膝关节脱位是动脉造影的指征之一，因为 40%的膝关节脱位伴有血管破裂。这是由于腘血管束分别在近端的收肌腱裂孔和远端比目鱼弓处有约束。相比之下，孤立的股骨髁上骨折的血管破裂发生率为 2%～3%。

六、分型

1. 描述性

- 开放性与闭合性

- 部位：髁上、髁间、股骨髁骨折。
- 类型：螺旋形、斜形或横形骨折。
- 累及关节的骨折。
- 粉碎性、节段性或蝶形骨块的骨折。
- 成角或旋转畸形。
- 移位：短缩或水平移位。

2. Neer 分型

- 基于远端骨块的移位方向。
- 不考虑关节内移位。

3. 骨科创伤协会股骨远端骨折分型

参见骨折和脱位分型纲要 https：//ota.org/research/fracture-and-dislocation-compendium。

七、治疗

(一)非手术治疗

- 适应证包括没有移位的骨折或不完全骨

折、老年患者的稳定骨折、严重骨质疏松的患者、一般状态差的危重患者或特殊的枪伤患者。

- 对于稳定的、没有移位的骨折,治疗方法是用可调节膝关节支具固定,可以活动肢体,并部分负重。
- 在有移位的骨折中,非手术治疗需要6~12周的固定时间,并能接受由此而来的畸形。非手术治疗的目的不是达到绝对的解剖复位,而是恢复膝关节的运动轴与髋、踝关节的正常关系。潜在的缺点包括内翻和内旋畸形,膝关节僵硬,以及住院和卧床时间的延长。

(二)手术治疗

- 大多数有移位的股骨远端骨折最好采用手术治疗。
- 这些骨折大多可以用大量的棉垫子包扎或固定器临时固定;对于明显短缩的骨折,可以考虑胫骨结节骨牵引。
- 关节内骨折需要对关节面进行解剖复位,并在骨块间用拉力螺钉固定。
- 然后将关节段骨块固定到近端骨块上,以恢复正常的解剖结构,包括角度、移位和旋转。
- 对于严重骨质疏松的老年患者或对侧截肢的患者,为了骨折端的稳定和紧密接触,可以适当短缩部分肢体。
- 随着更多的骨折固定生物技术的出现,植骨的必要性降低了。
- 聚甲基丙烯酸甲酯骨水泥以及磷酸钙骨水泥可用于重度骨质疏松的患者,以增加螺钉的把持力和(或)填补骨缺损。

植入物

- 单独使用螺钉:在大多数情况下,螺钉与其他固定装置一起使用。在非粉碎的单髁骨折并且骨质良好的年轻成人患者中,单独使用螺钉能可靠地固定部分关节内骨折。

- 钢板:角钢板固定能更稳定地控制较短的远端关节骨块的对线(特别是涉及内翻及外翻)。
- 95°刃的髁钢板:能实现良好的骨折固定,但要求很高的操作技术。
- 髁动力螺钉(DCS):在技术上比95°刃的髁钢板简单一些,通过拉力螺钉实现骨块的加压固定。DCS的缺点是装置体积大,对于旋转稳定的控制不如刃钢板。
- 锁定钢板(带固定角度的螺钉):锁定钢板的发展使得非锁定关节周围钢板过时了。锁定钢板是DCS和刃钢板的替代品。与DCS和刃钢板一样,锁定钢板是有固定角度的植入物。螺钉锁定在钢板上,能够提供良好的成角稳定性。
- 非锁定的关节周围钢板(髁支撑钢板):实际上已经过时了。

髓内钉

- 顺行髓内钉:因为骨折远端的形态,其使用受到限制。它最适用于股骨髁上骨折伴大的远端骨块的病例。
- 逆行髓内钉:它的优点是提高了远端固定的稳定性。缺点是加重了膝关节的损伤,如果置钉时发生感染,则有可能引起膝关节化脓性关节炎。
  - 逆行髓内钉的长度应超过股骨近端的峡部。这些内植物的设计提供额外的远端锁定选择。

外固定架

- 适用于需要快速固定的骨折或伴有大面积软组织损伤的患者,用桥接式外固定架能够实现快速的骨折固定和患者转运。
- 外固定装置作为最终固定方式,已经很少使用了,它可以是单侧的半针固定形式或者混合框架形式。
- 相关问题包括钉道感染,股四头肌瘢痕化,骨折延迟愈合或不愈合,以及去除外固定装置后骨折再移位。

相关的血管损伤

- 股骨远端骨折中血管损伤的发生率约为 2%。
- 如果需要进行动脉重建,应在骨折临时固定之后及最终固定之前进行。
- 如果患者情况允许,最终的骨折处理可以在血管手术后一期进行。
- 所有患者均应行小腿筋膜切开术。

全膝关节置换术后股骨髁上骨折

- 根据骨折的范围和植入物的稳定性进行分型。
- 这类创伤的发病率正在增高,与骨质疏松、类风湿关节炎、长期使用皮质类固醇、股骨前方截骨过多和膝关节置换后翻修有关。
- 治疗取决于关节置换术植入物的状态(固定良好或松动)和患者的损伤前功能。
- 手术方式
  - 逆行髓内钉:需要股骨假体有开口,并取决于远端骨量。
  - 钢板固定:可治疗大部分骨折,特别是在不能通过股骨假体固定的情况下。
  - 膝关节翻修术:适用于假体已无菌性松动并伴有骨折的患者。

术后管理

- 如果皮肤、软组织条件允许,患肢可在术后立即进行持续的被动活动训练进行功能锻炼。目前还没有研究证明这种方式有效。
- 物理治疗包括膝关节主动的功能练习,在内固定可靠的前提下术后 2～3d 扶拐进行非负重或部分负重下地活动。
- 可以用支具来减少内翻和外翻应力。
- 影像学证据表明负重会促进愈合(6～12周)。
- 老年人的骨折愈合可能会超过 12 周。

八、并发症

- 内固定失败:通常有骨不连、骨量不足、患者不服从术后护理或不充分的手术计划及操作等原因。
- 畸形愈合:这通常是由手术时对线不良造成的。内翻是最常见的畸形。伸直位的关节面畸形愈合可能导致膝关节过伸,而屈曲位的畸形愈合可能导致伸直功能完全丧失。畸形愈合导致功能丧失可以通过截骨术来矫正。
- 骨不连:并不常见,因为这个区域有丰富的血供,并有大量的松质骨。在老年人中有较高的发生率。
- 创伤性关节炎:这可能是未能恢复关节面的平整所导致的,特别是在年轻患者中。也可能是为创伤时的软骨损伤引起的。
- 感染:开放性骨折需要仔细清创和大量的冲洗(如有必要,可进行多次)及静脉应用抗生素。与膝关节相通的开放性损伤需要进行常规的冲洗和清创,以防止膝关节感染。
- 膝关节活动度丢失:这是最常见的并发症,大多是由于瘢痕粘连、股四头肌损伤或损伤时关节破坏。如果情况严重,需要进行松解粘连或股四头肌成形以恢复关节运动。最好是通过解剖复位、早期关节活动和适当的镇痛来预防。

第 *34* 章　膝关节脱位(股胫关节)

一、流行病学

- 创伤性膝关节脱位是一种不常见的损伤，可能会威胁到肢体的存活，因此应作为骨科急诊处理。
- 真正的发病率报告不准。
  - 发病率为 20%～50%。
- 大多数膝关节脱位是高能量损伤引起的，如机动车或工业事故。也可以发生在低能量的损伤中，如体育运动。

二、解剖学

- 膝关节(铰链关节)由三个关节组成:髌股关节、胫股关节和胫腓关节。在正常的负荷下，膝关节每一步都承受高达 5 倍于体重的重量。膝关节正常的活动范围是从 0°～140°，屈伸过程中有 8°～12°的旋转。除了骨性结构外，膝关节的动态和静态稳定主要由软组织(韧带、肌肉、肌腱、半月板)所决定。
- 膝关节脱位往往伴有严重的软组织损伤，包括至少 3/4 的膝关节主要韧带的断裂。前交叉韧带和后交叉韧带(ACL 和 PCL)在大多数病例中会发生断裂，并伴有不同程度的侧副韧带、关节囊和半月板的损伤。
- 腘血管束在内收肌腱裂孔水平穿过纤维隧道。在腘窝内发出五个膝关节支，然后血管结构深入比目鱼肌并通过另一个纤维隧道。正是这种拴系效应使腘血管容易受到栓塞和损伤，特别是在脱位的时候。
- 胫骨髁间嵴、胫骨结节、腓骨头、腓骨颈骨折和关节囊撕脱伤很常见，并应高度警惕。

三、损伤机制

- 高能量损伤:车祸中的"仪表板"损伤,在膝关节屈曲时,胫骨受到一个轴向的负荷。
- 低能量损伤:包括运动损伤和肥胖患者的跌倒。
- 伴或不有伴内翻/外翻时的膝关节过伸性损伤导致的前脱位。
- 屈曲位时施加向后的作用力引起后脱位(仪表板损伤)。
- 相关损伤包括股骨、髋臼和胫骨平台骨折。

四、临床评估

- 除非膝关节自然复位,往往会有膝关节的严重畸形。在接诊时应立即进行复位,而不必等影像学检查。动脉血供是最重要的。其次要评估神经系统的情况(图 34.1)。

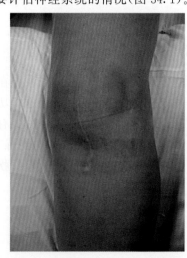

图 34.1　膝关节后脱位的临床表现

- 膝关节脱位后自动复位的患者可能有一个看起来相对正常的膝关节。轻微的擦伤、挫伤、膝关节疼痛等轻损伤征象可能是唯一的异常表现。
- 韧带损伤的程度与韧带移位的程度有关,韧带移位超过其休息位时长度的 10%～25%时才会发生损伤。在复位后才能评估膝关节不稳的大体表现。这些损伤可能很难准确评估。
- 单条韧带检查
  - 前交叉韧带(ACL)
    - 屈膝 30°时 Lachman 试验。
  - 后交叉韧带(PCL)
    - 屈膝 90°时后抽屉试验。
  - 外侧副韧带(LCL)/后外侧角(PLC)
    - 完全伸直位及屈膝 30°位时内翻应力试验。
    - 屈膝 30°时胫骨外旋增加。
    - 屈膝 30°时胫骨后方(PT)移位增加。
  - 内侧副韧带(MCL)
    - 屈膝 30°时外翻应力试验。
- 联合韧带检查
  - 外侧副韧带(LCL)/后外侧角(PLC)和前后交叉韧带
    - 完全伸直位及屈膝 30°时内翻增加。
  - 内侧副韧带(MCL)和前后交叉韧带
    - 完全伸直位及屈膝 30°时外翻增加。
  - 后外侧角(PLC)和后交叉韧带(PCL)
    - 屈膝 30°和 90°时胫骨外旋增加。
    - 屈膝 30°和 90°时胫骨后方(PT)移位增加。
  - 完全伸直时的稳定性
    - 排除严重的后交叉韧带(PCL)或关节囊损伤。
- 无论复位前还是复位后,或之后的一系列检查中,仔细的神经血管检查是非常重要的,因为未发现的血管内膜损伤导致的血管痉挛或血栓形成会在复位数小时或数天后引起迟发性缺血。

- 血管损伤-腘动脉破裂(20%～60%):腘动脉在穿过腘窝时的弓弦效应,此效应是由在腘窝的近端和远端存在的对腘动脉的拴系结构引起的,所以在膝关节创伤性脱位时腘动脉有损伤的风险。尸体研究表明,在前脱位引起的膝关节过伸性损伤中,膝关节过伸 30°时会导致后关节囊撕裂,膝关节过伸 50°时会引起腘动脉撕裂。虽然侧支循环可能会维持远端血管的搏动和毛细血管再充盈,但不足以维持肢体的存活。
- 动脉损伤的机制因脱位的类型而异。当前脱位损伤动脉时,通常是由于牵拉造成血管内膜的撕裂。与此相反,后脱位造成的血管损伤通常是动脉的完全撕裂。
- 血管检查
  - 应评估足背动脉(DP)和胫后动脉(PT)的搏动。
  - 脉搏消失
    - 考虑立即闭合复位。
    - 如果仍然摸不到动脉搏动,应去手术室探查。
    - 如果脉搏恢复,应考虑血管造影而不是继续观察。
    - 最大缺血时间为 6～8h。
  - 脉搏存在
    - 如果踝臂指数(ABI)＞0.9,继续观察。
    - 如果 ABI＜0.9,进行血管造影和(或)手术探查。
  - 血管损伤:处理原则
    - 对于任何确诊或疑似膝关节脱位患者都应评估并记录血管状态(DP/PT 搏动和毛细血管充盈试验)。
    - 一旦复位,应重新评估患肢的循环状态。
    - 重建血供应在伤后 8h 内完成。
    - 动脉造影不应延误血管吻合手术。

- 为了证明观察的正确性,认为痉挛是脉搏减少或消失的原因是不可取的。
- 如果存在动脉功能不全或异常,则一定存在血管损伤。
- 动脉损伤的治疗方法是切除受损的部分,然后用倒置的隐静脉移植重建血管。
- 应咨询经验丰富的血管外科医师,以明确临床诊断并解释检查结果。
- 血管损伤:建议
  - 复位后肢体缺血。
  - 应立即进行手术探查。
  - 损伤的部位是可以预知的。
  - 只有在合并额外的近端动脉(高位的股动脉)损伤时才需要进行动脉血管造影。
- 异常血管状态:可存活的肢体
  - 脉搏减弱。
  - 毛细血管充盈延迟。
  - ABI<0.9分。
  - 需要进行"急诊"动脉造影。
- 正常血管状态
  - 足背动脉/胫骨后方动脉(PT/DP)搏动和毛细血管充盈正常。
  - ABI>0.9分。
- 仔细观察并进行一系列检查是必要的。
  - 应该做好随时进行血管外科手术和有创血管造影检查的准备。
  - 应考虑磁共振血管造影(MRA)/磁共振成像(MRI)。
  - 评估非闭塞性(内膜)损伤。
  - 灵敏性和特异性是不确定的。
  - 如果检查结果异常,就需要做动脉造影。
- 神经损伤-腓总神经(10%~35%):通常与后外侧脱位有关,包括神经麻痹(常见)到完全横断(罕见)。一期探查并神经移植或修复效果不佳;3个月后二期探查的效果也不理想。通常需要支具和(或)肌腱转位来治疗肌肉的瘫痪。

五、影像学评估

- 膝关节脱位是一种潜在的致残性疾病。由于神经血管损伤的发生率很高,建议在影像学检查前立即复位。复位后应进行膝关节的正侧位拍片检查,以评估复位情况和相关损伤。膝关节间隙增宽表明可能软组织嵌顿并需要切开复位。
- 平片
  - 正侧位。
  - 如果怀疑有相关的骨折,可拍摄45°斜位和(或)平台位片。
  - 检查结果
    - 明显的脱位。
    - 不规则/不对称关节间隙。
    - 侧囊征(间接征象)。
    - 撕脱伤。
    - 骨软骨缺损。
- 每个膝关节脱位的患者都使用血管造影是有争议的。血管损伤是手术干预的适应证。当神经血管完好时没有必要去鉴别是否有血管内膜撕裂,因为大多数情况都不会导致血栓形成和血管阻塞。一些作者主张,只有在ABI是<0.9分时才会选择性动脉造影。无论如何都应该密切观察患者是否有血管功能不全的迹象。
- 磁共振成像
  - 有价值的诊断工具
    - 术前计划。
    - 鉴别韧带撕脱伤。
    - MCL:损伤部位(股骨侧撕裂、胫骨侧撕裂、韧带体部撕裂)。
    - 外侧结构:腘肌、外侧副韧带(LCL)、股二头肌。
    - 关节内结构:前交叉韧带(ACL)/后交叉韧带(PCL)。

- 半月板病理。
- 半月板撕裂后移位至髁间切迹,早期手术指征。
- 关节软骨损伤。

六、分型

1. Schenck KD 改良分型

- KD Ⅰ:膝关节脱位合并侧副韧带不同程度受损(通常为外侧)PCL 完好(膝关节脱位合并一条或两条十字交叉韧带完好)。
- KD Ⅱ:膝关节脱位合并前后交叉韧带损伤,内外侧副韧带结构完整(少见)。
- KD Ⅲ:膝关节脱位合并前后交叉韧带断裂,以及内侧或外侧侧副韧带损伤。
- KD Ⅳ:膝关节脱位合并前后交叉韧带及内外侧副韧带损伤。
- KD Ⅴ:膝关节脱位合并膝关节周围骨折。

2. 描述

- 解剖分型的应用(图 34.2)。
- 需要医师关注对损伤解剖结构的诊断。
- 指导对损伤的治疗。
- 有利于临床医师对损伤进行精准有效的学术讨论。

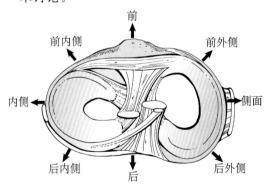

图 34.2　基于胫骨相对于股骨移位方向的膝关节脱位分型(Reproduced with permission and adapted from Schenck RC. The dislocated knee. Instr Course Lect. 1994;43:127-136.)

- 在广义的膝关节脱位范围内,可对类似的损伤进行比较。

七、治疗

- 即使是在野外,特别是当肢体的血供受损时,应立即闭合复位。在复位过程中或复位后,应避免直接压迫腘窝。不同类型的膝关节脱位有不同的复位方法。
  - 前脱位:肢体轴向牵引并抬高股骨远端。
  - 后脱位:肢体轴向牵引并伸直膝关节、抬高胫骨近端。
  - 侧方脱位:肢体轴向牵引并内移或外移胫骨。
  - 旋转脱位:肢体轴向牵引并反方向旋转胫骨。
- 往往认为后外侧脱位是"不可复位"的,原因是股骨内髁像扣子通过扣眼一样地卡在内侧关节囊中,从而引起肢体内侧出现酒窝征;这种情况需要切开复位。
- 膝关节应固定在屈膝 20°~30°。进行外固定时膝关节必须完全复位。
- 外固定架固定
  - 这种方法对严重膝关节不稳的患者比较好。
  - 它可以保护血管修复。
  - 方便开放性损伤患者的皮肤护理。

(一)治疗共识

- 大多数作者建议修复损伤的结构。
- 非手术治疗效果不佳。
- 固定的时间
  - 固定时间过短会改善膝关节的活动度但是会造成膝关节残余松弛。
  - 固定时间过长会改善膝关节的稳定性但是会造成膝关节活动受限。
- 最近的系列临床研究报道手术治疗有更好的效果,但是异位骨化率较高。
- 目前还没有有关类似损伤的前瞻、对照、随机原则的研究报道。

- 一旦出现关节僵硬就很难治疗。
- 后交叉韧带（PCL）完全断裂最好早期开放手术治疗。
  - 后期重建困难。
- 后交叉韧带（PCL）重建很重要。
  - 它将决定胫骨股骨的解剖位置。
  - 侧副韧带和 ACL 手术只有在 PCL 重建后才可能进行。
  - 从未有过在 PCL 治疗前进行 ACL 重建的指征。

（二）非手术治疗

- 伸直位固定 6 周。
- 外固定架固定
  - 膝关节不稳或半脱位。
  - 肥胖患者。
  - 多发伤患者。
  - 颅脑外伤。
  - 血管修复。
  - 筋膜切开或开放性外伤的患者。
  - 麻醉下内固定器械去除的患者。
- 关节镜检查
  - 屈膝操作。
  - 残留松弛度的评定。

（三）手术治疗

- 膝关节脱位的手术治疗指征
  - 无法闭合复位。
  - 残留的软组织卡压。
  - 开放性损伤。
  - 血管损伤。
  - 并发骨折（图 34.3）。
- 血管损伤需要外固定架固定和取自对侧腿的倒置的大隐静脉移植进行血管修复；目前研究表明：当肢体血管损伤时间超过 8h，截肢率高达 86%。对于肢体缺血超过 6h 的患者，应在血管修复时行筋膜切开减压。
- 韧带修复的时机是有争议的；目前的文献

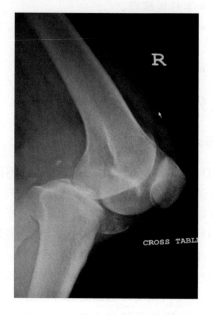

图 34.3　右膝关节后脱位伴随骨折（侧位片）

支持急诊修复外侧韧带，然后行早期功能锻炼和支具固定。手术修复的时机取决于患者和肢体的状况。半月板损伤也应在手术时处理。

特定类型损伤的治疗建议

- 前交叉韧带＋内侧副韧带损伤 ACL＋MCL（Ⅰ型膝关节脱位）。
  - 内侧副韧带损伤（MCL）：可预见的愈合。
  - 管型石膏或膝关节伸直位固定 2 周。
  - 可调节膝关节支具固定。
  - 二期前交叉韧带重建。
    - 运动恢复情况。
    - 残余松弛度和期望活动水平。
- 前交叉韧带＋外侧副韧带/后外侧角损伤 ACL＋LCL/PLC（Ⅰ型膝关节脱位）
  - 14d 后二期手术
    - 关节囊愈合。
    - 外侧结构的评估。
  - 关节镜下前交叉韧带重建：股骨侧固定

- 有开放手术的器械及相关经验。
  - 股骨侧固定。
- 胫骨侧固定/在 LCL/PLC 紧张后固定 ACL
  - 开放性后外侧修复/重建。
- ACL+PLC(Ⅱ型膝关节脱位)
  - 侧副韧带完好。
  - 可调节膝关节支具固定和早期功能锻炼。
    - 伸直时不超过 0°。
  - 6 周后关节镜下重建
    - 大多数情况下只行 PCL 重建。
    - ACL/PCL 同时重建仅限于高需求患者。
  - 不好运动的患者:不需要手术。
- ACL+PLC+MCL(Ⅲ M 型膝关节脱位)
  - 伸直位固定。
  - 早期手术(2 周内)
    - 麻醉下检查和有限的诊断性关节镜检查(MRI)。
    - 髌旁内侧纵行直切口。
    - 开放性 PCL 重建或修复。
    - MCL 修复。
- ACL+PLC+LCL/PLC(Ⅲ L 型膝关节脱位)
  - 伸直位固定。

- 14d 后二期手术
  - 诊断性关节镜检查。
  - 关节镜下或开放性 PCL 手术。
  - 开放性 LCL/PLC 手术。
- 切口要点:避开中线。
  - PCL:内侧切口(开放或关节镜手术)。
  - 后外侧直切口。

八、并发症

- 活动受限:这是最常见的,与瘢痕形成和关节囊紧缩有关。这是充分固定以获得稳定性和运动以恢复活动度之间平衡的结果。如果受限严重,可以进行粘连松解以恢复关节的活动范围。
- 韧带松弛和关节不稳:再脱位非常少见,尤其是韧带重建和充分固定后。
- 血管损伤:这可能导致皮肤萎缩、痛觉过敏、跛行和肌肉挛缩。应充分认识到腘动脉损伤的重要性,特别是伤后 24～72h,内膜损伤相关的迟发性血栓形成很可能被忽略。
- 神经牵拉伤:由于在急性期(<24h)、亚急性期(1～2 周)和远期(3 个月)中的探查效果不佳,感觉和运动障碍的患者往往预后不良。支具固定或肌腱转位可改善功能。

第35章　髌骨及伸肌机构损伤

一、髌骨骨折

(一)流行病学

- 占所有骨折损伤的 1%。
- 男女比例 2:1。
- 最常见的发病年龄是 20—50 岁。
- 双侧损伤不常见。

(二)解剖学

- 髌骨是人体最大的籽骨。
- 股四头肌腱止于髌骨上极,髌韧带起自髌骨下极。
- 髌骨共有 7 个关节面,其中外侧面最大(占关节面的 50%)。
- 关节软骨厚度可达 1cm。
- 内、外侧伸肌支持带是股四头肌的纵行的坚韧的扩张部,并直接止于胫骨。如果髌骨骨折时这些支持带仍然保持完整,那么患肢可存在主动的伸膝活动(图 35.1)。
- 髌骨的作用是增加股四头肌腱的力学优势和杠杆作用,有助于股骨关节面的滋养,保护股骨髁不受到直接的损伤。
- 血供来自于膝关节动脉,在膝关节周围形成环状血管网。

(三)损伤机制

- 直接损伤:暴力直接作用于髌骨可产生不完全骨折、简单骨折、星形骨折或粉碎性骨折等类型。由于保留了内、外侧支持带,移位通常很小。局部的擦伤或开放性损伤很

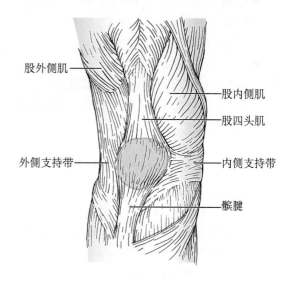

图 35.1　**髌骨软组织解剖**

（图中标注：股外侧肌、股内侧肌、股四头肌、外侧支持带、内侧支持带、髌腱）

常见。主动伸膝功能通常可以保留。

- 间接损伤(最常见):这是由膝关节处于半弯曲位置(如在"绊倒"或"跌倒"时),股四头肌强力的离心性收缩造成的。肌腱和韧带的拉力超过髌骨自身的强度。这是横形骨折最常见的损伤机制,同时伴有不同程度的髌骨下极粉碎。骨块移位的程度反映了支持带损伤的程度。主动伸膝功能通常丧失。
- 混合直接/间接机制:通常由直接或间接作用于膝关节的创伤(如高处坠落伤)引起,导致横形骨折,上下或其中一边粉碎性骨折。

(四)临床评估

- 患者通常因膝关节疼痛、肿胀和压痛出现活动受限或无活动能力。可触及髌骨骨折处的凹陷。

- 除外开放性骨折很重要,因为这需要急诊手术;可以快速通过计算机断层扫描(CT)显示关节内有空气。
- 通过主动伸膝功能的评估,来确定支持带扩张部的损伤。关节内血肿抽吸减压或关节内注射利多卡因有助于这项检查。
- 在高能量损伤中存在相关部位的下肢损伤。医师必须仔细检查同侧的髋关节、股骨、胫骨和踝关节。如有必要,还应进行相应的 X 线检查。

(五)影像学评估

- 应拍摄膝关节的正侧位 X 线片。
  - 膝关节正位片:二分髌骨(约占 8%)可能被误认为骨折;通常出现在外上缘,边缘光滑;50%的患者是双侧的。
  - 膝关节侧位片:移位骨折通常很明显。
  - 膝关节轴位片(日出位):可能有助于鉴别骨软骨骨折或边缘的纵行骨折。然而,在急诊情况下很难拍摄。
- 计算机断层扫描(CT)能更好地描述骨折类型、边缘骨折及游离的骨软骨骨块,也可以在合并开放性伤口的情况下,最准确地确定囊膜完整性。

(六)分型

1. 描述性

- 开放与闭合。
- 无移位与移位。
- 类型:星形骨折,粉碎性骨折,横形骨折,垂直(边缘)骨折,骨软骨骨折(图 35.2)。

2. 髌骨骨折的骨科创伤协会分型

参见 https://ota.org/research/fracture-and-dislocation-compendium 骨折和脱位分型概要。

(七)治疗

1. 非手术治疗

- 适应证包括关节损伤较小的(1～2mm)无移位或轻微移位(2～3mm)的骨折。这种治疗要求有一个完整的伸肌装置。

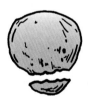

无移位骨折　　横形骨折　　下极或上极骨折　　粉碎骨折未移位(星状)

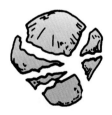

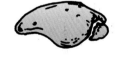

粉碎性骨折伴移位　　垂直骨折　　骨软骨骨折

图 35.2　**髌骨骨折的分型**(From Lack WD,Karunakar MA. Patellar fractures and dislocations and extensor mechanism injuries. In:Tornetta P Ⅲ,Ricci WM,Ostrum RF,et al.,eds. Rockwood & Green's Fractures in Adults. Vol 2.9th ed. Philadelphia:Wolters Kluwer;2020:2537-2573.)

- 管型石膏或膝关节支具固定 4～6 周。鼓励伸直位早期负重，在患者可忍受的情况下，使用拐杖逐渐过渡到完全负重。几天内即可开始直腿抬高和股四头肌等长收缩训练。X 线片显示愈合后，可佩戴膝关节可调节支具(最初行走时要锁定在伸直位)逐渐开始主动屈曲和伸直力量锻炼。

2. 手术治疗

切开复位内固定术

- 切开复位内固定术的适应证包括主动伸膝功能丧失、伸膝肌迟滞、关节面不平整＞2mm、骨折块移位＞3mm 或开放性骨折。
- 手术固定方法有多种，包括张力带固定(使用平行的纵行克氏针或空心螺钉)(图 35.3)及钢丝环扎术。破裂的支持带应在手术时修复。粉碎性骨折需要准备多个小螺钉或微型螺钉或钢丝。

- 现在更多的是，背侧钢板用于粉碎或者远端皮质不连续的骨折(图 35.4)。
- 术后需夹板固定 3～6d，直至皮肤愈合，并早期开始膝关节的活动。患者可在辅助下进行膝关节活动度的主动锻炼；患肢可在伸直位完全负重，但必须在医师的指导下进行，并需要保护。
- 严重粉碎性骨折或环扎修复的骨折，特别是老年患者，可能需要固定 3～6 周。
- 膝关节可调节支具不适用于伸肌装置损伤的患者。

髌骨切除术

- 部分髌骨切除术
  - 髌骨部分切除术的适应证有限，包括有较大、可复位的骨块时伴随着的较小且粉碎的上下极骨块，不能恢复关节面平整或不能达到稳定的内固定。切除远端骨块可能会导致低位髌骨。

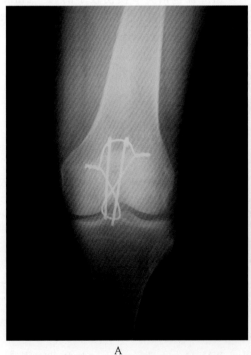
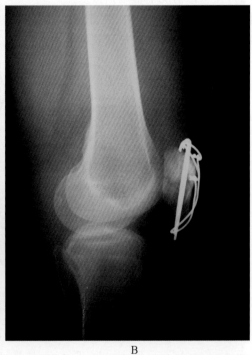

A　　　　　　　　　　B

图 35.3　髌骨横向骨折用张力带克氏针固定。A. 正位像。B. 侧位像

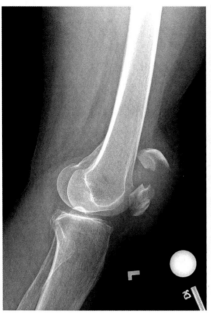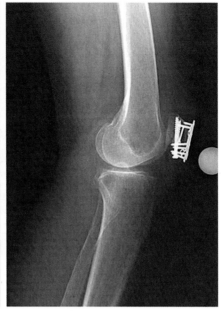

图 35.4　粉碎的髌骨骨折使用远端板固定

- 髌腱可以用不可吸收线缝合,将缝线通过沿髌骨长轴上的钻孔打结重新固定。
- 全髌骨切除术
  - 全髌骨切除术适用于广泛和严重粉碎性骨折,现在很少使用。
  - 股四头肌最大扭矩将降低 50%。
  - 髌骨切除术时修复内侧和外侧支持带至关重要。
  - 髌骨部分或全部切除后,应将膝关节固定在屈曲 10°的长腿石膏中 3～6 周。

(八)并发症

- 术后感染:不常见,与开放性损伤有关,需要进行连续的清创。顽固的感染可能需要切除失活的骨块和修复伸肌装置。
- 内固定失效:在骨质疏松的患者中或骨折端未能有效加压的患者中发生率升高。
- 再骨折(1%～5%):由骨折部位的原有强度降低引起的。
- 骨不连(2%):大多数患者功能良好,但可以考虑部分髌骨切除术治疗疼痛性骨不连。对

活动量大、年轻的患者进行翻修内固定。
- 骨坏死(近端骨块):与原始骨折移位程度较大有关。治疗上可以先观察,2 年后可自行血管重建。
- 创伤性骨关节炎:在长期研究中,超过 50% 的患者存在这种情况。顽固性髌股关节疼痛可能需要行 Maquet 胫骨结节移位术。
- 膝关节活动度丧失:这是由于长时间的固定或术后瘢痕造成的。
- 内固定装置引起的疼痛:这是因为内固定装置位于皮下引起的。需要取出内固定装置以充分缓解疼痛。
- 伸肌力量丧失和伸肌迟滞:大多数患者会失去约 5°的伸膝活动度,尽管这在临床上很少有人关注。
- 髌骨不稳定是一种并发症。

二、髌骨脱位

(一)流行病学

- 由于生理上的松弛,髌骨脱位在女性更为

常见,也常见于运动过度和结缔组织疾病（如 Ehlers-Danlos 或 Marfan 综合征）患者中。

(二)解剖学

- "Q 角"是指髂前上棘到髌骨中心的连线和从髌骨中心到胫骨结节连线的夹角（图 35.3）。Q 角确保四头肌作用的牵引矢量是侧向的；这个侧向力矩通常由髌股、髌胫、支持带结构及滑车沟和髌骨的匹配来平衡。Q 角增大容易导致髌骨脱位。
- 脱位与高位髌骨、先天性髌骨和滑车发育异常、股内侧肌发育不全和外侧支持带肥大有关。

(三)损伤机制

- 外侧脱位：常见病因是膝关节屈曲时股骨相对于处在固定的外旋位胫骨强制内旋。5% 的患者与骨软骨骨折有关。
- 内侧不稳很罕见,通常是医源性的、先天性的、外伤性的,或与股四头肌萎缩有关。

- 关节内脱位：这并不常见,但可能发生在有膝关节创伤的青少年男性患者中。髌骨从股四头肌腱中撕脱并围绕着水平轴旋转,髌骨近端卡压于股骨髁间切迹中。
- 上脱位：这种情况发生于老年患者,由于膝关节过伸损伤,髌骨锁定在股骨前方的骨赘上。

(四)临床评估

- 未复位的髌骨脱位患者会出现关节积血、屈膝障碍和触诊时可移位的髌骨。
- 外侧脱位可能会引起内侧支持带疼痛。
- 已复位的髌骨脱位患者及慢性髌骨脱位患者会有"恐惧试验"阳性体征,在该试验中,伸膝时给髌骨施加一个向外的作用力会产生即刻脱位的感觉,引起疼痛和股四头肌收缩,从而限制髌骨的活动。

(五)影像学评估

- 应拍摄膝关节的正侧位片。此外,应拍摄双侧髌骨的轴位片（日出位）。许多作者已经描述了各种轴位片（图 35.5）。

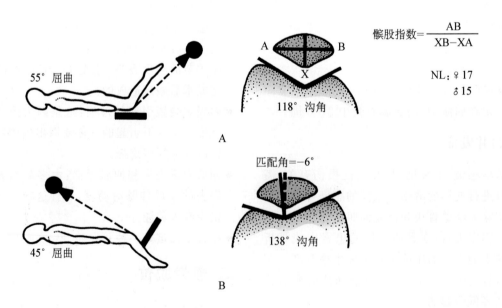

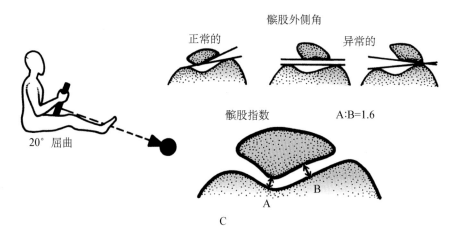

图 35.5　A. Hughston(膝关节屈曲 55°)。B. Merchant(膝关节屈曲 45°)。C. Laurin(膝关节屈曲 20°)髌骨轴位片

- Hughston 膝关节屈曲 55°位：滑车沟角、髌股指数。
- Merchant 膝关节屈曲 45°位：滑车沟角，匹配角。
- Laurin 膝关节屈曲 20°位：髌股关节指数，髌股外侧角。
- 基于膝关节侧位 X 线片评估高位髌骨或低位髌骨
  - Blumensaat 线：膝关节屈曲 30°时，在侧位片上，髌骨下极应在沿髁间切迹向前方延长的一条直线上。
  - Insall-Salvati 指数：髌韧带长度(从髌骨下极到胫骨结节)与髌骨长度(髌骨对角线的最大值)的比值应为 1.0。比值＞1.2 表示高位髌骨，＜0.8 表示低位髌骨(图 35.6)。
- 如果怀疑有大的骨软骨碎片，则应进行磁共振成像检查。

(六)分型

- 复位与未复位。
- 先天性与获得性。
- 急性(创伤性)与慢性(复发性)。
- 外侧，内侧，关节内，上方脱位。

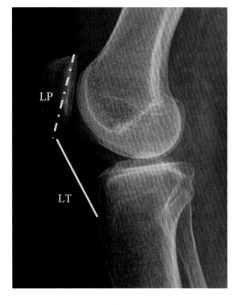

图 35.6　测量髌骨高度的 Insall-Salvati 指数是通过将髌骨的对角线长度(LP)除以膝盖弯曲 30°时髌腱的长度(LT)来确定的。正常值范围为 0.8～1.2(From Batailler C, Cerciello S, Servien E, et al. Patellar tenodesis. In: Parikh SN, ed. Patellar Instability: Management Principles and Operative Techniques. Philadelphia: Wolters Kluwer; 2020: 166-173.)

（七）治疗

- 非手术治疗
  - 在有或无关节穿刺的情况下进行膝关节复位并行伸直位的石膏或支具固定，以获得舒适感。
  - 患者可固定于伸直位行走 3 周，物理治疗的同时逐渐开始膝关节屈曲功能锻炼和增强股四头肌的力量锻炼。在 6～8 周后，患者可以在耐受的情况下解除外固定。
  - 急性脱位的手术治疗可根据患者的活动程度而定，应包括髌股内侧韧带的修复。手术也适用于伴有移位的骨软骨骨折患者。
  - 关节内脱位需要在麻醉下进行复位。
  - 在物理治疗文献中报道过肌效贴技术有一定的疗效。
- 手术治疗
  - 主要用于复发性髌骨脱位的治疗。
  - 没有一个单一的手术可以纠正所有髌骨力线异常的问题；必须充分考虑患者的年龄、诊断、运动水平和髌股关节的情况。
  - 髌股关节不稳应通过纠正所有的力线异常因素来解决。
  - 退行性关节改变影响力线矫正手术的术式选择。
  - 手术方式
    - 外侧松解：适用于髌骨外侧倾斜导致的髌股关节疼痛、髌骨外移导致的外侧支持带疼痛和髌骨外侧高压症。可以在关节镜下进行，也可以在开放手术下进行。
    - 内侧叠瓦状缝合：可以在外侧松解时进行，以使髌骨居中。
    - 髌骨近端力线重排：髌骨近端牵引力的内移手术适用于外侧松解/内侧叠瓦状缝合后仍不能使髌骨居中的患

者。紧张的近端外侧结构的松解和内侧支持结构的加强（尤其是股内斜肌），可减少髌骨的外移及改善髌股关节的匹配。适应证包括非手术治疗无效的复发性髌骨脱位和年轻患者的急性脱位，运动员患者特别是合并内侧髌骨撕脱骨折的或闭合复位后的 X 线片显示有外侧半脱位/髌骨倾斜。
    - 髌骨远端力线重排：髌韧带和胫骨结节的移位手术适用于成年患者的复发性髌骨脱位和伸肌装置排列异常导致的髌股关节疼痛。禁忌证是骨骺未闭和有正常的 Q 角的患者。通过前置和内移胫骨结节，从而矫正高位髌骨和恢复正常的 Q 角。
    - 髌骨内侧副韧带（MPFL）修复：内侧副韧带缺失是髌骨不稳定的常见原因。近年来，由于髌骨内侧副韧带修复失败率高，髌骨内侧副韧带重建比修复更受青睐。重建是指在第二次脱位，并已证明改善功能的结果。

（八）并发症

- 再脱位：20 岁以下的患者初次脱位后再脱位的风险更高。复发性髌骨脱位有手术治疗的指征。
- 膝关节活动度丧失：这可能是由长时间固定造成的，手术导致瘢痕形成和关节纤维化。这说明积极的物理治疗以增加股四头肌的张力，从而维持髌骨的正常位置和膝关节正常的活动度是很有必要的。
- 髌股关节疼痛：这可能是由脱位时支持带断裂或软骨损伤造成的。

三、股四头肌肌腱断裂

（一）流行病学

- 这通常发生在 40 岁以上的患者，是由于股四头肌的偏心性收缩造成的。

- 通常在髌骨上极近端 2cm 以内断裂。
- 股四头肌断裂的危险因素
  - 肌腱炎。
  - 合成代谢类固醇的使用。
  - 局部类固醇的注射。
  - 糖尿病。
  - 炎症性关节病。
  - 慢性肾衰竭。

(二)临床评估

- 病史
  - 当伸膝装置受力时突然感觉"砰"的一声。
  - 受伤部位疼痛。
  - 无法/难以负重。
- 体格检查
  - 膝关节积液。
  - 髌骨上极压痛。
  - 主动伸膝功能丧失
    - 部分撕裂时,主动伸膝功能完好。
  - 髌骨上极近端可触及肌腱缺损。
    - 如果触诊有缺损但患者能伸膝,则说明伸肌支持带完整。
    - 如果丧失主动伸膝功能,那么说明肌腱和支持带都撕裂。
- X 线检查
  - 膝关节正侧位片。
  - 髌骨向远端移位。
  - 髌股关系
    - 基于膝关节屈曲 30° 时的侧位片进行评估。
    - 髌骨的下极应位于髁间切迹向前的延长线的水平(Blumensaat 线)。
    - 高位髌骨可能发生髌腱断裂,低位髌骨可能发生股四头肌腱断裂。
- 磁共振或超声检查在诊断不明确时是有用的。

(三)治疗

- 非手术治疗

- 适用于不完全撕裂并有完好的主动伸膝功能。
- 固定膝关节于伸直位 4～6 周的时间。
- 需要渐进式的物理治疗来恢复力量和关节活动度。
- 手术治疗
  - 适用于完全断裂。
  - 用穿过骨隧道的不可吸收缝线来重建肌腱的止点(图 35.7)。

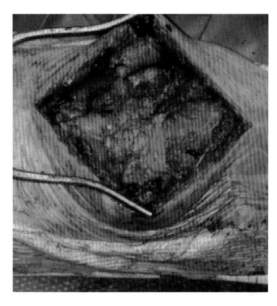

图 35.7　缝合锚定修复股四头肌腱断裂

- 修复的肌腱止点应靠近关节面,以避免髌骨倾斜。
- 肌腱体部的撕裂可以在断端新鲜化后进行端端缝合,可以稍加折叠。
- 以远端为蒂从股四头肌肌腱近端切取部分厚度的腱性组织瓣并将其翻转覆盖和加强缝合修复区有良好效果(Scuderi 技术)。
- 慢性撕裂导致的股四头肌肌腱挛缩可用 V-Y 推进技术修复(Codivilla V-Y 成形术)。
- 术后管理
  - 膝关节支具或管型石膏固定 5～6 周。
  - 在可耐受的前提下立即在伸直位负重。

- 膝关节可调节支具不适用于膝关节伸肌装置的损伤患者。

(四)并发症

- 再断裂。
- 持续性股四头肌萎缩/无力。
- 膝关节活动度丧失。
- 感染。

四、髌腱断裂

- 比股四头肌腱断裂更少见。
- 最常见于 40 岁以下的患者。
- 与肌腱的退行性改变有关(可在 X 线片上看到钙化影)。
- 断裂通常发生在髌骨下极。
- 危险因素
  - 类风湿关节炎。
  - 系统性红斑狼疮。
  - 糖尿病。
  - 慢性肾衰竭。
  - 全身皮质类固醇治疗。
  - 局部类固醇注射。
  - 慢性髌腱炎。

(一)解剖学

- 肌腱
  - 平均 4mm 厚,但在胫骨结节处增厚至 5~6mm。
  - 与内、外侧支持带延续。
  - 成分:90%为Ⅰ型胶原蛋白。
- 血供
  - 脂肪垫血管通过膝下内动脉和膝下外动脉给肌腱的后部供血。
  - 支持带血管通过膝状下内动脉和胫动脉返支给肌腱的前部供血。
  - 远、近端止点区域相对血供较差,是撕裂的常见部位。
- 生物力学
  - 膝关节屈曲 60°时受力最大。

- 爬楼梯时髌腱承受的应力是体重的 3.2 倍。

(二)临床评估

- 病史
  - 常见的,屈膝时股四头肌强有力的收缩。
  - 可能听到"砰"的一声。
  - 无法负重或对抗重力进行伸膝运动。
- 体格检查
  - 可触及明显的缺损。
  - 血肿。
  - 被动屈膝疼痛。
  - 部分或完全丧失主动伸膝功能。
  - 慢性损伤的可见股四头肌萎缩。
- 影像学检查
  - 正侧位 X 线片。
  - 侧位片可见高位髌骨
    - 髌骨位于 Blumensaat 线之上。
  - 超声检查是确定肌腱连续性的有效手段
    - 但是,有赖于操作员和阅图者。
  - 磁共振成像
    - 评估髌腱的有效方法,特别是在临床检查不确定时。

(三)分型

- 没有被广泛认可的分型方法。
- 可以按撕裂的位置分类;近端止点处最常见。

(四)治疗

- 非手术治疗
  - 对于能够完全伸膝的肌腱部分撕裂的患者可采用非手术治疗。
  - 治疗方法为完全伸膝位固定 3~6 周。
- 手术治疗
  - 恢复伸肌功能需要手术治疗。
  - 损伤与手术之间的时间间隔是影响预后的最重要因素。
    - 急性期:2 周内。

- 修复可分为早期修复和延期修复。
- 早期修复预后比延期修复好。
  - 早期修复
    - 手术入路是正中切口。
    - 显露髌腱断裂和支持带撕裂的部位。
    - 清创撕裂的边缘部分和清除血肿。
    - 用不可吸收缝线将髌腱缝合到髌骨上。
    - 缝合线应通过平行的、纵向的骨隧道,并在近端打结或用缝合锚钉在远端进行修复。对于支持带撕裂应予以修复。可以用钢丝环扎、钢缆,绑带来加强修复。
    - 术中应屈曲膝关节评估修复情况。
    - 术后管理
      - 膝关节支具或石膏固定于伸直位。
      - 可立即进行股四头肌等长锻炼。
      - 2 周后开始主动屈膝和被动伸膝的功能锻炼;如果条件允许,膝关节活动度从 0°～45°开始,每周增加 30°。
      - 6 周后开始主动伸膝锻炼。
      - 术后 6 周可在伸直位完全负重。
  - 在膝关节恢复全范围的活动度和 90％的对侧股四头肌力量后,解除所有的限制,通常是在术后 4～6 个月时。
  - 延期修复
    - 超过伤后 6 周时。
    - 治疗效果往往不佳。
    - 股四头肌挛缩和髌骨移位很常见。
    - 可能存在髌骨和股骨之间的粘连。
    - 可供选择的手术方法包括一期修复时取自体腘绳肌和阔筋膜或同种异体跟腱移植。
    - 术后管理
      - 比早期修复更为保守。
      - 根据修复强度和组织质量,前后托石膏固定 6 周。
      - 6 周后开始膝关节活动度主动功能锻炼。

(五)并发症

- 膝关节僵硬。
- 持续的股四头肌无力。
- 再断裂。
- 感染。
- 低位髌骨。

第**36**章　胫骨平台骨折

一、流行病学

- 胫骨平台骨折占所有骨折的 1%,老年人群中占所有骨折的 8%。
- 单独的外侧平台骨折占胫骨平台骨折的 55%～70%,而单独的内侧平台骨折占 10%～25%,双侧平台骨折占 10%～30%。
- 诸多胫骨平台骨折类型中,涉及外侧平台的占 55%～70%,涉及内侧平台的占 10%～23%,涉及双侧平台的占 11%～31%。
- 开放性骨折占 1%～3%。

二、解剖学

- 胫骨平台由胫骨内侧和外侧的关节面组成,关节面上为半月板。内侧平台较大,在矢状轴和冠状轴上均呈凹形。外侧平台更高,在矢状面和冠状面上均呈凸形。
- 正常胫骨平台有一个 10°的后倾。
- 平台被髁间隆起分开,髁间隆起不参与构成关节,是前后交叉韧带的胫骨止点。胫骨平台以远 2～3 cm 处有三处骨性隆起。前方的胫骨结节是髌韧带的止点。内侧的鹅足是内侧腘绳肌的止点。外侧的 Gerdy 结节是髂胫束的止点。
- 内侧关节面及支撑它的内侧髁较外侧的相应结构更强壮。因此,外侧平台骨折更为常见。
- 内侧平台骨折与高能量损伤相关,往往伴有软组织损伤,如外侧副韧带复合体断裂、腓总神经损伤和腘血管损伤。

三、损伤机制

- 胫骨平台骨折往往是内翻或外翻暴力结合轴向的暴力造成的。车祸是年轻人胫骨平台骨折的主因;但在有骨质疏松症的老年患者中,单纯跌倒也会造成此类骨折。
- 暴力的方向和大小、患者的年龄、骨骼的质量及受撞击时膝关节的屈曲角度决定骨折块的大小、骨折部位和移位程度。
  - 年轻人骨骼的强度和硬度较好,通常会发展成劈裂骨折,并且韧带断裂的发生率更高。
  - 老年人骨质的坚强度较差,通常会出现塌陷和劈裂-塌陷型骨折,韧带损伤的发生率较低。
  - 双髁骨折是多种力共同作用的结果。

四、临床评估

- 神经血管检查是必要的,特别是在高能量的损伤中。呈三盆形的腘动脉在近端的内收肌腱裂孔和远端的比目鱼肌复合体之间被拴系向后方。当腓总神经绕过腓骨颈时,它在外侧被拴系。
- 当膝关节明显肿胀、患者因疼痛无法负重时往往提示关节积血。膝关节穿刺会发现骨髓脂肪。
- 当检查表面的软组织时,直接创伤通常很明显,必须排除开放伤。CT 检查如果发现关节内有积气,可以证实合并开放性损伤。
- 必须除外筋膜室综合征,尤其是在高能量损伤和(或)骨折-脱位时。

● 韧带损伤的评估是必不可少的。

五、合并伤

● 约 90% 的骨折会出现软组织损伤。

● 高达 50% 的胫骨平台骨折会出现半月板损伤。内侧半月板损伤与内侧平台骨折密切相关,而外侧半月板损伤与胫骨外侧平台骨折相关。

● 高达 30% 的胫骨平台骨折会出现交叉韧带或侧副韧带损伤。

● 年轻人,他们强壮的软骨下骨可以对抗压缩暴力,所以侧副韧带或交叉韧带损伤的风险最高。

● 胫骨内侧平台骨折有较高的腓总神经及腘神经血管损伤的发生率,因为高能量的损伤机制;据推测,许多这样的病例合并自发复位的膝关节脱位。

● 腓总神经损伤是由牵拉伤(神经失用症)造成的,症状通常会随着时间而消退;当然,这种情况并不常见。

● 动脉损伤常表现为牵拉伤引起的内膜损伤而导致血栓形成;极少表现为撕裂伤或撕脱伤引起的动脉断裂。

六、影像学评估

● 应进行正侧位 X 线检查,并辅以 40° 内旋(外侧平台)和外旋(内侧平台)的斜位片。

● 5°～10° 尾侧倾斜的膝关节正位片可用来评估关节面塌陷程度。

● 腓骨头撕脱伤、Segond 征(外侧关节囊撕脱伤)和 Pellegrini-Stieda 损伤(晚期出现的内侧副韧带止点钙化)都是相关韧带损伤的征象。

● 对于高能量损伤导致的严重嵌插和干骺端粉碎骨折,医师牵引下的 X 线检查,有助于明确骨折类型和评估韧带整复术的复位效果。

● 患者处于镇静或麻醉状态下的应力位 X 线检查,有时可发现侧副韧带的断裂(图 36.1)。

● 二维或三维重建的计算机断层扫描有助于明确骨折的粉碎程度及关节面塌陷程度,也有助于术前计划。

● 磁共振成像有助于评估半月板、交叉韧带和侧副韧带以及软组织的损伤。

● 如果怀疑合并血管损伤,应进行动脉造影。

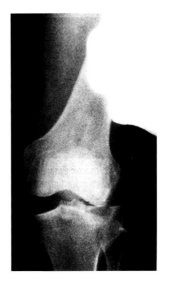

图 36.1　应力位 X 线检查显示胫骨外侧平台骨折中 MCL 功能不全

七、分型

1. Schatzker 分型(图 36.2)

● Ⅰ 型:外侧平台,劈裂型骨折。

● Ⅱ 型:外侧平台,劈裂塌陷型骨折(最常见)。

● Ⅲ 型:外侧平台,塌陷型骨折。

● Ⅳ 型:内侧平台骨折。

● Ⅴ 型:内外侧平台骨折。

● Ⅵ 型:伴有干骺端分离的平台骨折。

　● Ⅰ－Ⅲ 型为低能量伤害。

　● Ⅳ－Ⅵ 型为高能量损伤。

　● Ⅰ 型胫骨平台骨折通常发生于年轻人,并伴有内侧副韧带损伤。

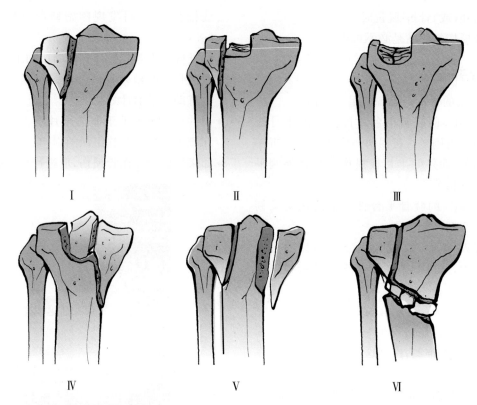

图 36.2　胫骨平台 Schatzker 分型（From Maniar H，Kubiak EN，Horwitz DS. Tibial plateau fractures. In：Tornetta P Ⅲ，Ricci WM，Ostrum RF，et al.，eds. Rockwood and Green's Fractures in Adults. Vol 2. 9th ed. Philadelphia：Wolters Kluwer；2020：2623-2686.）

- Ⅲ型通常极为罕见，只发生于老年人或骨质疏松患者［图 36.2（Ⅲ）］。

2. Hohl-Moore 分型（图 36.3）

- Ⅰ型为冠状面上胫骨内侧平台劈裂骨折。
- Ⅱ型为整个胫骨髁的骨折，骨折线起自对侧间室并通过胫骨髁间嵴扩展。
- Ⅲ型为边缘撕脱骨折；此类骨折有较高的神经血管损伤发生率。
- Ⅳ型是边缘的压缩骨折，伴有对侧韧带损伤。
- Ⅴ型为伴有胫骨髁间嵴与胫骨髁及骨干分离的四部分骨折。

3. 胫骨平台骨折的创伤骨科协会分型（43 型）

参见 https://ota.org/research/fracture-and-dislocation-compendium 骨折和脱位分型概要。

八、治疗

- 非手术治疗
  - 这适用于骨折无移位或轻度移位的患者和严重骨质疏松患者。
  - 建议在铰链式骨折支具保护下负重和早期膝关节功能练习。
  - 股四头肌等长训练和渐进式的被动、辅助下的主动和主动的膝关节功能练习。
  - 8～12 周逐渐从零负重到部分负重（30～50 磅），并逐步过渡到完全负重。
- 手术治疗
  - 适应证
    - 开放性骨折。

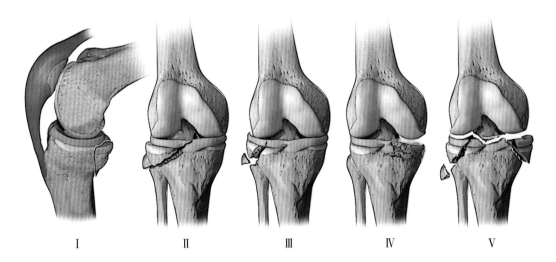

Ⅰ　　　　Ⅱ　　　　Ⅲ　　　　Ⅳ　　　　Ⅴ

图 36.3　**胫骨平台 Hohl-Moore 分型**（From Maniar H，Kubiak EN，Horwitz DS. Tibial plateau fractures. In：Tornetta P Ⅲ，Ricci WM，Ostrum RF，et al.，eds. Rockwood and Green's Fractures in Adults. Vol 2. 9th ed. Philadelphia：Wolters Kluwer；2020：2623-2686.）

- 合并筋膜室综合征。
- 合并血管损伤。
- 有报道可接受的关节塌陷范围从 2 mm 到 1 cm 不等。
- 与对侧相比，膝关节在邻近伸直位＞10°的不稳定是一个公认的手术指征。
- 劈裂骨折比边缘完整的单纯塌陷型骨折可能更不稳定［见图 36.1 和图 36.2（Ⅱ）］。
- 治疗原则
  - 目的是恢复关节面的平整和重建胫骨力线。
  - 治疗包括复位和用移植骨或移植骨替代物支撑已抬高的构成关节面的骨块。
  - 骨折固定方法包括使用钢板和螺钉、单独使用螺钉或外固定架。
  - 植入物的选择与骨折类型、移位程度及医师对该项技术掌握的熟练程度有关。
  - 应进行充分的软组织重建，包括保存和（或）修复半月板以及关节内和关节外韧带结构。

- 跨膝关节外固定架可作为高能量损伤和肢体短缩或严重软组织损伤患者的临时治疗方法。外固定装置是用来维持软组织长度，并在最终手术之前进行一定程度的骨折复位。
- 关节镜可用于评估关节面、半月板和交叉韧带。也可用于清理关节血肿和关节内微小碎片（关节内游离体）、半月板手术，以及关节镜辅助复位和内固定。在评估胫骨平台边缘的创伤和治疗复杂骨折中，它的作用是有限的（图 36.4）。
- 带有较大骨块的前交叉韧带撕脱伤可以进行修复。如果骨块很小或者是韧带体部的撕裂，应延迟重建。在胫骨平台骨折后的患者中，关节不稳通常不难处理。
- 对于孤立的无其他合并伤的骨折，在充分了解骨折的"特点"后，可以进行手术。延期手术有利于消除肿胀，改善局部皮肤条件。
- Schatzker Ⅰ－Ⅳ型骨折可用经皮螺

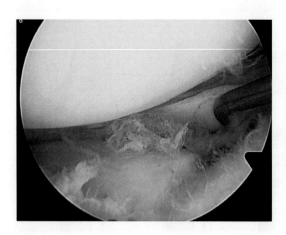

图 36.4　Schatzker Ⅱ型胫骨平台骨折的镜下评估显示关节面不平整

钉或在侧方放置关节周围钢板固定。如果闭合复位技术不能达到满意的复位(<1mm 的关节面台阶),则需要切开复位内固定(图 36.5)。

- 不能为了更好地显露术野而切除半月板。

- 通过劈裂的部分或皮质骨窗,使用骨棒从下方整体抬高塌陷的骨块。干骺端缺损必须用骨传导材料填充以支撑已抬高的骨块。
- Ⅴ型和Ⅵ型骨折可采用钢板螺钉、环形固定装置或混合的固定装置进行固定。当使用外固定架时,辅助有限的内固定可以恢复关节面的平整。
- 作为一种更具生物学意义的方法,经皮植入钢板技术已有报道。这种技术在没有软组织剥离的情况下将钢板滑动植入皮下。
- 锁定钢板的应用减少了在胫骨平台双髁骨折时使用双钢板固定的需求。
- 后内侧平台骨折需要后内侧切口来复位骨折和放置钢板。
- 术后护理
  - 无论患者有无持续的被动功能练习,患肢都应严禁负重,并鼓励患者进行主动的膝关节功能练习。

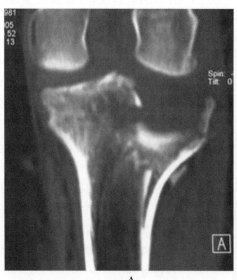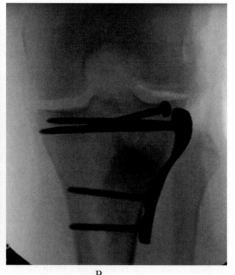

A　　　　　　　　　　　　　B

图 36.5　Schatzker Ⅱ型胫骨平台骨折切开复位钢板螺丝钉内固定:A. Schatzker Ⅱ型骨折;B. 治疗采用切开复位钢板螺丝钉内固定

- 没有证据显示持续被动活动（CPM）能够使患者获益。
- 8～12 周后允许负重。

九、并发症

- 关节纤维化（关节僵硬）：这种情况很常见。与外伤和手术、伸肌支持带损伤、瘢痕形成和术后制动有关。在高能量损伤中更为常见。
- 感染：这通常与手术时机不合适有关，术中为了内植物的放置而广泛地切开受损的软组织。
- 筋膜室综合征：除了要注意受伤的能量级别，还要根据临床经验、仔细的神经血管查体来判断是否有筋膜室综合征，特别是对于昏迷或意识不清的患者。必要时可进行室内压监测等侵入式检查，以及急诊切开所有筋膜室减压的权宜性治疗。
- 畸形愈合或骨不连：在 Schatzker Ⅵ 骨折中的干骺端-骨干交界处最为常见，与粉碎的骨折、不稳定的固定、植入物失效或感染有关。
- 创伤性骨关节炎：这可能源于残留的关节不匹配，受伤时软骨损伤，或力线没有恢复。
- 腓总神经损伤：最常见于腿部外侧面的创伤，在这里腓总神经邻近腓骨头和胫骨外侧平台走行。也可能是医源性的。
- 腘动脉损伤：很罕见。损伤后 6～8h 及时治疗修复才能保住肢体。

第 *37* 章 胫骨/腓骨干骨折

一、流行病学

- 胫腓骨干骨折是最常见的长骨骨折。
- 其发病率为每年每 10 万人口中约有 26 例胫骨干骨折。
- 年轻男性中胫骨干骨折发病率最高的年龄段在 15－19 岁，每年每 10 万人中有 109 人骨折。
- 成年女性胫骨干骨折发病率最高的年龄在 90－99 岁，每年每 10 万人中有 49 人骨折。
- 胫骨干骨折患者的平均年龄为 37 岁，男性患者平均年龄为 31 岁，女性患者平均年龄为 54 岁。
- 在所有长骨中，胫骨干骨折的不愈合率最高。

二、解剖学

- 胫骨是一个三角形截面的长管状骨。胫骨的前内侧位于皮下并被四个筋膜室（前、外、后和后深）紧密包围（图 37.1 和图 37.2）。
- 血供
  - 滋养动脉起源于胫后动脉，进入比目鱼肌起点远端的后外侧皮质，血管进入髓腔后，发出三个升支和一个降支，并与来自胫前动脉的骨膜血管相吻合，形成骨内血管网。
  - 胫前动脉在穿过骨间膜的裂孔时特别容易损伤。
  - 腓动脉有一个到足背动脉的前交通支。

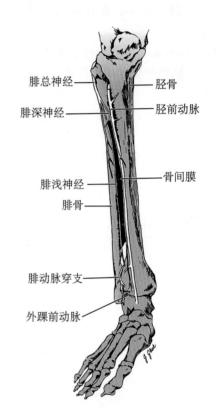

腓总神经 — 胫骨
腓深神经 — 胫前动脉
腓浅神经 — 骨间膜
腓骨
腓动脉穿支
外踝前动脉

图 37.1　胫腓骨干解剖

尽管有时可触及足背动脉搏动，但它仍可能是闭塞的。胫骨远端 1/3 的血供由踝关节周围的骨膜吻合支提供，其分支通过韧带附着处进入胫骨。

- 胫骨中、远端 1/3 交界处的血供存在一个分水岭（尚有争议）。
- 如果滋养动脉破坏，通过骨皮质的血流就会反流，骨膜血供就变得更加重要。这就更加说明在固定过程中保留骨膜附着的重要性。

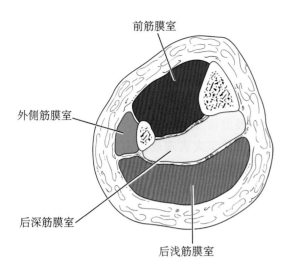

图 37.2　**小腿的四个筋膜室**（From Bucholz RW, Heckman JD, Court-Brown C, et al, eds. Rockwood and Green's Fractures in Adults. 6th ed. Philadelphia：Lippincott Williams & Wilkins；2006.）

- 腓骨承担了 6%～17% 的负重。它的主要功能是提供肌肉附着。
- 腓总神经绕过腓骨颈走行，此处腓骨颈位于皮下；因此在这个水平上，腓总神经特别容易受到直接损伤或牵拉伤。

三、损伤机制

- 直接损伤机制
  - 高能量损伤：通常发生横向、粉碎、移位骨折。
    - 高度粉碎或节段性骨折伴随广泛的软组织损伤。
    - 必须排除骨筋膜室综合征及开放性骨折。
    - 穿透性创伤：枪击伤。
      - 损伤类型多种多样，但通常是粉碎性的。
      - 低速子弹（手枪）对骨骼或软组织造成的损伤，与高能量损伤（机动车事故）或高速子弹（霰弹枪、攻击性武器）不同。
  - 低能量损伤：3～4 点。

- 发生短斜形或横形骨折，伴有蝶形骨块。
  - 仍可能发生骨筋膜室综合征和开放性骨折。
- 腓骨干骨折：通常是由腿部外侧的直接创伤造成的。旋转性踝关节骨折或低能量扭转性胫骨骨折可导致腓骨近端螺旋形骨折。
- 间接损伤机制
  - 扭转机制
    - 足部位置固定时的扭伤和从较低的高度跌落都是此类机制。
    - 这类螺旋形的、无移位型骨折的粉碎程度最轻，软组织损伤也较轻。
    - 这种机制可引起 1 型开放性骨折。
  - 应力性骨折
    - 新兵中最常发生这些损伤，发生在干骺端-骨干交界处，硬化最明显的部位是后内侧皮质。
    - 芭蕾舞演员中，此类骨折最常发生于中部 1/3 处，起病隐匿，是过劳性损伤。"恐怖的黑线征"是其特有的病理学特点（图 37.3）。
    - X 线片的表现在几周后才会出现。磁共振成像（MRI）对检测这些损伤非常敏感。

四、临床评估

- 神经血管状态的评估至关重要。必须评估和记录足背动脉和胫骨后动脉搏动，特别是在需要带血管的皮瓣手术的开放性骨折中。必须记录腓总神经和胫神经的完整性。
- 评估软组织损伤。骨折产生的水疱是关节周围骨折早期切开复位的禁忌证。
- 警惕骨筋膜室综合征。与受伤程度不成比例的疼痛是筋膜室综合征最可靠的征象。筋膜室压力可以作为筋膜切开术的指征，正常应小于舒张压 30mmHg（ΔP < 30mmHg）。尽管有时后方浅筋膜室的触

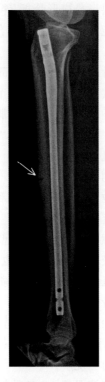

图 37.3 芭蕾舞演员胫骨前应力骨折的病例
(From Schepsis AA，Busconi BD. Sports Medicine.
Baltimore：Lippincott Williams & Wilkins；2006.)

诊柔软，但后深筋膜室的压力可能会升高。
- 胫骨骨折会伴有膝关节韧带损伤。
- 约 5% 的胫骨骨折是双段骨折，并且两段胫骨骨折是独立存在的。

五、影像学评估

- 影像学检查应包括整个胫骨（正侧位）及踝关节和膝关节。
  - 斜位片可能有助于进一步明确骨折类型。
  - 复位后的 X 线片应包括膝关节和踝关节，以评估力线和进行术前计划。
- 医师应在正侧位片上关注以下特征
  - 粉碎骨折：这意味着高能量损伤。
  - 骨折块从其解剖位置移位的距离：骨折块移位大表明附着的软组织受损严重，骨折块可能没有血供。

- 骨缺损：意味着骨质丢失或有开放性伤口。
- 骨折线从近端延伸到膝关节，或向远端延伸到踝关节。
- 骨的质量：是否有骨量减少、肿瘤骨转移及以前发生过骨折。
- 骨关节炎表现或膝关节置换术后：两者都改变医师治疗选择。
- 软组织中的空气影：常继发于开放性骨折，也可能意味着存在气性坏疽、坏死性筋膜炎或其他厌氧菌感染。
- 通常不需要进行计算机断层扫描（CT）和磁共振成像检查。对于可能累及关节的干骺端骨折，需要 CT 检查。
- 早期的应力性骨折在平片上显示不清时，锝扫描和 MRI 检查会有助于诊断。
- 基于踝臂指数（ABIs）或脉搏减弱，如果怀疑有动脉损伤，应进行血管造影（参见第 34 章）。

六、分型

- 大多数分型方法的灵敏度、可重复性和观察者间的可靠性都很差。

1. 描述性分型

- 软组织：开放与闭合。
- 解剖部位：近、中、远 1/3。
- 骨折块的数量和位置：粉碎，蝶形骨块。
- 外形：横行、螺旋、斜形骨折。
- 角度：内翻/外翻，前/后成角。
- 短缩。
- 移位：断端皮质骨接触面积的百分比。
  - 旋转。
  - 短缩。

2. 骨科创伤协会胫骨骨折分型。

参见骨折和脱位分类概要 http://www.ota.org/Compendium/Compendium.html。

3. 开放性骨折的 Gustilo 和 Anderson 分型

- （基于清创后的结果进行分型）
  - Ⅰ型：＜1cm 的清洁创口，由内向外的"穿破伤"；轻微的肌肉挫伤；单纯横行或短斜行骨折。
  - Ⅱ型：创口＞1cm，伴有广泛的软组织损伤，轻、中度挤压伤，单纯横行或短斜行骨折，伴轻微粉碎。
  - Ⅲ型：超过 10cm 的广泛的软组织损伤，包括肌肉、皮肤和神经血管的损伤；通常是伴有严重挤压伤的高能量损伤。
    - ⅢA：广泛的软组织撕裂伤，但局部有足够的软组织覆盖；节段性骨折，枪伤，轻微的骨膜剥离。
    - ⅢB：广泛的软组织损伤合并骨膜剥脱与骨外露，需要软组织皮瓣覆盖创面；通常伴有严重的污染。
    - ⅢC：有血管损伤需要修复。

4. 闭合性骨折 Tscherne 分型

- 这是闭合性骨折的软组织损伤分型，并考虑了间接损伤和直接损伤的机制。
  - 0 级：间接暴力所致的损伤，轻微的软组织损伤。
  - Ⅰ级：中、低能量损伤导致的闭合性骨折，伴有骨折表面软组织的浅表擦伤或挫伤。
  - Ⅱ级：中、高度能量损伤机制造成的躯体损伤，合并严重肌肉挫伤，可能伴有深度污染的皮肤擦伤；易引发筋膜室综合征。
  - Ⅲ级：广泛的软组织损伤，伴有皮下脱套伤或撕脱伤，以及动脉破裂或筋膜室综合征。

七、治疗

(一)非手术治疗

- 对于单独的、闭合性、低能量的伴有轻微的

移位和轻度粉碎的骨折，在骨折复位后，可用长腿管型石膏固定，并逐渐负重。

- 在患者能够耐受的情况下，用管型石膏固定膝关节于 0°～15°屈曲位，允许患者尽快使用拐杖部分负重，并在第 2～4 周达到完全负重。
- 3～6 周后，长腿管型石膏可以换成髌骨承重石膏或骨折支具。
- 有报道称，非手术治疗的愈合率高达 97％，延迟愈合或不愈合与延迟负重有关。主要的缺点是后足僵硬。
- 可接受的骨折复位
  - ＜5°的内翻/外翻成角。
  - ＜10°的前后成角(最好＜5°)。
  - ＜10°的旋转畸形，外旋比内旋更好。
  - ＜1cm 的短缩；5mm 的分离可能导致 8～12 个月的延迟愈合。
  - ＞50％的断端骨皮质接触。
  - 总体而言，髂前上棘、髌骨中心和第二趾骨近节基底应在一条力线上。
- 愈合时间
  - 平均时间是 16±4 周；愈合时间变化很大，这取决于骨折类型和软组织损伤程度。
  - 愈合时间＞20 周称为延迟愈合。
- 骨不连：当临床和影像学征象显示骨折愈合的可能性丧失，包括存在骨折断端的硬化和持续数周不变的间隙，就已经说明发生了骨不连。骨不连也曾被定义为骨折后 9 个月没有愈合，但更准确的定义是，在连续的 X 线片上，观察到的影像学无改变表现。
- 胫骨应力性骨折
  - 短腿石膏固定，并部分负重行走。
  - 辅助治疗的使用，如促骨折愈合刺激技术，尚有待证实。
  - 对于非手术治疗无效或存在不可接受的移位患者可采用手术治疗。
- 腓骨干骨折

- 治疗包括在耐受范围内负重。
- 虽然不需要愈合后才可负重,短时间的固定可以减少疼痛。
- 由于存在广泛的肌肉附着,骨不连并不常见。

(二)手术治疗

髓内钉技术

- 髓内钉的优点在于能够保留骨膜的血供和有限的软组织损伤。此外,它还具有生物力学上的优势,能够控制对线、水平移位和旋转移位。因此,髓内钉适用于大多数骨折。

锁定钉与非锁定钉

- 锁定钉:可控制旋转;对于粉碎性骨折和严重骨丢失的患者,可有效防止患肢短缩。如果需要可以在晚些时候取出静力锁定螺钉,使骨折端动力化,以促进骨折愈合。
- 非锁定钉:在负重时骨折断端可进行加压,但很难控制旋转。非锁定髓内钉现在很少使用。

扩髓与非扩髓髓内钉

- 扩髓髓内钉:适用于大多数的闭合性和开放性骨折。能提供良好的髓内固定及使用更大直径(可使用更大的锁钉)、更坚固的髓内钉(抗弯性更好)。扩髓可增加骨膜的血液供应。
  - 髓内钉可通过髌上或者髌下入路放置。
  - 最近的研究显示,髌上入路置钉能够减轻膝关节疼痛(根据VAS评分),改善矢状面的角度,减少术中透视时间。
  - 经髌上入路时,膝关节处于半屈位,利于胫骨近端骨折的复位。
    - 非扩髓髓内钉:开放性骨折中骨膜血供破坏,不扩髓髓内钉可保留髓内的血供。非扩髓技术能缩短手术时间。

最近的研究表明闭合性胫骨骨折也可使用非扩髓髓内钉。内固定失效与植入物的粗细有关,而与扩髓技术无关。

弹性钉(Enders、Rush Rods)

- 多枚弯曲的髓内针借助弹簧力以对抗骨折端的成角和旋转应力,对髓内血供的损伤最小。
- 由于不稳定骨折中交锁髓内钉的成功应用,在美国很少使用弹性钉进行固定。
- 目前只建议应用于骨骺未闭的儿童或青少年,以及髓腔异常狭窄的成年人。

外固定架技术

- 主要用于治疗严重的开放性骨折,也可用于闭合性骨折并筋膜室综合征、合并颅脑外伤或烧伤的患者。
- 随着在大多数开放性骨折中使用扩髓髓内钉的增加,外固定技术在美国的使用率逐渐下降。
- 愈合率:愈合率高达90%,平均愈合时间为3.6个月。
- 针道感染的发生率为10%~15%。

钢板和螺钉

- 适用于骨折累及干骺端或骨骺的患者。
- 有报道的成功率高达97%。
- 感染、伤口裂开、畸形愈合或骨不连的并发症随着高能量损伤类型的增加而增加。

胫骨近端骨折

- 约占胫骨干骨折的7%。
- 众所周知,这一类型骨折很难置钉,存在骨折对线不良,最常见的畸形是外翻和顶端前方的成角。
- 置钉时需要特殊的技术,如阻挡钉、单皮质钉固定钢板、术中使用外固定架或偏外的入钉点。
- 髌上入路膝关节处于半伸直位有助于骨折

复位。

- 经皮植入辅助钢板技术同样适用。

胫骨远端骨折

- 骨折常延伸到关节内。
- 使用髓内钉存在着力线不良的风险。
- 使用髓内钉、腓骨钢板或锁钉螺钉可以预防力线不良。
- 近年来流行的是经皮植入辅助钢板技术。

胫骨骨折伴腓骨完好

- 如果胫骨骨折没有移位,可采用长腿管型石膏固定并早期负重。密切观察以便于早期发现内翻的趋势。
- 有些作者建议,即使胫骨骨折没有移位也要使用髓内钉固定。
- 特别是在超过 20 岁的患者中有内翻畸形愈合的潜在风险(25%)。

筋膜切开术

- 一旦发生筋膜室综合征,应对小腿部四个筋膜室(前、外、后浅和后深筋膜室)通过一个或多个切口进行急诊筋膜切开术。骨折固定术后,不应闭合切开的筋膜层。

八、并发症

- 畸形愈合:包括任何超出可接受范围的畸形。常见于非手术治疗和干骺端骨折的患者。
- 骨不连:与高速损伤、开放性骨折(尤其是 Gustilo Ⅲ 型)、感染、腓骨完整、不适当的固定和骨折的早期移位有关。
- 感染在开放性骨折中更为常见。
- 软组织丢失:在开放性骨折中,超过 7～10d 的创口延迟覆盖会有较高的感染发生率。需要局部旋转皮瓣或游离皮瓣进行覆盖。

- 膝关节和踝关节僵硬:常发生于非手术治疗中。
- 膝关节疼痛:这是胫骨髓内钉最常见的并发症。
- 内固定物断裂:髓内钉和锁钉的断裂率取决于所用髓内钉的尺寸和材质。较粗的扩髓髓内钉具有较粗的横行锁定螺钉;由于使用较小直径的锁钉,非扩髓髓内钉更容易发生主钉和锁定螺钉断裂。
- 胫骨干的热坏死:理论上胫骨干热坏死是扩髓后的并发症。最近的基础研究表明,术中止血带的应用不是导致热坏死的原因。
- 复杂区域疼痛综合征:常见于无法早期负重和长期石膏固定的患者。其特点是早期疼痛和肿胀,随后是肢体的萎缩。影像学表现为足、胫骨远端的点状脱钙及踝关节的内翻。治疗方法包括弹力袜、负重、交感神经阻滞和足部矫形器,并辅以积极的物理治疗。
- 骨筋膜室综合征:最常累及前筋膜室。开放或闭合复位时筋膜室压力最高。需要及时筋膜切开。否则 6～8h 后会发生肌肉坏死。后深筋膜室综合征可能由于后浅筋膜室未累及而被忽略,并导致爪状趾。
- 神经血管损伤:血管损伤很罕见,除非是高速损伤,明显移位,开放性骨折。最常发生于胫前动脉穿过小腿近端骨间膜处。需要大隐静脉移植治疗。腓骨近端的直接损伤及明显的内翻成角型骨折都会引起腓总神经损伤。过度牵拉会导致神经牵拉伤,不恰当的石膏塑型/填充会导致神经损伤。
- 脂肪栓塞:当脂肪球渗漏到血液系统,积累到一定程度就会阻碍血液流动。症状表现有贫血,发热,呼吸急促,反射迟钝,男性精神错乱,昏迷和瘀点、皮疹。脂肪栓塞综合征最终可导致器官损伤、炎症和神经损伤。

第38章 踝关节损伤

一、旋转性踝关节骨折

(一)流行病学

- 老年女性的踝关节骨折发生率最高。但一般认为,踝关节骨折并不属于"脆性"骨折。
- 大多数踝关节骨折是单踝骨折,占踝关节骨折总数的 2/3,1/4 的患者是双踝骨折,三踝骨折占 5%~10%。
- 踝关节骨折的发病率约为每 10 万人每年 187 例。
- 开放性骨折很少见,仅占所有踝关节骨折的 2%。
- 体重指数的增加是踝关节骨折的危险因素。

(二)解剖学

- 踝关节是一个复杂的铰链关节,由腓骨、胫骨和距骨及其间复杂的韧带结构组成(图 38.1)。
- 胫骨远端关节面被称为"穹顶",它与内外踝一起形成榫槽,与距骨穹隆形成约束性关节。
- 胫骨远端关节面在前后面上看呈凹形,而在侧面上看呈凸形。其前面更宽,以容纳楔形的距骨。这就提供了内在的稳定性,特别是在负重时。
- 距骨穹隆呈梯形,前部比距骨后部宽 2.5mm。距骨体几乎完全被关节软骨所覆盖。
- 内踝与距骨内侧面形成关节连接,内踝分

为前丘和后丘,分别是三角韧带浅层和深层的起点。
- 外踝是指腓骨远端,为踝关节提供外侧支撑。踝关节近端的胫骨和腓骨远端部分提供踝关节内在的稳定性,其中腓骨位于胫骨的一个较宽的前结节和一个较小的后结节之间。腓骨远端的内侧面有关节软骨覆盖,关节软骨从关节穹隆延伸至腓骨远端的近侧半。
- 胫骨远端和腓骨远端之间的联合韧带复合体,能够对抗轴向应力、旋转应力和横向应力,以保持榫卯的结构完整性。下胫腓联合韧带复合体由四条韧带组成。
  - 下胫腓前韧带。
  - 下胫腓后韧带(PITFL)。比胫腓下前韧带更厚更强。因此,扭转暴力或横向暴力能够撕裂下胫腓前韧带,并导致胫骨后结节撕脱骨折,但下胫腓后韧带完好无损。对于固定后踝是非常重要的。
  - 胫腓横韧带(由下向后的胫腓韧带)。
  - 骨间韧带(骨间膜的远端延续)(图 38.2)。
- 三角韧带为踝关节内侧面提供韧带支持。它分为浅层和深层两部分(图 38.3)。
  - 浅层部分:由三条韧带组成,起源于内踝前丘,对踝关节的稳定性作用很小。
    - 胫舟韧带:与弹簧韧带会合,防止距骨头向内移位。
    - 胫跟韧带:防止外翻移位。位于胫距韧带表面。
    - 胫距韧带:三条韧带中最重要的。

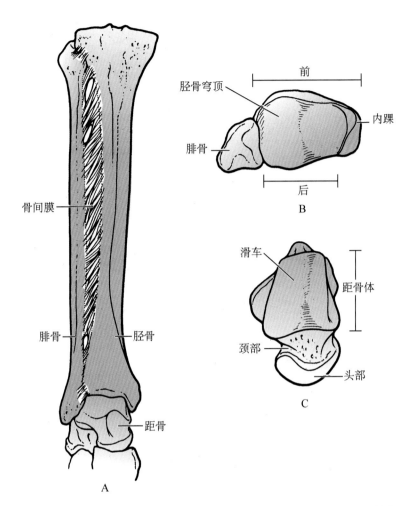

图 38.1　**踝关节的骨性解剖。** 踝穴位观（A），胫腓侧关节的下面观（B），距骨的上面观（C）。踝关节由三块骨骼构成，距骨关节面比与之匹配的胫腓关节面大。距骨穹隆的外侧围大于内侧围。穹顶的前部比后部宽。联合韧带可以使踝关节背伸时变宽并处于稳定、紧密结合的状态（From White T，Bugler K. Ankle fractures. In：Tornetta P Ⅲ，Ricci WM，Ostrum RF，et al.，eds. Rockwood and Green's Fractures in Adults. Vol 2. 9th ed. Philadelphia：Wolters Kluwer；2020：2822-2876. ）

- 深层部分：此关节内韧带（胫距深韧带）起源于胫骨远端的丘间沟和后丘，止于整个距骨内侧的非关节面。它的纤维横向走行；它是防止距骨向外移位的主要内侧稳定结构。
- 腓侧副韧带由三条韧带组成，与腓骨远端一起为踝关节提供外侧支撑，外侧韧带复合体不如内侧韧带复合体强壮（图 38.4）。

- 距腓前韧带：外侧韧带中最弱的韧带；主要作用是在跖屈时防止距骨前向半脱位。
- 距腓后韧带：外侧韧带中最强的韧带，其作用是防止距骨的后向半脱位和旋转半脱位。
- 跟腓韧带：在踝关节中立位背伸时由于跟骨的相对外翻，其处于松弛状态；其稳定距下关节，并限制距骨翻转；该韧带的

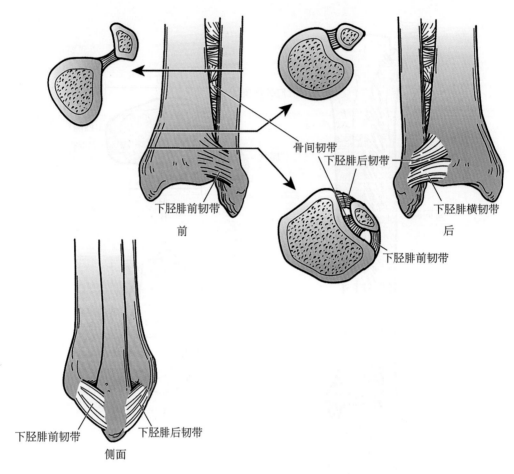

骨间韧带

下胫腓后韧带

下胫腓横韧带

下胫腓前韧带

下胫腓前韧带

前

后

下胫腓前韧带　　下胫腓后韧带

侧面

图38.2　**下胫腓联合韧带的三位图。**前面，下胫腓前韧带（AITFL）从胫骨前结节和胫骨前外侧面到腓骨前面。后面，胫腓韧带由两个组成部分：起自腓骨止于胫骨后部的浅层的下胫腓后韧带（PITFL）和构成踝关节后唇的肥厚而坚韧的下胫腓横韧带（ITL）。下胫腓前韧带和下胫腓后韧带之间有坚固的骨间韧带（IOL）(From White T，Bugler K. Ankle fractures. In：Tornetta P Ⅲ，Ricci WM，Ostrum RF，et al.，eds. Rockwood and Green's Fractures in Adults. Vol 2. 9th ed. Philadelphia：Wolters Kluwer；2020：2822-2876.)

断裂会出现距骨倾斜试验阳性。
- 生物力学
  - 踝关节正常的活动范围（ROM）为背伸30°，跖屈45°；运动分析研究表明，正常步态至少需要10°背伸和20°跖屈。
  - 踝关节的屈曲轴位于内外踝的远端连线，相对于膝关节的屈伸轴，它有20°的外旋。
  - 距骨外移1mm，将减少40%的胫距关节面接触面积；距骨外移3mm，关节面接触将减少>60%。

- 下胫腓联合韧带断裂可能导致胫腓骨远端的重叠减少。即使三角韧带的深层结构完好，伴随腓骨骨折的下胫腓联合韧带损伤也会导致距骨2～3mm的外侧移位。距骨过度外移意味着内侧结构的损伤。

（三）损伤机制

- 踝关节损伤的类型取决于多种因素，包括损伤机制（轴向与旋转暴力）；慢性损伤（反

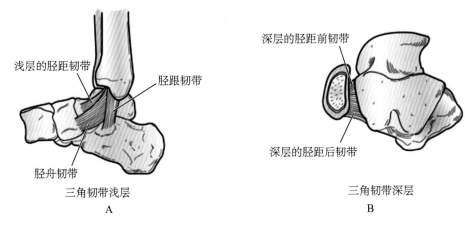

图 38.3　**踝关节内侧副韧带。**矢状面（A）和水平面（B）。三角肌韧带包括浅层部分和深层部分。浅层纤维主要起于内踝前丘，止点广泛，包括舟骨、距骨，载距突内侧缘及距骨后内侧结节。三角韧带的深层起源于内踝前、后丘，止于距骨内侧面（From Kusuma S，Lonner JH. Degenerative joint disease/osteoarthritis. In：Lotke PA，Abboud JA，Emde J，eds. Lippincott's Primary Care Orthopaedics. Philadelphia：Lippincott Williams & Wilkins；2008：118-121.）

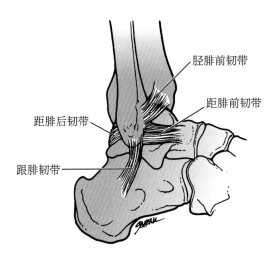

图 38.4　**踝关节外侧副韧带和前方的下胫腓联合韧带**（From White T，Bugler K. Ankle fractures. In：Tornetta P Ⅲ，Ricci WM，Ostrum RF，et al.，eds. Rockwood and Green's Fractures in Adults. Vol 2.9th ed. Philadelphia：Wolters Kluwer；2020：2822-2876.）

复的踝关节不稳可能导致慢性韧带松弛和踝关节的生物力学紊乱）；患者年龄；骨骼质量；受伤时足的位置；以及受力的大小、方向和速度。特殊类型的损伤机制和损伤类型将在分型一节中讨论。

（四）临床评估

- 患者会有不同的表现，从跛行到伴有明显疼痛和行走障碍，往往会有肿胀、压痛及不同程度的畸形。
- 应仔细检查记录神经血管情况，并与对侧进行比较。
- 应评估软组织损伤程度，特别注意可能的开放性损伤以及有无水疱。还应注意周围软组织情况。
- 应对整个腓骨进行触诊，检查是否有压痛，因为合并的腓骨骨折可能位于上胫腓关节附近。可在踝关节屈曲轴线（内外踝尖连线）近端约 5cm 处进行"挤压试验"，以评估是否存在下胫腓联合损伤。
- 踝关节脱位应立即复位并固定（如果临床已确诊，应在影像学检查前进行），以防止对距骨穹隆的压迫或撞击，并保持神经血管的完整性。

（五）影像学评估

- 应拍摄踝关节的正侧位片及踝穴位片。

- 正位片
  - 胫腓骨重叠＜10 mm 为异常,提示下胫腓联合损伤。
  - 胫腓骨间隙＞5mm 异常,提示下胫腓联合损伤。
  - 距骨倾斜:内外侧胫距关节间隙宽度差异＞2 mm 为异常,表示内侧或外侧韧带断裂。
- 侧位片
  - 距骨穹隆应位于胫骨下方中心,并与胫骨穹顶一致。
  - 可以发现胫骨后结节骨折及腓骨骨折的移位方向。
  - 可以发现距骨前关节囊撕脱骨折。
  - 与未受伤的对侧对比,腓骨相对于胫骨的前后移位,表明下胫腓联合损伤。
- 踝穴位片(图 38.5)
  - 拍摄时足内旋 15°～20°,以抵消踝关节屈曲轴的旋转。
  - 内侧间隙 4～5mm 为异常,提示距骨向外移位。
  - 胫距角:内外踝尖的连线与胫骨远端关节面的平行线之间的夹角在 8°～15°。健侧胫距角的差异在 2°～3°范围。
  - 胫腓骨重叠＜1cm 提示下胫腓联合断裂。
  - 距骨移位＞1mm 为异常。
- 医师协助下踝关节背伸足部外旋的应力位 X 线片可用来明确内侧三角韧带损伤合并孤立腓骨的骨折。重力下应力位片具有类似的灵敏度。
- 计算机断层扫描(CT)有助于了解骨性结构,特别是在伴有胫骨远端关节骨折的患者中。
- 磁共振成像(MRI)可用于评估隐匿性软骨、韧带或肌腱损伤。

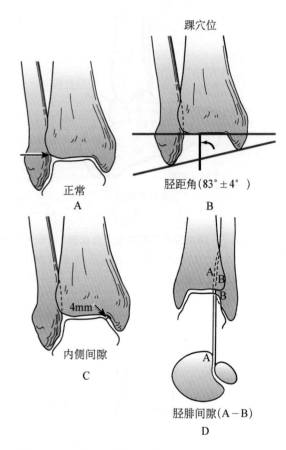

图 38.5　**正常踝穴位 X 线表现**。A. 距骨周围的软骨下骨应是一条连续的线。B. 胫距角应大约为 83°。当用对侧作为对照时,患侧胫距角的改变应在几度范围内。C. 内侧间隙应等于距骨与胫骨远端之间的上方间隙,标准 X 片上应≤4mm。D. 腓骨内侧壁与胫骨切面之间的距离、胫腓间隙应＜6mm

(六)分型

1. Lauge-Hansen 分型(旋转暴力导致的踝关节骨折)

- 基于"独立的"损伤序列,可分为四种损伤类型,每种类型可根据损伤严重程度进行细分(图 38.6 和图 38.7)。
- 这个分型系统是基于尸体研究的。

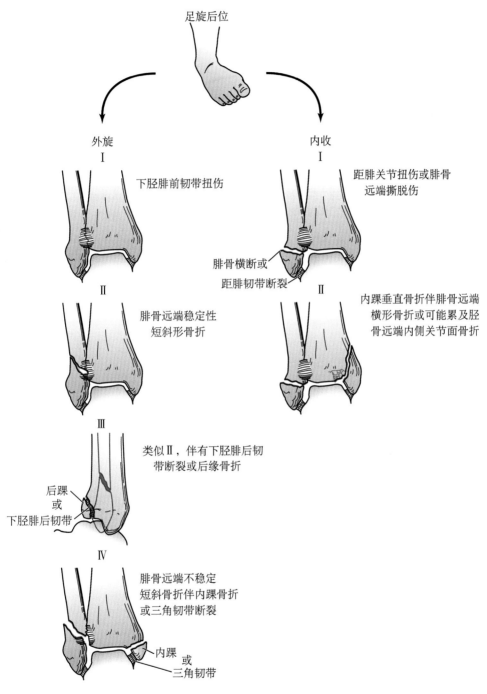

图 38.6　**踝关节骨折的旋后-外旋型和旋后-内收型 Lauge-Hansen 分型示意图。**足旋后时承受外旋或内收暴力,并产生如图所示的连续的阶段性损伤。旋后-外旋机制有四个损伤阶段,旋后-内收机制有两个损伤阶段(From White T,Bugler K. Ankle fractures. In:Tornetta P Ⅲ,Ricci WM,Ostrum RF,et al. ,eds. Rockwood and Green's Fractures in Adults. Vol 2.9th ed. Philadelphia:Wolters Kluwer;2020:2822-2876.)

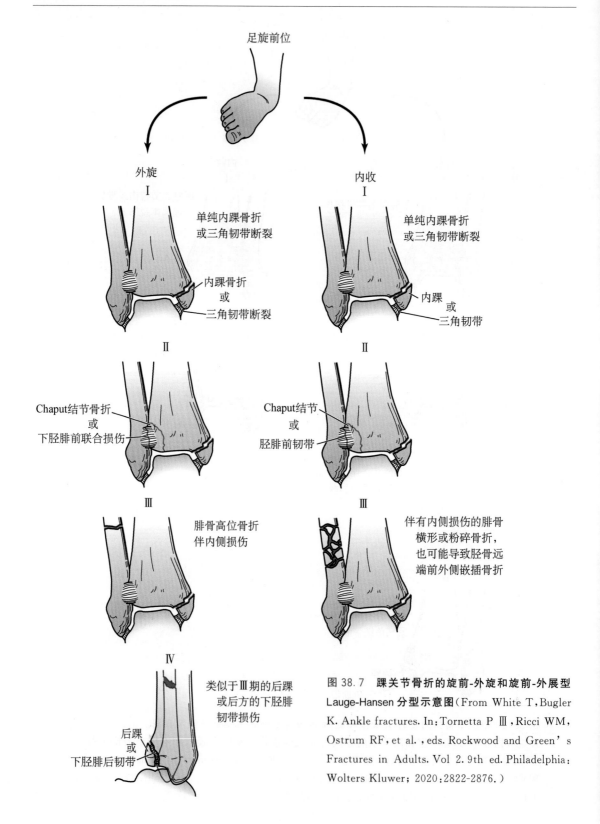

图 38.7 踝关节骨折的旋前-外旋和旋前-外展型 Lauge-Hansen 分型示意图（From White T，Bugler K. Ankle fractures. In：Tornetta P Ⅲ，Ricci WM，Ostrum RF，et al.，eds. Rockwood and Green's Fractures in Adults. Vol 2. 9th ed. Philadelphia：Wolters Kluwer；2020：2822-2876.）

- 分型可能并不总是反映临床实际情况。
- 该系统考虑了受伤时脚足的位置，作用力的方向。

2. 旋后-内收型

- 占踝关节骨折的 10％～20％。
- 这是唯一一种合并距骨内侧移位的类型。
  - 第一阶段：腓骨在关节线远端水平横向的撕脱型骨折或外侧副韧带断裂。
  - 第二阶段：内踝垂直骨折。

3. 旋后-外旋型

- 占踝关节骨折的 40％～75％。
  - 第一阶段：胫腓前韧带断裂，伴有或不伴有胫骨或腓骨附着处的撕脱骨折。
  - 第二阶段：腓骨远端典型的螺旋骨折，骨折线从后上到前下。
  - 第三阶段：胫腓后韧带断裂或后踝骨折。
  - 第四阶段：内踝横向撕脱性骨折或三角韧带断裂。

4. 旋前-外展型

- 占踝关节骨折的 5％～20％。
  - 第一阶段：内踝横形骨折或三角韧带断裂。
  - 第二阶段：下胫腓联合韧带断裂或其止点处撕脱骨折。
  - 第三阶段：在下胫腓联合水平或以上水平发生腓骨远端横形或短斜形骨折；是屈曲暴力引起腓骨内侧牵张和外侧压缩，导致外侧粉碎或蝶形骨折。

5. 旋前-外旋型

- 占踝关节骨折的 5％～20％。
  - 第一阶段：内踝横形骨折或三角韧带断裂。
  - 第二阶段：下胫腓前韧带断裂伴或不伴止点处撕脱骨折。
  - 第三阶段：腓骨远端在下胫腓联合韧带水平或以上的螺旋形骨折，骨折线从前上到后下。
  - 第四阶段：下胫腓后韧带断裂或胫骨后外侧撕脱骨折。

6. Danis-Weber 分型

- 基于腓骨骨折水平的分型：越靠近近端，越容易造成胫腓联合损伤和不稳定。有三种骨折类型（图 38.8）。
  - A 型：包括胫骨穹顶水平以下的腓骨骨折、足旋后时导致的撕脱伤，也可能合并内踝的斜形或垂直骨折。相当于 Lauge-Hansen 分型中的旋后-内收型。

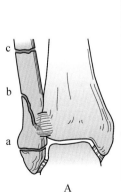 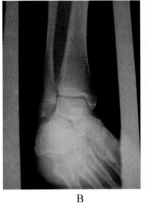 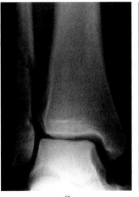 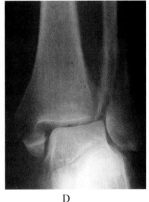

图 38.8　A. 踝关节骨折 Danis-Weber 分型示意图。B. A 型骨折。C. B 型骨折。D. C 型骨折

- B 型:下胫腓联合水平或其附近的外旋暴力导致的腓骨斜形或螺旋形骨折;50％的患者伴有前联合韧带断裂,而后联合韧带保持完整并附着于腓骨的远端骨折块。该型骨折也可合并内侧结构及后踝损伤。相当于 Lauge-Hansen 分型中的旋后-外旋型。
  - C 型:下胫腓联合水平以上的腓骨骨折,并导致下胫腓联合损伤,该型几乎都会伴有内侧损伤。该型骨折包括 Maisonneuve 损伤,相当于 Lauge-Hansen 分型中的旋前-外旋型或旋前-外展 III 期损伤。

7. 踝关节骨折的骨科创伤协会分型

参见 https://ota. org/research/fracture-and-dislocation-compendium 的骨折和脱位分概型要。

8. 特殊类型骨折

- Maisonneuve 骨折
  - 最初用来描述合并腓骨近端 1/3 骨折的踝关节损伤,是旋前-外旋型骨折。重要的是要把它和腓骨的直接暴力损伤区分开。
- Curbstone 骨折
  - "脱扣机制"引起的胫骨后方撕脱骨折。
- LeFort-Wagstaffe 骨折
  - 胫腓前韧带损伤引起的腓骨前结节撕脱骨折通常合并 Lauge-Hansen 旋后-外旋型骨折。
- Tillaux-Chaput 骨折
  - 下胫腓前韧带引起的胫骨前缘撕脱骨折是 LeFort-Wagstaffe 骨折在胫骨侧相应的损伤形式。
- 内踝丘骨折
  - 前丘骨折:三角韧带的深层可以保持完整。
  - 后丘骨折:由于胫后肌腱以及趾长屈肌

腱保持稳定,骨折块通常无移位;外旋位片上可以非常清晰地见到经典的"踝上尖刺"征。
- 旋前-背伸骨折
  - 当有明显的累及关节面的骨块时,前关节面上的移位骨折被认为是 Pilon 骨折的一种变形。

(七)治疗

- 治疗目的是踝关节的解剖复位。必须恢复腓骨的长度和旋转。

急诊处理(急诊抢救室)

- 有移位的骨折应行闭合复位。骨折复位有助于减轻伤后肿胀,减轻关节软骨的压力,降低皮肤破损的风险,减轻神经血管承受的压力。
- 骨折脱位复位时间越早越好
  - 患者仰卧于检查床上,小腿下垂,重力作用有利于骨折的复位。
  - 复位腓骨骨折腓骨外侧支撑固定。
  - 如果有前后位的移位需要及时的复位。
  - 纠正后方的移位可以通过向远端、向前方牵拉后足完成。
  - 按下足跟近端和外侧,以支撑对抗距骨对外踝肩部的挤压作用。
- 累及内踝肩部骨折的复位
  - 纠正前后位的移位。
  - 纠正后方的移位通过将后足向前向远端牵引完成。
- 纠正骨折的外旋移位
  - 牵拉后足向前向远端,使足处于中立位,避免背伸以防止距骨向后方移位。
  - 纠正侧方移位通过由外向内挤压中足与足跟,同时对胫骨内侧施加反向力。
- 复位不累及内、外踝肩部的内外踝骨折
  - 对胫骨远端和足跟或足中部施加压力复位,以避免对踝的压力。
  - 避免内外踝的过度纠正。

- 避免足背伸,因为这可能导致距骨后脱位。
- 合并踝关节脱位的,在做 X 线检查前就先复位。
- 应根据受伤程度,对开放伤口和擦伤进行清理并用无菌敷料包扎。骨折引起的水疱应保持完整,并用无菌敷料妥善包扎。
- 骨折复位后,应使用后方放置的塑形良好的"U"形夹板妥善固定,以确保骨折稳定及患者的舒适。
- 骨折复位后应进行 X 线检查,对骨折进行重新评估。无论是否进行冰敷,都应积极地抬高患肢。

非手术治疗

- 非手术治疗的适应证
  - 下胫腓联合韧带完好的无移位、稳定的骨折类型。
  - 移位骨折已经复位达到稳定。
  - 身体或肢体条件不允许手术的不稳定骨折或多发伤患者。
- 骨折形态稳定的患者可以用短腿管型石膏或马蹄靴支具固定,并可在耐受的前提下负重。
- 对于有移位的骨折,如果闭合操作可以实现解剖复位,在肿胀消退的最初几天内,可以用后方放置并塑形良好的"U"形托固定。之后改为长腿管型石膏固定 4～6 周以控制旋转,并需定期进行拍片复查以明确复位和愈合情况。如果愈合良好,可改为短腿石膏或骨折支具固定。骨折愈合前严禁负重。对于大多数不稳定型骨折应手术治疗。

手术治疗

- 切开复位内固定(ORIF)适用于:
  - 因软组织卡压不能完成或维持闭合复位的患者。
  - 有距骨移位或踝穴增宽的不稳定型骨折。
- 需要异常的足的位置以维持复位的骨折(如极度跖屈位)。
- 开放性骨折。
- 一旦患者的一般状况、踝关节肿胀情况和软组织状况允许,就应行切开复位内固定术。通过患肢抬高、冰敷和加压包扎,患肢肿胀、水疱和软组织等问题通常会在伤后 5～10d 稳定下来。
  - 有时伴有严重软组织损伤或严重肿胀的闭合性骨折,需要在最终固定之前用外固定架固定,以便完成对软组织管理。
- 下胫腓联合以远的外踝骨折可用拉力螺钉或克氏针张力带固定。对于在下胫腓联合处或其水平以上的骨折,恢复腓骨长度及旋转对线至关重要。通常可以联合使用拉力螺钉和钢板来实现。
  - 最近,髓内钉的应用越来越普遍。
- 内踝骨折手术固定的适应证包括合并下胫腓联合损伤、腓骨复位后内侧间隙增宽、不能实现腓骨的良好复位或腓骨固定后内侧骨折移位。内踝骨折通常可以用松质骨螺钉或"8"字形张力带固定。
- 后踝骨折的固定指征包括:累及关节面＞25％,移位＞2mm,或距骨持续性后向半脱位。后踝固定可以替代下胫腓联合固定,因为下胫腓后韧带仍然附着在骨块上。可以通过由前到后的拉力螺钉实现间接复位,也可以通过单独切口在后方放置钢板和(或)螺钉来固定。
- 胫骨穹顶水平以上的腓骨骨折可能需要固定下胫腓联合。内、外踝固定后,应在术中用骨钩向外拉动腓骨,或对踝关节施加外旋应力来检查下胫腓是否稳定。通过临床检查和影像学检查来判定下胫腓联合不稳。远端下胫腓关节的复位可以通过下列措施。
  - 用大号的点状复位钳复位、固定。
  - 操作过程中需要在直视下进行。

- 固定的标准
  - 在胫骨穹顶上方 1.5～2.0cm 处从腓骨向胫骨置入一枚下胫腓螺钉。
  - 经过多层骨皮质固定
- 伴有下胫腓分离的腓骨近端骨折,通常可以固定下胫腓联合,而不需要直接复位和固定腓骨。但是在固定下胫腓联合之前,必须确保腓骨正常的长度及旋转。
- 骨折固定后,患肢以塑形良好的支具行外固定。负重的进程取决于骨折类型、固定的稳定性、患者的依从性和医师的理念。

开放性骨折

- 此类骨折需要在手术室进行急症清创和冲洗。通常需要内侧横伤口。
- 外固定架是临时固定手段,待软组织条件允许再行最终固定。
- 骨折断端稳定是预防感染和加快软组织愈合的重要措施。钢板和螺钉是可以暴露在外的,如果条件允许,还是应该尽可能以软组织覆盖内固定物。
- 通常不需要使用止血带,可能会导致手术后肿胀和再灌注损伤。
- 术后 24h 使用抗生素预防感染。
- 可能需要连续地清创去除坏死、感染或受损的组织。

(八)并发症

- 骨不连:踝关节骨折骨不连很少见。最常累及内踝。如果有症状,可以行切开复位内固定或电刺激治疗。如果骨折不适于内固定且患者有症状,则需要切除骨块。
- 畸形愈合:外踝骨折通常会短缩和旋转不良;内踝间隙增宽和较大的后踝骨块往往提示预后不良。内踝可在分离的位置愈合,导致残余不稳。
- 伤口问题:会发生皮缘坏死(3%);肿胀消退后手术、不使用止血带和良好的软组织

保护技术可降低风险。在有水疱或擦伤的情况下手术,并发症发生率是前者的两倍以上。

- 感染:闭合性骨折的感染率在 2% 以上;如果植入物稳定,即使有深部感染,也要将植入物留在原位。可以待骨折愈合后取出植入物。患者可能需要连续清创,并行关节融合作为补救措施。
- 创伤性关节炎:继发于受伤时的损伤,是由损伤的力学机制及骨折没有解剖复位造成的。在完成骨折解剖复位的患者中很少发生,关节不匹配导致其发病率升高。
- 局部疼痛综合征:很罕见,可以通过踝关节的解剖复位和早期功能锻炼来降低发病率。
- 小腿及足的筋膜室综合征:很罕见。
- 复位丢失:据报道,25% 的不稳定踝关节骨折经非手术治疗后会出骨折再次移位(图 38.9)。
- 踝关节僵硬:通常合并了骨折脱位或者骨折合并下胫腓韧带损伤。

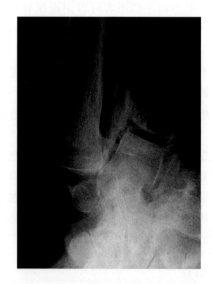

图 38.9　双踝骨折未能正确固定导致踝关节慢性脱位的病例

二、Pilon 骨折

(一)流行病学

- Pilon 骨折占胫骨骨折总数的 7%～10%。
- 大多数 Pilon 骨折属高能量损伤,因此合并伤很常见的,必须积极地排除。
- 最常发生于 30－40 岁的男性。

(二)损伤机制

- 轴向压缩暴力(高能量损伤):高处坠落伤,交通事故
  - 作用力通过距骨轴向传导至胫骨穹顶,造成关节面塌陷;合并严重的粉碎性骨折。如果腓骨完好,踝关节会因内侧穹顶的塌陷而内翻。受伤时踝关节处于跖屈位或背伸位分别会导致后方或前方胫骨穹顶损伤。
- 旋转(低能量)暴力:运动损伤,滑雪伤
  - 损伤机制是扭转并伴内翻或外翻应力。产生两个或两个以上较大的骨折块及较小的关节粉碎性骨块。通常伴有腓骨横形或短斜形骨折。
- 压缩力和剪切力组成的复合暴力
  - 骨折类型表明压缩和剪切力的具体作用程度。两种作用力的方向决定骨折类型。
- 由于其高能量损伤的特性,此类骨折可能有特定的合并伤:跟骨、胫骨平台、骨盆和脊柱的骨折。

(三)临床评估

- 大多数 Pilon 骨折属高能量损伤,通常需要进行全面的创伤评估和二次评估。
- 患者典型的临床表现为行走障碍伴小腿远端的各种畸形。
- 应对神经血管及合并伤进行评估。
- 胫骨在这个区域几乎是位于皮下;因此,会因为骨折移位或皮肤承受的压力过大而使闭合骨折变为开放性骨折。
- 肿胀通常是广泛和迅速的,需要进行连续的神经血管检查以及评估皮肤的完整性、坏死范围和骨折水疱。
- 对软组织损伤进行仔细的评估是至关重要的。当冲击暴力消失时,胫骨远端周围菲薄的软组织套会发生明显的损伤。如果治疗不当,可能会引起手术切口愈合不良,伤口坏死和皮肤生痂。有些人建议,手术时机应安排在受伤 7～10d——软组织愈合时。

(四)影像学评估

- 应摄踝关节正侧位及踝穴位的 X 线片。
- CT 冠状面和矢状面重建有助于评估骨折类型和关节面受累情况。
- 包含计划性的关节面重建步骤和详细的术前计划,这是至关重要的;对侧的 X 线片可以作为术前计划的模板。

(五)分型

1. Rüedi 和 Allgöwer 分型

- 基于粉碎和关节面移位程度(图 38.10)。
- 它曾经是最常用的分型方法。今天的临床意义微乎其微。
- 预后与分级有关。
  - Ⅰ型:踝关节无移位骨折。
  - Ⅱ型:轻微压缩或粉碎的移位骨折。
  - Ⅲ型:严重粉碎和干骺端压缩的移位骨折。

2. 胫骨远端骨折的骨科创伤协会分型

参见 https://ota.org/research/fracture-and-dislocation-compendium 上的骨折和脱位分类概要。

(六)治疗

- 这取决于许多因素,包括患者年龄和功能

状态;骨、软骨和周围软组织的损伤程度;骨折粉碎程度和骨质疏松程度;以及医师的能力。

非手术治疗

- 长腿管型石膏固定 6 周,之后改为支具固定并开始踝关节的功能锻炼或积极行早期踝关节功能锻炼。
- 主要用于无移位的骨折或不能耐受手术的患者。
- 对于有移位的骨折进行手法复位不大可能复位关节内骨块。
- 复位后再移位很常见。
- 一个主要的缺点是无法观察软组织状态和肿胀情况。

手术治疗

- 移位的 Pilon 骨折通常采用手术治疗(图 38.10)。
  - 手术时机
    - 通常在伤后数天(平均 7~21d),待软组织条件允许,包括踝关节肿胀消退、水疱消失及受损软组织结痂后再行手术治疗。
    - 高能量损伤可采用超关节外固定架治疗,以稳定骨折端、恢复肢体长度和部分复位骨折,同时等待最终手术。如果合并腓骨骨折,可在外固定架固定胫骨同时进行腓骨切开复位内固定术。
  - 手术目的。Pilon 骨折手术固定的目的包括以下几项。
    - 维持腓骨的长度和稳定。
    - 恢复胫骨关节面平整。
    - 干骺端缺损的植骨。
    - 坚强固定胫骨远端。
  - 手术策略
    - 累及关节面的骨折可以通过各种复位钳经皮或通过有限切开的小切口进行

复位,并通过 X 线透视判断骨折复位情况。

- 干骺端骨折可以用钢板或非超关节/超关节外固定架固定。
- 干骺端缺损进行植骨时可使用一些骨填充材料。
- 内固定:切开复位钢板固定是实现关节面精确复位的最佳方法。为减少钢板固定的并发症,推荐使用以下技术。
  - 对于高能量损伤的患者,延期手术,先使用超关节外固定架固定直到最终的手术。
  - 使用小的、预塑形的、低切迹的接骨板和螺钉固定小骨块。
  - 避免胫骨前内侧切口。
  - 使用间接复位技术,尽量减少软组织剥离。
  - 使用经皮钢板置入技术。
- 超关节外固定架固定:适用于严重软组织损伤或开放性骨折的患者。通过牵引和韧带整复技术来维持复位。如果复位满意,外固定也可作为最终的治疗手段。
  - 带关节的与不带关节的超关节外固定架固定:无关节的(刚性)外固定架最常使用,理论上不允许踝关节活动。带关节的外固定架允许踝关节在矢状面活动,同时阻止踝关节内翻和短缩;但是应用有限,理论上踝关节活动会改善软骨的润滑和营养,如果软组织条件欠佳可以使用外固定架固定。
- 混合式外固定架:这是一种非超关节式外固定架,骨折复位用多枚带或不带橄榄头的细钢针加强,以恢复关节面平整和维持骨结构稳定。它特别适用于不能使用任何形式的内固定的患者。据报道,深部感染发生率为 3%。

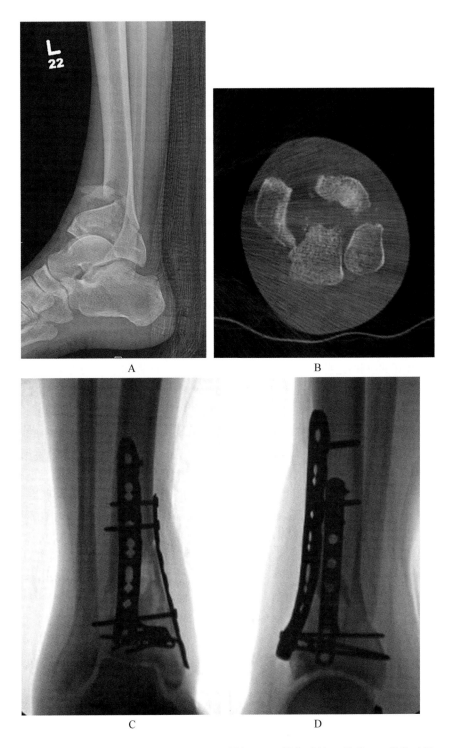

图 38.10 手术固定 AO 分型 C3 型 Pilon 骨折。A. 损伤时的 X 线片；B. 损伤时轴向 CT；C、D. AP 位（C）和术后侧位 X 线片（D）

- 关节融合术。很少有人主张一期行此手术。最好在粉碎性骨折坚强固定及软组织愈合后进行。通常是作为其他治疗手段失败及发生创伤性关节炎后的补救措施。
- 术后管理
  - 术后踝关节应用支具固定于背伸中立位，并密切观察软组织情况。
  - 如果手术切口和固定情况允许，应早期进行踝关节及足功能锻炼。
  - 术后10~16周避免负重，影像学显示愈合后，可完全负重。

（七）并发症

- 即使复位满意，也不一定能达到预期的良好效果；但是即使不能解剖复位也有可能获得满意的结果。
- 软组织结痂、坏死和血肿：这些是由于创伤初期软组织处理不当造成的。必须避免过度剥离和切口缝合后张力过大。可能需要二期缝合切口、植皮或肌瓣才能完全地闭合手术切口。随着人们对初期软组织损伤认知水平的提高和低风险治疗策略的应用（外固定架技术、微创手术等），这些并发症逐渐降低。
- 骨不连：由骨折严重粉碎、骨缺损、缺血和感染引起。据报道，不管何种治疗方法，骨不连的总体发病率均为5%。
- 畸形愈合：常见于未能解剖复位、支撑不足（早期移除固定装置）引起的骨折塌陷及过早负重的患者。据报道，使用外固定架的患者畸形愈合率高达25%。
- 感染：与开放性损伤和软组织失活有关。在软组织条件不允许的情况下早期手术，发病率较高。晚期感染性并发症可表现为骨髓炎、畸形愈合或骨不连。
- 创伤性关节炎：随着关节内粉碎程度的增加，发生率也在增加，所以务必要实现关节面的解剖复位。
- 胫骨短缩：这是由于骨折粉碎，干骺端压

缩，或初期未能通过固定腓骨来恢复胫骨长度造成的。
- 踝关节活动受限：患者通常平均背伸＜10°，跖屈＜30°。

三、踝关节外侧韧带损伤

- 踝关节外侧韧带扭伤是运动中最常见的肌肉骨骼损伤。
- 在美国，估计每10 000人每天会发生一次踝关节内翻性扭伤。
- 伤后一年，高达40%的患者出现间歇性疼痛。

（一）损伤机制

- 大多数踝关节扭伤是由踝关节扭转或急停引起的。可以由踝关节内旋或外旋引起。
- 损伤机制和具体的韧带损伤取决于受伤时足部的位置和暴力的方向。
  - 踝关节跖屈时，内翻损伤首先拉伤距腓前韧带，然后拉伤跟腓韧带。
  - 踝关节背伸、内翻时，会单独出现跟腓韧带损伤。踝关节背伸、外旋时，损伤更可能累及下胫腓联合韧带。下胫腓联合韧带特别是下后方的胫腓联合韧带也可能因踝关节背伸和足部内旋而受伤。

（二）分型

- 轻度踝关节扭伤：患者有轻微的功能丧失，无跛行，轻微或无肿胀，点状压痛，重复损伤机制时会再次出现疼痛。
- 中度扭伤：患者有中度的功能丧失，不能用受伤的踝关节进行跳跃或提踵站立，跛行，局部肿胀伴有点状压痛。
- 严重扭伤：表现为广泛的压痛、肿胀和不能负重。
- 这个分型系统没有涉及特定韧带的损伤。

（三）临床评估

- 患者踝关节通常有断裂或撕裂的感觉，他

们会记得最初发作时的疼痛感。

- 有些患者会有外侧韧带周围的急性肿胀，并因疼痛而无法负重。
- 体格检查发现：肿胀、瘀斑、压痛、不稳、捻发音、感觉变化、血管状态的变化、肌肉功能障碍和畸形。
- 疼痛的位置有助于明确累及的韧带，包括踝关节的外侧、腓骨的前部、踝关节的内侧，以及下胫腓联合区。
- 踝关节外侧副韧带的应力试验在急性期是有争议的。
  - 受伤时在肿胀和炎症发生之前，医师可以通过对踝关节外侧副韧带进行前抽屉试验和内翻应力试验来获得有价值的信息。
  - 对于那些在受伤几小时后才到诊室的，并且有强烈的反射性抑制的患者，在没有麻醉的情况下进行应力测试，不太可能获得有价值的临床信息。
- 踝关节外侧副韧带损伤在检查时应与其他关节周围韧带损伤区分开来。足跟周围明显的瘀斑提示距下韧带扭伤。为了评估潜在的下胫腓联合韧带损伤，可进行挤压试验和外旋应力试验（见"临床评估"一节）。

（四）影像学评估

- 大多数患者应行足、踝 X 线检查，以排除隐匿性损伤。
  - 需要排除的损伤包括：第五跖骨基底骨折、舟骨骨折、跟骨前突骨折、距骨外侧突骨折、距后三角骨骨折、距骨穹隆骨折（剥脱性骨软骨炎）、后踝骨折。
- 在急性期，进行应力位 X 线检查意义不大。

（五）治疗

- 急性踝关节扭伤的初期治疗，首选非手术治疗。
- 初期治疗方法包括：休息、冰敷、加压包扎

（弹性绷带包扎）、患肢抬高（RICE 原则）和保护下负重。

- 对于轻度扭伤，可以早期活动，行关节活动度练习和肌肉的等长收缩锻炼。
- 对于中、重度扭伤，可以在最初的 10～14d，将脚踝固定于中立位或轻度背伸位，然后开始活动、关节活动度练习和肌肉的等长收缩锻炼。一旦踝关节可以完全负重，就可以弃拐。
- 最初的炎性反应阶段消退后，对于较轻的踝关节扭伤（轻、中度），就可以开始家庭康复训练，包括外翻肌群肌力训练、本体感觉训练及在支具保护下逐渐重返运动和功能性活动。通常在恢复运动后 3～4 周可以停止使用保护性支具或肌效贴。对于更严重的扭伤，在 6 个月的体育运动中应继续使用肌效贴或保护性支具，并在医师监督下进行康复。
- 对于踝关节持续疼痛且疼痛程度不随时间减轻的患者，应重新评估其是否存在隐性骨折或软骨损伤。
- 对于有复发性踝关节扭伤病史的患者，如果发生急性踝关节扭伤，其治疗方法与前面所述相似。

四、下胫腓联合损伤

- 下胫腓联合损伤约占所有踝关节扭伤的 1%。
- 下胫腓联合损伤时可以不伴骨折或明显分离。
- 此类损伤会漏诊，并导致慢性踝关节疼痛。
- 下胫腓联合韧带损伤会导致比踝关节外侧直接扭伤更严重的损伤。下胫腓联合损伤对运动员会造成更多的运动时间损失。

（一）分型

- Edwards 和 DeLee 将下胫腓联合分离分为四种类型。
  - Ⅰ 型：下胫腓分离伴外侧半脱位，无骨

折。

- Ⅱ型：外侧半脱位伴腓骨塑性变形。
- Ⅲ型：累及腓骨后方的半脱位/脱位。
- Ⅳ型：累及踝穴内距骨上方的半脱位/脱位。

(二)临床评估

- 合并踝关节扭伤后，患者会在扭伤部位有局部的压痛，但不久伴随着肿胀和瘀斑的出现，扭伤的确切位置往往变得模糊。
- 患者通常会在受伤几个小时后(而不是几天)到医院就诊，伤后负重困难，瘀斑向上延伸至小腿，并伴有明显的肿胀。影像学检查正常，脚掌蹬地时有踝关节隐隐作痛的病史，往往提示患者可能有慢性的、亚临床型的下胫腓联合扭伤。
- 临床检查包括相关韧带和骨骼的触诊。应对腓骨的全长进行触诊。对上胫腓关节进行评估，检查有无压痛或合并伤。
- 两项临床试验可用于检查下胫腓联合韧带损伤。
  - 挤压试验：挤压小腿中段的腓骨。如果这个动作复现了下胫腓联合区域的疼痛，患者很可能有下胫腓联合区域的损伤。
  - 外旋应力试验：患者坐位，屈膝90°。检查者固定患者的小腿，并使足部外旋。如果这个动作复制出了下胫腓联合处的疼痛，那么试验为阳性，医师就应该认为：患者存在不伴有骨折的下胫腓联合损伤。

(三)影像学评估

- 在急诊情况下，进行下胫腓联合损伤的影像学评估时，应尝试拍摄踝关节负重位的X线片(踝关节正侧位、踝穴位)，如果结果为阴性，应行外旋应力位X线检查。
- 如果没有损伤，负重下的踝穴位X线片可显示：

- 内踝与距骨内侧缘之间的内侧间隙未见扩大。
- 胫腓骨间隙(腓骨内侧缘与后踝外侧缘之间的间隙)不超过6mm。
- 急性扭伤时，在侧位片上可以看到一个小的撕脱骨块。相应地，随着慢性损伤的增多，下胫腓联合或胫骨后方的钙化也提示有下胫腓联合损伤。
- 当常规的X线检查呈阴性，而患者仍怀疑有下胫腓联合损伤时，可考虑进行应力位X线检查。检查者应在应力下的踝穴位片上观察内侧关节间隙和胫腓骨间隙是否扩大，以及侧位片上是否有腓骨相对于胫骨的向后移位。
- 对于难以确诊的急诊病例或隐匿性损伤的患者，磁共振成像可以明确下胫腓联合韧带损伤。

(四)治疗

- 与其他踝关节韧带损伤相比，下胫腓联合韧带损伤的恢复速度较慢，在初期治疗时采用更严格的方法会更有效。
- 在受伤后，应用非负重的管型石膏固定踝关节2～3周。之后，根据患者的功能需求和运动水平，使用一种保护性的、改良的、带关节的足-踝矫形器，以消除踝关节不同步态周期的外旋应力。
- 对于下胫腓分离趋势无法消除的患者可采用手术治疗。为了在愈合期间把持住下胫腓联合韧带，通常需要在下胫腓联合韧带的上缘，从腓骨到胫骨，植入两枚拉力螺钉。患者术后6周内避免负重，术后12～16周取出螺钉。

五、跟腱断裂

(一)流行病学

- 大多数跟腱病变与劳损有关，并且是多因素的。

- 主要因素包括患者自身较容易损伤和跟腱的机械性劳损。
- 损伤程度从跟腱周围病变到跟腱炎再到跟腱急性断裂。
- 在创伤中,跟腱损伤最常表现为真正的断裂。
- 初次诊察中跟腱断裂的延误诊断或漏诊很常见(高达 25％)。

(二)解剖学

- 跟腱是人体最大的腱性组织。
- 跟腱没有真正意义上的滑膜腱鞘,而是有一个由外层筋膜和内层滑膜组成的腱旁组织,并允许跟腱大约有 1.5cm 的滑动范围。
- 血供来源有三部分。
  - 腱腹交界处。
  - 骨性止点处。
  - 跟腱前表面的多条细小血管。

(三)临床评估

- 跟腱部分或完全断裂的情况下,患者会感到剧烈的疼痛,患者经常会有小腿像是被踢了一脚的感觉。
- 部分断裂时,体格检查可能只有局部肿胀及触痛。
- 完全断裂时,体格检查时会发现跟腱有可触及的明显缺损。
  - 这种情况下,Thompson 试验通常呈阳性(挤压小腿后侧不会引起足部跖屈),并且患者通常无法单足抬踵(图 38.11)。
  - 当踝关节的附属屈肌(胫后肌、趾长屈肌、踇长屈肌或副比目鱼肌)与小腿后浅筋膜室的内容物挤在一起时,Thompson 试验可能出现假阴性。

(四)治疗

- 治疗的目的是恢复跟腱正常的长度和张力,从而最终优化腓肠肌-比目鱼肌复合体

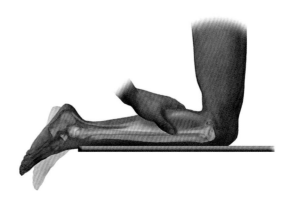

图 38.11 Thompson 试验检查腓肠肌-比目鱼肌复合体的连续性。跟腱没有断裂时,挤压小腿后侧会引起足的跖屈。跟腱断裂时,挤压小腿的后浅筋膜室不能引起足的跖屈(From Anciano V. Achilles tendon injuries. In:Dempsey IJ, Miller MD, eds. Making the Diagnosis:A Video-Enhanced Guide to Identifying Musculoskeletal Disorders. Philadelphia:Wolters Kluwer;2020:359-428.)

的强度和功能。
- 手术治疗还是非手术治疗能最好地达到这些治疗目标仍有争议。
  - 手术治疗的支持者指出,术后再断裂发生率较低,肌力更强,有更高比例的患者会重返伤前的运动水平。
  - 非手术治疗的支持者强调,伤口感染、皮肤坏死和神经损伤等手术并发症发生率很高。
  - 比较包括复发性断裂在内的主要并发症时,两种治疗方式的并发症发生率相似。
  - 大多数作者倾向于对有意愿继续体育运动的活跃患者采取积极手术治疗,而对于不活跃的或有其他合并疾病的患者(例如免疫抑制、软组织损伤、反复下肢感染史、血管或神经损伤的患者)采用非手术治疗。
- 非手术治疗开始时要进行一段时间的固定。
  - 开始时,足部跖屈位以夹板固定 2 周,使血肿机化。

- 此后,用短腿或长腿管型石膏固定踝部于轻度跖屈位 6～8 周,并在伤后 2～4 周开始逐渐负重。
- 去除石膏后,垫足跟垫行走并逐步过渡到穿普通鞋行走。
- 伤后 8～10 周开始进行小腿肌肉的渐进性抗阻训练,并在伤后 4～6 个月恢复运动。
- 应告知患者,可能需要 12 个月或更长的时间来恢复到最大的跖屈力量,并且多数情况下会残留一定的肌力减退。
- 对于年轻的、运动能力较强的患者,手术治疗往往是首选。
  - 有多种不同的手术技术,包括经皮技术和开放式手术。
  - 经皮技术虽然有减少软组织切割的优点,但是文献报道中有两个缺点——潜在的腓肠神经卡压,和有效缝合的肌腱组织不足的概率增高。
  - 开放手术本身固有的优点包括:能对伤情进行完整的评估,检查修复后的跟腱断端的对合质量;但是有较高的切口裂开率和皮肤粘连等缺点。
    - 该手术技术采用内侧纵向切口,以避免损伤腓肠神经。
    - 仔细解剖腱旁组织,为了使肌腱断端牢固的对合,应该使用多根缝线分别缝合肌腱的断端。腱周组织要单独闭合。
  - 术后,用短腿管型石膏或长筒靴固定 6～8 周,在患者能耐受时可以部分负重或完全负重。同非手术治疗的患者一样,术后 8～10 周开始进行小腿肌肉的渐进性抗阻训练,并在术后 4～6 个月恢复运动。更新的手术技术和更可靠的缝合会加速康复进程。
  - 对于远端断裂或袖状撕脱伤,应采用开放技术,将跟腱重新固定于跟骨上。通常要穿过骨质进行缝合固定。

六、腓骨肌肌腱半脱位

- 腓骨肌肌腱的半脱位和脱位很少见,通常是由体育运动引起的。
- 通常由踝关节强力背伸或内翻引起。报道中大多数的病例发生在滑雪者,在滑雪时滑雪板的尖端插入雪中,产生一个突然的减速暴力迫使在雪靴里的踝关节背伸。
- 这种损伤很容易被误诊为踝关节扭伤,并可能导致复发性或慢性脱位。
- 临床表现与踝关节外侧扭伤类似,伴有外踝肿胀、压痛和瘀斑。

(一)临床评估

腓骨肌肌腱半脱位或脱位的患者表现为外踝后方的压痛。

- 前抽屉试验为阴性,患者有不适和恐惧感并伴足部抵抗性外翻。
- 腓骨肌肌腱半脱位或脱位患者的放射学检查可发现,从外踝后方撕脱下的一个小骨片,最好是在内斜位或踝穴位上能观察到。
- 如果因为肿胀和弥漫性瘀斑造成诊断不明确,MRI 将有助于明确这种软组织损伤。

(二)治疗

- 如果脱位的肌腱在初始复位后稳定,非手术治疗会治愈。
  - 将足部在轻微跖屈和内翻位固定于衬垫舒适的管型石膏中,这样可以松弛腓骨上支持带并在腓骨后间隙维持复位。非负重下固定 6 周,以便有足够的时间让支持带和骨膜愈合。
- 诊断出现延误或患者出现复发性脱位时,非手术治疗已经不起作用了,此时应考虑手术治疗。
  - 外科手术的方法包括跟腱外侧的腱膜转位,腓骨截骨为肌腱创造一个更深的滑动槽,在跟腓韧带下重建腓骨肌肌

腱,或肌腱复位后单纯地重建腓骨上支
持带。

- 术后,以夹板固定小腿于轻度内翻和跖
  屈位 1～2 周;之后患者开始进行关节活
  动锻炼,以减少腓骨沟瘢痕形成、加强肌
  腱营养和支持带愈合。术后 6 周开始负
  重,随后开始力量和关节活动度的康复
  训练。

第 *39* 章　跟骨骨折

一、流行病学

- 跟骨骨折占所有骨折的 1%~2%。
- 跟骨骨折是最常见的跗骨骨折。
  - 占成人跗骨骨折的 60%。
- 跟骨骨折的年发病率为 11.5/10 万人。
- 男女比例为 2.4:1。
  - 发病率最高的是 20-29 岁的男性。
  - 移位的关节内骨折占跟骨骨折的 60%~75%。
- 约 70% 的跟骨骨折是由高处坠落引起的。

二、解剖学

- 关节面包括与距骨相连的三个面。后关节面是最大的、主要的负重面。中关节面位于载距突的前内侧。前关节面常与中关节面汇合。
- 骨间沟（跟骨沟）位于中、后关节面之间，它与距骨沟一起形成跗骨窦。
- 载距突支撑着距骨颈内侧，通过距跟骨间韧带和三角韧带与距骨相连，中关节面位于其上面。姆长屈肌腱从载距突下方的内侧通过。
- 腓骨肌腱在跟骨和外踝之间外侧通过。
- 跟腱附着在后侧的跟骨结节上。

三、损伤机制

- 轴向暴力：大多数关节内骨折是由高处坠落造成的；它们发生在距骨被压入跟骨时，跟骨是由包绕松质骨的皮质骨薄壳构成的。在机动车事故中，当油门或刹车踏板撞击足底时，会发生跟骨骨折。
- 扭转暴力：可能与跟骨关节外骨折有关，特别是跟骨前突、内侧突或载距突骨折。在糖尿病患者中，由于跟腱撕脱导致的结节部骨折的发生率增加。

四、临床评估

- 通常表现为中至重度的足跟部疼痛，伴有压痛、肿胀、足跟增宽和短缩。延伸至足弓处或前足的足跟周围的瘀斑，高度提示跟骨骨折。通常在受伤后 36h 内出现水疱，这是因为严重肿胀引起。开放性骨折很少见，但如果出现时，一般发生在内侧。
- 必须仔细评估软组织和神经血管损伤状况。必须排除足部的筋膜室综合征，因为它发生在多达 10% 的跟骨骨折中，并可能导致小趾爪形趾畸形。

五、合并损伤

- 多达 50% 的跟骨骨折可能合并其他损伤，包括腰椎骨折（10%）或其他下肢骨折（25%）；直观地说，这些损伤在高能量损伤中更为常见。
- 双侧跟骨骨折占病例总数的 5%~10%。

六、影像学评估

- 疑似跟骨骨折患者的初步影像学评估应包括后足的侧位片、足的正（AP）位片、Harris 轴位片和踝关节系列片。
  - 侧位片
    - Böhler（跟骨结节角）由跟骨前突最高

点到后关节面最高点的直线和从后关节面到跟骨结节上缘的切线组成。这个角度通常在 20°～40°；这个角度的下降表明负重的跟骨后关节面已经塌陷，从而使身体的重量前移（图 39.1）。

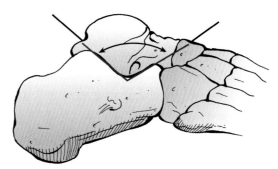

图 39.2　Gissane 角（From Taylor MA，Lawendy AR，Sanders DW. Calcaneus fractures. In：Tornetta PⅢ，Ricci WM，Ostrum RF，et al，eds. Rockwood and Green's Fractures in Adults. Vol 2.9th ed. Philadelphia：Wolters Kluwer；2020：2930-2966.）

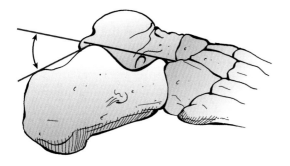

图 39.1　Böhler 角（From Taylor MA，Lawendy AR，Sanders DW. Calcaneus fractures. In：Tornetta PⅢ，Ricci WM，Ostrum RF，et al.，eds. Rockwood and Green's Fractures in Adults. Vol 2.9th ed. Philadelphia：Wolters Kluwer；2020：2930-2966.）

- Gissane（关键）角（跟骨交叉角）是由两个向外侧延伸的坚固皮质柱形成的，一个沿着后关节面的外侧缘，另一个向前延伸到跟骨前突的尖部。这两个柱成一个钝角，通常在 105°～135°，直接在距骨外侧突下方可见；这个角度的增加表明后关节面塌陷（图 39.2）。
- 足的前后位片：这可能显示延伸到跟骰关节的骨折线。
- Harris 轴位片
  - 足背屈位时，光束向头侧倾斜 45°角投照。
  - 它可以显示关节面及跟骨高度的丢失、宽度增加和结节部骨折块的成角、通常是内翻（图 39.3）。
- Broden 位片已被计算机断层扫描（CT）所取代。用于术中评估复位情况。患者仰卧位，将 X 光暗盒放置在小腿和踝关节下方摄片获得。足自然屈曲，小腿内旋 15°～20°（踝穴位）。然后，将 X 射线束集中于外

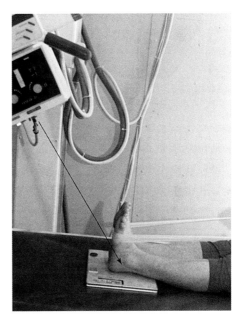

图 39.3　X 线片摄影技术以获得 Harris 轴位或跟骨的 X 线片。踝关节最大背屈是为了获得最佳的投影

踝上方的中心位置，并将光束向患者头部倾斜 40°、30°、20° 和 10°，拍四张 X 线片。

- 从后向前移动拍摄的这些影像显示了后关节面；10° 位片显示了关节面的后部，40° 位片显示了前部。
- 计算机断层扫描

- 在轴位、30°半冠状位和矢状位上获得CT图像。
- 为了进行充分的分析,需要3～5mm的薄层扫描。
- 冠状位CT提供有距后关节的关节面、载距突、足后跟的整体形态及腓骨肌腱和蹈长屈肌腱的位置关系(图39.4)。

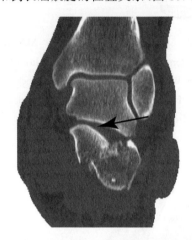

图39.4　显示后关节面受累的CT扫描

- 轴位显示了跟骰关节、后关节面的前下部和载距突的改变情况。
- 矢状位重建视图提供了有关后关节面、跟骨结节和前突的情况。

七、分型

(一)关节外骨折

- 不累及后关节面,占跟骨骨折的25%～30%。
- 前突骨折:可能是由于强力地跖屈和内翻,使分歧韧带和骨间韧带收紧而导致的撕脱骨折;或者发生在前足外展时跟骰关节压缩。常与踝关节外侧扭伤混淆,在侧位或斜位片上可发现。
- 内侧突骨折:这类垂直剪切骨折是由于外翻时足跟受力所致;可在轴位片上发现。
- 载距突骨折:发生在足跟受力的同时伴有极度的足内翻。常与踝关节内侧扭伤混

淆,在轴位片上可见。
- 不涉及距下关节的体部骨折:这些是由轴向负荷引起的。伴随着Böhler角的减小,可以出现体部明显的粉碎,增宽和高度的丢失,但没有累及后方关节面。
- 结节骨折:这是由于跟腱撕脱所致,尤其是在糖尿病患者或骨质疏松妇女中,或罕见的,由直接外伤所致;可在侧位片上发现。

(二)关节内骨折

1.Essex-Lopresti分型(图39.5)。

(1)原始骨折线
- 距骨后外侧缘通过后关节面将跟骨斜行劈裂。骨折线从关键角的前外侧或远至跟骰关节穿出。在后方,骨折线从足底内侧移向背外侧,产生两个主要的骨折块:载距突(前内侧)骨折块和结节(后外侧)骨折块。
- 前内侧骨块很少呈粉碎性,通过三角韧带和距跟骨间韧带附着在距骨上。
- 后外侧骨块常向上外侧移位,表现为不同程度的粉碎性骨折,导致距后关节不匹配,足跟短缩和增宽。

(2)继发性骨折线
- 随着压缩暴力的持续,会导致额外的粉碎性骨折,产生一个游离的后关节面侧方骨块、与跟骨结节骨块分离。
- 舌型骨折:继发性骨折线出现在关节面的下方,向后延伸至跟骨结节穿出。
- 关节面塌陷性骨折:继发性骨折线经跟骨体恰在后关节面后方穿出。
- 轴向暴力持续作用导致载距突骨折块向内侧移位,足跟短缩变宽。当这种情况发生时,结节骨折块将旋转呈内翻位。距骨的后外侧面将迫使一片来自后关节面骨块外侧的游离骨块向下嵌入结节骨折块,并使其旋转90°。这会导致外侧壁爆裂,其可向前延伸至跟骰关节。随着距骨外侧缘进一步下沉,关节面会变得更加粉碎。

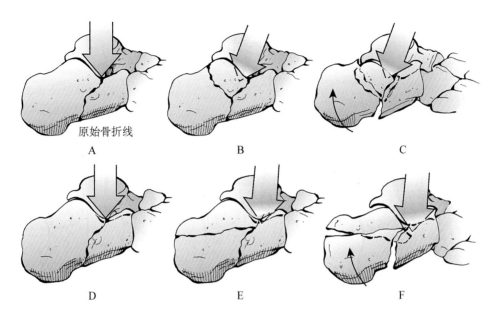

图 39.5　**Essex-Lopresti 的损伤机制。**（A-C)距骨遭受暴力（A)。导致原始骨折线形成,累及后关节面（B)。导致关节骨折片塌陷(C)。(D-F)距骨轴向负荷再次形成原始骨折线(D)。后方出现继发骨折线(E)。跟腱的牵引使结节部移位(F)（From Taylor MA,Lawendy AR,Sanders DW. Calcaneus fractures. In:Tornetta P Ⅲ,Ricci WM,Ostrum RF,et al.,eds. Rockwood and Green's Fractures in Adults. Vol 2.9th ed. Philadelphia:Wolters Kluwer;2020:2930-2966.）

2. Sanders 分型(图 39.6)

- 这是基于 CT 扫描的分型。
- 这种分型基于关节内骨折线的数量和位置;它是基于冠状面图像、显示距骨后关节面最宽处。
- 跟骨后关节面分为三条骨折线(A、B、C,对应于冠状面图像上的外、中、内侧骨折线)。
- 因此,总共可以有四个潜在的部分:外侧、中央、内侧、载距突。
    - Ⅰ 型:所有非移位骨折,不论骨折线的数目。
    - Ⅱ 型:后关节面的两部分骨折;根据主要骨折线的位置分为 ⅡA、ⅡB、ⅡC 亚型。
    - Ⅲ 型:三部分骨折,中央骨块塌陷;ⅢAB、ⅢAC、ⅢBC 亚型。
    - Ⅳ 型:关节面的四部分骨折;严重粉碎骨折。

(三)跟骨骨折骨科创伤协会分类

参见 https://ota. org/research/fracture-and-dislocation-compendium 上的骨折和脱位分类概要。

八、治疗

- 尽管经过充分的复位和治疗后,跟骨骨折仍可导致严重的伤残,预后不同,功能丧失程度也不同,并伴有慢性疼痛。治疗方法仍有争议。最近的证据阐明了与改善预后相关的几个因素。

(一)非手术治疗

- 适应证
    - 无移位或移位不明显的关节外骨折。
    - 无移位的关节内骨折。
    - 跟骰关节受累<25%的前突骨折。

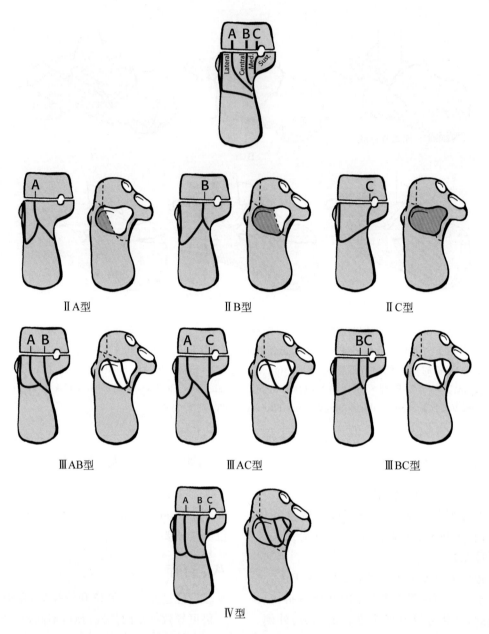

图 39.6　Sanders 跟骨骨折的计算机断层扫描分型[Adapted with permission from Sanders R. Intra-articular fractures of the calcaneus:present state of the art. J Orthop Trauma. 1992;6(2):254-265.]

- 严重的外周血管疾病或胰岛素依赖型糖尿病患者的骨折。
- 合并其他手术禁忌证。
- 伴有水疱和大范围长期水肿、大面积开放性伤口或危及生命的损伤骨折。
- 最初治疗是用一个松软的 Jones 敷料(弹力绷带)固定。
- 非手术治疗包括:在等待最初的骨折血肿消散期间,使用一个支撑性夹板固定,然后更换为一个锁定在屈曲中立位中的预制骨折靴以防止马蹄形挛缩,同时穿弹力袜以减轻水肿。

- 应早期开始距下关节和踝关节的活动练习,禁止负重 10~12 周,直到影像学提示骨折愈合。

(二)手术治疗

- 适应证
  - 关节内移位骨折累及后关节面。
  - 跟骰关节受累＞25％的前突骨折。
  - 移位的跟骨结节骨折,伴或不伴皮肤损伤。
  - 跟骨骨折合并脱位。
  - 开放性跟骨骨折。
- 手术时机
  - 手术应在受伤后 3 周内进行,在骨折初期愈合之前。
  - 除非足部和踝关节的肿胀已经完全消退,出现皮纹时,否则不应尝试手术。
- 入路
  - 基于跟骨外侧动脉血供的外侧"L"形切口。
  - 跗骨窦入路从腓骨尖向第四跖底部切开 3~4cm,并在下方保护腓肠神经和肌腱。在有限的对比研究中,它能充分显露后关节面,降低伤口并发症,与扩大"L"形切口的功能预后相同。

(三)特殊类型骨折

1. 关节外骨折

- 前突骨折(图 39.7)
  - 在 CT 扫描评估中,跟骰关节受累＞25％的骨折需要手术治疗。
  - 最终固定需要小型的或微型螺钉。
  - 患者可以穿着硬底鞋行走,但术后 10~12 周不建议穿普通鞋。
- 跟骨结节(撕脱)骨折
  - 这类骨折是由于腓肠肌-比目鱼肌复合体的剧烈牵拉造成的,如由于低能量的绊倒和跌倒而导致的强力背屈,从而产

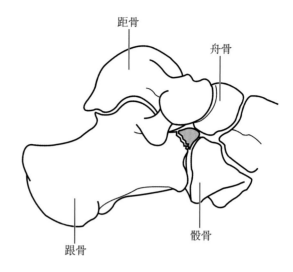

图 39.7　前突骨折侧位示意图

生大小不等的撕脱骨块。
- 手术适应证
  - 移位的结节骨块压迫后方皮肤有坏死的危险。
  - 后部的跟骨非常突出,影响穿鞋。
  - 腓肠肌-比目鱼肌复合体功能不全。
  - 撕脱骨块累及关节面。
- 手术治疗包括使用拉力螺钉固定,可以同时用环扎线固定。
- 跟骨体骨折
  - 真正的跟骨关节外骨折,不累及距下关节,可能占所有跟骨骨折的 20％。
  - 轻度移位骨折(＜1cm)以早期非负重活动的方式治疗 10~12 周。
  - 如果有明显的移位导致内翻或外翻畸形、外侧撞击、足跟高度丢失或跟骨结节移位,则需要切开复位内固定术。
- 内侧突骨折
  - 罕见,通常无明显移位。
  - 骨折在轴位或冠状位 CT 扫描上可以清楚显示。
  - 无移位骨折可采用短腿负重石膏固定治疗,直到骨折在 8~10 周愈合。
  - 当骨折移位时,可考虑闭合复位。

2. 关节内骨折

- 加拿大骨科创伤学会对移位的跟骨关节内骨折的手术治疗与非手术治疗进行了比较,结果如下。
  - 预后较好。
  - 女性。
  - 年轻人。
  - 从事轻体力劳动工作的患者。
  - 不领取工伤补偿金的患者。
  - 初始 Böhler 角较大(初始损伤较轻)的患者。
  - 术后 CT 提示解剖复位。
- 接受非手术治疗的骨折患者因创伤性关节炎需要行距下关节融合术的风险是手术患者的 5.5 倍。
- 手术目的
  - 恢复距下关节的匹配。
  - 恢复 Böhler 角。
  - 恢复跟骨正常宽度和高度。
  - 维持正常跟骰关节。
  - 纠正跟骨内翻畸形。
- 腓肠神经的近段和远端都有损伤风险。

- 后关节面复位后,用拉力螺钉将其固定到载距突。复位跟骰关节和外侧壁。足跟的长度随着内翻纠正而恢复。薄钢板放置于外侧,起支撑作用。骨缺损不需要填充植骨,但可能影响早期负重。
- 经报道,使用经皮复位(Essex-Lopresti 手法)和拉力螺钉固定(图 39.8)治疗舌型骨折,已取得了良好的效果。
- 已报道,单纯距下关节融合或三关节融合术在经选择的高能量损伤的患者(4 型)中有良好的疗效。
- 术后治疗
  - 督导下的早期距下关节的功能练习。
  - 禁止负重 8~12 周。
  - 3 个月后完全负重。

九、并发症

- 伤口开裂/坏死:最常见于切口拐角处。需要细致的软组织技术和尽量减少闭合过程中的皮肤损伤来避免切口裂开的发生。如有必要,可用湿性至干性敷料换药、植皮或肌瓣移植的方法治疗。
- 跟骨骨髓炎:伴随更复杂的损伤,糖尿病。

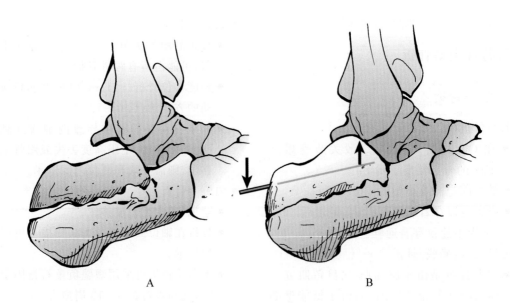

A   B

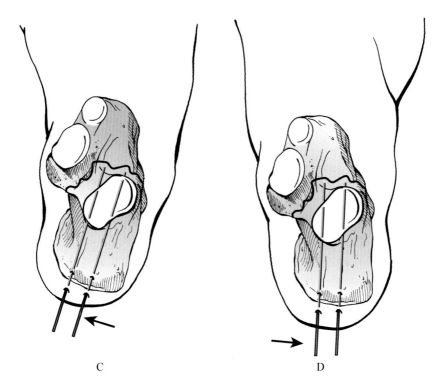

C　　　　　　　　　　　　　　D

图 39.8　**由 Tornetta 改良的 Essex-Lopresti 技术。**如果导针定位满意,将其替换为 6.5~8.0 mm 空心松质骨拉力螺钉(From Taylor MA, Lawendy AR, Sanders DW. Calcaneus fractures. In: Tornetta P Ⅲ, Ricci WM, Ostrum RF, et al, eds. Rockwood and Green's Fractures in Adults. Vol 2. 9th ed. Philadelphia: Wolters Kluwer; 2020: 2930-2966.)

- 创伤性关节炎(距下关节或跟骰关节):表明除了骨折移位和粉碎性骨折外,还有关节面的损伤;因此,即使在解剖复位的情况下也可能发生;可以通过关节腔内注射药物或矫形器治疗,或者最终需要距下关节融合或三关节融合术。
- 足跟宽度增加:它可能会导致腓骨肌腱或腓骨头的外侧撞击。残余外侧宽度的增加加重了这种情况,可以通过外侧壁切除或内固定物取出来治疗。
- 距下活动度丧失:这在关节内骨折的手术

和非手术治疗中都很常见。
- 腓骨肌腱炎:这通常是在非手术治疗后,由外侧壁撞击引起。
- 腓肠神经损伤:在使用侧方入路的手术病例中,腓肠神经损伤发生率可多达 15%。
- 慢性疼痛:尽管对跟骨骨折进行了非手术或手术治疗,但许多患者的慢性足跟疼痛会使人虚弱;许多人无法重返有报酬的工作岗位。
- 复合性区域疼痛综合征:这可能发生在手术或非手术治疗患者中。

第40章 距骨骨折

一、流行病学

- 在所有跗骨骨折中第二常见。
- 距骨骨折的发生率占所有骨折的 0.1%～0.85%，占足部损伤的 5%～7%。
- 14%～26% 的距骨颈骨折伴有内踝骨折。
- 距骨外侧突骨折多见于滑雪板损伤，占所有踝关节损伤的 15%。
- 距骨头骨折很少见，占距骨骨折总数的 3%～5%。

二、解剖学

- 距骨体上方覆盖着关节面，通过关节面可以传递人的体重。前面比后面宽，这赋予了踝关节内在的稳定性（图 40.1）。
- 关节软骨向跖侧延伸，在内侧和外侧分别与内踝和外踝构成关节。距骨体的下面与跟骨后关节面构成关节。
- 距骨颈部因韧带附着和滋养孔而表面粗糙。它向内侧倾斜 15°～25°，是最容易发生骨折处。
- 距骨头前方有连续的关节面与舟骨相关节、下方有弹簧韧带（跟舟足底韧带）、后下方有载距突和内侧有三角肌韧带。
- 有两个骨性突起。外侧突呈楔形，在内下方和外上方分别与跟骨后关节面和外踝侧面构成关节。后突，由一个供跨长屈肌肌腱走行的凹槽，分为内侧结节和外侧结节。
- 正常人群中有 50% 存在距后三角骨。它起源于距骨后突外侧结节后面，是一个单独的骨化中心。
- 距骨 60% 被关节软骨覆盖。没有肌肉起始，或止于距骨。血供依赖于附着于距骨的筋膜组织，因此关节囊破裂可能导致骨坏死。

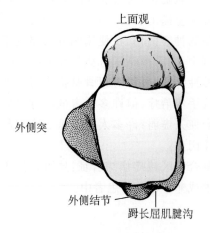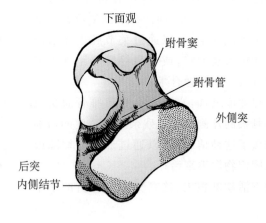

图 40.1　距骨的上、下面观（点状部分显示后突和外侧突）（From Sanders DW. Fractures and dislocations of the talus. In：Court-Brown CM，Keckman JD，McQueen MM，et al，eds. Rockwood and Green's Fractures in Adults. Vol 2. 8th ed. Philadelphia：Wolters Kluwer；2015：2593-2838. ）

- 距骨的血管供应包括：
  - 跗骨窦动脉（腓动脉和足背动脉）。
  - 跗骨管动脉（胫后动脉）。
  - 三角支动脉（胫后动脉），供应距骨体内侧。
  - 关节囊和韧带内在血管及骨内血管吻合。

三、损伤机制

- 最常见于机动车事故或从高处坠落造成的踝关节过度背伸性损伤。距骨颈在撞击胫骨前缘时骨折。
- "飞行员距骨骨折"：这个历史术语是指飞机坠毁时，方向舵杆撞击足底，导致的距骨颈骨折。

四、临床评估

- 患者通常表现为足/踝关节疼痛。
- 活动足和踝关节时疼痛，并可能引起骨擦音。
- 后足出现弥漫性肿胀，距骨和距下关节触痛。
- 距骨颈和体部骨折常合并其他部位的足与踝关节骨折。

五、影像学表现

- 应拍摄踝关节的正位（AP）、踝穴位和侧位 X 线片，以及足部的正位、侧位和斜位片
- Canale 位：这提供了距骨颈的最佳成像。在踝关节处于极度跖屈时，将足置于暗盒上，旋前 15°；放射束，与垂直面呈 15°，直接照向距骨头（图 40.2）。该位置摄片有助于创伤后畸形的评估，在急诊创伤时很难拍摄。
- 计算机断层扫描（CT）有助于进一步了解骨折形态和移位情况，并评估关节受累程度。
- 锝骨扫描或磁共振成像（MRI）可能有助于评估隐匿性距骨骨折。

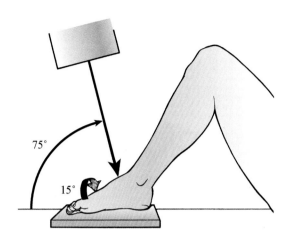

图 40.2　足部 Canale 和 Kelly 位片。显示了用于 X 光评估的足的正确位置（From Sanders RW，Ketz JP. Fractures and dislocations of the talus. In：Tornetta P Ⅲ，Ricci WM，Ostrum RF，et al.，eds. Rockwood and Green's Fractures in Adults. Vol 2. 9th ed. Philadelphia：Wolters Kluwer；2020：2877-2929.）

六、分型

1. 根据解剖部位

- 外侧突骨折。
- 后突骨折。
- 距骨头骨折。
- 距骨体骨折。
- 距骨颈骨折。

2. 距骨颈骨折的 Hawkins 分型（图 40.3）

- Ⅰ类：无移位骨折。
- Ⅱ型：骨折合并距下关节半脱位或脱位。
- Ⅲ型：骨折合并距下关节和踝关节脱位。
- Ⅳ型：（Canale 和 Kelly）：Ⅲ型合并距舟关节半脱位或脱位。

3. 骨科创伤协会距骨骨折分类

见 https://ota. org/research/fracture-and-dislocation-compendium 上的骨折和脱位分类概要。

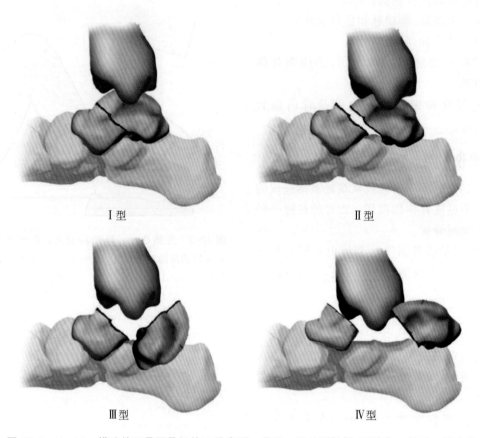

Ⅰ型

Ⅱ型

Ⅲ型

Ⅳ型

图 40.3 Hawkins 描述的距骨颈骨折的三种类型。Ⅰ型．距骨颈骨折，无移位。Ⅱ型．移位的距骨颈骨折伴距下关节半脱位。Ⅲ型．移位的距骨颈骨折伴踝关节和距下关节脱位。Ⅳ型．距骨颈骨折伴踝关节、距下关节及距舟关节脱位（From Stewart DS Ⅱ，McGarvey WC. Injuries of the foot. In：Brinker MR，ed. Review of Orthopaedic Trauma. 2nd ed. Philadelphia：Lippincott Williams & Wilkins；2013：187-209.）

七、治疗

（一）距骨颈部和体部骨折

- 它们代表一个连续的整体，治疗策略相同。

1. 无移位骨折（Hawkins Ⅰ型）

- 在平片上显示无移位的骨折，在 CT 扫描上可能发现未显示的粉碎性骨折或关节面塌陷。必须是真正的无移位骨折且没有证据表明距下关节不匹配，才能被视为Ⅰ型骨折。

- 治疗包括使用短腿石膏或骨折治疗靴固定 8～12 周。在骨折愈合的临床和影像学证据出现之前，患者应保持 6 周内不负重。

2. 移位骨折（Hawkins Ⅱ型至Ⅳ型）

- 应立即进行闭合复位（跖屈），早期切开复位内固定（ORIF）适用于所有开放性或不可复位的骨折（图 40.4）。

- 如果获得解剖复位并经 CT 扫描证实，患者可使用短腿夹板固定，暂缓骨折内固定手术。

- 手术入路

- 前内侧入路:该入路可从有限的关节囊切开术,延伸到通过内踝截骨术进行广泛显露(随着骨折线向体部延伸)。在胫骨前肌腱的内侧显露距骨。该入路可以充分显露距骨颈和体部。必须注意保护大隐静脉和隐神经,更重要的是保护三角动脉。

- 后外侧入路:该入路可显露后突和距骨体。在腓骨短肌和姆长屈肌之间进行分离。必须保护腓肠神经。通常需要将姆长屈肌从后突的腱沟中移出,以便显露。

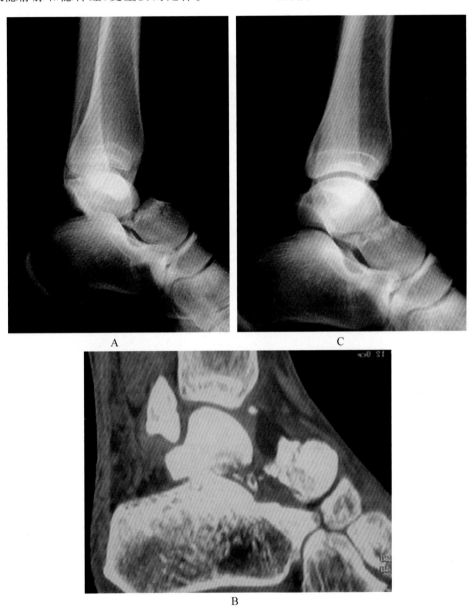

A

C

B

图 40.4　**移位的 Hawkins Ⅱ 型距骨颈骨折。**影像照片上的初始损伤(A)(注意距下关节不协调)和计算机断层扫描(B)。闭合复位后的影像照片(C)

- 前外侧入路：该入路可以看到跗骨窦、距骨颈外侧和距下关节。经此入路可造成跗骨窦动脉的副损伤。
- 联合前内侧-前外侧入路：这通常用于最大限度地显露距骨颈部。
- 内固定：可以用两枚加压螺钉或无头螺钉，垂直骨折线置入，固定骨块。螺钉可以顺行或逆行置入。在尸体模型中，从后到前方向的螺钉在生物力学上更强，但临床上更难以放置。逆行螺钉置入需要使用无头螺钉或埋入距骨关节面下的螺钉。
- 严重粉碎和骨缺损的部位应植骨。
- 最近，在严重粉碎性骨折的病例中，为了避免颈部缩短，在侧面使用了微型钢板（图40.5）。

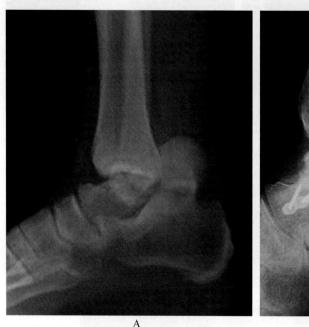
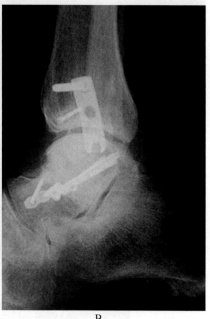

图40.5　A. Hawkins Ⅲ型距骨颈骨折原始损伤。B. 距骨和内踝骨折切开复位内固定术后。注意距骨头的密度

- 使用钛螺钉可以使 MRI 更好地显示后续骨坏死的情况。
- 术后应使用短腿石膏或可拆卸的骨折靴固定 8～12 周，且应保持不负重。
- Hawkins 征：距骨 6～8 周时软骨下骨质减少（见踝穴位 X 线片），提示距骨存活。然而，这个征象的存在并不排除骨坏死的可能性；未出现该征象也不能诊断骨坏死。
- 开放性骨折：占距骨骨折的 15％～25％，并提示这些骨折的发生为高能量损伤。
- 充分的冲洗和细致的清创是预防感染性并发症的必要措施。已报道的开放性距骨骨折的感染率为 35％～40％。距骨"被压出"是一种极端的情况。文献报道，其复位后的预后一般。

（二）距骨体骨折

- 分型
  - 距骨体骨折分为剪切型和挤压型两类。（图 40.6）。
- 治疗
  - 无移位或移位不明显的行非手术治疗。
  - 移位骨折行切开复位内固定治疗（可能需要内踝截骨术）。

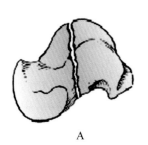 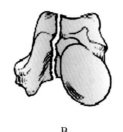 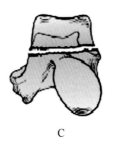 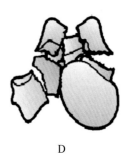

A   B   C   D

图 40.6　**距骨体骨折**。A,B. 剪切型损伤 I 型。C. 剪切型损伤 II 型。D. 挤压型损伤

（三）外侧突骨折

- 这些是距下关节或踝关节的关节内骨折，最常发生在足背伸和内翻时。随着滑雪运动的流行，发病率也在增加。
- 外侧突骨折常在患者初次就诊时被忽略。骨折被误诊为严重的踝关节扭伤。
- 由于外侧突骨折难以诊断和了解骨折的范围，因此 CT 扫描往往是充分了解损伤程度的必要手段。
- 骨折移位＜2mm：患者应进行 6 周的短腿石膏或骨折治疗靴固定，并至少 4 周内不负重。
- 骨折移位超过 2mm：通过外侧入路使用拉力螺钉或钢针来进行切开复位内固定术。
- 粉碎性骨折：切除不可重建的碎骨块。

（四）后突骨折

- 累及关节面的后方 25％ 面积的骨折，包括内侧和外侧结节。骨折可能发生在严重的踝关节内翻损伤中，通过距腓后韧带使外侧结节撕脱骨折，或通过强力地极度跖屈和直接压迫导致损伤。
- 距骨后突骨折的诊断比较困难，部分原因与距后三角骨的存在有关。
- 无移位或移位不明显：患者应进行 6 周的短腿石膏固定，至少 4 周不负重。
- 移位：如果骨折块较大，建议行切开复位内固定术；如果骨折块较小，建议行一期切除；可采用后外侧入路。

（五）距骨头骨折

- 这类骨折是距骨沿前足纵轴的跖屈并承受轴向挤压暴力造成的。粉碎性骨折多见；还必须考虑到舟骨和距舟关节的损伤。
- 无移位骨折：应使用一个短腿塑型石膏以保持纵弓，并部分负重 6 周。在鞋中使用足弓支架来维持固定距舟关节 3～6 个月。
- 移位骨折：有切开复位内固定的指征。术前通过前内侧入路切除小碎片。关节内骨折需要无头螺钉或埋入式内植物。

八、并发症

- 感染：是不可避免的，因为需要通过受损的软组织进行手术。
- 骨坏死：骨坏死率与初始骨折移位有关。
  - Hawkins I 型：0％～50％。
  - Hawkins II 型：20％～50％。
  - Hawkins III 型：50％～100％。
  - Hawkins IV 型：高达 100％。
- 创伤性关节炎：40％～90％的病例出现这种并发症，通常与骨折后引起的关节不匹配或软骨损伤有关。这在踝关节或距下关节都很明显。距下关节、踝关节或两个关节的关节炎发生率分别为 50％、30％ 和 25％。
- 延迟愈合与骨不连：延迟愈合（＞6 个月）发生在多达 15％ 的病例中。它可以通过重新固定并植骨或放置某种类型的骨诱导材料来治疗。

- 畸形愈合:通常呈内翻足(距骨颈骨折后),这与骨折初始复位时合并背内侧粉碎骨折有关。畸形愈合导致距下关节僵硬及足部外侧过度负重;畸形愈合常常伴有疼痛。
- 皮肤坏死:这可能是继发于长时间的脱位、表面的软组织压力性坏死。严重时,可导致压力性糜烂,损害软组织的完整性,并引起感染。
- 跗长屈肌腱嵌顿:这会阻止充分的闭合复位,并需要切开复位内固定术。
- 足部筋膜室综合征:罕见。然而,当足趾被动伸直疼痛时,尤其是在患者症状与损伤明显不成比例的情况下,医师必须怀疑,可能进展为或已经出现足部筋膜室综合征。急诊筋膜切开术仍有争议。一些作者认为,足部筋膜室综合征的后遗症(爪形趾)比释放足部所有筋膜室压力所需的筋膜切开术造成的损伤要轻一些。

1. 距下关节脱位

- 距下关节脱位,也称为距骨周围脱位,是指在距骨远端的距跟关节和距舟关节同时脱位。
  - 最常见于年轻男性。
  - 足内翻导致内侧距下关节脱位,而外翻导致外侧距下关节脱位。
    - 高达 85% 的脱位位于内侧。
    - 与内侧距下关节脱位相比,外侧距下关节脱位常伴有更高能量的损伤和更差的远期预后。
  - 所有的距下关节脱位都需要轻柔并及时的复位。
  - 复位包括充分的镇痛,膝关节屈曲同时纵向牵引足部。往往必须先加重畸形以"解锁"跟骨。一旦跟骨解锁,便可以施加纠正畸形的手法。复位时通常伴随着令人满意的碰击声。
  - 在大多数情况下,距下关节脱位经闭合

复位后是稳定的。
- 闭合复位后 CT 扫描有助于确定是否存在相关骨折,并发现可疑的距跟关节半脱位。
- 会发生各种骨和软组织结构的嵌顿,导致闭合复位受阻。当内侧脱位时,距骨头可能被距舟关节囊、伸肌支持带或伸肌腱或趾短伸肌所卡住。当外侧脱位时,被夹住的胫骨后肌腱会形成坚固的障碍而需要切开复位。
- 必要时,切开复位通常通过前内侧的纵向切口进行内侧脱位手术,通过载距突入路进行外侧脱位手术。
- 在短期的制动后,开始进行物理治疗恢复距下关节和中跗关节的活动。

2. 距骨完全脱位

- 距骨完全脱位是一种罕见的损伤,是引起距下关节脱位的暴力进一步的扩散。
  - 大多数损伤为开放性的(挤压)(图 40.7)。

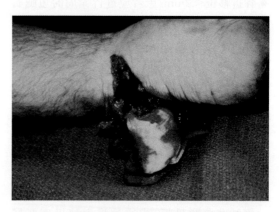

图 40.7 一名 40 岁男性,在摩托车事故中,距骨外露(Courtesy of Toni McLaurin, MD.)

- 初期治疗是针对软组织的治疗。
- 一般情况下,距骨完全脱位建议切开复位。
- 术后可能并发感染、骨坏死和创伤性关节炎。

第41章　中足和前足骨折

一、中跗（Chopart）关节

（一）流行病学

- 中足受伤相对较少。
- 中足骨折的年发病率为每年每 10 万人 3.6 例。
- 骨折最常见的是骰骨（50％），其次是足舟骨（44％）和楔骨（6％）。
- 男女比例为 1:1.2。

（二）解剖学

- 中足是足部在 Chopart 关节线远端和 Lisfranc 关节线近端的区域（图 41.1）。
- 中足包括五块跗骨：舟骨、骰骨、内侧楔骨、中间楔骨和外侧楔骨。

- 中跗关节由跟骰关节和距舟关节组成，它们在足部内翻和外翻时与距下关节协同工作。
- 骰骨起着连接三个舟楔关节的作用，只允许微动。
- 韧带包括跟舟足底（弹簧）韧带、分歧韧带、距舟背侧韧带、跟骰背侧韧带、骰舟背侧韧带和足底长韧带（图 41.2）。

（三）损伤机制

- 高能量损伤：这是最常见的，是由于在机动车事故中的直接撞击或轴向暴力和扭转暴力混合造成的，如在从高处跌落或跳下时的撞击。
- 低能量损伤：运动或舞蹈活动中扭伤导致的。

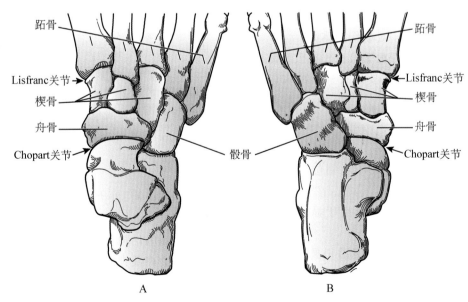

距骨　Lisfranc关节　楔骨　舟骨　Chopart关节　骰骨　距骨　Lisfranc关节　楔骨　舟骨　Chopart关节

A　B

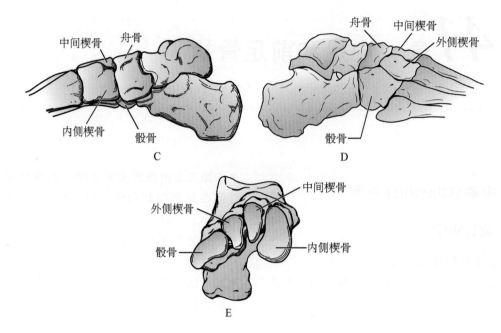

图 41.1 **中足的骨骼解剖**。A. 背面观。B. 底面观。C. 内侧观。D. 外侧观。E. 冠状图

(四)临床评估

- 临床表现多种多样,从跛行伴有中足背侧肿胀和压痛,到不能行走伴有明显的疼痛、严重肿胀、瘀斑和各种畸形。
- 应力检查手法包括前足外展、内收、屈曲和伸展,并重现患者主诉的疼痛和不稳定。
- 足底瘀斑通常是中足损伤的体征。
- 应进行仔细的神经血管检查。在极度疼痛和肿胀的情况下,需要进行连续检查以评估足筋膜室综合征的可能性。

(五)影像学评估

- 应拍摄足部的正位(AP)、侧位和斜位 X 线片。
- 应力位或负重 X 线片有助于显示隐匿的损伤。
- 计算机断层扫描(CT)有助于显示伴有关节处粉碎骨折的骨折脱位损伤。

- 磁共振成像(MRI)用于评估韧带损伤和(或)更隐匿的损伤。

(六)分型

1. 内侧应力损伤

- 中足在相对于后足内收时发生内翻损伤。
- 距骨或舟骨背侧缘及跟骨或骰骨外侧缘的片状骨折,提示扭伤。
- 更严重的损伤中,中足可能完全脱位,或者存在孤立的距舟关节脱位。内侧旋转轴脱位是指距舟关节脱位、距下关节半脱位、跟骰关节完整。

2. 纵向应力损伤

- 足在跖屈位时,暴力通过跖骨头沿着跖骨干向近端传递,最终导致跖骨和距骨之间的中足压缩性损伤。
- 纵向暴力在楔骨间传递并且导致典型的舟骨垂直骨折。

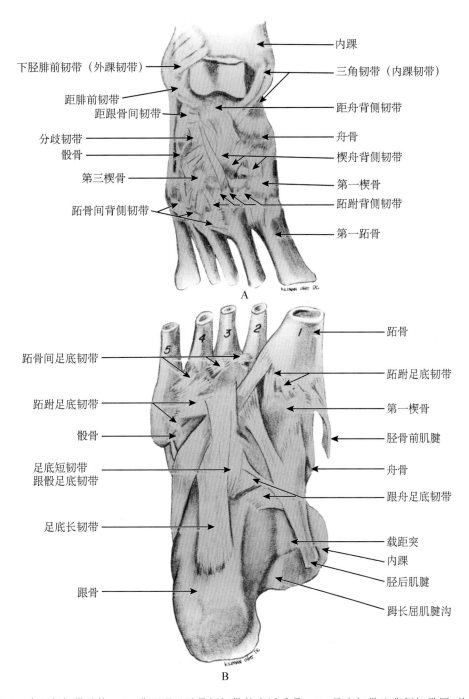

图 41.2　中足部韧带结构。 A. 背面观显示骨间韧带的广泛重叠。B. 足底韧带比背侧韧带厚，并被胫骨前肌腱、胫后肌腱和腓骨长肌腱动态加强。注意胫后肌腱在中足骨上广泛附着（From Schildhauer TA，Hoffmann MF. Fractures and dislocations of the midfoot and forefoot. In：Tornetta P Ⅲ，Ricci WM，Ostrum RF，et al.，eds. Rockwood and Green's Fractures in Adults. Vol 2. 9th ed. Philadelphia：Wolters Kluwer；2020：2967.）

3. 外侧应力损伤

- "胡桃夹骨折"：这是前足被驱向外侧时，骰骨受到跟骨与第四和第五跖骨基底部之间挤压而产生的特征性骨折。
- 最常见的是舟骨撕脱性骨折，伴有骰骨的粉碎性压缩骨折。
- 在更严重的创伤中，距舟关节向外侧半脱位，由于跟骰关节粉碎导致足的外侧柱塌陷。

4. 足底应力损伤

- 施加足底区域的暴力导致跗中区域的扭伤，伴有舟骨、距骨或跟骨前突的背侧缘撕脱骨折。

（七）治疗

- 非手术治疗
  - 扭伤：使用软性敷料并保护性负重 4～6周；预后良好。对于严重的扭伤，可以固定中足。
  - 无移位骨折可采用短腿石膏或骨折支具治疗，初始 6 周避免负重。
- 手术治疗
  - 高能量损伤导致移位性骨折通常需要切开复位内固定（ORIF；如使用克氏针或螺钉）和（或）外固定架。
  - 预后是不确定的，取决于关节不匹配的程度。
  - 在修复外侧应力损伤后，需要对骰骨进行骨移植。
  - 严重挤压伤伴广泛的粉碎性骨折，需要关节融合术来恢复足部纵弓。

（八）并发症

- 创伤性骨关节炎是由于残留的关节不匹配或创伤时发生的软骨损伤引起。如果症状严重、影响生活，需要关节融合术来充分缓解症状。

二、足舟骨

（一）流行病学

- 舟骨的孤立性骨折很少见，只有在排除了合并的跗中关节复合体损伤后，才能诊断。

（二）解剖学

- 舟骨是足部内侧纵弓的基石。
- 它的背侧面和内侧面比其跖侧面和外侧面更宽。
- 其内侧突起部分被称为舟骨结节、其内下面上有胫后肌腱附着点。
- 在 4%～12% 的患者中存在副舟骨，不应与急性骨折相混淆。
- 在近端，关节面是凹陷的且与距骨构成关节。该关节具有明显的运动弧，将距下关节的运动传递到前足。这是前足内翻和外翻的起始位置。
- 舟骨的远端关节面具有三个独立的宽的方形面，分别与三块楔骨中的一块构成关节。这些关节属于微动关节；它们的主要功能是消散应力负荷。
- 在外侧，舟骨借助于不同形状的关节面，与骰骨的背内侧面构成关节。
- 其足底和背侧的增厚韧带支撑舟楔关节。弹簧韧带和表浅的三角韧带为距舟关节的跖侧面和内侧面提供强有力的支撑。
- 观察舟骨时要注意的解剖变异，包括结节的形状和副舟骨（胫籽骨）的存在。它们出现的概率高达 15%，其中 70%～90% 的患者两侧同时出现。

（三）损伤机制

- 直接暴力虽然不常见，但可导致周围组织的撕脱伤或足底背侧挤压伤。
- 更常见的情况是，轴向载荷的间接暴力直接沿着足的长轴或斜行导致舟骨损伤。
- 损伤源自高处跌落或机动车事故。应力性骨折发生在跑步和跳高运动员中,有高弓足或跟舟骨桥的患者发生应力性骨折的风险更高。

(四)临床评估

● 通常表现为足部疼痛、背内侧肿胀和压痛。
● 体格检查应包括同侧的踝关节和足部,仔细触诊所有骨性结构以排除相关损伤。

(五)影像学评估

● 应拍摄正位、侧位、内斜位和外斜位 X 线片,以确定舟骨的损伤程度及检查合并损伤。

● 如果可能的话,最初摄片应该是负重位的,以检查韧带的不稳定。
● 中足的内斜位和外斜位 X 线片将有助于显示舟骨的外侧面和内侧结节。
● CT 检查可以更好地观察骨折。
● 如果平片上表现不明显怀疑骨折,可以进行 MRI 检查或锝扫描。

(六)分型

● 舟骨骨折最常用的分类包括三种基本类型和舟骨体部骨折的亚分型(Sangeorzan 分型)(图 41.3)。

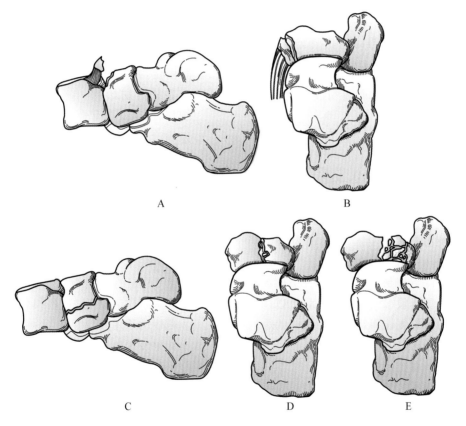

图 41.3　**目前流行的舟骨骨折分型由三种基本类型组成和 Sangeorzan 建议的舟骨体部骨折亚分型。** A. 撕脱型骨折可涉及距舟韧带或舟楔韧带。B. 结节骨折通常是牵拉性损伤,胫后肌腱止点破坏而没有关节面破坏。C. Ⅰ型舟骨体骨折将舟骨分成背侧和跖侧两块。D. Ⅱ型舟骨体骨折分割成内侧和外侧两块。骨折的位置通常在两个舟楔关节间线中的任一个上。应力性骨折通常包括在该分型中。E. Ⅲ型骨折的特征在于骨折块粉碎和内侧端与外侧端明显的移位(From Schildhauer TA, Hoffmann MF. Fractures and dislocations of the midfoot and forefoot. In: Tornetta P Ⅲ, Ricci WM, Ostrum RF, et al., eds. Rockwood and Green's Fractures in Adults. Vol 2.9th ed. Philadelphia: Wolters Kluwer; 2020: 2967.)

- 撕脱型骨折可累及距舟韧带或舟楔韧带。
- 舟骨结节骨折通常是牵拉性损伤,伴有胫后肌腱止点的破坏,但不伴有关节面的损伤。
- Ⅰ型舟骨体部骨折将舟骨分成背侧和跖侧两部分。
- Ⅱ型舟骨体部骨折将舟骨体分为内侧和外侧两部分。骨折线通常沿着两条舟楔关节间线中的一条走行。应力性骨折通常包括在该类型中。
- Ⅲ型舟骨体骨折的特征在于粉碎的骨块与内侧端和外侧端的明显移位。

1. 骨科创伤协会对舟骨骨折的分类

请参阅 https://ota.org/research/fracture-and-dislocation-compendium 上的骨折和脱位分类纲要。

2. 解剖学分类

- 撕脱的骨皮质骨折(高达 50%)
  - 中足过度跖屈或外翻致使距舟关节囊和三角韧带的前部纤维紧张,引起舟骨的背侧缘撕脱骨折。可以视为踝关节扭伤的一部分。
  - 可以切除有症状的、小的、非关节面的碎片。大的骨块(>25%关节面)可以用一枚拉力螺钉复位固定。
- 舟骨体部骨折(30%)
  - 舟骨结节骨折(20%~25%)
    - 暴力导致的外翻损伤通过胫后肌腱止点或三角韧带引起结节的撕脱骨折。
    - 这通常是"胡桃夹骨折"的一部分,因此合并的中跗关节损伤必须排除。
    - 必须排除副舟骨的存在,在 70%~90%的病例中副舟骨是双侧的。
    - 如果有症状,可以切除小碎片并重建胫后肌腱止点;较大的碎片需要切开复位拉力螺钉固定,尤其是当胫骨后肌腱功

能受损时。
- 应力性骨折
  - 这类骨折主要发生在年轻运动员身上。
  - 需要骨扫描或 MRI 进行诊断。
  - 骨折线通常位于矢状面上,位于中部 1/3 处,可以是完全的或不完全骨折。
  - 由于持续性疼痛和不愈合的发生率高,粉碎性骨折应采用螺钉固定和自体骨移植。

(七)治疗

- 获得满意预后的两个最重要标准是,维持或恢复内侧柱长度及距舟关节关节面的匹配。
- 非手术治疗
  - 无移位的舟骨骨折应采用短腿石膏或支具固定,并在 6~8 周内避免负重。
  - 应在伤后初始的 10~14d 系统复查 X线片,以确认没有骨或软组织的不稳定。如果出现不稳定或明显的合并伤,应考虑适当的手术干预。
- 手术治疗
  - 适应证
    - 任何不稳定的损伤或骨折导致位置的改变或关节不匹配,应进行手术治疗。
    - 因为关节是凹面的,所以在任何平面上 2mm 的分离被认为关节不匹配。大多数作者认为,这些损伤需要通过积极的手术复位。
    - 如果发现撕脱的皮质骨折连带较大的一部分背侧的前关节面,应考虑手术治疗。
  - 手术方法
    - 使用克氏针或微型螺钉固定单个骨折块。
    - 对于需要抬高的压缩骨折的区域,应考虑植骨。
    - 如果 60%或以上的距舟关节面可以恢复解剖复位,则应尽量保留关节。
    - 如果超过 40%的关节面无法重建,应

考虑立即行距舟关节融合术。

- 术后处理
  - 建议使用石膏或支具固定并避免负重 12 周。

(八)并发症

- 包括骨不连、关节退行性变、迟发性不稳定,骨吸收或塌陷引起的足部对线不良、骨坏死。
- 骨坏死:当粉碎性骨折明显移位时,其危险性增加。骨坏死会导致舟骨塌陷,需要植骨和内固定。
- 创伤性骨关节炎是由于关节不匹配、软骨损伤或游离骨软骨碎片引起的。

三、舟骨脱位

- 单纯性舟骨脱位或半脱位很少见。
- 其机制是前足在极度跖屈时承受轴向暴力引起的。
- 通常需要开放复位以恢复舟骨位置和关节匹配。

四、骰骨骨折

(一)流行病学

- 骰骨损伤可以单独发生,但通常与距舟关节或其他中足结构的损伤或与 Lisfranc 损伤一起出现。

(二)解剖学

- 骰骨是足的外侧柱的一部分。
- 骰骨的近端与跟骨构成关节,内侧与舟骨和外侧楔骨构成关节,远端与外侧的两个跖骨构成关节。
- 它的足底面构成腓骨长肌腱沟顶部的一部分,有腓骨长肌腱通过;由骰骨骨折导致腓骨长肌腱沟的瘢痕形成和不规则会损害腓骨长肌腱的功能。

(三)损伤机制

- 直接暴力:不常见;足背外侧面的创伤引起骰骨骨折。
- 间接暴力:这是大多数骰骨骨折的原因。
  - "胡桃夹损伤":扭转应力或前足外展引起跟骨和外侧跖骨之间的骰骨挤压伤。
  - 在高速创伤、舞蹈损伤或 Ehlers-Danlos 综合征(先天性结缔组织发育不全综合征)患者中,极度跖屈会引起孤立的跟骰关节扭伤或跟骰关节脱位。
- 运动员可能发生应力性骨折。

(四)临床评估

- 患者通常表现为足背外侧的疼痛、肿胀和触诊时的触痛。
- 必须触诊足部的所有骨性结构以排除相关的损伤。
- 在骰骨应力性骨折的病例中,足外侧的疼痛可能与腓骨肌腱炎的症状相混淆。

(五)影像学评估

- 应拍摄足部的正位、侧位和斜位 X 线片。
- 需要多次内斜位摄片才能同时显示跟骰关节和骰跖关节的轮廓。
- 与其他潜在的中足问题一样,应拍摄负重位或应力位 X 线片以排除周围结构的骨间不稳定。
- 舟骨内侧或背侧撕脱性小骨折片,可看作是潜在的骰骨损伤的间接征象。
- CT 扫描是评估损伤和不稳定程度的必要手段。
- MRI 或骨扫描可用于诊断应力性骨折。

(六)分类

骨科创伤协会分类

请参阅 https://ota.org/research/fracture-and-dislocation-compendium 上的骨折和脱位分类纲要。

(七)治疗

- 非手术治疗
  - 孤立的骰骨骨折,没有骨长度的丢失或骨间不稳定的证据,可以用石膏或可穿卸的矫形靴来治疗。
  - 建议患肢不负重 4～6 周。
- 手术治疗
  - 如果存在超过 2 mm 的关节面破坏或任何纵向压缩迹象,则有切开复位内固定指征。
  - 严重的粉碎性骨折和残余的关节移位需要跟骰关节融合术,以确保恢复足部力线并减少远期并发症。

(八)并发症

- 骨坏死:发生在严重移位或严重粉碎的骨折患者中。
- 创伤性骨关节炎:是由关节不匹配、软骨损伤或游离骨软骨碎片引起的。
- 骨不连:出现在明显移位和未充分的制动固定的骨折患者中。如果症状严重,需要切开复位内固定同时植骨。

五、楔骨骨折

- 楔骨骨折通常与跗跖关节损伤伴随发生。
- 通常的损伤机制是骨的间接轴向负荷引起的。
- 楔骨区域上局部压痛、负重时中足的疼痛,或活动跗跖关节引起的不适,提示楔骨的损伤。
- 应拍摄正位、侧位和斜位的 X 线片。如果可能的话,应该在负重位摄片。
- 中足的冠状位和纵向 CT 扫描可以更好地显示损伤的程度。

骨科创伤协会楔形骨折的分类

请参阅 https://ota.org/research/fracture-and-dislocation-compendium 上的骨折和脱位分类纲要。

六、跗跖(Lisfranc)关节

(一)流行病学

- 通常认为,这类损伤罕见。
- 约 20% 的 Lisfranc 损伤最初会被漏诊(特别是在多发伤的患者中)。

(二)解剖学

- 在前后平面中,第二跖骨的基底部凹陷在内侧和外侧楔形之间。限制了跖骨在冠状面的移动。
- 在冠状面中,中部的三个跖骨基底部是梯形的,形成横弓,防止跖骨基部向跖侧移位。第二跖骨基底部是足部横弓的基石(图 41.4)。
- 跗跖关节只有轻微的活动,在第五跖骰关节处有 10°～20° 的背伸-跖屈活动度,除了第一跖楔关节(从中立位开始有 20° 跖屈)外,其余内侧的跗跖关节的活动度逐渐减少。
- 韧带支持始于连接第 2～5 跖骨基底的坚强韧带。最重要的韧带是 Lisfranc 韧带,它连接内侧楔骨和第二跖骨基底部。
- 韧带、骨和软组织的支撑提供了横跨跗跖关节跖侧面的内在稳定性;相反,跗跖关节的背侧面没有被相似强度的结构来加强。
- 第一和第二跖骨的基底部之间没有韧带连接。
- 足背动脉在 Lisfranc 关节的第一和第二跖骨之间走行,在损伤、手术显露或复位过程中会受到损伤。

(三)损伤机制

- 三种最常见的机制
  - 扭转:前足在跗骨上的强力外展,导致第二跖骨基底部骨折,骰骨剪切或压缩骨折。过去,可以在马术事故中见到,当一名骑手从马背上摔下来时,他的一只脚卡在了马镫上。这在今天的机动车事故中很常见。

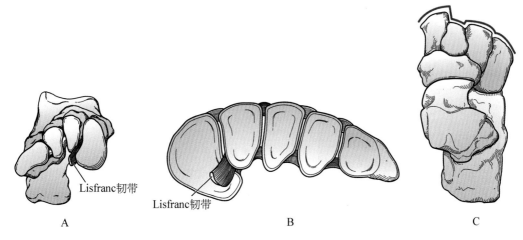

图 41.4　**跖跗关节解剖**。A. 楔骨和骰骨的近端关节面图像。B. 与其相应的跖骨远端关节面图像。C. 跖跗关节线轮廓的示意图。注意第二跖骨底部所处的关键部分

- 足固定时的轴向负荷可通过施加在足跟上的外部的轴向压力，如重物撞击跪着的患者的足跟；或踝关节极度跖屈时承受轴向体重负荷，如在舞蹈动作中起跳后落地或下楼梯时踏空台阶。
- 挤压伤机制常见于 Lisfranc 关节的工业型损伤，常伴有矢状面移位、软组织损伤和骨筋膜室综合征。

(四)临床评估

- 表现为多种足部畸形、疼痛、肿胀和足背压痛。足底瘀斑是 Lisfranc 损伤的病理表现。
- 诊断需要高度严谨的临床认知。
  - 20% 的病例被误诊。
  - 40% 的患者在伤后第一周没有接受治疗。
- 警惕"中足扭伤"的诊断。
- 仔细的神经血管检查是必要的，因为 Lisfranc 关节脱位会引起足背动脉的撞击导致部分或完全撕裂。此外，足部严重的肿胀常见于高能量损伤的病例中；必须根据系统的神经血管检查或必要的筋膜室压力监测，来排除足部筋膜室综合征。

- 可以轻柔地进行应力试验，检查者将后足牢牢地固定在一只手上，用另一只手使前足被动外展和旋前；或者温柔地将前足旋后和旋前，通常可以重现疼痛。

(五)影像学评估

- 标准的正位、侧位和斜位片都具有诊断意义。
- 在正位片中，第二跖骨的内侧缘应与中间楔骨的内侧缘在一条直线上（图 41.5）。
- 在斜位片中，第四跖骨的内侧缘应与骰骨的内侧缘在一条直线上（图 41.6）。
- 侧位片中，跖骨向背侧移位提示韧带损伤。
- 第二跖骨基底部周围的片状骨折提示 Lisfranc 关节损伤。
- 负重位 X 线片提供了关节复合体的应力成像。
- 如果有临床症状，应在医师指导下拍摄负重位片。前足在拍正位片中保持外展，在拍侧位片中保持跖屈。
- CT 扫描可用于评估足的骨结构及关节内骨折的粉碎性程度。
- MRI 扫描对可疑 Lisfranc 关节损伤有用。

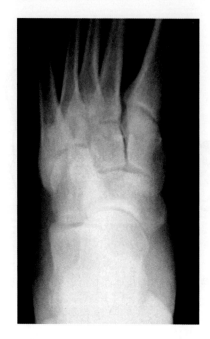

图 41.5 跖跗关节的前后位像显示负重位时正常的关节序列

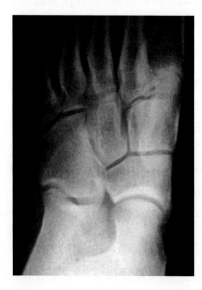

图 41.6 跖跗关节的内斜位像显示负重位时正常的关节序列

(六)合并损伤

- 楔骨、骰骨(胡桃夹子)和(或)跖骨骨折是常见的。

- 第二跖骨是最常见的相关骨折。

(七)分型

Lisfranc 损伤的分型可以指导临床医师明确损伤的程度和机制,尽管没有什么预后价值。

1. Quenu 和 Kuss 分型(图 41.7)

- 这种分型是基于通常观察到的损伤模式。
  - 同向脱位:所有五个跖骨向同一方向移位。
  - 部分脱位:一个或两个跖骨相对于其他跖骨移位。
  - 分离型脱位:跖骨在矢状面和冠状面上均有移位。

2. Myerson 分型(图 41.8)

- 这是基于常见的损伤模式和治疗方法的分型。
  - 完全型脱位:外侧和背跖侧。
  - 部分型脱位:内侧和外侧。
  - 分离型脱位:部分和全部。

(八)治疗

- 非手术治疗
  - 伴有负重时疼痛、跖骨活动时疼痛、触痛,但未表现出任何不稳定的损伤,应视为扭伤。
  - 无移位的韧带损伤、伴有或不伴有小的跖底侧的跖骨或跗骨撕脱骨折患者,应采用塑形良好的短腿石膏或可穿脱的治疗靴固定。
  - 伴有第一至第三跖骨基部骨折的患者可以非手术治疗,因为骨愈合是可靠的。
  - 最初,患者借助拐杖维持患肢不负重,允许在舒适的情况下逐渐负重。
  - 一旦肿胀消退,必须复查 X 线片以发现有没有骨性的移位。
- 手术治疗

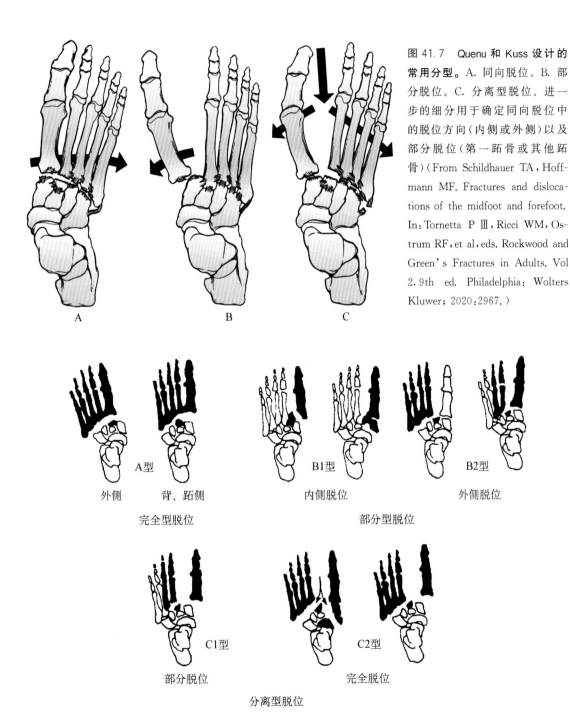

图 41.7　Quenu 和 Kuss 设计的常用分型。A. 同向脱位。B. 部分脱位。C. 分离型脱位。进一步的细分用于确定同向脱位中的脱位方向（内侧或外侧）以及部分脱位（第一跖骨或其他跖骨）（From Schildhauer TA，Hoffmann MF. Fractures and dislocations of the midfoot and forefoot. In：Tornetta P Ⅲ，Ricci WM，Ostrum RF，et al，eds. Rockwood and Green's Fractures in Adults. Vol 2.9th ed. Philadelphia：Wolters Kluwer；2020：2967.）

A 型　外侧　背、跖侧　完全型脱位

B1 型　内侧脱位　B2 型　外侧脱位　部分型脱位

C1 型　部分脱位

C2 型　完全脱位

分离型脱位

图 41.8　Lisfranc 骨折脱位的 Myerson 分类［From Myerson MS，Fisher RT，Burgess AR，et al. Fracture-dislocations of the tarsometa tarsal joints：end results correlated with pathology and treatment. Foot Ankle 1986；6(5)：225-242. Copyright © 1986 SAGE Publications.］

- 当跗跖关节的位移＞2 mm 时,可考虑行手术治疗。
- 通过解剖复位和牢固固定获得最佳疗效。
- 最常见的入路是使用两个纵向切口。第一个位于第一/第二跖骨间隙的中央,可以辨别神经血管束并显露内侧的两个跗跖关节。在第四跖骨表面做第二个纵向切口。
- 复位的关键是纠正第二跖骨基底部的骨折-脱位。临床结果表明,精准复位和维持复位是至关重要的,并与总体结果直接相关。
- 一旦完成复位,建议对内侧柱行螺钉固定。
- 外侧的跖骨经常随内侧柱复位而复位,可采用克氏针固定。
- 如果存在楔骨间不稳定,则应使用螺钉在楔骨间固定。
- 由于跗跖关节的活动已经很有限,因此切开复位内固定引起的僵硬并不重要。
- 术后处理
  - 将足固定在非负重石膏或靴子中 6～8 周。
  - 在舒适的情况下,允许逐渐负重。
  - 一旦实现无痛、完全负重,就可以去除石膏固定。
  - 可以在 6～12 周时可以取出外侧柱固定。
  - 内侧固定不应在 4～6 个月取出。
  - 有些医师主张除非有症状,否则无须取出固定的螺钉。

(九)并发症

- 创伤性关节炎
  - 存在于大多数患者,但可能没有症状。
  - 与原始损伤和复位的有效性有关。
  - 早期用矫形器治疗,晚期行关节融合术治疗内侧柱的关节炎。

- 可以用间置关节成形术治疗外侧柱的关节炎。
- 筋膜室综合征。
- 感染。
- 复杂区域疼痛综合征(CRPS,反射性交感神经营养不良)。
- 神经血管损伤。
- 内固定失败。

七、前足骨折

- 前足在行走过程中有两个作用
  - 作为一个整体,它为分散负荷提供了宽阔的跖底面。负重研究表明,两个籽骨和四个较小的跖骨头在正常步态中承担了等量的前足负荷。
  - 前足可在矢状平面内移动。这使得前足能够改变各个跖骨头的位置,以适应不平坦的地面。

(一)跖骨

1. 流行病学

- 这是一种常见的损伤;然而,由于各级医师都能治疗这种损伤,跖骨干骨折的真实发病率尚不清楚。

2. 解剖学

- 跖骨的移位骨折导致前足的主要承重复合体破坏。
- 骨折会改变前足承重的正常分布,并导致跖骨痛和转移性病变(难治性足底角化病)的问题。

3. 损伤机制

- 直接暴力:最常见于当重物砸在前足上时。
- 扭转暴力:这发生在足趾固定时身体的转动,如当一个人脚趾卡在狭窄的空间内并继续行走时。
- 撕脱损伤:这尤其发生在第五跖骨的基

底部。

- 应力性骨折:这些特别易发生在第二和第三跖骨的颈部及第五跖骨的近端。

4. 临床评估

- 通常在骨折部位出现疼痛、肿胀和压痛。
- 必须进行神经血管的评估,软组织损伤和行走能力的评估同样重要。

5. 影像学评估

- 在孤立的足部损伤中,应拍摄负重的正位和侧位片。
- 跖骨的侧位 X 线片对于判断跖骨头在矢状面的移位有重要意义。
- 斜位片有助于发现微小移位的骨折。
- 除了在单独的直接暴力情况下,最初的检查应包括整个足部,以排除可能还需要治疗的其他潜在的附带损伤。
- MRI 已取代骨扫描,辅助诊断隐匿性的应力性骨折。

6. 分类:骨科创伤协会分类

请参阅 https://ota.org/research/fracture-and-dislocation-compendium 上的骨折和脱位分类纲要。

7. 特殊的跖骨损伤

第一跖骨损伤

- 第一跖骨比其余 4 跖骨更大更结实,受伤的概率也更小。
- 由于第一跖骨和第二跖骨之间没有相互连接的韧带,所以可以独立运动。
- 第一跖骨头支撑着两块籽骨,籽骨提供了前足六个触地点中的两个。
- 损伤通常与直接创伤[通常是开放和(或)粉碎]有关。
- 解剖复位和牢固固定很重要。
- 判定手术或非手术治疗的最佳方法是拍摄

应力位 X 线片。用手指可以通过关节或骨折处改变第一跖骨的位置,提示不稳定的损伤,需要内固定。

- 如果在应力位片上没有看到不稳定的证据,并且没有明显的中足或跖骨的其他损伤,对于孤立的第一跖骨骨折,可以用短腿石膏或可穿脱的治疗靴固定 4～6 周,并在可耐受的情况下适当负重。
- 跖跗关节和跖趾(MTP)关节的畸形愈合、骨不连和退行性关节炎都是第一跖骨骨折的常见并发症。当第一跖骨的长度缩短时,可出现其余四趾的转移性跖骨痛。

第二、第三和第四跖骨损伤

- 四个较小的跖骨在跖底负重面上各提供一个接触点。
- 重要的韧带结构将每块骨头与相邻的骨头连接起来。
- 中间跖骨骨折比单独的第一跖骨骨折更常见。跖骨中部骨折可能是孤立的损伤,也可能是更严重损伤的一部分。
- 间接扭转损伤机制可导致螺旋形骨折。必须警惕第二跖骨基底部受累的 Lisfranc 损伤。
- 大多数单独的中间跖骨骨折可以用硬底鞋闭合治疗,并在允许的情况下逐步负重。
- 任何骨折在足背侧至跖侧平面(矢状面)中出现超过 10° 成角或任何平面中显示 3～4mm 移位,是最常见的手术指征。
- 中间跖骨骨折治疗后的并发症通常源于足底解剖结构的不完全复位。

第五跖骨损伤

- 通常是由直接创伤引起的。
- 骨折大致可分为两组,近端的基底部骨折和远端的螺旋骨折。
- 根据骨折的位置和初始症状可进一步划分第五跖骨近端骨折(图 41.9)。
  - 区域 1:松质骨结节(93%)

- 腓骨短肌和跖腱膜止点。
  - 跖骰关节受累。
- 区域2:结节远端(4%)。

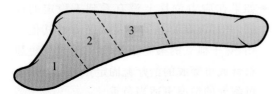

图41.9　第五跖骨近端骨折的三个区域。区域1:撕脱性骨折。区域2:干骺端-骨干交界处的骨折。区域3:近端骨干的应力性骨折(From Schildhauer TA,Hoffmann MF. Fractures and dislocations of the midfoot and forefoot. In:Tornetta P Ⅲ,Ricci WM,Ostrum RF,et al,eds. Rockwood and Green's Fractures in Adults. Vol 2.9th ed. Philadelphia:Wolters Kluwer;2020:2967.)

- 区域3:近端韧带的远端(3%)
  - 延伸至骨干1.5cm。
  - 通常是应力性骨折。
- 1区损伤(伪Jones损伤)
  - 这是由外侧跖腱膜撕脱引起的。
  - 有症状的患者应穿硬底鞋进行治疗。
  - 通常预后良好。
- 2区损伤被有些人认为是Jones损伤。
  - 它们是由前足内收或内翻引起的。
  - 骨折是由跖骨外缘的张力引起的。
  - 治疗方法是有争议的:负重或非负重的短腿石膏固定,或切开复位内固定,都有提倡者。
  - 对绝大多数远端2区骨折来说,骨折愈合往往是一个令人担心的问题。
- 3区损伤现在被称为近端骨干的应力性骨折。
  - 这些相对罕见,主要发生在运动员身上。
  - 它们发生在跖骨干骺端近端1.5cm处。
  - 患者通常在完全骨折前出现初始症状。
  - 这个特殊类型的骨折会产生问题,因为它有不愈合的倾向。

- 初始治疗的选择是,石膏固定不负重3个月或手术植骨与加压内固定。
- 第五跖骨其余部分的骨折,如果不是直接撞击造成的,被称为舞蹈家骨折。
  - 通常的形态是从远端-外侧由近端向内侧进展的螺旋形或斜形骨折。
  - 损伤机制是,当足在跖屈位承受轴向载荷时,受到施加于足部的旋转暴力。
  - 治疗是穿硬底鞋,对症治疗。

(二)跖趾关节

- 跖趾关节的活动度,对于维持正常步态中前足的舒适性,是必不可少的;因此应该尽力挽救在该水平任何关节的活动。

1.第一跖趾关节

流行病学

- 第一跖趾关节的损伤是比较常见的,特别是在体育活动或舞蹈中。
- 在美国足球和英式足球中发病率有所上升,这是因为使用了人造的比赛场地,以及更轻、更灵活、增强跖趾关节活动的球鞋。

解剖学

- 跖趾关节由凸面形状的跖骨头和近节趾骨上的与其匹配的凹面关节组成。这些轮廓对关节的整体稳定性几乎没有作用。
- 韧带的限制包括由踇长伸肌腱加强的背侧关节囊、由踇长屈肌腱加强的跖板(关节囊韧带)、踇短屈肌腱、内侧和外侧副韧带。
- 足底侧的关节囊是一个厚的、承重的结构,牢固附着在近节趾骨的基底部。在跖骨头的近端有一个较薄的、更具弹性的附着处。两个籽骨嵌在这个足底结构中。

损伤机制

- "草皮趾":这是第一跖趾关节的扭伤。它反映了踝关节在过度跖屈位时第一跖趾关

节的过伸损伤,导致暂时半脱位和足底关
节囊和跖板牵拉伤。

- 在芭蕾舞蹈演员中,当舞蹈演员在第一跖
趾关节处于最大屈曲位时"摔倒"引起损
伤,伤及背侧关节囊。强力地外展会导致
侧方的关节囊损伤,并可能引起近节趾骨
基底部撕脱伤。
- 第一跖趾关节的脱位通常是高能量损伤的
结果,例如机动车事故,在这种情况下,跖
趾关节被迫过伸,跖底关节囊和跖板严重
破坏。

临床评估

- 表现出第一跖趾关节的疼痛、肿胀和压痛。
- 通过活动第一跖趾关节可以再现疼痛,特
别是在背伸或跖屈的终末期时。
- 慢性损伤表现为关节活动范围的减小。
- 大多数脱位发生在背侧,近节趾骨抬高并
向背侧和近端移位,导致背侧的突起和足
趾短缩。

影像学评估

- 足的正位、侧位和斜位片可以显示足部的
关节囊撕脱伤或陈旧性损伤导致的慢性退
行性改变。

分型

- Bowers 和 Martin 分类
  - Ⅰ级:跖板在第一跖骨头近端附着处的
牵拉伤。
  - Ⅱ级:跖板自跖骨头撕脱。
  - Ⅲ级:跖骨头背侧表面的冲压伤、伴有撕
脱伤或片状骨折。
- 第一跖趾关节脱位的 Jahss 分型
  - 该分型基于籽骨复合体的完整性。
    - Ⅰ型:跖板从第一跖骨头撕脱,近节趾
骨向背侧移位;籽骨间韧带保持完整
并脱位于跖骨头的背部。
    - ⅡA 型:ⅡA 型(关节脱位合并跖板及

籽骨间韧带纵行破裂)。
    - ⅡB 型:任一籽骨纵向骨折。

治疗

- 第一跖趾关节扭伤
  - 使用休息、冰敷、加压包扎和抬高患肢
(RICE 疗法)和非甾体抗炎药。
  - 建议在保护带帮助下逐渐恢复活动;为
了舒适可暂时穿着带有弧形底的硬
底鞋。
  - 通常治疗 3 周后疼痛会消退,但一般需
要额外的 3 周时间才能恢复参加竞技运
动所需的力量和运动量。
  - 除了关节内骨折或明显分离导致的不稳
定外,很少需要手术干预。需要切开复
位内固定或清创和韧带修复来处理撕
脱的碎骨片和明显的外翻不稳定性。
  - 移位的关节内骨折或骨软骨损伤,应根
据其大小进行固定或切除。
- 脱位
  - Jahss Ⅰ 型骨折:最初可尝试闭合复位。
但是,如果无法闭合复位,则需要切开
复位。
  - Jahss ⅡA 型和ⅡB 型骨折:这类脱位很
容易闭合复位(纵向牵引,可以同时进行
第一跖趾关节过伸)。
  - 复位后,应将患肢置于短腿行走石膏中、
足趾背伸位固定 3～4 周,使关节囊愈合。
  - 近节趾骨基底部移位的撕脱骨折用拉力
螺钉或张力带技术固定。可以切除小的
骨软骨骨折;较大的碎骨块需要复位后
用克氏针、加压螺钉或无头螺钉固定。

并发症

- 慢性损伤可出现蹋趾僵硬和退行性关节
炎,并且会阻止回归竞技运动。
- 创伤性骨关节炎:提示损伤时的软骨损伤,
或者由于异常的关节松弛和随后的退行性
改变引起。

- 复发性脱位：不常见，尽管它可能发生在结缔组织病患中。

2. 其余跖趾关节的骨折和脱位

流行病学

- "踢伤"是很常见的。
- 第五跖趾关节的发病率更高，因为其位于外侧而更容易受伤。

解剖学

- 跖骨头与近节趾骨基底部之间的关节匹配、跖底关节囊、跖横韧带、屈伸肌腱和介于中间的蚓状肌等共同参与了跖趾关节的稳定性。

损伤机制

- 脱位通常是低能量损伤的结果，最常见的是背侧移位。
- 同样的机制也可能导致撕裂伤或撕脱骨折。
- 关节内粉碎性骨折可能由直接外伤引起，通常是由重物砸在足背上造成的。

临床评估

- 表现为疼痛、肿胀、压痛和受累足趾不同程度的畸形。
- 跖趾关节脱位的典型表现为近节趾骨基底部向背侧突出。

分型

- 描述性分型
  - 部位。
  - 成角。
  - 移位。
  - 粉碎。
  - 关节内受累。
  - 骨折-脱位。

治疗

- 非手术治疗
  - 单纯脱位或无移位骨折，可以通过轻柔地纵向牵引复位，和邻趾一起包扎固定4周，必要时可使用刚性鞋支具来限制跖趾关节运动。
- 手术治疗
  - 跖骨头或近节趾骨基底部的关节内骨折，可以通过以下的方法治疗，切除小的碎骨片、善意地忽略严重的粉碎性骨折，或切开复位用克氏针或螺钉固定较大的骨折块。

并发症

- 创伤性关节炎：这可能是由于受伤时关节不匹配或软骨损伤引起的。
- 复发性半脱位：不常见，如果有症状，可以通过关节囊重叠缝合、肌腱转移、骨性突起切除术或截骨术来解决。

(三) 籽骨

1. 流行病学

- 在反复的跖趾关节过伸活动时，如在芭蕾舞者和跑步者中，骨折的发生率最高。
- 由于足内侧的负重增加，内侧籽骨比外侧籽骨更容易骨折。

2. 解剖学

- 籽骨是第一跖趾关节的关节囊韧带结构的重要组成部分。
- 它们在关节复合体内起到减震器和支点的作用，以支撑蹈趾的负重功能。
- 它们在蹈长屈肌腱两侧的位置形成骨隧道以保护肌腱。
- 二分籽骨是常见的（一般人群中发病率为10%～30%），不能被误认为是急性骨折。
  - 85%的病例是双侧的。

- 它们表现为光滑、硬化、圆形的边界。
- 它们在固定 2～3 周后不形成骨痂。

3. 损伤机制

- 直接打击,如从高处跌落或像芭蕾舞中那样在跳跃时单纯落地,都可能导致急性骨折。
- 急性骨折也可发生于关节脱位时的极度旋前和轴向的暴力。
- 不正确的奔跑引起的反复的异常负荷,通常也会引起更隐蔽的应力性骨折。

4. 临床评估

- 患者通常表现为,位于足的跖侧面"球"部的疼痛。
- 受伤的籽骨存在局部压痛,症状随着跖趾关节的被动伸直或主动屈曲而加重。

5. 影像学评估

- 前足的正位、侧位和斜位 X 线片通常足以显示籽骨的横向骨折。
- 偶尔为了观察小的骨软骨块或撕脱骨折,籽骨切位片是必要的。
- 锝骨扫描或 MRI 可用于确定平片显示不明显的应力性骨折。

6. 分型

- 描述性分型
  - 横向与纵向。
  - 移位。
  - 部位:内侧与外侧。

7. 治疗

- 最初应尝试非手术治疗,软垫结合短腿步行石膏固定 4 周,然后穿带有跖骨垫的跗外翻治疗鞋 4～8 周。
- 对于非手术治疗失败的病例需行籽骨切除术。患者术后用短腿步行石膏固定 3～4 周。

8. 并发症

- 籽骨切除可能会导致跗外翻(内侧籽骨切除)的问题,或由于负重过度而导致的剩余籽骨的转移痛。

(四)趾骨和趾间关节

1. 流行病学

- 趾骨骨折是前足最常见的损伤。
- 第五足趾的近节趾骨骨折是最常见的。

2. 解剖学

- 第一和第五趾处于特别容易受伤的位置,因为它们形成足远端的内侧和外侧边界。

3. 损伤机制

- 直接的打击、重物砸落在脚上,通常会造成横行骨折或粉碎性骨折。
- 踢碰性损伤是由于轴向负荷和继发的内翻或外翻暴力,导致的螺旋形或斜形骨折。

4. 临床评估

- 表现出疼痛、肿胀和受累足趾不同程度畸形。
- 可以在受伤部位引起压痛。

5. 影像学评估

- 应拍摄足部的正位、侧位和斜位 X 线片。
- 如果可能,对受伤的足趾进行单独拍摄侧位 X 线片有助于清楚显示损伤。或者可使用放置在足趾之间的小型牙科 X 线机进行摄片。
- 当平片上的损伤不明显时,MRI 有助于诊断应力性骨折。

6. 分型

- 描述性分型
  - 部位:近节、中节、远节趾骨。

- 成角。
- 移位。
- 粉碎性。
- 关节内受累。
- 骨折-脱位。

7. 治疗

- 无论关节是否受累,无移位骨折都可以穿硬底鞋治疗,并在可耐受的情况下逐渐进行保护性负重。
- 相邻足趾之间使用伙伴绑带固定可以缓解疼痛,并有助于稳定潜在的不稳定型骨折。
- 临床上的骨折畸形需要复位。通常可以充分、稳定地闭合复位(图 41.10)。
- 对于那些罕见的严重不稳定的或复位不满意的关节内骨折,需要手术治疗。这种情况常见于姆趾近节趾骨的关节内骨折或其余足趾的多发骨折。
- 姆趾近节趾骨的严重不稳定的骨折必须复位和通过经皮克氏针或微型螺钉固定。
- 尽管复位充分,任何不稳定的关节内骨折都应该在复位后用经皮克氏针固定到适当位置,以避免迟发的力线不良。

8. 并发症

- 骨不连:这种情况并不常见。
- 创伤性骨关节炎:是由于骨折时伴有关节内的损伤,从而引起关节不匹配。如果涉及姆趾,会引起残疾。

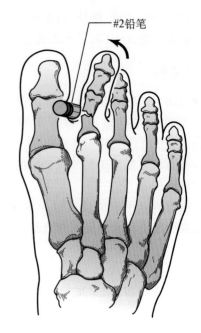

图 41.10 **移位的近节趾骨骨折的闭合复位方法。** 将诸如铅笔的硬物体放置在趾骨间的空隙中并用作复位的支点

八、趾间关节脱位

- 通常是由于在足趾末端施加的轴向载荷所引起的。
- 大多数此类损伤发生在近端关节,是背侧脱位,并且发生在暴露的、未受保护的足趾中。
- 可以选择足趾神经阻滞下纵向牵引下的闭合复位。
- 一旦复位,趾间关节通常是稳定的,可以通过伙伴绑带固定和耐受情况下逐步活动。

第五部分

小儿骨折和脱位

Part V

第42章 小儿骨科：总论

一、概述

- 骨骼系统从妊娠期到骨骼成熟的发育和成长过程中会产生相关的纤维性、腱性、软骨性和骨性的改变，这些改变会导致各种敏感的和代偿性的反应，这正是小儿患者与成人患者不同之处。
- 一般来说，患儿越小，重塑的潜力就越大；因此，在同样的骨折中，绝对的解剖复位对于儿童不像成人那样重要。

二、流行病学

- 儿童骨折的发病率正在增加。
  - 这个增加主要归因于参与运动的增加。
  - 在童年时期，约50%的儿童至少会发生一处骨折。
- 儿童的总死亡率已从1900年的每年1/250下降到1986年的每年1/4000；这是由于公共教育、预防性设备和医疗保健的改善。
- 1—14岁儿童的主要死亡原因是意外创伤。
- 骨骼创伤占所有儿科创伤的10%～15%，其中15%～30%表现为骨骺的损伤（指骨折是最常见的骨骺损伤）。
- 从出生到16岁，42%的男孩和27%的女孩至少会遭受一次骨折。
- 男孩与女孩遭受一次孤立性骨折的总体人数比例为2.7:1。男孩骨折的发病率高峰出现在16岁，发病率为每年每10 000人450例；女孩骨折的发病率高峰发生在12岁，发病率为每年每10 000人250例。
- 开放性骨折在这一人群中相对少见（<5%）。

三、解剖学

- 与成人骨相比，儿童骨的每单位体积的含水量较高而矿物质含量较低。因此，与成人骨相比，儿童骨具有较低的弹性模量（较低的脆性）和较高的最终失败应力。与成人骨相比，它抗张力的能力要强于其抗压力的能力。
- 骺板（生长板）是一种独特的软骨结构，其厚度随年龄和部位的改变而不同。它通常在抗扭转力、剪切力和折弯力方面比骨正常弱，这使得儿童容易在此脆弱部位受伤。
- 习惯将骺板分为四个区：储备区（休眠区/生发区）、增生区、肥厚区和临时钙化区（或软骨内骨化区）（图42.1）。肥厚区对剪切力的抵抗力最低，因此是骨骺损伤最常见的解剖部位。
- 儿童骨膜是一种厚纤维结构（可达数毫米），除关节端外，它覆盖整个骨骼。骨膜在软骨环（LaCroix环）处增厚并与骺板相连，增强了对剪切力的抵抗。
- 一般来说，儿童的韧带在功能上比骺板强。因此，一种在成人中易于导致扭伤的暴力却可导致儿童骺板骨折。
- 正在发育的骨骼的血供包括丰富的干骺端循环，其带有细小的毛细血管环并止于骺板。骺端的血管解剖形成了独立的双供血：一个供干骺端供血，另一个供生长板的骨骺供血。

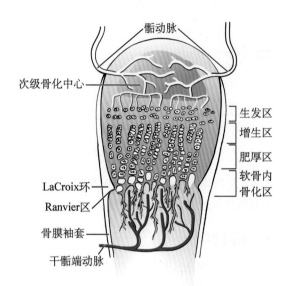

髂动脉

次级骨化中心

生发区
增生区
肥厚区
软骨内
骨化区

LaCroix环
Ranvier区

骨膜袖套

干骺端动脉

图 42.1　**骨骺的组织示意图。**图中显示了四个区域：生发区、增生区、肥厚区和临时钙化区（或软骨内骨化区）。注意 Ranvier 凹槽和 LaCroix 环（From Rathjen KE，Kim HKW，Alman BA. The injured immature skeleton. In：Waters PM，Skaggs DL，Flynn JM，eds. Rockwood and Wilkins' Fractures in Children. 9th ed. Philadelphia：Wolters Kluwer；2020：13-39.）

四、损伤机制

- 由于结构上的差异，儿童骨折与成人骨折相比多为低能量损伤。大多数是压缩、扭转或屈曲暴力的结果。
- 压缩性骨折最常见于干骺端-骨干交界处，被称为"搭扣骨折"或"环形骨折"。环形骨折很少引起骺板损伤，但可能导致成角畸形。由于环形骨都属于嵌插型骨折，因此它们是稳定的，很少需要手法复位。
- 扭转损伤会导致两种不同的骨折类型，这取决于骺板的成熟程度。
  - 在骨膜较厚的幼儿中，骨干骨在骺板断裂前就已断裂，导致长螺旋形骨折。
  - 在年龄较大的儿童中，类似的扭转损伤会导致骺板骨折。
- 屈曲力矩会导致小儿的"青枝骨折"，即不完全骨折，导致骨折凹侧的可塑性畸形。为了得到适当的复位，在复位过程中，骨折可能由不完全骨折变为完全骨折。
- 屈曲力矩也可导致微骨折，造成骨的可塑性畸形，在平片上没有的骨折线；也可引起永久性畸形。
- 在较大的儿童中，屈曲力矩会导致横形或短斜形骨折。偶尔，可以看到一个小的蝶形骨块；然而，由于小儿骨骼更容易在压缩暴力下断裂，因此骨折处可能仅有一处骨皮质的搭扣。

五、临床评估

- 多发伤患儿应接受全面的创伤评估，注意气道、呼吸、循环、中枢神经系统功能障碍和显露。理想情况下，应在综合创伤外科团队或儿科急诊专家的指导下进行评估（见第 2 章）。
- 儿童不是好的病史供述者；因此，即使是最简单的问题也需要敏锐的诊断技能。受伤时父母可能不在场，有时不能提供准确的病史。评估整个肢体是很重要的，因为幼儿有时不能准确地定位受伤部位。
- 重要的是要向孩子们解释一切，尽可能听取他们的建议，并在他们要求停止诊查时停止。
- 必须进行神经血管的评估，在伤情处置前后都要进行。
- 应定期评估骨筋膜室综合征发生的风险，特别是对躁动的和具有挤压伤机制的不能说话的患儿。需要对高度怀疑的患儿进行筋膜间室压力监测。
- 下肢长骨骨折导致的筋膜间室内出血，对儿童来说是一个严重的问题。
- 在下列情况下必须怀疑虐待儿童的可能。
  - 1 岁内儿童的股骨横行骨折或 3 岁内儿童的肱骨横行骨折。
  - 干骺端成角骨折（由牵引/旋转机制引起）。

- 与骨折类型不一致的病史（损伤机制）。
- 无目击者的损伤导致的骨折。
- 不同愈合阶段的多发性骨折。
- 皮肤上有明显的虐待痕迹：多发的不同阶段愈合的瘀斑、香烟烫伤等。
- 医师有责任确保患儿处于安全的环境中。当面对可疑的虐待儿童事件时，应将患儿留在医院并通知相关社会组织。

六、影像学评估

- X 线检查应包括受伤的骨骼及与其相邻的近端和远端关节的适当垂直平面（正侧位）。如果损伤位置不确定，则应拍摄整个肢体的 X 线平片。
- 全面了解正常的骨化中心出现顺序是必要的，以准确地评估平片。
- 与健侧肢体平片对比有助于鉴别细微的畸形或发现微小移位的骨折。只有当患肢的骨折可疑时才需做上述检查，而不是常规检查。
- "软体征"，如肘后部的脂肪垫征象，应该仔细评估。
- 系统的骨骼诊查有助于在疑似虐待儿童事件或多处创伤的情况下发现其他部位骨折。
- 计算机断层扫描可用于评估大龄儿童复杂的关节内骨折。

- 磁共振成像在复杂骨折的术前评估中有重要价值；它也可以帮助诊断由于缺乏骨化中心而在平片上不能清楚识别的骨折。
- 关节造影有助于在术中了解关节内骨折的情况，因为可被射线穿透的软骨结构在透视及平片均不能清楚显示。
- 骨扫描可用于骨髓炎或肿瘤的评估。
- 超声可用于鉴别婴儿的骨骺分离，在急诊室诊断已被证实有用。

七、分类

Salter Harris/Ogden 分型（图 42.2 和图 42.3）

- 儿童骨骺骨折传统上用 Salter-Harris（五型）分型进行描述。
- Peterson 更新了 Salter-Harris 分型，纳入了临床相关的骨折类型。这种分型保留了 Salter-Harris 分型的 Ⅰ、Ⅱ、Ⅲ 和 Ⅳ 型，分别为 Peterson 分型 Ⅲ、Ⅱ、Ⅳ 和 Ⅴ 型，并增加了两个新亚型。Peterson Ⅰ 型是横断性干骺端骨折，纵向延伸至干骺端，根据干骺端粉碎的程度和骨折方式将其分为四种类型。Peterson Ⅵ 型是部分骨骺缺失。

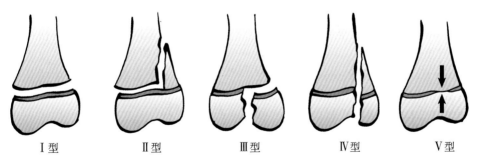

| Ⅰ型 | Ⅱ型 | Ⅲ型 | Ⅳ型 | Ⅴ型 |

图 42.2　**骨骺骨折的 Salter-Harris 分型**。Ⅰ 型：骨折线完全在骺板内。Ⅱ 型：骨折线从骺板延伸至干骺端。Ⅲ 型：骨折从骺板进入干骺端，几乎总是从关节面出来。Ⅳ 型：骨折从关节面和骨骺延伸，穿过骺板至干骺端边缘。Ⅴ 型：骨折描述为骺板挤压伤，最初的 X 线片正常，后期发现的是骺板过早闭合（From Rathjen KE，Kim HKW，Alman BA. The injured immature skeleton. In：Waters PM，Skaggs DL，Flynn JM，eds. Rockwood and Wilkins' Fractures in Children. 9th ed. Philadelphia：Wolters Kluwer；2020：13-39. ）

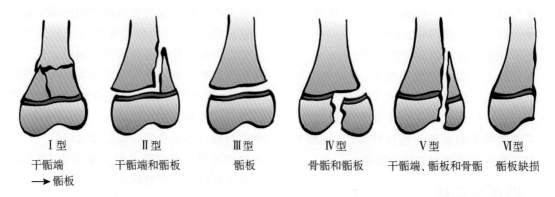

Ⅰ型
干骺端
　➡骺板

Ⅱ型
干骺端和骺板

Ⅲ型
骺板

Ⅳ型
骨骺和骺板

Ⅴ型
干骺端、骺板和骨骺

Ⅵ型
骺板缺损

图42.3　**骨骺骨折的 Peterson 分型。**Ⅰ型：干骺端延伸至骺板的骨折。类型Ⅱ：与 Salter-Harris Ⅱ型相同。类型Ⅲ：与 Salter-Harris Ⅰ型相同。类型Ⅳ：与 Salter-Harris Ⅲ型相同。类型Ⅴ：与 Salter-Harris Ⅳ型相同。类型Ⅵ：骨骺（通常是关节面）缺损；割草机损伤是Ⅵ型损伤的常见机制（From Rathjen KE, Kim HKW, Alman BA. The injured immature skeleton. In: Waters PM, Skaggs DL, Flynn JM, eds. Rockwood and Wilkins' Fractures in Children. 9th ed. Philadelphia: Wolters Kluwer; 2020:13-39. ）

- Salter-Harris Ⅰ型/Peterson Ⅲ型：累及肥厚区和钙化区的骨骺（经过骺板的）骨折。尽管移位的骨折可发生完全或部分生长停滞，但由于储备区和增生区未受累，预后通常很好。放射学表现可能不明显，诊断是基于体格检查的临床诊断。
- Salter-Harris Ⅱ型/Peterson Ⅱ型：穿越骺板累及干骺端的骨折。干骺端骨块被称为 Thurston-Holland 骨块。干骺端骨块的骨膜铰链完整。尽管移位的骨折可能发生完全或部分生长停滞，但预后良好。
- Salter-Harris Ⅲ型/Peterson Ⅳ型：穿越骺板累及骨骺的骨折，造成关节内破坏，同时破坏储备区和增生区。在不侵袭骺板的情况下进行解剖复位和固定是必要的。预后不确定，因为部分生长停滞和由此产生的成角畸形是常见的问题。
- Salter-Harris Ⅳ型/Peterson Ⅴ型：横穿骨骺和骺板的骨折，骨折线自干骺端穿出，累及干骺端并破坏骺板的所有四个区。在不侵袭骺板的情况下进行解剖复位和固定是必要的。预后不确定，因为局部生长停滞和由此产生的角畸形是常见的。
- Salter-Harris Ⅴ型：骺板的挤压损伤。诊断通常是回顾性的。预后差，生长停滞和部分骺板闭合常见。
- Peterson Ⅰ型：横形干骺端骨折，纵向延伸至骺板。根据干骺端粉碎的程度和骨折分型这种损伤类型可细分为四种类型。
- Peterson Ⅵ型：骨折涉及部分骨骺丢失，由于割草机和"道路拖拽/磨损"损伤，这种损伤形式越来越常见。这些损伤可能是毁灭性的，因为软组织丢失、神经血管损伤以及通常累及干骺端和关节表面的骨丢失。

八、治疗

- 因为骨干骨折和干骺端骨折的开放骺板均有较厚的骨膜，所以儿童骨折的处理与成人骨折不同。
  - 坚固的骨膜可以帮助复位，因为位于畸形凹侧的骨膜通常是完整的，可以作为铰链，防止过度复位。当骨膜完整时，轴向牵引不能有效地解锁骨折块。有限地重复损伤机制和加大骨折处的畸形是分离锁定的骨折端获得复位的有效手段。

- 骨膜残端嵌入骨折部位或将骨折尖端插入骨膜内,均可导致复位不充分。

- 骺板损伤 5～7d 后,不宜予以再次复位。

- 与成人不同的是,由于幼童的重塑潜力很大,因此可以允许相当大的骨折畸形。

  - 一般来说,骨折离关节(骺板)越近,对畸形的耐受性越好(如儿童肱骨近端骨折允许 45°～60°成角,而桡骨或胫骨骨干中段骨折需纠正到与正常立线成角 10°之内)。

  - 即使在幼儿中,旋转畸形也不能自行纠正或重塑到可接受的程度,应完全纠正。严重粉碎性或短缩性骨折需要皮肤或骨骼牵引。牵引针应在距离最近的远端骺板的近端置入(如股骨远端)。注意不要将牵引针穿过骺板。

- 骨折复位应在镇静状态下进行,然后用夹板或前后石膏固定制动。单瓣石膏,特别是玻璃纤维管型石膏,不能提供足够的延展性来适应肢体肿胀。

- 在儿童中,石膏或夹板应覆盖损伤部位的近端和远端关节,因为关节固定后的僵硬对儿童来说不是一个常见的问题。短臂石膏在治疗儿童桡骨远端骨折方面与长臂石膏一样有效,并且使石膏的护理更加容易。

- 某些情况下,石膏固定 2d 后,儿童可使用短腿石膏或短臂石膏攀吊架。

- 所有的患肢都应该抬高到高于心脏的水平,冰敷,并经常由负责看护者观察,并注意肢体的皮温、皮色、毛细血管的充盈和感觉。对于肢体有明显肿胀或监护人的可靠性有问题的患儿,应入院观察。

- 对于不能复位或不能维持复位的骨折,应该用夹板固定,并做全麻准备,这样可以达到彻底的放松。

- Salter-Harris Ⅲ型和Ⅳ型关节内骨折需要解剖复位(垂直和水平移位均在 1～2 mm),以恢复关节的匹配并尽量减少骺板骨桥的形成。

- 切开复位的适应证

  - 大多数开放性骨折。

  - 移位关节内骨折(Salter-Harris Ⅲ型和Ⅳ型)。

  - 骨折合并血管损伤。

  - 合并骨筋膜室综合征的骨折。

  - 不稳定骨折,需要固定在非正常体位以维持闭合复位。

九、并发症

- 儿童骨折特有的并发症

  - 完全生长停滞:这可能发生在骺板损伤的 Salter-Harris 骨折患者中。它可能导致肢体长度不等,需要使用矫形器、假肢或手术治疗,包括骺骨干阻滞术或肢体延长术。某些小儿骨折可出现生长过度,如股骨干骨折。

  - 进行性成角畸形或旋转畸形:可能是由于骺板损伤导致的部分生长停滞或不愈合所致。发生在某些干骺端骨折,如胫骨近端骨折。如果导致严重的功能残疾或不美观,需要手术干预,如截骨术进行矫正。

  - 骨坏死:骨骼发育不成熟的患者由于脆弱的血供受到破坏引起,这些患者的血管发育尚不完全(如在股骨头骨骺滑脱的情况下,引起股骨头坏死)。

第 *43* 章　小儿肩关节

一、肱骨近端骨折

(一)流行病学

- 肱骨近端骨折在儿童骨折中占比<5%。
- 发病率为每年每 10 000 人 1.2～4.4 例。
- 由于运动参与度的增加,它们在青少年中最为常见,通常累及干骺端、骨骺,或二者同时受累。
- 新生儿可由于产伤导致肱骨近端骨骺损伤,占骨骺损伤的 1.9%～6.7%(图 43.1)。

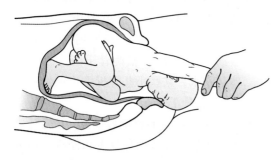

图 43.1　同侧手臂过度伸展或旋转可能导致出生时肱骨近端或肱骨骨骺损伤(From Bae DS. Shoulder dislocation and fractures of the proximal humerus and humeral shaft. In:Waters PM, Skaggs DL, Flynn JM, eds. Rockwood and Wilkins Fractures in Children. 9th ed. Philadelphia: Wolters Kluwer; 2020:662-717.)

(二)解剖学

- 80%的肱骨生长发生在近端骺板,这给了该区域巨大的重塑潜力。
- 肱骨近端有三个骨化中心。

- 肱骨头:6 个月后骨化。
- 大结节:1－3 岁后骨化。
- 小结节:在 4－5 岁时骨化。
- 大结节和小结节在 6－7 岁时融合,然后在 7－13 岁时与肱骨头融合。
- 关节囊延伸至干骺端,所以有一些干骺端骨折位于关节囊内(图 43.2)。
- 主要的血供是通过旋前动脉的前外侧升支,其中大结节和肱骨头下方的一小部分由旋后动脉的分支供应。
- 女孩的骺板在 14－17 岁闭合,男孩在 16－18 岁闭合。
- 骺板的尖端位于后内侧,并与一个坚韧而

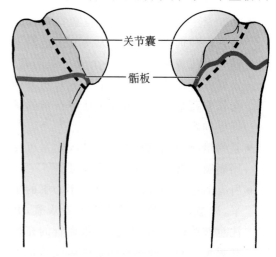

图 43.2　肱骨近端解剖(From Bae DS. Shoulder dislocation and fractures of the proximal humerus and humeral shaft. In:Waters PM, Skaggs DL, Flynn JM, eds. Rockwood and Wilkins' Fractures in Children. 9th ed. Philadelphia: Wolters Kluwer; 2020:662-717.)

厚实的骨膜相连。

- Ⅰ型骨骺骨折发生在临时钙化区附近的肥厚区。胚胎软骨层未破坏，引导正常生长。
- 肌肉形变力：肩胛下肌附着于小结节。肩袖的其余部分（小圆肌、冈上肌和冈下肌）附着在骨骺的后方和大结节上。胸大肌与干骺端的前内侧相连，三角肌与肱骨干外侧相连。

（三）损伤机制

- 间接暴力：由于向后摔倒、手掌撑地，肘关节伸直，腕关节背屈造成的。当婴儿分娩时，手臂过伸或旋转时，可能造成产伤。肩位难产与母亲患糖尿病引起的巨大儿密切相关。
- 直接暴力：由于肩关节后外侧的直接创伤引起的。

（四）临床评估

- 新生儿出现假性瘫痪，上臂处于伸直位。可能有产伤史。出现不同程度的发热。必须排除感染、锁骨骨折、肩关节脱位和臂丛神经损伤。
- 年龄较大的儿童表现为疼痛、功能障碍、肿胀和瘀斑，在前方可以触到肱骨干断端。肩关节有触痛，活动时疼痛，有骨擦音。
- 通常情况下，手臂被把持在内旋位，以防止胸大肌牵拉远端骨块。
- 需要仔细的神经血管检查，包括腋神经、肌皮神经、桡神经、尺神经和正中神经。

（五）影像学评估

- 应拍摄正位（AP）、侧位（肩胛骨平面内；"Y"位片）和腋位片，必要时摄对侧片比较。
- 超声检查在新生儿中是必需的，因为骨骺尚未骨化。
- CT扫描有助于后脱位和复杂骨折的诊断和分类。
- 磁共振成像比骨扫描更有助于检测隐匿性骨折，因为通常情况下，骺板吸收了更多的放射性核素，使得骨扫描图像难以分析。

（六）分型

1. Salter-Harris 分型(图 43.3)

- Ⅰ型：骨骺分离；通常是产伤。

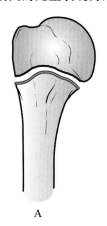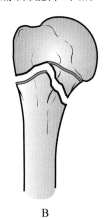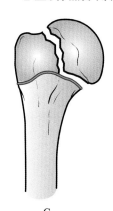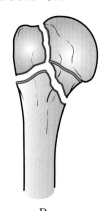

A　　　　　　B　　　　　　C　　　　　　D

图 43.3　**肱骨近端骨骺骨折的 Salter-Harris 分型。**A. Ⅰ型。B. Ⅱ型。C. Ⅲ型。D. Ⅳ型（From Bae DS. Shoulder dislocation and fractures of the proximal humerus and humeral shaft. In：Waters PM，Skaggs DL，Flynn JM，eds. Rockwood and Wilkins' Fractures in Children. 9th ed. Philadelphia：Wolters Kluwer；2020：662-717.）

- Ⅱ型:通常发生在青少年(>12 岁);干骺端骨折通常发生在后内侧。
- Ⅲ型:关节内骨折;不常见;伴有脱位。
- Ⅳ型:罕见;伴有开放性骨折。

2. 肱骨近端骺板骨折的 Neer-Horowitz 分型

- 一级:移位<5mm。
- 二级:移位小于骨干直径的 1/3。
- 三级:移位位于骨干直径的 1/3～2/3。
- 四级:移位大于骨干直径的 2/3,包括完全移位。

(七)治疗

治疗取决于患者的年龄及骨折类型。

- 新生儿
  - 多数骨折为 Salter-Harris Ⅰ 型,预后良好。
  - 超声可用于指导复位。
  - 闭合复位:首选治疗,应通过用轻柔的牵引,90°的屈曲,然后 90°外展和外旋。
  - 稳定骨折:上臂固定胸前 5～10d。
  - 不稳定骨折:上臂外展,外旋 3～4d,以形成早期的骨痂。
- 1—4 岁
  - 典型的是 Salter-Harris Ⅰ 型,少数为 Ⅱ型。
  - 治疗方法为闭合复位。
  - 上臂用吊带固定 10d,然后逐渐恢复活动。
  - 广泛的重塑是可期待的。
- 5—12 岁
  - 干骺端骨折(Ⅱ型)是这个年龄组最常见的骨折,因为这个区域经历最快速的重塑,在结构上是脆弱的。
  - 治疗方法为闭合复位。大多数在复位后是稳定的。
  - 稳定骨折:使用吊带和绷带固定(图 43.4)。

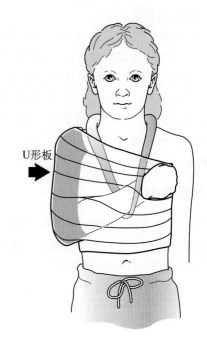

U形板

图 43.4　用于固定肱骨近端骨折的吊带和绷带 (From Bae DS. Shoulder dislocation and fractures of the proximal humerus and humeral shaft. In: Waters PM, Skaggs DL, Flynn JM, eds. Rockwood and Wilkins' Fractures in Children. 9th ed. Philadelphia: Wolters Kluwer; 2020:662-717.)

  - 不稳定骨折:将手臂置于肩人字形石膏中,手臂呈敬礼姿势 2～3 周,之后可将患肢置于吊带中,逐渐恢复活动。
- 12 岁至成年
  - 这部分患者多数为 Salter-Harris Ⅱ 型,少数为Ⅰ型。
  - 治疗一般采用闭合复位。
  - 与年幼儿童相比,重塑潜力较小。
  - 稳定骨折:使用吊带和绷带固定 2～3 周,然后进行渐进性的活动范围锻炼。
  - 不稳定骨折和 Salter-Harris Ⅳ 型:固定在肩"人"字形石膏中,手臂保持敬礼姿势 2～3 周,之后可将患肢放置在吊带中,逐渐恢复活动。
  - 对于青少年移位性骨折,应该考虑手术治疗。

- 可接受的畸形
  - 年龄 1－4 岁:70°成角畸形,伴随任何移位。
  - 年龄 5－12 岁:40°～45°的成角畸形和移位为骨干直径的一半。
  - 年龄 12 岁至成年:15°～20°成角畸形和移位小于骨干直径的 30%。
- 切开治疗
  - 切开复位内固定的适应证
    - 开放性骨折。
    - 伴有神经血管损伤的骨折。
    - Salter-Harris Ⅲ、Ⅳ型骨折伴移位。
    - 伴有软组织(肱二头肌腱)卡压的不可复位骨折。
- 在儿童中,固定最常用经皮、光滑的克氏针或 Steinmann 针。

(八)预后

- Neer-Horowitz Ⅰ型和Ⅱ型骨折由于肱骨近端骺板的重塑潜力预后良好。
- Neer-Horowitz Ⅲ型和Ⅳ型骨折可残留长达 3 mm 的短缩或成角畸形。患者很容易接受这些畸形,通常临床意义不大。
- 一般来说,患儿年龄越小,重塑潜力越大,可接受的初始畸形也越大。

(九)并发症

- 肱骨近端内翻:罕见,常见于不到 1 岁的患儿,但它也可见于 5 岁的患儿。它能导致颈干角减小至 90°,肱骨短缩,盂肱关节外展轻度、中度受限。这个年龄组的重塑潜力很大,单纯非手术治疗会导致明显的改善。肱骨近端截骨术在功能极度受限的情况下进行。
- 肢体长度不等:相对于非手术治疗的患者,手术治疗的患者肢体长度不等长的情况很少发生。
- 关节活动度减小:少见,多见于手术治疗的患者。年龄较大的儿童比年龄较小的儿童更容易出现骨折后肩关节僵硬的问题。
- 盂肱关节向下半脱位:合并肱骨近端 Salter-Harris Ⅱ型骨折,继发于三角肌和肩袖张力的减小。通过固定一段时间,然后进行加强肩袖肌的肌力训练来解决。
- 骨坏死:是合并旋前动脉前外侧升支的断裂引起,特别是在没有早期复位的骨折、脱位中。这种并发症在闭合性骨折中几乎没有出现过。
- 神经损伤:最常见的是由骨折脱位引起的腋神经损伤。如果伤后 4 个月内没有恢复迹象,应进行手术探查。
- 生长停滞:当骺板粉碎骨折或显著移位时,或骺板骨桥形成时,会发生生长停滞。需要切除骺板骨桥。对于功能缺陷或严重影响美观的,需要行肢体延长术。

二、锁骨骨折

(一)流行病学

- 锁骨骨折是儿童最常见的长骨骨折(占所有儿童骨折的 8%～15%)。
- 这些发生在正常分娩中占 0.5%,臀位分娩中 1.6%(占 90% 的产科骨折)。分娩骨折累及锁骨的发生率为每 1000 足月分娩中 2.8～7.2 例,锁骨骨折占所有产科骨折的 84%～92%。
- 在巨大儿(>4000g)中,发病率为 13%。
- 80% 的锁骨骨折发生在锁骨中段,最常见的是锁骨下肌附着点的外侧,锁骨下肌保护其下方的神经血管结构。
- 锁骨骨折 10%～15% 累及远端,其余为近端骨折(5%)。

(二)解剖学

- 锁骨是第一块骨化的骨骼;这是通过膜内骨化发生的。
- 第二个骨化中心通过软骨内骨化发育。
  - 80% 的生长发生在内侧骨骺,12－19 岁骨化，22－25岁融合（最后一块融合的骨）。

- 外侧骨骺在19岁时融合时才骨化。
- 锁骨的运动范围包括绕长轴旋转（大约50°），伴随着肩完全外展时30°抬高；以及在肩部前突和缩回时，35°的前后方向的成角。
- 骨膜袖套始终保持解剖位置，因此保证了重塑功能。

（三）损伤机制

- 间接的：摔倒时手掌着地。
- 直接的：这是最常见的损伤机制，由锁骨或肩峰受到直接暴力引起；这种损伤其下方的血管神经和肺脏结构损伤的可能性最大。
- 产伤：肩关节通过狭窄的骨盆娩出时，来自耻骨联合的直接压力导致或由分娩的压力直接作用于锁骨引起。
- 锁骨内侧骨折或脱位通常表现为Salter-Harris Ⅰ型或Ⅱ型骨折。真正的胸锁关节脱位是罕见的。中下部的骨膜袖套保持完整，并为重塑提供了一个支架。因为80%的生长发生在内侧骺板，所以有很大的重塑潜力。
- 锁骨外侧骨折是肩峰受直接暴力损伤的结果。喙锁韧带始终保持完整，与下方的骨膜袖套相连。肩锁韧带保持完好并与远端骨折块相连。

（四）临床评估

- 出生时锁骨骨折通常很明显，在发生骨折的锁骨表面可见一个不对称的、可触及的肿块。通常存在不对称的莫罗反射。不明显的损伤可能被误诊为先天性肌性斜颈，因为患者经常将头转向骨折一侧，以放松胸锁乳突肌。
- 锁骨骨折的儿童通常表现为沿着锁骨有一个疼痛的、可触及的肿块。骨折断端部位

有触痛，但在塑性折弯（青枝骨折）的情况下触痛不明显。会有皮肤的隆起、骨擦音和瘀斑。

- 必须仔细评估神经血管情况，因为臂丛和上肢血管系统会发生损伤。应排除臂丛神经损伤。
- 必须评估肺部状况，尤其是直接暴力的损伤机制。锁骨内侧骨折可能合并气管受压，特别是骨折端有较明显的向后方移位时。
- 鉴别诊断
  - 锁骨颅骨发育不全：这种膜内骨化的缺陷，最常累及锁骨，其特征是锁骨远端缺失、中段缺损或锁骨完全缺失。治疗只能对症治疗。
  - 先天性假关节病：最常见于右锁骨中远1/3交界处，骨端光滑，带尖。左锁骨假关节病仅见于右位心患者。患者没有外伤病史，仅有可触及的隆起。只需进行支持性治疗，有症状的病例予以植骨和髓内钉固定。

（五）影像学评估

- 超声评价有助于新生儿锁骨骨折的诊断。
- 由于锁骨呈"S"形，正位（AP）片通常足以用于诊断；当怀疑有骨折而在标准正位片上显示不清时，也可以采用特殊的体位摄片（图43.5）：
  - 头部倾斜位片（向头部倾斜35°～40°）：将重叠结构最小化，以更好地显示移位的程度。
  - 顶端斜位片（受伤侧向管球旋转45°，向头部倾斜20°）：观察无移位的中1/3骨折的最佳方法。
- 呼吸困难的患者应进行胸片检查，以评估有无气胸或相关的肋骨骨折。
- 计算机断层扫描有助于评估锁骨内侧骨折或可疑脱位，因为大多数是Salter-Harris Ⅰ型或Ⅱ型骨折，而不是真正的脱位。

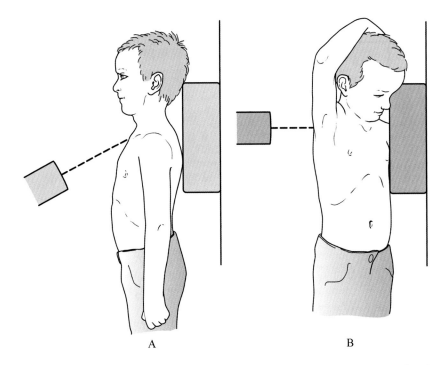

图 43.5　A. 头部倾斜位。B. 顶端斜位（From Heyworth BE，Abzug JM. Clavicle and scapula fractures and acromioclavicular and sternoclavicular injuries. In：Waters PM，Skaggs DL，Flynn JM，eds. Rockwood and Wilkins' Fractures in Children. 9th ed. Philadelphia：Wolters Kluwer；2020：719-758.）

（六）分型

1. 分型的描述

- 部位。
- 开放与闭合。
- 移位。
- 成角。
- 骨折类型：节段性、粉碎性、青枝骨折等。

2. Allman 分型（图 43.6）

- Ⅰ型：中 1/3（最常见）。
- Ⅱ型：喙锁韧带远端（外侧 1/3）。
- Ⅲ型：近端（内侧）1/3。

（七）治疗

- 新生儿至 2 岁

- 2 岁以下的患者完全骨折罕见，可能是由产伤引起的。
- 新生儿锁骨骨折约 1 周后愈合。没有复位的必要。抱孩子时要小心，可用软性绷带。
- 婴儿可使用一个简单的吊带或"8"字形绷带进行对症治疗，持续 2～3 周，或直到患者感到舒适为止。可以把长袖衬衫的袖子钉在对侧的肩膀上。
- 2—12 岁
  - "8"字绷带或吊带固定 2～4 周，骨折完全愈合。
- 12 岁至成年
  - 完全性骨折的发生率较高。
  - "8"字形的绷带或吊带可以使用 3～4 周。然而，"8"字形的绷带的耐受性通常较差，常伴有皮下血肿、腋部血管受压和

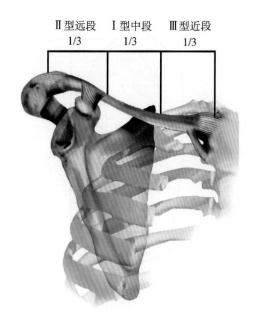

Ⅱ型远段 Ⅰ型中段 Ⅲ型近段
1/3 1/3 1/3

图 43.6　**锁骨骨折的 Allman 分型**（From Drake GN，Edwards TB. Fractures and dislocations of the shoulder girdle. In：Brinker MR，ed. Review of Orthopaedic Trauma. 2nd ed. Philadelphia：Lippincott Williams & Wilkins；2013：262-271.）

臂丛神经激惹。
- 如果骨折移位严重而顶起皮肤，应考虑采用闭合复位或切开复位，放置或者不放置内固定。
- 切开手术
  - 开放性骨折和有神经血管损伤的骨折均应行手术治疗。
  - 应处理将皮肤顶起的碎骨折块，用巾钳将骨块移开以减轻皮肤张力。通常只需要将碎骨块放置在骨膜套内，修复软组织。也可以考虑内固定。
  - 骨痂导致的骨性突起通常会重塑；此外，从美观角度手术瘢痕常比该骨性突起更易引起关注，因此外生骨疣切除术很少实施。

（八）并发症

- 神经血管损伤：由于有较厚的骨膜保护下

方的结构，因此在儿童中很少见。在严重移位的锁骨骨折中可能会发生臂丛神经和血管损伤（锁骨下血管）。
- 畸形愈合：罕见，因为锁骨有很好的塑形潜力；出现后能被很好地耐受，骨性突起导致的美观问题是唯一的远期并发症。
- 骨不连：罕见（1%～3%）；与先天性假关节有关；在 12 岁以下患儿中从未发生过。
- 肺损伤：很罕见，但是也可能出现肺尖部实质损伤伴发气胸，尤其是出现来自前上方向后下方的直接暴力。

三、肩锁关节损伤

（一）流行病学

- 肩锁关节损伤在 16 岁以下的儿童中很罕见。
- 真正的发病率无从知晓，因为大部分这种损伤实际是肩锁关节的假性脱位。

（二）解剖学

- 肩锁关节是一个双关节面关节；在成熟的个体中，存在关节内关节盘。
- 锁骨远端被厚的骨膜袖套包裹，并延伸至肩锁关节。

（三）损伤机制

- 运动性损伤和跌倒时对肩峰产生的直接暴力，是肩锁关节损伤的主要原因。
- 不同于成人的肩锁关节损伤，儿童喙锁韧带（锥状韧带和斜方韧带）保持完整。由于喙锁韧带与锁骨远端骨膜的紧密连接，真正的肩锁关节脱位是罕见的。
- 这种损伤是锁骨从它的骨膜袖套上部的一个纵向裂口中脱出，就像香蕉从它的皮里剥出一样。

（四）临床评估

- 患儿应在站立位或坐位时接受检查，以使上肢自然下垂,重力作用于肩锁关节,使畸形突出。

- 应进行彻底的肩部检查,包括评估神经血管情况和可能合并的上肢损伤。视诊会发现损伤的肩锁关节明显的台阶畸形,可见皮肤被其下方的锁骨远端顶起。关节的活动范围会因疼痛而受限。肩锁关节表面有压痛。

(五)影像学评估

- 标准的肩关节创伤系列正位片、肩胛骨 Y 位片和腋位片,足以识别肩锁关节损伤,尽管更仔细的评估包括以肩锁关节为中心的影像,这需要 1/3～1/2 的放射线量以避免过度穿透。
- 韧带损伤可通过应力 X 线片进行评估,将重物(2.3～4.5kg)绑在手腕上,并对两个肩关节进行前后位 X 线摄片比较。

(六) Dameron 和 Rockwood 分型(图 43.7)

- Ⅰ 型:轻度肩锁韧带扭伤,无骨膜袖套损伤;锁骨远端检查稳定,无影像学异常。
- Ⅱ 型:部分骨膜袖套破裂伴锁骨远端轻度不稳;X 线片显示肩锁关节间隙轻度增宽。
- Ⅲ 型:骨膜袖套纵裂,查体见锁骨远端明显不稳;与对侧的正常肩相比,X 线片显示 25％～100％的上移位。
- Ⅳ 型:锁骨远端通过破裂的骨膜袖套向后移位,像穿过扣眼一样穿透斜方肌;前后位片显示与 Ⅱ 型损伤相似的上移位,但腋窝片显示后移位。
- Ⅴ 型:Ⅲ 型损伤伴有＞100％移位;可于皮下触及锁骨远端,可能伴有三角韧带和斜方韧带止点的损伤。

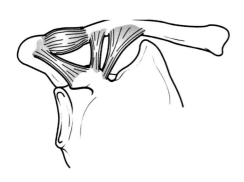

Ⅰ型

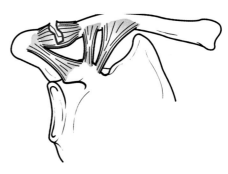

Ⅱ型

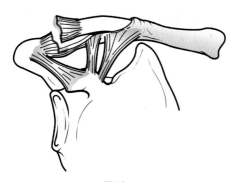

Ⅲ型

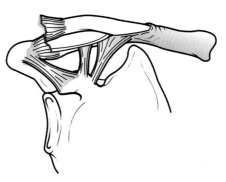

Ⅳ型

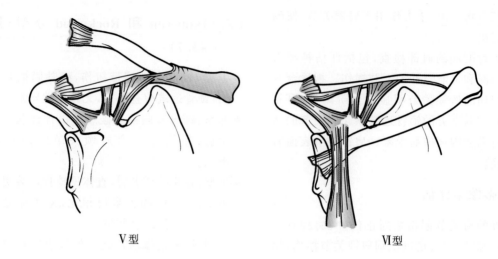

Ⅴ型　　　　　　　　　　　　　Ⅵ型

图 43.7　锁骨远端/外侧骨折的 Dameron 和 Rockwood 分型（From Heyworth BE，Abzug JM. Clavicle and scapula fractures and acromioclavicular and sternoclavicular injuries. In：Waters PM，Skaggs DL，Flynn JM，eds. Rockwood and Wilkins' Fractures in Children. 9th ed. Philadelphia：Wolters Kluwer；2020：719-758.）

- Ⅵ型：由自上而下的暴力导致的锁骨远端向喙突下移位。

（七）治疗

- 对于Ⅰ～Ⅲ型，非手术治疗，可以使用吊带固定、冰敷，随着疼痛的减轻开始进行早期全范围活动练习。一般会重塑。完全愈合一般在 4～6 周完成。
- Ⅳ～Ⅵ型，手术治疗，包括锁骨复位和骨膜套（袖套）的修复。可能需要内固定。

（八）并发症

- 神经血管损伤：罕见，与向后向下移位有关。完整的骨膜袖套很厚，通常能保护锁骨下方的神经血管。
- 开放伤：锁骨远端严重移位，如Ⅴ型肩锁关节脱位，可导致皮肤被顶起，造成撕裂伤，需要冲洗和清创。

四、肩胛骨骨折

- 肩胛骨受到胸腔、前方的肋骨架和周围肌肉组织的保护，相对不易受伤。

- 肩胛骨骨折常合并其他危及生命的创伤，这些创伤更需要优先处理。

（一）流行病学

- 在普通人群中，这些骨折只占所有骨折的 1%，占肩部骨折的 5%，在儿童中更不常见。

（二）解剖学

- 肩胛骨形成于膜内骨化。肩胛骨体部和肩胛冈在出生时就骨化了。
- 喙突的中心在 1 岁时骨化。喙突的基部和上 1/4 的关节盂在 10 岁时骨化。喙突顶端的第三骨化中心骨化时间不确定。这三个结构在 15—16 岁融合。
- 肩峰在 22 岁时通过 2～5 个骨化中心融合，在青春期开始形成。
- 肩胛骨的椎体缘和肩胛下角骨化中心出现在青春期，并在 22 岁时融合。关节盂下方 3/4 的骨化中心出现在青春期，在 22 岁时融合。
- 肩胛上神经穿过肩胛骨上方、喙突底部内侧的肩胛上切迹,因此当该区域发生骨折时,肩胛上神经很容易受损伤。

- 肩关节上方悬吊复合体(SSSC)是由骨和韧带附着体(肩峰、肩胛盂、喙突、喙锁韧带和锁骨远端)组成的环状复合体。只有在多于一处的结构受损时,环的完整性才会被破坏。这将决定治疗的方式(见第 13 章图 13.5)。

(三)损伤机制

- 在儿童中,大多数肩胛骨骨折多为与盂肱关节损伤相关的撕脱骨折。其他骨折通常由高能量损伤引起。
- 孤立性肩胛骨骨折极为罕见,尤其是在儿童中;除非存在明确和一致的损伤机制,否则应怀疑虐待儿童。
- 肩胛骨骨折的存在应引起对相关损伤的怀疑,因为 35%～98% 的肩胛骨骨折伴有其他损伤。
  - 同侧上肢损伤:肋骨骨折、锁骨、胸骨、肩部外伤。
  - 气胸:见于 11%～55% 的肩胛骨骨折。
  - 肺挫伤:见于 11%～54% 的肩胛骨骨折。
  - 神经血管损伤:臂丛损伤,血管撕裂。
  - 脊柱损伤:20% 下颈椎,76% 胸椎,4% 腰椎。
  - 其他:伴有颅骨骨折、腹部钝性损伤、骨盆骨折和下肢损伤,这些都是肩胛骨骨折常见的合并损伤。
- 肩胛骨骨折的死亡率接近 14%。

(四)临床评估

- 需要进行全面的创伤评估,注意气道、呼吸、循环、中枢神经系统功能障碍、显露。
- 典型表现为患侧上肢由对侧手把持于内收的强迫体位,活动时疼痛,尤其是外展时。
- 应对相关的损伤进行仔细的检查,并对神经血管状态进行全面评估,评估呼吸音。

(五)影像学评估

- 最初的影像学检查应包括肩部创伤系列,包括真正的正位片、腋位片和肩胛骨 Y(真正的肩胛骨侧位)片;这些通常能显示大多数肩胛关节盂、颈部、体部和肩峰骨折。
  - 腋位片可用于进一步显示肩峰和肩胛盂缘骨折。
  - 肩峰骨折不应与肩峰骨混淆,肩峰骨是一种在骨骺水平的圆形、未融合的隆起,约 3% 的人群中存在。当存在时,60% 的病例是双侧的。典型的肩峰骨位于肩峰远端的前下方。
  - 肩胛盂发育不全,或肩胛颈发育不良,是一种不常见的畸形,类似于肩胛盂冲压伤,合并肱骨头或肩峰的畸形。它有一个良性的进程,通常是偶然间被发现。
- 头部 45°倾斜(Stryker 切迹)摄片有助于鉴别喙突骨折。
- CT 有助于进一步确定关节内关节盂骨折。
- 由于合并损伤的发生率很高,尤其是对胸部结构的损伤,所以胸片是评估病情的重要检查。

(六)分型(按部位分型)

1. 体部(35%)和颈部(27%)骨折

- Ⅰ型:孤立性骨折合并锁骨骨折。
- Ⅱ型:移位与无移位。

2. 关节盂骨折(Ideberg 和 Goss 分型)(图 43.8)

- ⅠA 型:前方撕脱骨折。
- ⅠB 型:后缘撕脱骨折。
- Ⅱ型:横行骨折伴下方游离骨块。
- Ⅲ型:上 1/3 包括喙突。
- Ⅳ型:水平骨折贯穿整个体部。

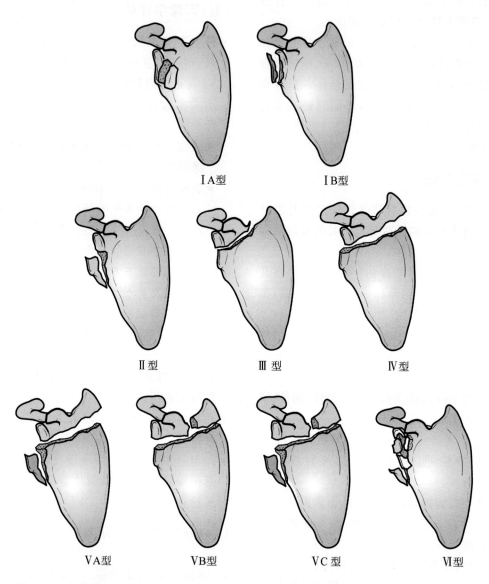

ⅠA型 ⅠB型

Ⅱ型 Ⅲ型 Ⅳ型

ⅤA型 ⅤB型 ⅤC型 Ⅵ型

图 43.8 **肩胛骨和关节盂骨折的一般分型**（From Heyworth BE，Abzug JM. Clavicle and scapula fractures and acromioclavicular and sternoclavicular injuries. In：Waters PM，Skaggs DL，Flynn JM，eds. Rockwood and Wilkins' Fractures in Children. 9th ed. Philadelphia：Wolters Kluwer；2020：719-758.）

- Ⅴ型：合并Ⅱ、Ⅲ和Ⅳ型。
- Ⅵ型：广泛的粉碎性骨折。
- 这些可能合并肩胛颈骨折和肩关节脱位。
- 在大多数情况下，采取非手术治疗。如有大的前缘或后缘骨折并伴有盂肱关节不稳时，则需要切开复位和内固定。

3. 喙突骨折

- 或者是孤立的骨折，或者是合并肩锁关节损伤的骨折。
- 是撕脱型损伤，通常发生在喙突基底部和关节盂上部 1/4 的共同骺板。

● 喙肩峰韧带保持完整,但肩锁韧带可能出现牵拉伤。

4. 肩峰骨折

- ● Ⅰ型:无移位。
  - ● ⅠA型:撕脱。
  - ● ⅠB型:直接暴力。
- ● Ⅱ型:移位不伴肩峰下狭窄。
- ● Ⅲ型:移位伴有肩峰下狭窄。
- ● 这种情况很少见,通常是直接打击的结果。
- ● 肩峰骨是一个未融合的骨化中心,不应误认为是骨折。
- ● 推荐非手术治疗,除非肩锁关节严重脱位。

(七)治疗

- ● 儿童肩胛骨体部骨折采用非手术治疗,周围肌肉组织维持骨折块的合适距离。对于不能愈合的骨折,建议采用手术治疗,有时需要部分肩胛骨切除术。
- ● 无移位且不伴有锁骨骨折的肩胛颈骨折,可采取非手术治疗。严重移位的骨折可用胸臂管型石膏治疗。伴有锁骨损伤的,无论骨折还是韧带不稳(如肩关节悬吊复合体的多发损伤),通常需要单独行锁骨切开复位内固定术或同时经另一切口行肩胛骨骨折切开复位内固定术。
- ● 无移位的喙突骨折可采用吊带固定治疗。移位骨折通常伴有肩锁关节脱位或锁骨外侧损伤,应采用切开复位内固定治疗。
- ● 无移位的肩峰骨折可采用吊带固定治疗。移位的肩峰骨折合并肩峰下撞击应予以复位,并用螺钉或钢板固定。
- ● 儿童关节盂骨折,如果不伴有盂肱关节不稳,愈合后很少有症状,如果没有移位,一般可以非手术治疗。
  - ● Ⅰ型:累及超过1/4的关节盂窝导致不稳定的骨折,可采用切开复位拉力螺钉固定。
  - ● Ⅱ型:导致肱骨头向下的半脱位,需要切

开复位,尤其是在关节面不平整、有＞5mm的台阶时。前入路通常提供满意的显露。

- ● Ⅲ型:复位有困难;骨折发生在关节盂骨化中心之间的交界处,常伴有肩峰或锁骨骨折,或肩锁关节分离。建议行切开复位内固定术,术后早期行全范围活动练习。
- ● 第Ⅳ～Ⅵ型:这部分骨折复位困难,对于儿童患者,几乎没有足够的骨量可进行内固定。对于移位的骨折,常通过后方入路切开复位和克氏针、钢板、缝线或螺钉内固定。

(八)并发症

- ● 创伤性关节炎:是由于未能恢复关节面的匹配所致。
- ● 合并损伤:由于这些损伤的高能量特性,它们是最严重的并发症。
- ● 肩关节活动度减小:继发于肩峰骨折的肩峰下撞击。
- ● 畸形愈合:肩胛骨体骨折通常是非手术治疗;当发生畸形愈合时,通常耐受性良好,但可能会引起肩胛胸壁疼痛伴摩擦音。
- ● 骨不连:极为罕见,有症状时需要切开复位和钢板固定来缓解症状。
- ● 肩胛上神经损伤:与肩胛体、肩胛颈或涉及肩胛上切迹的喙突骨折有关。

五、盂肱关节脱位

(一)流行病学

- ● 儿童少见;Rowe 报道说,只有 1.6% 的肩关节脱位发生在 10 岁以下的患者,而10% 发生在 10—20 岁的患者中。
- ● 90% 是前脱位。

(二)解剖学

- ● 盂肱关节的肱骨头大且凸出,相对应的关

节盂平坦,非常适合肩部的大运动范围。肱骨头的关节面和曲率半径大约是关节盂窝的 3 倍。

- 肩部有许多静态和动态稳定结构;这些已在第 14 章中详细介绍。
- 盂肱关节囊在肱骨的止点大部分沿着肱骨的解剖颈分布,但在内侧,其止点离开颈部分布在更远端的肱骨干上。因此,肱骨近端骺板除了内侧面外,都位于关节外。
- 与大多数儿童关节损伤一样,关节囊经过骺板损伤比真正的关节囊韧带的损伤更常见。因此,在骨骼发育不成熟的患者中,经过骺板的骨折比肩关节脱位更常见。
- 在新生儿中,一个表面上的脱位实际上可能是骨骺损伤。

(三)损伤机制

- 新生儿:外伤性肱骨近端骨骺分离可导致假性脱位。这比真正的肩关节脱位更常见,后者可能发生潜在的产伤导致的臂丛神经或中枢神经系统损伤的新生儿中。
- 盂肱关节前脱位是外伤的直接或间接结果。
  - 直接:向前的直接暴力撞击肩关节的后方引起前脱位。
  - 间接:肩关节在外展、过伸和外旋位受伤是肩关节前脱位最常见的机制。
- 盂肱关节后脱位(2%～4%)
  - 直接暴力:这是由施加在肩关节前方的暴力使肱骨头向后移位造成的。
  - 间接暴力:这是最常见的机制。
    - 在受伤时,由于轴向载荷的作用,肩关节通常处于内收、外翻和内旋的位置。
    - 由于肩关节内旋肌(背阔肌、胸大肌和肩胛下肌)的作用远胜于外旋肌(冈下肌和小圆肌),电击或惊厥机制引起后脱位。
- 非创伤性脱位:与先天性或获得性松弛或随意性机制相关的复发性不稳定,轻微的创伤引起前脱位。

(四)临床评估

临床表现,随着不同的脱位类型而各不相同。

- 前脱位
  - 典型表现为患肢把持在轻微的外展和外旋位。急性的肩关节脱位疼痛剧烈,试图稳定关节的肌肉痉挛。
- 检查表现为肩峰相对突出所致的方肩畸形,肩峰后方相对空虚,前面可见包块,前方可触及包块。
- 仔细的神经血管检查很重要的,尤其要明确腋神经的完整性。三角肌的肌力检查通常不可能的,但可做三角肌表面的皮肤感觉评估。存在三角肌的无力但不应与腋神经损伤混淆。肌皮神经的完整性可以通过前臂前外侧的皮肤感觉来评估。
- 患儿可在自发复位或现场复位后就诊。如果患儿没有剧烈的疼痛,查体时会发现恐惧试验阳性,在这种测试中,将肩关节被动放置在激发位置(外展、伸展和外旋)会重现患者的不稳定感和疼痛感。在肩关节前方施加向后的压力,可减轻不稳定的感觉。
- 后脱位
  - 临床上,盂肱关节后脱位不存在明显的畸形;而且受伤的上肢通常把持在典型的吊带固定位置,即肩关节内旋转和内收位。
  - 仔细的神经血管检查对于排除腋神经损伤是很重要的,尽管它比盂肱关节前脱位更少见。
  - 检查时,可见肩关节外旋受限(经常＜0°)和前屈受限(通常＜90°)。
  - 肩部后方可触及肿块,肩部前方扁平,可见突出的喙突。
- 非创伤性脱位
  - 患者有复发性脱位和自发性复位的

病史。

- 通常情况下,患者自诉有轻微创伤史或无意识的脱位病史,通常没有疼痛。
- 多方向不稳定出现在双侧,也可能是多关节松弛的特征,包括肘关节、膝关节和掌指关节的过伸。关节间隙表面存在皮肤凹陷。
- 沟征:此为肩峰下的皮肤受纵向牵拉的凹陷。

- 上脱位与下脱位(Luxatio Erecta)
  - 这种情况在儿童中极为罕见,尽管曾有病例报道。
  - 它可能与遗传性疾病有关,如 Ehlers-Danlos 综合征。

(五)影像学评估

- 受累的肩关节需要拍摄创伤系列片:正位、肩胛骨 Y 位和腋位片。
  - 腋位片:在易激惹的、受伤的疼痛儿童中,依从性经常是一个问题。如果不能获得标准的腋位片,患肢可用吊带固定,上半身斜向后方倾斜 45° 摆在暗盒的上方。光束向尾端投照,与暗盒垂直,放大后形成腋位片。
- 特殊体位(参见第 14 章)
  - 西点腋位片:患者俯卧,光束向下与水平面呈 25°,向内侧倾斜 25°,自远端向头侧照向腋部。它提供了前下关节盂边缘的切线位观。
  - Hill-Sachs 位片:在肩关节最大内旋的情况下拍摄正位片,观察肱骨头后外侧的骨缺损,即由肩胛盂缘撞击肱骨头引起的压缩性骨折(Hill-Sachs 损伤)。
  - Stryker 切迹位片:患者仰卧位,同侧手掌位于头顶,肘部向上,X 线束向头侧倾斜 10°,瞄准喙突。可以观察到 90% 的肱骨头后外侧缺损。
- 计算机断层扫描有助于确定肱骨头或关节盂的压缩骨折、游离体和前方盂唇的骨性

损伤(骨性 Bankart 损伤)。

- 单相或双相的对比关节照相术用于诊断不明确的病例;在有明显盂肱关节脱位的新生儿中,可显示假性半脱位或肱骨近端创伤性骨骺分离。
- 磁共振成像用于鉴别肩袖、关节囊和盂唇(Bankart 损伤)的病变。
- 非创伤性脱位在影像学检查中,可表现为先天性发育不全或关节盂缺如。

(六)分型

- 稳定性程度:脱位与半脱位。
- 病程特点:先天性。
  - 急性与慢性。
  - 锁定(固定)。
  - 复发性。
  - 获得性:通常是由于反复的轻伤(游泳、体操、举重);盂唇通常完好无损;关节囊松弛;盂肱关节体积增大;半脱位常见。
- 暴力
  - 非创伤性的:由于先天性松弛通常无损伤史;无症状;可自行复位。
  - 创伤性:通常由一次严重损伤引起;可出现前下盂唇分离(Bankart 损伤);单向不稳;常需要到医院复位。
- 患者因素:随意性与非随意性。
- 脱位方向
  - 喙突下。
  - 盂下。
  - 胸腔内。

(七)治疗

- 在充分的临床评估和使用镇痛药和(或)镇静药后,进行闭合复位。所描述的技术包括以下几项。
  - 牵引-反向牵引:当患者处于仰卧位时,将床单放在患肩腋窝处,并施加牵引力,并以反向牵引力对抗牵引(见第 14 章中的图 14.11)。持续稳定的牵引最

终引起痉挛性肩关节肌肉疲劳,并使肱骨头复位。

- Stimson 技术:患者俯卧在担架上,患肢自由悬挂(见第 14 章中的图 14.12)。轻轻地,手动牵引或 2.5kg 的重量施加在手腕上,15～20min 后复位。

- Steel 技术:患者仰卧位,检查者一手支撑肘部,另一手支撑前臂和手腕。上肢外展 90°,缓慢外旋。医师拇指施加压力,将肱骨头推到位,肢体横于胸前时,肩关节内收和内旋。医源性骨折的发生率较高。

- 复位后,用吊带固定治疗急性前脱位。使用吊带固定的时间尚有争议,可能长达 4 周,之后进行积极的增强肩袖肌力的康复训练。后脱位用商业夹板或肩"人"字形石膏固定 4 周,肩关节在旋转中立位,然后进行物理治疗。

- 复发性脱位或合并关节盂缘撕脱骨折(骨性 Bankart 损伤)可能需要手术治疗,包括前方关节盂缘的切开复位内固定、Bankart 损伤(前盂唇撕裂)、关节囊移位或关节囊破裂的修复。术后 4～6 周采用吊带固定,逐渐增加活动范围和肌力锻炼。

- 非创伤性脱位很少需要复位操作,因为通常可自行复位。只有在积极的、有监督的增强肩袖肌和三角肌肌力的康复计划完成后,才应考虑手术干预。在 85% 的病例中,积极的康复可以避免手术干预。

- 对自行脱位患者进行精神状态评估是必要的。

(八)并发症

- 复发性脱位:发病率为 50%～90%,随着患者年龄的增加复发率降低(10 岁以下儿童高达 100%)。需要手术干预,预防未来脱位成功率＞90%。

- 肩关节僵硬:在紧缩静态和动态约束(肩胛下肌腱缩短、关节囊移位等)的处理可能导致"过度紧缩",导致运动范围丧失,以及可能出现反方向的半脱位,从而引起肩关节盂肱关节炎进展加速。

- 神经损伤:神经损伤发生在邻近盂肱关节的神经中,尤其是腋神经,肌皮神经损伤少见。这些症状通常会随着时间的推移而消失;3 个月后神经功能仍未恢复,手术治疗。

- 血管损伤:有腋动脉牵拉伤同时合并臂丛神经损伤的报道。

第 **44** 章　小儿肘关节

一、流行病学

- 肘部骨折占儿童所有上肢骨折的 8%～9%。
- 在所有肘关节骨折中，85% 发生在肱骨远端；其中 55%～75% 是髁上骨折。
- 大多数发生在 5～10 岁的患者中，男孩常见。
- 儿童肘部骨折有季节性分布，以夏季最多，冬季最少。

二、解剖学

- 肘关节由三个关节组成：肱尺关节、肱桡关节及上尺桡关节。
- 肘部的血管分布是一个广泛的吻合网络，形成了骨内和骨外的血液供应。
  - 肱骨小头由进入侧嵴的肱动脉后支供应。
  - 滑车由一个沿着非关节内嵴进入的内侧支和一个穿过骺板的外侧支提供血供。
  - 这两个血管之间没有吻合支。
- 肱骨小头和滑车的关节表面以 30°～45°的角度向远侧和前方突出。内外侧髁关节面的旋转中心位于相同的水平轴上；因此，内外侧髁之间对位不良可改变旋转弧，限制肘关节的屈曲和伸直。
- 提携角受肱骨远端骨骺倾斜程度的影响；女孩平均为 6°，男孩为 5°，这对评估发育中的成角畸形很重要。
- 除了肱骨远端向前成角外，肱骨髁相对于骨干水平旋转，外侧髁向内侧旋转 5°。当髁上骨折移位时，内侧旋转常明显增加。
- 肘部仅占上肢纵向生长的 20%。
- 骨化：除了肱骨小头外，与男孩相比，女孩骨化中心出现的时间比男孩早 2 年左右。
- CRITOE：下方列表是肘关节周围骨化中心出现的时间顺序图（图 44.1）。
  - 肱骨小头（capitellum）：6 个月到 2 年；包括滑车的外侧嵴。
  - 桡骨头（radial head）：4 岁。
  - 内上髁（internal or medial epicondyle）：6—7 岁。
  - 滑车（trochlea）：8 岁。
  - 鹰嘴（olecranon）：8—10 岁；通常是多中心，最终融合。
  - 外上髁（external or lateral epicondyle）：12 岁。

三、损伤机制

- 间接损伤：通常为摔倒时上肢伸展、手掌撑地造成。
- 直接损伤：肘部的直接暴力损伤会发生在摔倒时肘部屈曲着地或物体（如棒球棒、汽车）撞击肘部。

四、临床评估

- 通常表现出不同程度的严重畸形，常伴有疼痛、肿胀、压痛、烦躁和拒绝使用受伤肢体。
- 检查同侧肩部、肱骨干、前臂、腕部和手部是否有合并损伤。
- 应进行仔细的神经血管检查，记录正中神经、桡神经和尺神经的完整性，以及远端脉搏和毛细血管再充盈。在肘部前方肿胀的情况下，肘关节屈曲可能引起神经血管损伤；在任何操作或治疗后必须重新评估神经血管完整性。

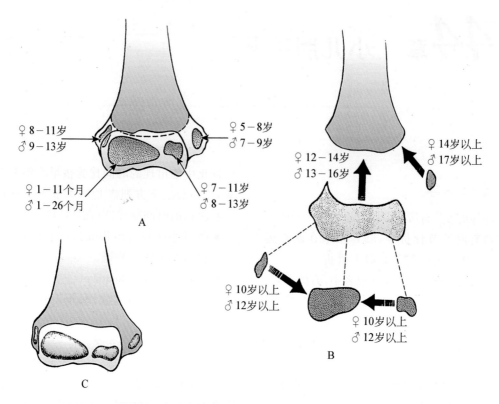

图 44.1 **肱骨远端次级骨化中心的骨化和融合。**A. 男孩和女孩各骨化中心骨化发生的平均年龄。B. 男孩和女孩各中心相互融合的年龄。C. 每个次级中心对肱骨远端整体结构的贡献由点状区域表示（A，B 图 From Haraldsson S. On osteochondrosis deformas juvenilis capituli humeri including investigation of intra-osseous vasculature in distal humerus. Acta Orthop Scand 1959;30[suppl 38];5-232. Copyright © 1959 Informa UK Ltd. Modified by permission of Taylor & Francis Ltd,www. tandfonline. com. ）

- 应检查肘部的所有部位是否存在开放性损伤;临床上怀疑肘部可能有开放性损伤时,应在肘关节内注射生理盐水,以评估肘部撕裂伤造成的关节内连通情况。

五、影像学评估

- 应获得肘关节标准的正（AP）位片和侧位片。在正位片上,可以确定以下角度关系。
  - Baumann 角:这是外侧髁骺板线相对于肱骨长轴的角度;正常为 15°～20°,与健侧相等。
  - 肱骨-尺骨角度:该角度由肱骨和尺骨的骨干平分线相交而成;最好地反映了真

实的提携角。
  - 干骺端-骨干角度:该角度由肱骨干的平分线相交于肱骨远端干骺端的最宽点连线形成。
- 在屈曲 90°的肘关节标准侧位 X 线片上,应观察以下标志(图 44.2):
  - 泪滴:这种 X 线片由前面的冠状窝后缘,后面的鹰嘴窝前缘和下面的肱骨小头骨化中心的上边缘形成。
  - 髁干角:髁部向前突出 30°～45°;后部通常比前部宽。
  - 肱骨前线:当向远端延伸时,该线应与肱骨骨化中心的中间 1/3 相交。

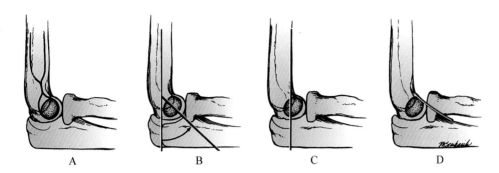

图 44.2　**肱骨远端侧位 X 线。**A. 肱骨远端的泪滴。B. 侧髁与肱骨干的成角。C. 肱骨前缘线。D. 冠状线（From Waters PM. Evaluation of the injured pediatric elbow. In: Waters PM, Skaggs DL, Flynn JM, eds. Rockwood and Wilkins' Fractures in Children. 9th ed. Philadelphia: Wolters Kluwer; 2020:463-478.）

- 冠状线：冠状突前缘应与外侧髁前部共切线。
- 在任何投照角度下，肱骨小头中心线应将桡骨小头平分。
- 特殊位像
  - Jones 位片：在拍摄正位片时，患者因疼痛而不能伸直肘关节；此时，将伤侧上臂平放在暗盒上，处于旋转中立位，肘关节过度屈曲，光束通过前臂向肘部投照。
  - 怀疑骨折但在常规平片上未清楚显示的情况下，可拍摄内旋和外旋位片（柱状片）。这些尤其适用于鉴别冠状突或桡骨头骨折。
- 应拍摄对侧肘关节的 X 线片，以便比较和识别骨化中心。可能存在骨化中心的假性骨折，其中骨化中心的明显碎裂可能代表发育变异而不是真正的骨折。这可以通过与未受伤的对侧肘关节来比较鉴别。
- 脂肪垫征象：三个脂肪垫覆盖肘部的主要结构（图 44.3）：
  - 前（冠状）脂肪垫：在肱骨远端前方可见三角形透明物，是由于关节积液导致的脂肪垫移位。冠状窝较浅；因此，脂肪垫的前部移位较敏感。然而与创伤无关的脂肪垫征阳性降低了前脂肪垫征的特

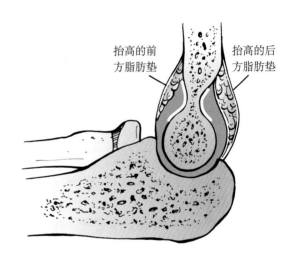

抬高的前方脂肪垫　抬高的后方脂肪垫

图 44.3　**抬高的前后脂肪垫**［Adapted from Skaggs DL, Mirzayan R. The posterior fat pad sign in association with occult fracture of the elbow in children. J Bone Joint Surg Am 1999;81(10):1429-1433.］

异性。
- 后部（鹰嘴）脂肪垫：深鹰嘴窝通常包含整个后部脂肪垫。只有中等到较多积液时会导致后部移位，后脂肪垫征阳性对关节内疾病的诊断具有高度特异性（当后脂肪垫清晰可见时，＞70％的病例存在骨折）。
- 旋后肌脂肪垫：因为它包裹在桡骨近端周围，代表了旋后肌前部的一层脂肪。

该脂肪垫的向前移位可能代表桡骨颈的骨折;然而,据报道,只有50%的病例出现这种征象。

- 肘关节脱位后,可能看不到前后脂肪垫,这是由于关节囊的破裂减轻了关节积液。

六、特定骨折

(一)肱骨髁上骨折

1. 流行病学

- 占所有肘关节骨折的55%~75%。
- 男女比例为3:2。
- 发病率高峰为5-8岁,之后更易发生脱位。
- 左侧或非优势侧最常受伤。

2. 解剖学

- 5-8岁的骨骼重塑导致髁上区域的前后径减小,使该区域易受损伤。
- 在这个年龄范围内的韧带松弛增加了肘部过伸性损伤的可能性。
- 前关节囊比后关节囊更厚更强。在伸肘时,前关节囊的纤维是拉紧的,作为一个支点,尺骨鹰嘴通过这个支点与鹰嘴窝紧密结合。在外力作用下,过度伸肘会导致鹰嘴撞击鹰嘴窝的上部和髁上区域。
- 骨膜铰链在移位的一侧保持完整。

3. 损伤机制

- 伸直型:发生在有或没有内翻/外翻应力的情况下,摔倒时手掌撑地造成过度伸展。如果手掌处于旋前位,就会发生后内侧移位。如果手掌是旋后位,就会发生后外侧移位。后内侧移位更常见。
- 屈曲型:原因是直接创伤或摔倒时肘关节屈曲着地。

4. 临床评估

- 通常表现为肘关节肿胀、压痛、活动受限。
- 肘部的"S"形成角:完全的(Ⅲ型)骨折导致两个成角点,使其呈"S"形。
- Pucker征:这是继发于近端骨折块穿透肱肌所致的肘前皮肤的凹陷;它提醒检查者,骨折通过简单的手法操作可能难以复位。
- 神经血管检查:应进行仔细的神经血管检查,记录正中神经、桡神经和尺神经及其终末分支的完整性。应记录毛细血管充盈和远端脉搏以及手的温度。夹板固定或手法复位后应重复检查。

5. 分型

- Gartland分型
  - 这是基于骨折的移位程度。
- 伸直型
  - 这占儿童肱骨髁上骨折的98%。
    - Ⅰ型:无移位。
    - Ⅱ型:移位伴后方皮质完整;可以有成角畸形或旋转畸形。
    - Ⅲ型:完全移位;后内侧或后外侧。
- 屈曲型
  - 这占儿童肱骨髁上骨折的2%。
    - Ⅰ型:无移位。
    - Ⅱ型:移位伴前方皮质完整。
    - Ⅲ型:完全移位;通常是前外侧。

6. 治疗

- 伸直型
  - Ⅰ型:固定在屈曲60°~90°的长臂管型石膏或夹板中,固定2~3周。
  - Ⅱ型:通常可用闭合复位后管型石膏固定。如果复位后不稳定或复位后不极度屈肘不能维持复位,或有神经血管损伤的风险时,需要穿针固定。
  - Ⅲ型:闭合复位和穿针内固定是标准治疗;对于软组织损伤重,肿胀明显或粉碎性骨折,需要鹰嘴骨牵引。

- 对于旋转不稳定的骨折,开放性骨折和神经血管损伤的骨折,需要开放复位内固定。
- 与复位相关的理念
  - 首先牵引,在纠正矢状面的移位之前,先纠正冠状面和水平面的移位。
  - 纵向牵引的同时过伸肘关节复位骨折;然而,这种操作手法只是偶尔需要。
  - 在对远端骨块施加后侧力时,屈曲肘关节完成复位(屈曲肘关节时,拇指放在鹰嘴上)。
- 建议通过控制冠状面、矢状面和水平面的移位来实现稳定。
  - 首先外侧穿针以获得临时稳定,如果需要内侧穿针,则可以在针置入之前伸直肘部,以帮助保护尺神经。
- 屈曲型
  - Ⅰ型:在接近伸直位的长臂管型石膏中固定 2～3 周。
  - Ⅱ型:闭合复位后,再经皮穿针内固定。
  - Ⅲ型:复位通常很困难;许多需要切开复位和经皮穿针固定。
  - 根据肢体肿胀的程度,用长臂石膏(如果肿胀明显,可用后方的夹板),固定肘关节于屈曲<90°位。在术后 3 周,应确保前臂处于旋转中立位,此时可以拆除石膏和钢针。此后当患者有跌倒风险时,应使用吊带固定,并进行积极的功能练习。体育活动应再限制 3 周。

7. 并发症

- 神经损伤(7%～10%):可能是由骨折时的牵拉性损伤引起,或少数由复位引起。在骨折的位置,神经血管被顶起或卡压。神经损伤也是 Volkmann 缺血性挛缩的一个组成部分。肱骨髁上骨折导致的大部分神经损伤为功能性麻痹,不需要治疗。
  - 正中神经/骨间前神经(最常见)。
  - 桡神经
  - 尺神经:最常见于屈曲型髁上骨折;早期损伤是由于近端骨块的内侧尖端挤顶所致;对于伸直型髁上骨折,特别是内侧入路固定后的尺神经损伤是医源性的。
- 血管损伤(0.5%):临床上可以表现为肱动脉的直接损伤,或者继发于肘关节前方的肿胀。必须强调进行仔细的神经血管检查重要性,无论是在最初的接诊时,还是随后的手法复位、夹板固定后,特别是肘关节屈曲位固定后。如果触不到脉搏,但手的灌注与皮温良好,那么则需要密切观察。
- 关节活动度减少:>5°的运动功能障碍发生率为 5%,继发于不理想的复位和软组织挛缩。
- 骨化性肌炎:罕见,多见于粗暴手法复位。
- 成角畸形(内翻比外翻更常见):10%～20%的病例存在比较明显的成角畸形;与复位后单纯石膏固定(14%)相比,经皮穿针(3%)的发生率更低。
- 骨筋膜室综合征(<1%):当肘窝出现过度肿胀时,这种罕见的并发症可能因肘关节过度屈曲而加重。

(二)外侧髁骨骺骨折

1. 流行病学

- 占所有肱骨远端骨折的 17%。
- 高峰年龄为 6 岁。
- 预后的满意度通常低于髁上骨折,主要原因如下。
  - 诊断不容易,一些轻症病例可能被漏诊。
  - 关节内骨折,运动障碍更为严重。
  - 生长障碍的发生率较高。

2. 解剖学

- 外侧髁的骨化中心延伸至滑车的侧嵴。
- 外侧髁骨骺骨折通常伴有桡侧伸腕长肌和

肱桡肌的起点之间的软组织破坏；这些起点仍然附着在游离的远端骨块上，这就是骨折早期和晚期移位原因。

- 滑车外侧嵴的破坏（Milch Ⅱ型骨折）引起桡骨近端和尺骨的后外侧半脱位，最终产生肘外翻；严重的后外侧移位可能会误诊为原发性肘关节脱位的错误诊断。

3. 损伤机制

- "撕脱"理论：撕脱伤是由于伸展肘关节受到内翻应力的作用，由共同的伸肌总腱止点撕脱引起。
- "撞击"理论：跌倒时上肢伸展位触地导致轴向载荷通过前臂传递，桡骨头撞击外侧髁。

4. 临床评估

- 与肱骨髁上骨折不同，肱骨外侧髁骨折的患者通常表现出肘部的轻微畸形，骨折血肿引起的肱骨远端外侧面轻度肿胀。
- 肘关节的旋后-旋前运动可能产生骨擦音，但不建议刻意检查。
- 可以观察到疼痛、肿胀、触诊压痛，因疼痛而活动受限及手腕对抗阻力伸展时疼痛。

5. 影像学评估

- 应获得肘关节的正位片、侧位片和斜位片。
- 内翻应力位会加大骨折的移位。
- 在儿童外侧髁未骨化的情况下，很难区分外侧髁骨骺骨折和完全肱骨远端骨骺骨折。在这种情况下，关节造影有助于诊断，外侧髁与桡骨近端的匹配关系是关键点。
  - 外侧髁骨骺骨折：由于肱骨远端外侧嵴提供稳定性丧失，桡骨近端向外侧移位，从而破坏了肱桡关节的正常匹配关系。
  - 整个肱骨远端骨骺骨折：外侧髁与桡骨近端的匹配关系正常，常伴有桡骨和尺骨近端的后内侧移位。
  - 磁共振成像（MRI）可以帮助了解骨折线

的方向和骨折的类型。

6. 分型

- Milch 分型（图 44.4）
  - Ⅰ型：骨折线从外侧延伸到滑车，进入肱骨头-滑车沟。它代表 Salter-Harris Ⅳ型骨折；肘部稳定，因为滑车完好；不常见。

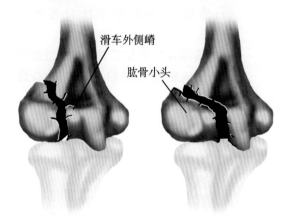

滑车外侧嵴

肱骨小头

Ⅰ型　　　　　　Ⅱ型

图 44.4　**外侧髁骨骺骨折**。Milch Ⅰ型骨折即 Salter-Harris Ⅳ型骨骺损伤。Milch Ⅱ型骨折即 Salter-Harris Ⅱ型骨骺损伤［Adapted with permission from Skaggs DL, Mirzayan R. The posterior fat pad sign in association with occult fracture of the elbow in children. J Bone Joint Surg Am 1999；81(10)：1429-1433. Copyright © 1999 Journal of Bone and Joint Surgery, Inc. ］

  - Ⅱ型：骨折线延伸到滑车的顶点。它代表 Salter-Harris Ⅱ型骨折；因为滑车被破坏肘部不稳定；常见（图 44.4）。
- Jakob 分型
  - Ⅰ期：骨折不移位，关节面完整。
  - Ⅱ期：中度移位骨折。
  - Ⅲ期：完全移位和旋转伴肘关节不稳定。

7. 治疗

- 非手术治疗
  - 无移位或轻微移位骨折（Jakob Ⅰ期；<

2 mm,约占总数的 40%)可以单纯用后方的夹板或长臂管型石膏进行固定,肘关节屈曲至 90°前臂处于中立位。这种情况要持续 3～6 周,直到骨折愈合,然后进行关节功能锻炼。

- 在 Jakob Ⅱ 型骨折中可以尝试用内翻力及旋后和伸肘闭合复位。如果关节复位成功,则应使用经皮穿针内固定以防止移位。可以进行关节造影以确保解剖复位。

- 手术治疗
  - 不稳定的 Jakob Ⅱ 期和 Ⅲ 期骨折(60%)需要切开复位。
  - 骨折块可以用两枚光滑的、远离干骺端的交叉克氏针固定。
  - 通过骺板的光滑的克氏针通常不会导致生长障碍。
  - 当在外侧髁骨块的后方进行解剖时必须小心,因为它唯一的血管供应是通过该区域的软组织供应的。
  - 术后,肘部用长臂石膏固定,屈曲 60°～90°,前臂保持旋转中立位。术后 3～6 周拆除石膏和固定针,并进行主动功能锻炼。
  - 如果治疗延迟(3～6 周),无论移位与否,应强烈考虑闭合治疗,因为切开复位陈旧的髁骨折块并发症发生率高,术后骨坏死和关节僵硬发生率高。

8. 并发症

- 外侧髁过度生长伴骨刺形成:这通常是由在受伤或手术时从远端骨折块掀起的骨膜瓣骨化引起的。主要是美观问题(肘关节假性内翻),肘部因为有侧方的突起而显得内翻,但通常不导致功能障碍。
- 延迟愈合或不愈合(>12 周):这是由于伸肌的牵拉和外侧髁骨折块的干骺端循环不良引起的,最常见于非手术治疗的患者。它可能导致肘外翻,需要尺神经移位治疗迟发性尺神经麻痹。治疗方式包括二期截骨和延期加压内固定术。

- 成角畸形:肘外翻比肘内翻更容易发生,是由于外侧髁板生长停滞而引起的。迟发性尺神经麻痹需行移位手术。
- 神经损害:在急性期罕见。迟发性尺神经麻痹是肘外翻的结果。
- 骨坏死:可能是医源性的,特别是在延期手术时。它可能导致"鱼尾"畸形,外侧骨骺的骨化中心与滑车内侧的骨化中心之间存在持续的间隙。骨坏死似乎没有长期的临床后遗症。

(三)内侧髁骨骺骨折

1. 流行病学

- 肱骨远端骨折的发生率<1%。
- 年龄范围是 8—14 岁。

2. 解剖学

- 内侧髁骨折是 Salter-Harris Ⅳ 型骨折,其关节内部分累及滑车,关节外部分累及内侧干骺端和内上髁(常见屈肌起点)。
- 内侧髁骨骺的二级骨化中心骨化形成内侧嵴。
- 内上髁和干骺端的血管供应来自屈肌群。滑车内侧嵴侧面的滋养血管穿过内侧髁骨骺的表面,其在内侧骨骺损伤时很脆弱,可能伴缺血性的并发症和"鱼尾"畸形。

3. 损伤机制

- 直接:对肘部的创伤,如跌倒时肘部屈曲着地,导致鹰嘴的半月形切迹撞击滑车,将其沿骨折线分开,向近端延伸至干骺端区域。
- 间接:跌倒时手掌伸展触地,作用于肘关节的外翻性应力导致撕脱损伤,骨折线从干骺端开始,并向远端延伸通过关节面。
- 这些被认为是外侧髁骨骺骨折的镜像。
- 一旦与肘关节分离,强有力的前臂屈肌使骨折块在矢状面向前方旋转。

4. 临床评估

- 患者的典型表现是在肱骨远端内侧出现疼痛、肿胀和触痛。因疼痛导致的活动受限，特别是在抗阻力屈腕时。
- 仔细的神经血管检查很重要，可能存在尺神经损伤症状。
- 常见的错误是将内侧髁骨骺骨折误诊为孤立的内上髁骨折。基于局部的触痛和肿胀，并结合 X 线片显示的内上髁骨折，做出类似的误诊，而实际上只是由于低龄患儿缺乏内侧髁的骨化中心。
- 内上髁骨折通常与肘关节脱位有关，通常是后外侧；肘关节脱位在内侧髁骨骺骨化开始前极为罕见。对于内侧髁骨骺骨折，常可以见到肘关节的后内侧半脱位。阳性的脂肪垫征提示关节内的骨折，而内上髁骨折通常是关节外的，在 X 线片上看不到脂肪垫征。

5. 影像学评估

- 应拍摄肘关节的正位片、侧位片和斜位片。
- 在内侧髁骨化中心尚未出现的幼儿中，X 线片可能显示髁上区域的骨折；在这种情况下，关节造影可以显示骨折线通过关节面，证实内侧髁骨骺骨折。
- 应力位片可能有助于区分髁上骨折（外翻松弛）和髁部骨折（内翻和外翻都松弛）。
- MRI 可能有助于了解骨折线的方向和骨折的模式。

6. 分型

- Milch 分型（图 44.5）
  - I型：骨折线穿过滑车顶点；Salter-Harris II 型；更常见的表现。
  - II型：骨折线通过肱骨小头滑车沟；Salter-Harris IV型；不常见的表现。
- Kilfoyle 分型

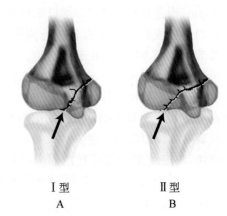

I 型　　　　II 型
　A　　　　　B

图 44.5　**骨折类型**。A. 在 Milch I 型损伤中，骨折线止于滑车切迹。B. 在 Milch II 型损伤中，骨折线止于肱骨小头滑车沟（From Grottkau BE, Metkar US. Pediatric upper extremity injuries. In: Brinker MR, ed. Review of Orthopaedic Trauma. 2nd ed. Philadelphia: Lippincott Williams & Wilkins; 2013: 487-509.）

- I 期：无移位，关节面完整。
- II 期：完全骨折，轻微移位。
- III 期：骨折块受屈肌牵拉旋转而完全移位。

7. 治疗

- 非手术治疗
  - 无移位或轻微移位骨折（Kilfoyle I 期）可采用长臂石膏或后方夹板固定，前臂旋转中立位，肘关节屈曲 90°，持续 3～4 周，然后进行功能锻炼和肌力练习。
  - 闭合复位可以在伸肘和前臂旋前位进行，以缓解屈肌止点的张力，并放置后夹板或长臂石膏。复位后不稳定的骨折，需要在干骺端经皮置入两枚平行的克氏针固定。
  - 闭合性复位常因内侧软组织肿胀而困难。
  - II 期和 III 期骨折通常需要切开复位。
- 手术治疗
  - 不可复位的或不稳定的 Kilfoyle II 期或

Ⅲ期内髁骨骺骨折需要切开复位内固定,髁骨折块的旋转会阻碍闭合治疗。

- 内侧入路有利于尺神经的识别和保护。
- 解剖时应避免损伤髁骨折块的后面和滑车内侧嵴内侧面,因为它们为滑车提供了血供。
- 用平行的光滑克氏针经干骺端固定,对于接近骨骼成熟的青少年可用松质骨螺钉固定。
- 术后固定包括用长臂石膏固定肘关节于屈曲 90°、前臂旋转中立位,持续 3～4 周,然后可以拆除固定针和石膏,并开始功能锻炼。
- 如果治疗延迟(3～6 周),无论移位与否,均应强烈推荐闭合治疗,因为延迟切开复位时对术区的广泛剥离,导致术后很高的滑车骨坏死和明显的关节僵硬。

8. 并发症

- 漏诊:最常见的是因为内侧髁骨化中心没有出现而误诊为内上髁骨折。延迟诊断的内侧髁骨骺骨折应采取非手术治疗。
- 骨不连:不常见,通常为没有治疗,继发于因屈肌的牵拉旋转作用而移位的内侧髁骨骺骨折。它们倾向表现为内翻畸形。骨化后,骨块的外侧边缘可观察到延伸至肱骨小头滑车沟。
- 成角畸形:未经治疗或治疗的内侧髁骨骺骨折表现为成角畸形,通常为内翻,继发于成角移位或内侧骨骺生长停滞。肘外翻可能是内侧髁过度生长所致。
- 骨坏死:可能发生在切开复位内固定后,尤其是进行了广泛的剥离导致骨坏死。
- 尺神经病变:早期的病变与创伤有关,或更常见晚期的病变,与成角畸形或瘢痕的发展有关。症状不改善的可以通过尺神经移位来治疗。

(四)经骺板骨折

1. 流行病学

- 大多数发生在 6－7 岁或以下的患者。
- 这些原本被认为是极其罕见的损伤。但现在看来,随着先进的成像技术的出现(如磁共振成像),它们发生率相当高,尽管由于误诊确切的发病率尚不清楚。

2. 解剖学

- 包括内上髁的骨骺骨化的年龄:女孩 6－7 岁,男孩 8－9 岁,在此之前的骨骺骨折包括内上髁。
- 儿童越小,肱骨远端被远端骨骺占据的体积越大;随着儿童的成熟,骺板线向远端发展,在内侧髁和外侧髁之间形成一个"V"形的裂缝,这个裂缝保护成熟儿童肱骨远端骨骺免受骨折的伤害,因为骨折线倾向于穿出裂缝。
- 损伤不累及关节面,桡骨与肱骨小头之间的关系保持不变。
- 这个区域骨的前后径比髁上区域宽,因此没有那么多的倾斜或旋转移位。
- 滑车内侧嵴的血供直接通过骺板;在骨折的情况下,这可能引起失血管滋养。
- 低龄患儿的骺线位置离近端较近,因此肘关节过伸性损伤往往导致骺板分离,而非经骨的髁上骨折。

3. 损伤机制

- 产伤:分娩过程中旋转暴力加上肘关节过度伸展性损伤可能导致创伤性肱骨远端骨骺分离。
- 虐待儿童:骨骺损伤最常见的是剪切应力,而不是纯粹的弯曲或拉伸应力。因此,在幼儿或儿童中,必须怀疑虐待儿童,因为跨骺骨折的高发生率与虐待有关。
- 创伤:可能是由于过度伸展性损伤伴有后

部移位和旋转力矩。

4. 临床评估

- 婴幼儿或新生儿可能出现患肢假性瘫痪、轻微肿胀,因为骨折涉及较软的软骨而不是坚硬的骨组织出现"沉闷的骨擦音"。
- 年龄较大的儿童会出现明显的肿胀、拒绝使用患肢,疼痛会妨碍有效的临床检查或骨性标志物的触诊。一般而言,由于大而宽的骨折面,远端骨块的倾斜度或旋转度较小,引起的畸形较髁上骨折少。肱骨髁与尺骨鹰嘴之间的骨性关系得以维持。
- 应仔细检查神经血管,因为肘窝肿胀可引起神经血管损害。

5. 影像学评估

- 应获得正位片、侧位片和斜位片。
- 桡骨近端和尺骨彼此保持正常的解剖关系,但相对于肱骨远端,它们向后内侧移位。通常诊断为跨髁骨折。
- 与对侧肘关节 X 线片比较用于确定后内侧移位。
- 外侧骨骺骨化的儿童,其诊断更为明显。这时外髁骨骺与桡骨头的位置关系维持不变,肱骨远端骨骺相对于肱骨干向后内侧移位。
- 有较多干骺端成分的经骺板骨折可被误诊断低水平髁上骨折或外侧髁骨骺骨折。与髁上骨折中的远端骨折块的远端不规则边缘相比,涉及整个远端骨骺的跨髁骨折,其远端干骺端的光滑轮廓可以区分这两种损伤。
- 儿童肘关节脱位是罕见的,但它们主要是后外侧移位,并且桡骨近端与外髁骨骺的位置关系破坏,据此可与经骺板骨折鉴别。
- 关节造影有助于明确骨折类型,并与关节内骨折相鉴别。
- MRI 有助于判断骨折线方向和骨折形态。

- 超声有助于评估尚未开始骨化的新生儿和婴儿。

6. 分型

- DeLee 分型
  - 基于外侧髁的骨化。
    - A 组:婴儿,外侧髁骨化中心(出生至 7 个月)出现之前;容易漏诊;Salter-Harris Ⅰ型。
    - B 组:出现外侧髁骨化(7 个月至 3 岁);Salter-Harris Ⅰ型或Ⅱ型(干骺端斑点影)。
    - C 组:大的干骺端骨块,通常向外侧移位(3－7 岁)。

7. 治疗

由于婴幼儿的这些损伤中有许多是虐待儿童的伤害,因此父母推迟治疗的情况并不少见。

- 非手术治疗
  - 如果早期(4～5d)发现损伤,则可以进行闭合复位,前臂旋前、屈肘 90°位固定。持续固定 3 周后,可以恢复主动的关节活动。
  - 当治疗延迟超过 6～7d 时,无论骨折移位与否,都不应进行复位,因为骨骺骨块已固定,复位会导致其他损伤;相反,应进行夹板固定以减轻症状。大多数骨折在发育成熟时可完全重塑。
- 手术治疗
  - DeLee C 型骨折或不稳定损伤需经皮穿针固定。关节造影通常用来确定复位的充分性。
  - 闭合方法不能复位的成角和旋转畸形,需要切开复位和穿针内固定。
  - 术后,患者可以用前臂旋前位固定,肘部弯曲 90°。在 3 周后拆除固定针和石膏,开始主动活动。

8. 并发症

- 畸形愈合:肘内翻最常见,尽管其发生率低于肱骨髁上骨折,与髁上骨折相比,经骨骺骨折的骨折面更宽,不可能有更大成角畸形。
- 神经血管损伤:非常罕见,骨折表面覆盖着软骨。闭合复位和固定术后应重复神经血管评估,因为肘前窝肿胀会导致神经血管损伤。
- 骨不连:非常罕见,因为该区域的血管供应良好。
- 骨坏死:与远端骨折严重移位或医源性损伤有关,特别是延期探查。

(五)内上髁骨折

1. 流行病学

- 占肱骨远端骨折的 14%。
- 50% 与肘关节脱位有关。
- 高峰年龄为 11—12 岁。
- 男女比例是 4:1。

2. 解剖学

- 内上髁是内侧副韧带和腕屈肌群的牵拉性止点粗隆。它不影响肱骨的长度。通过这个骺板的暴力是牵拉力而不是压缩力。
- 4—6 岁开始骨化;它是最后一个与干骺端融合的骨化中心(15 岁),并独立于其他骨化中心。
- 骨块通常向远端移位,有 15%～18% 的概率嵌顿在关节内。
- 常伴有桡骨近端、尺骨鹰嘴和冠突骨折。
- 对于年龄较小的儿童,内上髁骨折有囊内成分,因为肘关节囊可能与上髁的骺线紧密相连。对于年龄较大的儿童,这些骨折通常是囊外骨折,因为关节囊附着于更远的滑车内侧嵴。

3. 损伤机制

- 直接损伤:内上髁后部或后内侧的创伤可导致骨折,尽管这些很少见,并且容易导致内上髁骨块碎裂。
- 间接损伤
  - 继发于肘关节脱位:尺侧副韧带撕脱。
  - 屈肌撕脱伤是由于外翻和伸直暴力造成的,如摔倒时伸展的手着地,或继发于投掷球或掰腕子时的孤立的肌肉撕脱伤。
- 慢性损伤:与重复投掷造成的过度使用损伤有关,可见于骨骼发育不成熟的棒球投手。

4. 临床评估

- 通常表现为肘关节内侧疼痛、压痛和肿胀。
- 症状会因抗阻力屈曲腕关节而加重。
- 仔细的神经血管检查是必要的,因为损伤发生在尺神经附近,尺神经因合并损伤或肘部肿胀时而受伤。
- 通常会因疼痛而导致关节活动范围的减小。有时,内上髁骨折块在关节内嵌顿导致肘关节活动范围的机械性阻滞。
- 外翻失稳可通过肘关节屈曲 15° 的应力试验来判断,以消除鹰嘴的稳定作用。

5. 影像学评估

- 应拍摄肘关节的正位、侧位和斜位片。
- 由于内上髁突的后内侧位置,即使是稍微倾斜骨化中心也很难在正位片上发现。
- 内上髁突常与骨折混淆,因为有时骨化中心呈碎片状,而且与远端内侧干骺端重叠。轻微倾斜的侧位片可以看得更清楚,显示位于后内侧的突起。
- 可利用重力进行应力测试,在应力 X 线片上显示内侧的开口。
- 在标准肘关节片上完全看不到粗隆,提示应在与对侧正常的肘关节对比后,寻找移位的骨折块。特别是存在关节内的嵌顿时必须找到，因为上髁的骨折块可能被肱骨远端遮挡。

- 脂肪垫征象不可靠，因为上髁骨折在大龄儿童中是囊外骨折，与肘关节脱位相关的关节囊破裂会损害其限制血肿流出的能力。
- 重要的是，将此骨折与内侧髁骨骺骨折区分开来；MRI或关节造影可以显示骨折的形态，特别是内侧髁骨化中心尚未出现时。

6. 分型

- 急性
  - 无移位。
  - 轻微移位。
  - 明显移位（＞5mm）伴关节附近一个碎片。
  - 鹰嘴滑车关节内嵌顿的骨块。
  - 上髁突骨折，通常是直接外伤所致。
- 慢性
  - 反复的牵拉应力损伤（"小联盟棒球肘"）。

7. 治疗

- 非手术治疗
  - 大多数内上髁骨折可采用非手术治疗。研究表明，尽管60％的人可能只建立纤维结合，但96％的人有良好或优秀的功能。
  - 非手术治疗适用于无移位或轻微移位的骨折，以及骨折明显移位的高龄或低需求患者。
  - 最初用后方夹板固定，肘部屈曲90°，前臂保持在中立位或旋前位。
  - 在伤后3～4d停止使用夹板，并开始早期的主动功能锻炼。可以佩戴前臂吊带以减轻症状。
  - 除非患者不能进行主动功能锻炼，否则一般不需要进行积极的物理治疗。

- 手术治疗
  - 肘关节内存在不可复位的嵌顿骨块，是手术干预的一个绝对指征。如Roberts所述的闭合手法操作，可用于尝试从关节中松解嵌顿的骨折块。使前臂处于旋后位，肘部施加外翻应力，然后手腕和手指背屈，使屈肌处于伸展状态。这个手法成功的概率大约是40％。
  - 手术的相对指征包括：由于瘢痕或骨痂形成导致的尺神经功能障碍；运动员的外翻不稳；或骨折明显移位的年轻或高需求患者。
  - 内上髁的急性骨折可以通过内上髁正前方的纵向切口进行手术治疗。重要的是，术中识别尺神经，通常不需要对尺神经进行广泛地解剖或移位。在复位并用克氏针临时固定后，可采用拉力螺钉技术进行固定。在骨质疏松或粉碎骨折的情况下可以使用垫圈。
  - 术后，用后方夹板或长臂石膏固定肘关节于屈曲90°、前臂旋前位。术后7～10d可改成可移动后方夹板或吊带固定，并在此期间进行主动的关节功能锻炼。如果患者能够进行主动的锻炼，通常不需要正规的物理治疗。

8. 并发症

- 漏诊的关节内嵌顿：嵌顿的骨块倾向于附着在关节内并与冠状突形成纤维连接，导致肘关节的活动范围明显丧失。虽然早期的建议是非手术治疗，但最近的建议是探查并切除关节内骨折块。
- 尺神经功能障碍：总体发病率为10％～16％，尽管在骨折块嵌顿相关的病例中，尺神经功能障碍的发病率可能高达50％。迟发性尺神经炎可发生在涉及肘关节复位或手法操作的病例中，这些病例中存在着瘢痕组织增生。手术探查和松解可以缓解症状。

- 骨不连:60％的非手术治疗严重移位病例中可能发生骨不连,尽管它很少表现为功能问题。
- 伸肘受限:在多达 20％的病例中,伸肘活动范围减少 5％～10％,尽管这很少出现功能性问题,但强调了早期活动范围练习的必要性。
- 骨化性肌炎:罕见,与反复粗暴的骨折复位有关。它可能会引起功能性运动障碍,必须与微损伤相关的侧副韧带异位骨化相鉴别,后者不会导致功能受限。

(六)外上髁骨折

1. 流行病学

- 在儿童中极为罕见。

2. 解剖学

- 外上髁骨化中心出现在 10－11 岁,但完全骨化要在 10－20 岁完成。
- 外上髁上有许多腕和前臂伸肌的起点;因此,撕脱伤在骨折中占一定比例,且一旦发生骨折就会产生移位。

3. 损伤机制

- 外上髁的直接创伤导致骨折,而且可能是粉碎性的骨折。
- 腕关节在伸展位时,强力掌屈产生的间接暴力,引起伸肌起点的撕脱伤,当骨折被伸肌组织向远端牵拉时,常有明显的移位。

4. 临床评估

- 通常表现为外侧肿胀,肘关节和腕关节因疼痛导致的活动受限,伴有外上髁的触痛。
- 可观察到伸肌力量的减弱。

5. 影像学评估

- 在正位片上即可做出诊断,但应拍摄侧位片以排除相关损伤。

- 肱骨外上髁骺板表现为肱骨远端外侧面的线性透亮区,通常被误认为骨折。表面覆盖的软组织肿胀、皮质不连续和临床检查有助于检查者诊断外上髁骨折。

6. 分型

- 描述性的
  - 撕脱。
  - 粉碎。
  - 移位。

7. 治疗

- 非手术治疗
  - 除了关节内的嵌顿骨块外,几乎所有的外上髁骨折都可以采用肘关节屈曲、前臂旋后位固定,直到症状消失,这通常需要 2～3 周。
- 手术治疗
  - 肘关节内的嵌顿骨块可以单纯切除。肌腱起点处的大骨片可以用螺钉或克氏针固定,术后固定 2～3 周,直到症状消失。

8. 并发症

- 骨不连:通常发生在外上髁骨折的纤维连接处,很少表现出功能性或症状性问题。
- 嵌顿的骨块:会引起活动受限,最常见的是卡在肱桡关节,尽管游离骨块可能移位到鹰嘴窝并限制伸肘。

(七)肱骨小头骨折

1. 流行病学

- 在这些骨折中,31％与桡骨近端损伤有关。
- 儿童罕见,约占肘关节骨折 1/2000。
- 在 12 岁以下的儿童中,没有发现确认的、孤立的肱骨小头骨折。

2. 解剖学

- 骨折块主要由来自肱骨小头的纯关节面和

来自外侧髁次级骨化中心的未骨化的软骨组成。

3. 损伤机制

- 来自手部的、通过桡骨头传递的轴向负荷，产生的间接暴力，使桡骨头撞击肱骨小头。
- 肘关节处于过伸位或外翻位时，易导致这类肘关节骨折。

4. 临床评估

- 通常表现为轻微肿胀，因疼痛导致的活动受限。因骨折块嵌顿而屈肘限制。
- 外翻应力可以产生肘关节外侧的疼痛。
- 旋后和旋前活动加重疼痛。

5. 影像学评估

- 应拍摄肘关节的正位和侧位片。
- 可拍摄对侧正常肘关节的 X 线片进行比较。
- 如果骨块很大，并包含肱骨小头的骨化部分，则在侧位片上最容易发现。
- 如果在标准的正位和侧位片上没有发现影像学异常，尤其是前后位片上一个小骨块可能被干骺端远端的高密度影遮挡，此时可以拍摄肘关节的斜位片。
- 当骨折不明显，但怀疑是纯粹软骨部分的肱骨小头骨折，关节造影或磁共振成像有助于诊断。

6. 分型

- Ⅰ型：Hahn-Steinthal 骨折块：大块的骨性肱骨小头，常累及滑车外侧嵴。
- Ⅱ型：Kocher-Lorenz 骨折块：关节软骨伴少量软骨下骨附着；"裸露的外侧髁"。

7. 治疗

- 非手术治疗
  - 非移位或微小移位骨折可采用肘关节过屈位的石膏治疗。

- 固定应保持到 2～4 周或有放射学愈合的证据时，这时应开始主动的运动。
- 手术治疗
  - 闭合手法很难充分复位移位的骨折。改良的闭合复位方法包括将斯氏针置入骨折块，作为操纵杆来进行复位，术后固定包括肘关节过屈位石膏固定。
  - 如果骨折块很小，粉碎，陈旧（＞2 周），或者不广泛剥离无法解剖复位的骨折块，则建议进行骨块切除。
  - 切开复位后，可以通过使用两个拉力螺钉、无头螺钉或克氏针，从后向前或从前向后置入进行内固定。必须进行螺钉头的埋头处理，以避免关节内撞击。
  - 根据稳定性的不同，术后固定应包括肘关节过度屈曲位固定 2～4 周，并进行一系列的影像学评估。

8. 并发症

- 肱骨小头骨坏死：不常见的；滑液通常可以营养肱骨小头骨块直到愈合。
- 创伤性骨关节炎：其发生可能与畸形愈合或切除大骨折块后引起的继发性关节不匹配相关。
- 僵硬：伸直受限最常见，尤其是在屈曲位固定的骨折愈合。通常不重要，因为它只影响伸直过程终端几度的活动度。

（八）"T"形髁部骨折

1. 流行病学

- 罕见，尤其是在幼儿中，虽然这种罕见可能是由于误诊，因为单纯的软骨骨折不会在常规 X 线片上显示出来。
- 发病率最高的是 12－13 岁的患者。

2. 解剖学

- 由于前臂屈肌和伸肌的肌肉起点，骨块移位不仅与创伤暴力有关，而且与肌肉的腱性附着有关。因此,移位包括矢状面和冠状面旋转畸形。

- 尽管骨骼发育不成熟的患儿软骨具有弹性,使覆盖髁部的骨块发生骨性移位,低龄儿童骨折可能有一个相对完整的肱骨远端关节面。

3. 损伤机制

- 屈曲型:大多数表现为楔形骨折,跌倒时屈曲超过 90°肘关节的后面着地,将尺骨半月切迹的前缘推入滑车中。髁部骨折块通常是相对于肱骨干的前方移位。
- 伸直型:在这个不常见的损伤机制中,跌倒时肘伸直触地,当尺骨的冠状突被推入滑车时,会导致楔形骨折。髁部骨折块通常向肱骨干的后方移位。

4. 临床评估

- 这种诊断常与伸直型髁上骨折混淆,因为典型的临床表现是肘关节处于伸直位,疼痛,活动受限,不同程度的严重畸形,肘关节严重肿胀。
- 应检查同侧肩关节、肱骨干、前臂、腕关节和手是否有关联损伤。
- 仔细的神经血管检查是必要的,包括记录正中神经、桡神经和尺神经的完整性,以及远端动脉搏动和毛细血管再充盈。肘前窝的严重肿胀应提醒检查者评估前臂的骨筋膜室综合征。在前方肿胀的情况下屈曲肘关节可能会引起神经血管受压;因此,在任何操作或治疗后,重复评估神经血管完整性是必需的。
- 应进行肘关节的全面检查以发现开放性损伤;当临床查体可疑时,可向肘关节内注射生理盐水,以鉴别撕裂的伤口是否与关节相通。

5. 影像学评估

- 应拍摄伤肘标准的正位片和侧位片。

- 当无法明确诊断时,可以拍摄对侧正常的肘关节片进行对比。斜位片有助于进一步诊断。
- 在低龄患儿中,垂直的髁间骨折只累及肱骨远端的软骨成分;因此骨折可能看起来是单纯的髁上骨折,尽管两种骨折类型的区分很重要,因为"T"形骨折可能会导致关节面断裂和不匹配。当怀疑骨折延伸至关节内时,应做关节造影。
- CT 和 MRI 的价值有限,通常不用于"T"形骨折的急性诊断。对于较年轻的患者,这些方式通常需要在手术室外进行大量的镇静或麻醉,在这种情况下,最好进行关节造影,因为这样可以评估关节受累情况以及在手术室中进行治疗。

6. 分型

- Ⅰ型:无移位或微小移位。
- Ⅱ型:移位,无干骺端粉碎。
- Ⅲ型:移位,干骺端粉碎。

7. 治疗

- 非手术治疗
  - 这只适用于真正的无移位Ⅰ型骨折。厚的骨膜可以提供足够的内在稳定性,这样肘关节可以在屈曲时用后夹板固定。受伤后 1～4 周继续活动。
  - 肘部弯曲 90°的鹰嘴骨牵引用于合并极度肿胀、软组织受损或伴有广泛皮肤损伤的延迟处理患者,这些患者无法立即进行手术干预。如果作为最终的治疗,骨牵引通常需要持续 2～3 周,到那时,骨折端已足够稳定,再用铰链型支具继续固定 2～3 周。
- 手术治疗
  - 闭合复位经皮穿针固定用于治疗微小移位Ⅰ型骨折越来越多,这符合目前的理念,即标准 X 线摄影无法识别的关节损伤可能比明显的骨组织受累的病例更严重。

- 使用经皮操纵杆矫正骨折块的旋转移位,斜行置入多枚克氏针进行最终固定。
  - 然后用后方的夹板保护肘部,术后3~4周去除固定针。
- 对于Ⅱ型和Ⅲ型骨折,采用后方劈开三头肌入路或 Bryan 和 Morrey 所述的三头肌保留入路进行切开复位和内固定。通常不需要而且应避免使用鹰嘴截骨来显露骨折。
  - 首先解剖复位关节面,用克氏针暂时固定,然后用克氏针、加压螺钉和钢板联合固定进行干骺端重建。
  - 在患儿群中,已经引入了更新和更小的 2.4mm、2.7mm 和 3.5mm 塑形钢板,适于较小的解剖结构。通常每个柱都用一块钢板支撑,两块钢板彼此成 90°放置。
  - 术后屈肘位固定 5~7d,在此期间开始主动的功能锻炼,并提供可拆卸的支具。

8. 并发症

- 关节活动度减小:由于常有明显的软组织损伤和关节破裂,髁部"T"形骨折常残留关节僵硬,尤其是在肘关节伸直时。通过以下的措施可降低关节僵硬的发生率,确保关节面解剖复位,必要时采用关节造影观察,以及牢固的内固定,以减少软组织瘢痕形成。
- 神经血管损伤:罕见,与明显的肘关节前软组织肿胀有关。正中神经、桡神经或尺神经的损伤可能是由于最初的骨折移位或术中牵拉所致,尽管这些损伤通常表现为不需要干预即可恢复的神经牵拉伤。
- 生长停滞:肱骨远端骨骺发生部分或完全的生长停滞,虽然它很少有临床意义,因为"T"形骨折往往发生在年龄较大的儿童。

同样,因为重塑的潜力有限,应在初始治疗时达到解剖复位。

- 滑车骨坏死:这种情况发生在粉碎性骨折中,其中滑车骨的血液供应中断。

(九)桡骨头和桡骨颈骨折

1. 流行病学

- 在这些骨折中,90%累及骺板或颈部;因为软骨帽很厚,桡骨头很少累及。
- 占肘部骨折的 5%~8.5%。
- 发病高峰年龄为 9—10 岁。
- 常见的相关骨折包括尺骨鹰嘴骨折、冠突骨折和内上髁骨折。

2. 解剖学

- 桡骨近端骨骺的骨化开始于 4—6 岁,呈扁平的小核。它可能是球形的,也可能是一个二分体结构;这些解剖变异可以通过其光滑而无皮质中断的圆形边界来判断。
- 桡骨头相对于颈部成角的正常范围:向外侧成角在 0°~15°,从 10°的向前成角和 5°的向后成角。
- 桡骨颈部的大部分位于关节囊外,因此该区域的骨折可能不会导致明显的渗出或脂肪垫阳性征象。
- 没有韧带直接附着于桡骨头或颈部;桡侧副韧带与起源于尺骨桡侧的环状韧带相连。

3. 损伤机制

- 急性
  - 间接暴力:这是最常见的,通常是跌倒时上肢伸直触地,通过轴向负荷传递,桡骨近端撞击肱骨小头。
  - 直接暴力:不常见,因为有较厚的软组织覆盖。
- 慢性
  - 重复性的应力伤害可能会诱发骨折,最

常见的是从事过顶的投掷活动。尽管大多数"小联盟肘"损伤表现为内上髁的张力性损伤,但外翻应力引起的压缩损伤可能导致桡骨头骨软骨退变或桡骨颈成角畸形。

4. 临床评估

- 通常表现为肘关节外侧肿胀,活动时疼痛加剧,尤其是旋后和旋前。
- 旋后和旋前可诱发骨擦音。
- 在幼儿中,主诉可能是腕关节疼痛;施加于桡骨近端的压力可能会加重腕关节的牵涉性疼痛。

5. 影像学评估

- 应拍摄肘部的正侧位片。斜位片可能有助于进一步确诊。
- 特殊体位片
  - 垂直位片:对于剧烈疼痛、强迫屈曲的肘关节,可以通过拍摄一张垂直于肱骨干的 X 线片和第二张垂直于桡骨近端的 X 线片获得肘关节正位评估。
  - 肱桡位(Greenspan)片:此斜侧位片是在近端方向 45°投照下获得的,使得桡骨头在尺骨前部冠状突前方投影(见图 20.1)。
  - 可能存在阳性的旋后肌脂肪垫征,提示桡骨近端受到损伤。
  - 拍摄对侧肘关节对比有助于识别细微异常。
- 当怀疑骨折穿过桡骨头的非骨化区域时,可以进行关节造影以确定移位。
- MRI 有助于判断骨折线方向和骨折形态。

6. 分型

- O'Brien 分型
  - 这是基于成角的度数。
    - Ⅰ型:＜30°。
    - Ⅱ型:30°～60°。
    - Ⅲ型:＞60°。
- Wilkins 分型
  - 这是基于损伤机制。
  - 外翻损伤是由于摔倒时手掌触地(压迫)引起的;通常可以看到桡骨头部的成角畸形(图 44.6)。
    - A 型:Salter-Harris Ⅰ型或Ⅱ型骨骺损伤。
    - B 型:Salter-Harris Ⅲ型或Ⅳ型关节内损伤。
    - C 型:骨折线完全在干骺端。
  - 肘关节脱位伴骨折
    - 复位伤。
    - 脱位伤。

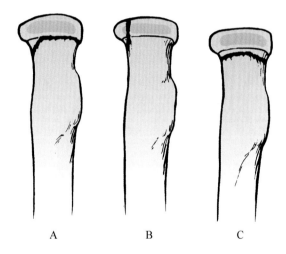

图 44.6 **外翻损伤的类型。** A. Wilkins A 型:Salter-Harris Ⅰ型或Ⅱ型骨骺损伤。B. Wilkins B 型:Salter-Harris Ⅳ型损伤。C. Wilkins C 型:全干骺端骨折

7. 治疗

- 非手术治疗
  - 对于＜30°成角的 O'Brien Ⅰ型骨折,可采用简单的固定。这可以通过使用衣领和袖口悬臂、一个后夹板或长臂石膏固定 7～10d,早期功能锻炼。
  - Ⅱ型骨折成角 30°～60°应采用手法闭合

复位。

- 这可以通过肘部伸直、前臂旋后的远端牵引来完成；内翻应力的作用是克服远端骨折块的尺侧偏斜，张开关节的外侧，解锁骨块以进行操作（Patterson）（图44.7）。
- Israeli 描述了一种技术，在这种技术中，肘部处于屈曲位，外科医师用拇指在桡骨头上施加压力，而前臂则被迫处于旋前位置（图44.8）。
- Chambers 报道了另一种复位技术，即从前臂远端向近端应用一个 Esmarch 巾包裹，通过周围的压力使桡骨复位。
- 复位后，用长臂石膏固定肘关节于屈曲

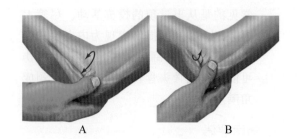

图44.8 屈曲-旋前（Israeli）复位技术。A. 当肘部弯曲90°时，拇指稳定移位的桡骨头。通常桡骨远端处于旋后位。前臂旋前，轴向旋转桡骨干，与颈部对齐（箭所示）。B. 运动继续完全旋前以复位（箭）（From Cornwall R. Closed, percutaneous, intramedullary, and open reduction of radial head and neck fractures. In: Flynn JM, Sankar WN, eds. Operative Techniques in Pediatric Orthopaedic Surgery. 2nd ed. Philadelphia：Wolters Kluwer；2016：81-93.）

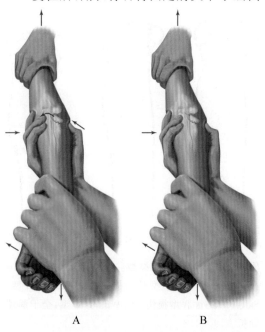

图44.7 Patterson 的复位技术。A. 助手抓住患者的上臂近端，一只手放在肱骨远端内侧对抗。外科医师在远端施加牵引，维持前臂旋后，并推挤前臂使之内翻。B. 直接作用于倾斜的桡骨头完成复位（From Cornwall R. Closed, percutaneous, intramedullary, and open reduction of radial head and neck fractures. In: Flynn JM, Sankar WN, eds. Operative Techniques in Pediatric Orthopaedic Surgery. 2nd ed. Philadelphia：Wolters Kluwer；2016：81-93.）

90°、前臂旋前位。应维持固定10～14d，在此之后应开始进行活动范围的练习。

- 手术治疗
  - 闭合复位后的 O'Brien Ⅱ型骨折（30°～60°成角）不稳定，可能需要经皮克氏针固定。最好的方法是在 X 线透视下，将克氏针植入骨折块中进行操作，复位后用斜行的克氏针固定。然后，将患者置于一个旋前的长臂石膏中，肘部屈曲90°，持续3周，拆除固定针和石膏，开始活动范围练习。
  - 切开复位内固定指征包括无法闭合复位的骨折、Ⅲ型骨折（＞60°成角）、移位＞4mm 的骨折，以及内侧移位性骨折（众所周知，这些骨折很难通过闭合的方法复位），建议切开复位并用斜行的克氏针固定；禁止使用克氏针穿过肱骨小头固定骨折，术后断针率高，并且术后即使轻微活动也会造成关节破坏。
  - 开放治疗的结果与闭合治疗的结果没有显著差异，因此应尽可能进行闭合治疗。
  - 桡骨头切除带给儿童的结果很差，因为

肘外翻的发生率很高,而且由于儿童的持续生长,腕部的桡骨偏差很大。

● Métaiseau 介绍了另一种可供选择的方法,即关节囊外复位骨折后,使用克氏针或弹性髓内钉经远端干骺端置入髓腔固定骨折。

8. 预后

● 15%~23%的患者治疗效果不佳。
● 预后良好的因素
　● <10 岁。
　● 孤立的损伤。
　● 轻微软组织损伤。
　● 骨折复位良好。
　● <30°初始成角畸形。
　● <3mm 初始移位。
　● 闭合治疗。
　● 早期治疗。

9. 并发症

● 活动范围的减小按发生率从高到低依次是旋前、旋后、伸直和屈曲。原因是关节面不匹配和纤维粘连。此外,骨折后桡骨头增大会引起运动障碍。
● 桡骨头过度生长:由于外伤引起的血管增生刺激了骨骺的生长,20%~40%的病例将经历外伤后桡骨头过度生长。
● 骺板在成熟前闭合:虽然可能加重肘外翻,但很少导致>5mm 的短缩。
● 桡骨头坏死:发生率 10%~20%,与移位的程度有关;70%的病例与切开复位有关。
● 神经病变:通常是骨间背神经失用症;在术中显露时,前臂旋前使骨间背神经向尺骨方向移动,离开手术野。
● 尺桡骨骨性融合:最严重的并发症,通常是由于在切开复位时的广泛剥离,但也有报道称其与闭合复位的操作有关,并与>5d的延迟治疗相关。需要切除外生骨痂来改善功能。

● 骨化性肌炎:32%的病例出现,主要累及旋后肌。

(十)桡骨小头半脱位

1. 流行病学

● 称为"保姆肘"或"牵拉肘"。
● 男女比例是 1:2。
● 发生在左肘部的概率为 70%。
● 发生于 6 个月至 6 岁,在 2—3 岁时达到高峰。
● 复发率为 5%~30%。

2. 解剖学

● 上尺桡关节的主要稳定性是由环状韧带决定的,环状韧带与尺骨近端桡侧切迹内的桡骨头紧密相连。
● 前臂旋后,由于桡骨头的形状,环状韧带拉紧。
● 环状韧带的质地由肘关节处的桡侧副韧带加强。
● 5 岁后,环状韧带与桡骨颈部的远端附着显著加强,以防止撕裂或随后移位。

3. 损伤机制

● 肘关节伸直时的纵向牵引力是造成损伤的原因,尽管损伤是在前臂旋后位还是旋前位发生仍有争议(前臂必须在旋前位时才能发生这类损伤,这一观点更被广泛认同)。

4. 临床评估

● 通常具有对处于伸展位的上肢有突然的纵向牵拉病史(如儿童在过马路时被"猛地一拉"),通常伴有可听见的"啪"声。最初的疼痛迅速消退,患者允许上肢保持依赖性姿势,前臂旋前,肘部轻微弯曲,拒绝使用同侧手(假性瘫痪)。
● 33%~50%的病例没有纵向牵拉病史。

- 通常肘关节的前部和外侧会有压痛,但很少有积液。
- 应进行神经血管检查,神经血管损害的存在提醒医师考虑其他诊断,因为神经血管损伤与单纯桡骨头半脱位无关。

5. 影像学评估

- 有典型病史,孩子 5 岁或 5 岁以下,且临床检查非常支持,则无须进行 X 线片检查。否则,应拍摄标准的肘关节正侧位片。
- 影像学异常并不典型,尽管一些作者认为在前后位片上,桡骨头相对于肱骨小头的 >3mm 的侧向移位表明桡骨头半脱位。然而肱桡关节轴的改变是很细微的,即使是前臂轻微的旋转也常常使其显示不清;因此,即使高度怀疑,通常也只在 25％ 的病例中会出现这种征象。
- 超声不是评估桡骨头半脱位的常规方法,但它可显示桡骨头和肱骨小头之间阴性回声区域的增加(桡肱距离通常约为 7.2 mm;正常肘和受伤肘之间的差异 >3 mm 提示桡骨头半脱位)。

6. 分型

- 没有桡骨头半脱位的分型。
- 重要的是要排除其他诊断,如早期化脓性关节炎或桡骨近端骨折,它们的临床表现相似,特别是在没有纵向牵拉而受伤的情况下。

7. 治疗

- 闭合复位
  - 前臂旋后,拇指压向桡骨头。
  - 保持前臂仍处于旋后位,然后将肘极度屈曲。
  - 过度旋前也可以用来复位半脱位。
- 复位时可感觉到明显的"咔嗒"声。
- 儿童通常会在复位动作中经历短暂的疼痛,5～10min 疼痛消失,上肢可以正常活动。
- 复位后通常是不需要拍片复查。复位后仍易激惹的患儿需要进一步的检查,以发现其他疾病,或再次尝试复位。如果半脱位损伤发生在接诊前 12～24h,已经出现反应性滑膜炎,这可能是肘关节压痛和患儿不愿意活动关节的原因。
- 如果儿童能够自如地使用上肢,通常不需要使用吊带固定。

8. 并发症

- 慢性未复位半脱位:漏诊的桡骨头半脱位通常会随着疼痛症状的缓解而自行减轻。这些病例是通过回顾性分析判断半脱位。
- 复发:5％～39％ 的病例复发,一般在 4～5 年后,当环状韧带变得强大时,尤其是在其远端桡骨附着处,复发就停止了。
- 不可复位性半脱位:罕见,由环状韧带嵌顿所致。为了获得稳定的复位,需要在切开复位时切断再修复环状韧带。

(十一)肘关节脱位

1. 流行病学

- 占所有肘关节损伤的 3％～6％。
- 发病高峰在骺闭合后年龄为 13－14 岁。
- 相关骨折的发生率很高:内上髁,冠突,桡骨头和颈部。

2. 解剖学

- 肘关节是一个"改良铰链"关节(屈戌关节),由于关节面的匹配、三头肌和屈肌的张力协同及韧带的约束,具有高度的内在稳定性。其中内侧副韧带前束最为重要。
- 三个独立的关节
  - 肱尺关节(铰链)。
  - 肱桡关节(旋转)。
  - 上尺桡关节(旋转)。

- 稳定性
  - 正位:滑车/鹰嘴窝(伸直);冠状窝,肱桡关节,二头肌/三头肌/肱肌(屈曲)。
  - 外翻:内侧副韧带复合体[前束是一级稳定结构(屈曲和伸直)];前方关节囊和肱桡关节(伸直)。
  - 内翻:肱尺关节,尺侧副韧带(静态);肘肌(动态)。
- 活动范围是 0°～150°的屈曲,85°的旋后,80°的旋前。
- 要维持肘关节正常的功能,其活动范围需要30°～130°的屈曲,50°的旋后和 50°的旋前。
- 伸直位和旋前位是肘关节相对不稳定的体位。

3. 损伤机制

- 最常见的原因是跌倒时手或肘关节伸直着地,使鹰嘴从滑车中解锁,同时关节面滑移产生脱位。
- 后脱位:这是肘关节过度伸直、外翻应力、手臂外展和前臂旋后及由此对关节囊、副韧带(特别是内侧韧带)和肌肉组织造成软组织损伤的复合结果。
- 前脱位:一个直接的暴力击打在弯曲肘的后部。

4. 临床评估

- 通常表现为小心翼翼地保护着受伤的、伴有明显的不稳定、严重肿胀的上肢。
- 仔细的神经血管检查是至关重要的,应该在 X 线检查或操作之前进行。正中神经、尺神经、桡神经、骨间前神经和肱动脉都有较大的损伤风险。
- 当肘关节前方严重肿胀或怀疑有骨筋膜室综合征的危险时,应进行一系列的神经血管检查。
- 操作或复位后,应重复进行神经血管检查,以监测神经血管的情况。
- 为了明确血管损伤,必要时可进行血管造影。肱动脉损伤时,因侧支循环存在也可有桡动脉的搏动。

5. 影像学评估

- 获得标准的肘关节正位片和侧位片。
- 应仔细检查肘关节周围的相关骨折,最常见的是肱骨内上髁骨折,或涉及冠状突和桡骨颈的骨折。

6. 分型

- 按时间顺序:急性、慢性(未复位)或复发的。
- 描述性分型:基于上尺桡关节与肱骨远端的关系。
  - 后方
    - 后外侧:＞90％的脱位。
    - 后内侧。
  - 前方:仅占儿童肘关节脱位的 1％。
  - 伴上尺桡关节分离的:罕见。
  - 内侧和外侧脱位:儿童中未见报道。
  - 骨折脱位:大多数相关的骨损伤涉及尺骨鹰嘴的冠状突、桡骨头颈或肱骨远端的内上髁。而肱骨小头或滑车的剪切性骨折很少发生。

7. 治疗

后脱位

- 非手术治疗
  - 急性肘关节后脱位应先采用镇静和镇痛治疗后进行闭合复位,或使用全身麻醉或局部麻醉。
  - 幼儿(0-8 岁):患儿俯卧,患侧前臂自然悬吊在手术台边缘,对鹰嘴尖端施加前向压力,可有效复位。
  - 大龄儿童(＞8 岁):患者仰卧时,应在提供远端牵引(Parvin)的同时,旋后前臂,屈肘复位。肘关节过度伸展的复位手法与正中神经卡压和软组织损伤增加有关。

- 复位后应重新评估神经血管状态,然后评估肘关节稳定的活动范围。
- 复位后必须进行 X 线摄片。
- 复位后肘关节周围松散的包裹用后方夹板在屈曲 90°位固定,并抬高患肢。观察肘部及前臂的肿胀情况。
- 复位 5～7d 后,早期的、轻柔的、主动的功能练习与更好的远期效果相关。由于可能发生再脱位,应避免粗暴的、被动的功能练习。长时间的固定与预后不良和较重的屈曲挛缩相关。
- 在不稳定且无并发骨折的情况下,可使用铰链型支具固定来获得稳定的运动弧。
- 完全恢复运动和力量需要 3～6 个月。
- 手术治疗
  - 适用于因软组织、骨块卡压而不能闭合复位的脱位。
  - 一个较大的、移位的冠突骨块需要切开复位和内固定,以防止复发性不稳定。内上髁骨折伴骨块卡压的必须处理。
  - 对于复发性不稳定和脱位的病例,通常不需要进行外侧韧带重建。
  - 对于严重的不稳定的脱位(内侧副韧带断裂)需要一个外固定器作为补救措施。

前脱位

- 急性肘关节前脱位首先在镇静和镇痛后进行闭合复位。
- 先对屈曲的前臂行远端牵引,以放松前臂肌肉组织,然后在前臂掌侧施加背向压力,同时对肱骨远端施加前向压力。
- 三头肌功能应在复位后进行评估,因为三头肌肌腱会从鹰嘴止点撕脱。
- 尺骨鹰嘴骨折通常需要切开复位内固定。

伴上尺桡关节分离的脱位

- 这是一种罕见的损伤,有两种类型。

- 前-后型(尺骨后,桡骨头前):更为常见;复位方式与复位后脱位相同,同时对前突的桡骨头施加向后的压力。
- 内外侧(横)型(肱骨远端楔入桡骨内侧和尺骨外侧之间):这是极为罕见的;复位是通过直接远端牵引伸直肘关节,对桡骨和尺骨近端施加合拢压力,使其复位。

8. 并发症

- 关节活动度丧失(伸直):这与最初不稳定、损伤固定时间长有关。一些作者建议后方夹板固定 3～4 周,尽管最近的趋势是早期(1 周)开始保护下的功能锻炼。患儿通常会有 10°～15°的伸直末期的活动度丧失,通常对功能影响不大。
- 神经功能损害:10% 的病例会出现神经损伤,大多数是因为正中神经卡压,尺神经损伤最常见于内上髁骨折。桡神经损伤很少发生。
  - 一般可自行恢复;神经功能受损(特别是在操作后)或神经支配区域的剧烈疼痛是手术探查减压的指征。
  - 在伤后 3 个月时,如果肌电图和一系列的临床检查显示没有恢复的证据,建议进行手术探查。
- 血管损伤(罕见):肱动脉在损伤过程中最易受伤。
  - 及时识别血管损伤是必要的,应尽早闭合复位以恢复血流灌注。
  - 如果复位后,肢体远端血供仍未恢复,则应进行血管造影明确诊断,必要时用逆行大隐静脉移植重建动脉。
- 骨筋膜室综合征(Volkmann 挛缩):由软组织损伤引起的严重肿胀引起。复位后的护理必须包括充分的患肢抬高和避免肘关节过度屈曲。也需要进行一系列的神经血管检查和筋膜室内压监测,必要时可行前臂筋膜切开术。

- 不稳定性/再脱位:在孤立的外伤性肘关节后脱位中罕见(<1%);在伴冠状突和桡骨头骨折(合并肘关节脱位,即组成了恐怖三联征)的情况下发病率增加。需要铰链式外固定、关节囊韧带重建、内固定或桡骨小头假体置换。
- 异位骨化/骨化性肌炎:发生在3%的单纯脱位中,18%与骨折相关,最常见的原因是粗暴的手法复位。
  - 肘关节前面它形成于肱肌和关节囊之间;在后面,它形成于三头肌和关节囊之间的内侧或外侧。
  - 随着软组织损伤程度的加重或相关骨折的出现,这种风险也会增加。
  - 会导致功能严重丧失。
  - 应避免强行操作或被动拉伸,否则会增加软组织损伤。
  - 建议在术后出现明显的软组织损伤和(或)相关骨折的情况下,使用吲哚美辛或局部放射治疗进行预防。在骺板开放的情况下,放射治疗是禁忌的。
- 骨软骨骨折:肱骨小头或滑车的前向剪切骨折与肘关节前脱位同时发生。关节内漏诊的骨软骨块,是最初看似为简单的肘关节脱位但预后不良的原因。
- 尺桡骨骨性融合:随着伴发的桡骨颈骨折,发病率是增加的。
- 肘关节过伸:肘关节前方关节囊明显破裂导致的肘部过度伸展,可能发生在较晚的时段,虽然这很少有功能障碍或症状。

(十二)尺骨鹰嘴骨折

1. 流行病学

- 占所有肘关节骨折的5%。
- 高峰年龄为5—10岁。
- 20%伴有骨折或脱位;最常见的是桡骨近端。

2. 解剖学

- 尺骨鹰嘴是干骺端,有一个相对薄的皮质,该区域易发生青枝骨折。
- 骨膜很厚,这可能会阻止像成人尺骨鹰嘴骨折那样的分离程度。
- 大量的骺软骨也可以作为缓冲,以减少直接创伤的影响。

3. 损伤机制

- 屈曲性损伤:当肘部处于半屈曲位置时,三头肌和肱肌的牵拉使后皮质处于紧张状态;仅靠这种力量,或与直接的打击相结合,会导致鹰嘴骨折。典型的骨折为横向骨折。
- 伸直性损伤:随着手臂的伸直,鹰嘴被锁在鹰嘴窝内;如果施加内翻或外翻的力量,应力集中在鹰嘴的远端;由此产生的骨折通常是青枝骨折,但仍然是关节外骨折,可延伸到冠状突的近端。
- 剪切损伤:直接暴力作用于鹰嘴后方,导致前方皮质张力性骨折;远端骨折块在肱骨和二头肌的牵引下向前移位;这与后骨膜完整的屈曲型损伤不同。

4. 临床评估

- 软组织肿胀通常出现在尺骨鹰嘴上。
- 尺骨鹰嘴处的皮肤直接擦伤或挫伤表明是屈曲型损伤。
- 患儿可能丧失主动的肘关节伸直活动,尽管这在肘部肿胀的焦虑儿童中很难评估。

5. 影像学评估

- 应拍摄标准的肘关节正位和侧位 X 线片。
- 屈曲损伤相关的骨折线垂直于尺骨鹰嘴的长轴;这可以区分骨折与残余的骨骺线,后者斜向近端和前端。
- 与伸直性损伤相关的纵向骨折线可能难以识别。

- 应仔细检查 X 线片以发现相关骨折,特别是近端桡骨骨折。

6. 分型

- A 组:屈曲型损伤。
- B 组:伸直型损伤。
  - 外翻型。
  - 内翻型。
- C 组:剪切型损伤。

7. 治疗

- 非手术治疗
  - 无移位的屈曲型骨折用夹板固定,屈曲 $5°\sim10°$,持续 3 周;应在 $5\sim7d$ 检查 X 线片,以发现早期的移位情况。
  - 伸直型骨折通常需要矫正内翻或外翻畸形;可以通过伸肘在鹰嘴窝内锁住鹰嘴,并施加内翻或外翻力来逆转畸形来实现;过度矫正有助于防止畸形复发。
  - 如果后骨膜保持完整,后骨膜起张力带的作用,在过度屈曲的位置固定治疗剪切损伤;如果过度肿胀会导致因过度屈曲位的神经血管损害,则应考虑手术干预。
- 手术治疗

- 移位的或粉碎性骨折需要手术治疗。
- 确定后方骨膜是否完整是判断骨折稳定性的关键;如果存在可触及的缺损,或者骨折块随着肘关节屈曲而分离,则需要内固定。
- 可使用克氏针和张力带、单独使用张力带、单独使用松质骨螺钉或松质骨螺钉和张力带进行固定。
- 患儿术后经常需要拆除内固定物,因此在决定内固定技术(即带钢丝的张力带与带缝线的张力带)时,予以考虑。
- 术后,肘关节在 $70°\sim80°$ 屈曲位的石膏中固定 3 周,然后开始活动。

8. 并发症

- 延迟愈合:罕见($<1\%$),通常无症状,即使进展为骨不连。
- 神经损伤:很少见;有报道尺神经失用,在内固定不充分导致的尺骨鹰嘴假关节形成的病例中发生。
- 延长:鹰嘴尖端的延长发生在骨折后;鹰嘴尖可伸长到限制肘部伸展的程度。
- 复位丢失:与非手术治疗的骨折随后移位相关;如果在治疗过程中没有及早发现,会导致肘关节功能的严重丧失。

第 **45** 章 小儿前臂

一、流行病学

- 这些损伤很常见,占所有儿童骨折的 40%(只有 4% 是骨干骨折),在桡骨远端骨折中男女比例为 3:1。
- 80% 发生在 5 岁以上的儿童。
- 由于骨生长和矿化之间的分离导致骨生长最快时期也是其最脆弱时期,这也是骨折发生率最高的时期。
- 15% 合并同侧肱骨髁上骨折。
- 1% 的患儿合并神经损伤,最常见的是正中神经。
- 在儿童前臂骨折中,60% 发生在桡骨或尺骨的远端干骺端,20% 发生在骨干,14% 发生在远端骺板,少于 4% 发生在近端 1/3。

二、解剖学

- 在妊娠的第 8 周,桡骨和尺骨干骨化。
- 桡骨远端骨骺出现在 1 岁(通常源自两个骨化中心);尺骨远端骨骺出现在 5 岁;桡骨头出现在 5—7 岁;尺骨鹰嘴出现在 9—10 岁。这些骨骺都在 16—18 岁闭合。
- 前臂 80% 的生长发生在远端骺板。
- 随着骨龄的增加,由于较脆弱且较宽的干骺端与较窄和较强壮的骨干之间的移行区的远端移动,导致骨折倾向于发生在越来越远的部位。
- 骨骼学
  - 桡骨是一个弯曲的骨,近端 1/3 是圆柱形的,中间 1/3 是三角形的,远端平坦,并带有一个顶点向外的侧弓。

- 尺骨大体呈三角形,在近端 1/3 有一顶点向后的后弓。
- 上尺桡关节在旋后位最稳定,此时桡骨头的最宽处与尺骨的桡骨切迹接触,骨间膜最紧张。环状韧带是其主要的软组织稳定装置。
- 下尺桡关节(DRUJ)由尺侧副韧带、尺桡前后韧带和旋前方肌提供稳定。3% 的桡骨远端骨折伴有下尺桡关节损伤。
- 三角纤维软骨复合体(TFCC)有一个关节盘,连接桡腕掌侧和背侧韧带及尺侧副韧带纤维。它附着于桡骨远端的尺侧缘,其尖端附着于尺骨茎突的基部,向远端延伸至第五掌骨的基部。
- 小儿的骨膜很厚很结实。通常在骨折凸起侧断裂,而在凹陷侧仍有完整的铰链。这是尝试闭合复位时需要考虑的一个重要因素。
- 生物力学
  - 后下尺桡韧带在旋前位时绷紧,而前下尺桡韧带在旋后位时绷紧。
  - 桡骨实际在旋前位缩短而在旋后位延长。
  - 骨间间隙在旋前位最窄,在中立位至旋后 30° 位时最宽。进一步的旋后或旋前使骨间膜松弛。
  - 内旋/外旋的平均范围为 90°/90°(日常生活活动所需的 50°/50°)。
  - 中 1/3 畸形对旋后功能影响较大,远 1/3 畸形对旋前功能影响较大。
  - 中 1/3 10° 的复位不良会限制旋转 20°～

30°。

- 桡骨和尺骨的枪刺畸形（重叠）并不会减少前臂的旋转。
- 肌肉的形变力（图 45.1）。
  - 近端 1/3 骨折。
    - 二头肌和旋后肌：它们可将近端骨折块屈曲和旋后。
    - 旋前圆肌和旋前方肌：它们将远端骨折块旋前。
  - 中 1/3 骨折
    - 旋后肌、肱二头肌和旋前圆肌：维持近端骨折块中立位。
    - 旋前方肌：将远端骨折块旋前。
  - 远端 1/3 骨折
    - 肱桡肌：使远端骨块背屈和桡偏。
    - 旋前方肌、腕屈肌和伸肌及拇指外展肌：它们也会导致骨折畸形。

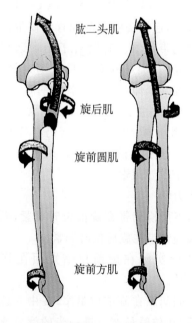

肱二头肌

旋后肌

旋前圆肌

旋前方肌

图 45.1　双侧前臂骨骨折中肌肉收缩导致的形变（Reprinted from Cruess RL. Importance of soft tissue evaluation in both hand and wrist trauma；statistical evaluation. Orthop Clin North Am 1973；4：969. Copyright © 1973 Elsevier. With permission. ）

三、损伤机制

- 间接暴力：这个机制是摔倒时伸手着地。前臂旋转的位置决定成角的方向：
  - 旋前位：屈曲型损伤（背侧成角）。
  - 旋后位：伸直型损伤（掌侧成角）。
- 直接暴力：直接暴力损伤桡骨和尺骨干。

四、临床评估

- 典型表现为疼痛、肿胀、不同程度的畸形，并拒绝使用伤肢。
- 仔细的神经血管检查是必要的。腕部损伤可伴有腕管受压的症状，更近端的骨折与骨间前神经（AIN）或骨间背神经（PIN）损伤有关。
- 触诊同侧手、腕、前臂和上臂，同时检查同侧肘关节和肩关节，以排除合并的骨折或脱位。
- 在前臂严重肿胀的情况下，需要根据连续的神经血管检查排除骨筋膜室综合征，必要时采取室内压监测。手指的被动牵拉痛对诊断骨筋膜室综合征最为敏感；任何骨筋膜室综合征的"典型"症状（与损伤程度不一致的疼痛、苍白、感觉异常、无脉搏、麻痹）都应积极评估，并准备行前臂筋膜切开术。
- 必须拆除现场急救时用的所有绷带和夹板，进行皮肤完整性检查。

五、影像学评估

- 应拍摄前臂、腕部和肘部的正位和侧位片。拍片时不要旋转前臂，而要调整旋转光束以得到互成直角的相片。
- 肱二头肌粗隆是识别近端骨折块旋转位置的标志（图 45.2）：
  - 90°旋后：它指向内侧。
  - 中立位：指向后方。
  - 90°旋前：它指向外侧。
  - 在正常的，未受损伤的桡骨，肱二头骨粗隆与桡骨茎突成 180°。

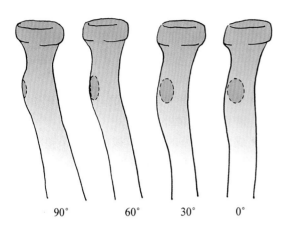

图 45.2　正常二头肌粗隆从极度旋前(90°)至中立位(0°)。在儿童中,这些特征可能不太明显。

六、桡骨和尺骨干骨折

(一)分型

- 描述性
  - 部位:近、中、远 1/3。
  - 类型:塑性畸形、不完全(青枝骨折)、压缩(环形或带扣)或完全骨折。
  - 移位。
  - 成角。

(二)非手术治疗

- 接诊时严重畸形应立即予以矫正,以减轻对软组织损伤。如果闭合复位不能马上进行,应使用夹板固定上肢减轻疼痛并防止进一步损伤。
- 根据骨折的程度和类型及儿童的年龄,决定是否使用镇静、局部麻醉或全身麻醉下进行复位。
- 可以使用带重物的手指套牵引辅助复位。
- 大多数骨折都可以进行闭合复位和应用塑型良好的长臂石膏或夹板(包括三点式固定和分骨垫)固定,除非骨折是开放的、不稳定的、不可复位的,或与骨筋膜室综合征有关。

- 复位时应按压完整骨膜一侧(凹侧)。
- 桡骨远端骨折复位时,需要适当加大骨折畸形以降低骨膜的张力和解除骨折块卡压,而桡骨干骨折则不需要(图45.3)。
- 针对导致形变的肌力,根据骨折的不同水平选择前臂不同旋转角度固定:
  - 近 1/3 骨折:旋后位。
  - 中 1/3 骨折:中立位。
  - 远 1/3 骨折:旋前位。
  - 对于任何骨折部位,都不要将前臂置于极度的旋后或旋前位置。
- 应将石膏塑成椭圆形,以增加骨间隙的宽度;如果担心前臂肿胀,则应使用前后石膏托。手臂必须抬高(图 45.4)。

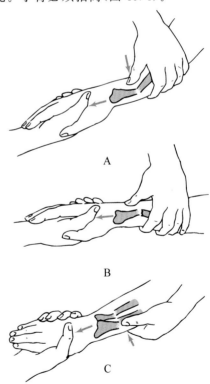

图 45.3　A. 牵引和拇指反作用力用于增加畸形。B. 在保持牵引力的情况下,拇指向远侧滑动以纠正成角。最好避免破坏骨膜,但有时,难以避免。C. 尺骨或桡骨的侧方移位也可以通过牵引和拇指挤压来纠正

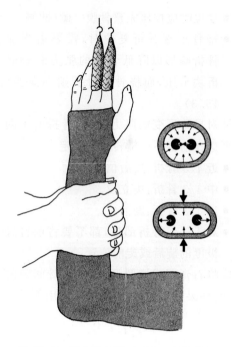

图 45.4　当石膏变硬时，用双手将其压在一起形成一个椭圆形。这增加了两骨间的宽度。在此过程中应逐渐释放牵引力

- 应保持石膏固定 4～8 周，直到影像学证据显示骨愈合。如果愈合情况良好，可在 4～6 周时更换为短臂石膏。
- 可接受的畸形
  - 成角畸形：每月可以矫正 1°，或每年可以矫正 10°，取决于骺板生长情况。随着时间的推移而矫正速度发生会增快；因此，对于更大的畸形，也可自行矫正。可矫正的总体度数取决于位置和年龄；对于 <10 岁的患儿，腕关节最多可矫正 15°的畸形。
  - 旋转畸形：这些不能确切地自行矫正。
  - 枪刺征畸形：≤1cm 的畸形是可以接受的，如果患者年龄在 8—10 岁，可自行重塑。
  - 年龄 >10 岁者，不应接受任何畸形。
- 塑性畸形：<4 岁或 <20°的畸形通常会进行重塑，可以用长臂石膏治疗 4～6 周，直

到骨折部位无触痛为止。下面的任何塑性变形都应纠正：①阻碍伴随骨折的复位；②>4 岁的儿童的前臂不能完全旋转；③成角超过 20°。
- 全身麻醉通常是必要的，因为矫正通常需要 20～30kg 的力。
- 成角畸形处的顶端应该放在一个垫得很好的楔块上，持续施加力 2～3min 纠正畸形，然后应用一个塑形良好的长臂石膏固定。
- 矫正后成角畸形应在 10°～20°。
- 青枝骨折：无移位或轻微移位骨折可固定在一个塑形良好的长臂石膏中。应该稍微矫枉过正，以防止畸形复发。
  - 使其成为完全骨折可降低畸形复发的风险；然而，复位移位的骨折可能比较困难。因此，在防止移位的同时，小心地折断完整的皮质可能是有益的。然后使用塑型良好的长臂石膏。

(三)手术适应证

- 闭合复位后骨折端不稳定/复位不可接受。
- 开放性骨折/骨筋膜室综合征。
- 漂浮肘。
- 骨折移位复发。
- 多段骨折。
- 年龄(通常超过 10 岁的患者，伴有明显的成角闭合复位失败)。

(四)手术技术

- 1.5%～31%的儿童前臂骨折需要手术治疗。
- 髓内固定：经皮插入髓内钉或髓内钢针可用于稳定骨折。通常，使用弹性髓内针或具有固有曲率的髓内针，以便于桡骨弓的恢复。
  - 首先复位桡骨，在看到桡神经浅支的两个分支后，将髓内针经桡骨茎突的近端插入。

- 然后复位尺骨,通过尺骨鹰嘴顺行或通过远端干骺端逆行插入髓内针,保护尺神经。
- 术后使用掌侧夹板固定 4 周。术后 6～9 个月,如有结实的骨痂通过骨折部位,且骨折线消失,可取出内固定物。
- 钢板固定:严重粉碎性骨折或伴有节段性骨缺损的骨折是钢板固定的理想指征,在这些病例中,需要维持旋转稳定性。钢板固定也用于骨骼发育成熟个体的前臂骨折。
- 同侧髁上骨折:合并前臂骨折时,会出现"漂浮肘"。这些可以通过传统的髁上骨折穿针固定术,然后用石膏固定前臂骨折。如果前臂骨折存在严重的不稳定性或移位,并且担心发生骨筋膜室综合征,则可能需要手术固定前臂骨折。

(五)并发症

- 再骨折:5％的发生率,在青枝骨折和钢板取出后更为常见。
- 畸形愈合:这是一种可发生的并发症。
- 尺桡骨骨性融合:儿童罕见的并发症。危险因素包括高能量创伤、手术、反复操作、近端骨折和头部损伤。
- 骨筋膜室综合征:复位后,必须使用前后石膏固定。
- 神经损伤:正中神经、尺神经、骨间后神经损伤均有报道。手术治疗的骨折中,医源性损伤的发生率为 8.5％。

七、孟氏骨折

- 尺骨近端骨折或塑性畸形伴桡骨头脱位。
- 占儿童前臂骨折的 0.4％。
- 发病高峰在 4—10 岁。
- 尺骨骨折通常位于近、中 1/3 的交界处。
- 分型
  - Bado 分型(图 45.5)

- Ⅰ型:桡骨头前脱位伴尺骨骨干任何水平的骨折伴向前成角;70％的病例;由直接打击、过度旋前或过度伸直引起。
- Ⅱ型:桡骨头后/后外侧脱位伴尺骨骨干骨折伴向后成角;3％～6％病例;尺骨前皮质弱于肘关节韧带时,肘关节后脱位的一种变异。
- Ⅲ型:桡骨头外侧/前外侧脱位伴尺骨干骺端骨折;23％的病例(尺骨骨折,通常为青枝骨折);内翻应力施加在接触坚硬表面的伸开的手掌上。
- Ⅳ型:桡骨头前脱位,桡骨和尺骨近端 1/3 处的同一水平的骨折;1％～11％的病例。

八、孟氏骨折变异(图 45.6)

- 分型
  Ⅰ型:孤立性桡骨头脱位。
  Ⅱ型:尺骨和近端桡骨颈骨折。
  Ⅲ型:孤立性桡骨颈骨折。
  Ⅳ型:肘关节脱位(肱尺关节)。
- 治疗
  - 治疗是依据尺骨骨折分型而不是 Bado 分型。
  - 治疗塑性畸形时必须恢复尺骨弓,不完全骨折的治疗采用闭合复位和石膏固定(Ⅰ、Ⅲ型在屈曲 100°～110°,完全旋后位固定更加稳定)。
  - 如果不能复位或维持桡骨头复位,可用克氏针或髓内固定治疗完全性骨折。
  - <10 岁的儿童可接受 10°的成角畸形,前提是桡骨头完全复位。
- 并发症
  - 神经损伤:骨间背神经损伤的发生率为 10％～20％(最常见于Ⅰ型和Ⅲ型)。
  - 骨化性肌炎:发生率为 7％。

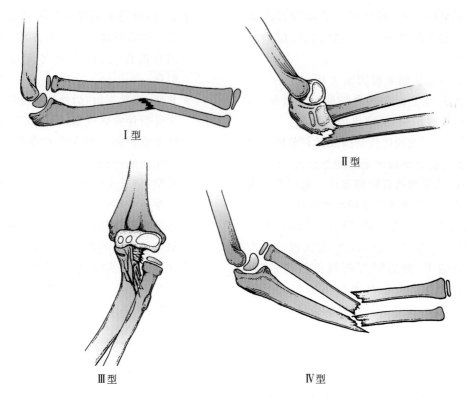

Ⅰ型

Ⅱ型

Ⅲ型

Ⅳ型

图 45.5　Bado 分型。Ⅰ型（前脱位）．桡骨头前脱位，尺骨在骨干或近端干骺端有一个短的斜形或青枝骨折。Ⅱ型（后脱位）．桡骨头后方或后外侧脱位，儿童尺骨干骺端骨折。Ⅲ型（外侧脱位）．桡骨头外侧脱位伴尺骨干骺端青枝骨折。Ⅳ型（前脱位伴桡骨干骨折）．损伤类型与Ⅰ型损伤相同，包括尺骨骨折水平以下的桡骨干骨折（From Shah AS，Samora JB. Monteggia fracture-dislocation in children. In：Waters PM，Skaggs DL，Flynn JM，eds. Rockwood and Wilkins' Fractures in Children. 9th ed. Philadelphia：Wolters Kluwer；2020：419-462.）

九、Galeazzi 骨折（盖氏骨折）

- 桡骨中远 1/3 骨折，尺骨完整，下尺桡关节损伤。盖氏骨折的一种变异是桡骨远端骨折伴尺骨远端骺板骨折（更常见）。
- 这种损伤在儿童中很少见；3％的桡骨远端骨折同时伴有下尺桡关节损伤。
- 发病高峰在 9—12 岁。
- 按桡骨位置分型（图 45.7）
  - Ⅰ型：旋后暴力引起桡骨远端向背侧移位。复位时用力使桡骨远端旋前，同时施加自背侧至掌侧的力。
  - Ⅱ型：旋前暴力引起的掌侧移位。复位时使桡骨远端旋后，施加自掌侧至背侧

的力。
- 手术指征是无法维持复位的骨折。用交叉克氏针、髓内钉或钢板治疗。
- 并发症
  - 畸形愈合：最常见的原因是持续性尺骨半脱位。
  - 尺骨骺板早闭：发生在 55％的盖氏变异骨折中。

十、桡骨远端骨折

（一）骨骺骨折

- Salter-Harris Ⅰ型和Ⅱ型：轻柔闭合复位后，应用长臂石膏或糖钳夹板，前臂旋前位

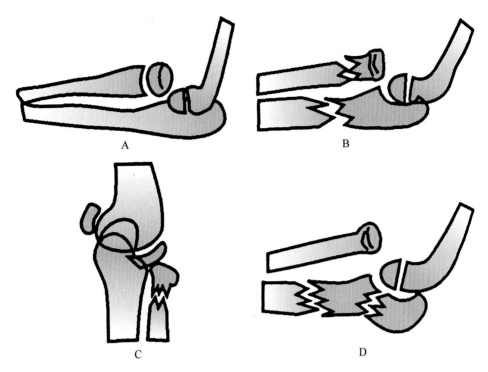

图 45.6　**Ⅰ型 Monteggia 骨折变异**：A. 孤立性桡骨头前脱位；B. 尺骨骨折伴桡骨颈骨折；C. 孤立性桡骨颈骨折；D. 肘关节（肱尺关节）脱位伴或不伴桡骨近端骨折（From Shah AS，Samora JB. Monteggia fracture-dislocation in children. In：Waters PM，Skaggs DL，Flynn JM，eds. Rockwood and Wilkins' Fractures in Children. 9th ed. Philadelphia：Wolters Kluwer；2020：419-462. ）

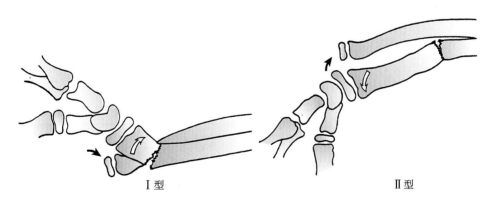

Ⅰ型　　　　　　　　　　　　　　　　Ⅱ型

图 45.7　**盖氏骨折 Walsh 分型。**Ⅰ型．最常见的类型，桡骨远端的背侧移位伴旋后移位（白色箭）。尺骨远端（黑色箭）位于向背侧移位的桡骨远端的掌侧。Ⅱ型．最不常见的旋前类型．桡骨远端有掌侧或向前的移位（白色箭），尺骨远端位于背侧（黑色箭）［Reproduced with permission from Walsh HPJ，McLaren CA，Owen R. Galeazzi fractures in children. J Bone Joint Surg Br 1987；69（5）：730-733. Copyright ⓒ 1987 British Editorial Society of Bone and Joint Surgery. ］

固定(图 45.8);50%的对位,无成角或旋转畸形是可接受的。如果尝试两次或两次以上的操作,25%的患者会出现生长迟滞。如果骨折不可复位(骨膜或旋前方肌嵌顿),则需要切开复位。

- Salter-Harris Ⅲ型:解剖复位是必要的。如果骨折复位不充分,建议采用与骺板平行的光滑钢针或螺钉进行切开复位内固定。

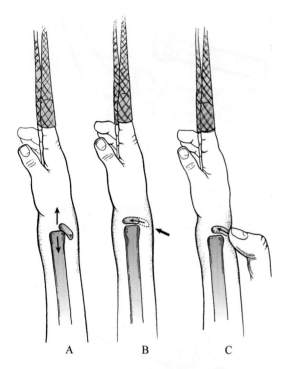

图 45.8　推荐的桡骨远端骨骺骨折闭合复位的方法。A. 骨折块的位置,指套施加的牵引力和对抗牵引力(箭)。B. 通常,仅在牵引力下,骨折将在没有外部压力的情况下自发复位(箭)。C. 如果复位不完全,只需用拇指对骨折部位施加向远端和掌侧方向的压力,通常可以在保持牵引力的同时完成复位。理论上讲,这种方法降低了整个过程中通过骺板的剪切力(From Hennrikus WL,Bae DS. Fractures of the distal radius and ulna. In: Waters PM, Skaggs DL,Flynn JM, eds. Rockwood and Wilkins' Fractures in Children. 9th ed. Philadelphia:Wolters Kluwer; 2020:243-301.)

- Salter-Harris Ⅳ型和Ⅴ型:罕见伤。如果骨折移位,应行切开复位内固定术;有可能发生生长障碍。
- 并发症
  - 骺板早闭由原发性损伤、延迟复位(损伤后>7d)或多次尝试复位引起。会导致桡骨畸形或尺骨正向变异。
  - 尺骨茎突不愈合常提示 TFCC(三角纤维软骨复合体)撕裂。可以切除茎突,并需要修复角纤维软骨复合体。
  - 腕管综合征:需要减压。

(二)干骺端损伤

- 根据移位方向,尺骨是否受累和生物力学模式(环形,不完全,完全)分类。
- 治疗
  - 环形骨折:如果只涉及一个皮质,那么损伤是稳定的,可以采用保护性制动减轻疼痛。双皮质损伤应采用长臂石膏治疗。
  - 不完全(青枝)骨折(表 45.1):这些骨折在矢状面上的重塑能力强于冠状面上的重塑能力。将其变为完全骨折的闭合复位可降低随后丢失复位的风险。应将患者置于旋后位,以减少长臂石膏肱桡肌的牵拉。

表 45.1　复位后可接受的成角角度

年龄(岁)	矢状面		额状面
	男孩	女孩	
4—9	20	15	15
9—11	15	10	5
11—13	10	10	0
>13	5	0	0

注意:可接受的残余角度是指将导致全部放射学和功能矫正的角度(Courtesy of B. de Courtivron, MD. Centre Hospitalier Régional Universitaire de Tours. Tours,France.)

- 完全骨折:指套牵引会阻碍复位,因为骨膜会因牵引力而收紧。应扩大畸形(通常＞90°)以松解骨折块。然后将成角的远端骨折块对向近端骨折块的末端,同时校正旋转。患肢长臂石膏固定 3～4 周(图 45.9)。经皮穿针的适应证包括减少复位丢失、局部过度肿胀而无法放置理想石膏、漂浮肘及多次手法复位。如果骨折无法复位(所有桡骨远端骨折的＜1%),或骨折是开放性的,或者有骨筋膜室综合征,则需要切开复位。

- 并发症
  - 畸形愈合:多达 30% 的合并枪刺畸形的干骺端骨折发生复位丢失。超过 20% 的残留畸形会导致前臂旋转的丢失。
  - 骨不连:罕见,通常提示有另外的疾病。
  - 再骨折:通常是由于过早恢复活动(6 周之前)。
  - 生长紊乱:9－12 岁儿童生长紊乱平均为 3mm(过度生长或生长不足),平均为 3mm(过度生长或生长不足),9－12 岁儿童过度生长为最常见。
  - 神经血管损伤:需要避免极端位置的固定。

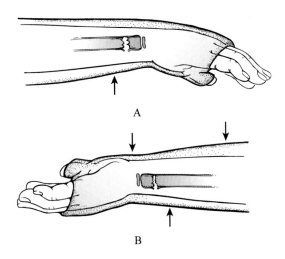

图 45.9　三点式成型。A. 背侧成角(掌侧顶点)骨折的三点式成型,近端和远端点在石膏的背侧,中间点在掌侧,就在骨折部位的近端。B. 掌侧成角骨折,骨膜在掌侧是完整的,在背表面是断裂的,三点式成形是在石膏掌侧表面上的近端和远端点及石膏背侧骨折处的近端中点进行操作的(From Hennrikus WL, Bae DS. Fractures of the distal radius and ulna. In: Waters PM, Skaggs DL, Flynn JM, eds. Rockwood and Wilkins' Fractures in Children. 9th ed. Philadelphia: Wolters Kluwer; 2020: 243-301.)

第46章 小儿腕关节和手

一、腕关节损伤

(一)流行病学

- 虽然腕关节损伤很少见,但由于受伤儿童查体困难,以及平片对未成熟骨骼细节的显示能力有限,腕关节损伤临床未得到充分评估。
- 桡骨远端邻近的骨骺是最常见的损伤结构之一;这是一种保护腕关节的机制,因为在桡骨远端骨骺损伤后,暴力传导被分散了,从而在一定程度上解释了小儿腕关节损伤的罕见性。

(二)解剖学

- 手腕的软骨原基开始是一个单独的团块;到第 10 周,这个团块转变成 8 个独立的团块,每个都有其各自的成熟腕骨的轮廓。
- 腕骨骨化中心的出现时段,从头状骨的 6 个月到豌豆骨的 8 岁。骨化中心的出现顺序非常一致:头状骨、钩骨、三角骨、月骨、舟骨、大多角骨、小多角骨和豌豆骨(图 46.1)。
- 腕骨的骨化核受到软骨壳的单独保护。随着儿童的成熟,达到了一个临界的骨-软骨比,在此之后,腕关节骨折越来越常见(青春期)。

(三)损伤机制

- 儿童腕关节损伤最常见的机制是腕关节的直接暴力损伤。

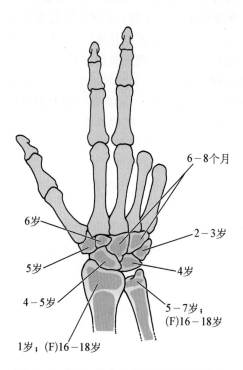

图 46.1 **腕骨、桡骨远端和尺骨骨化核出现时的年龄。**豌豆骨骨化核(未显示)出现在 6－8 岁(From Lightdale-Miric N, Kozin SH. Fractures and dislocations of the hand and carpal bones in children. In:Waters PM, Skaggs DL, Flynn JM, eds. Rockwood and Wilkins'Fractures in Children. 9th ed. Philadelphia:Wolters Kluwer;2020:153-242.)

- 间接损伤是由于跌倒后手掌撑地,随之产生的轴向压力作用于过伸的手腕。在儿童中,这种机制造成的伤害是由能量更高的机制造成的,如从移动的自行车上摔下来或从高处摔下来。

(四)临床评估

- 腕关节损伤的临床表现多种多样,但一般来说,腕关节损伤最一致的征象是局部压痛。然而,在烦躁不安的儿童中,由于桡骨远端的痛可能与腕关节压痛混淆,因此很难鉴别局部的压痛。
- 神经血管检查很重要,包括记录正中神经、桡神经和尺神经的远端感觉分布,观察所有手指的运动,以及评估远端毛细血管再灌注。
- 存在不同程度的畸形,从移位的腕关节到突出的个别腕骨。

(五)影像学评估

- 应拍摄腕关节的正位片和侧位片。
- 比较未受伤的对侧腕关节有帮助。

舟骨骨折

- 舟骨是最容易发生骨折的腕骨。
- 发病高峰发生在 15 岁;由于大量的软骨包膜,10 岁以内的损伤极为罕见。
- 与成人不同,最常见的机制是直接创伤,其中远端 1/3 骨折最常见。近极骨折是罕见的,通常是由舟月骨韧带撕脱所致。
- 临床评估:患者表现为腕关节疼痛和肿胀,舟骨和鼻烟窝处有深压痛。鼻烟窝通常因肿胀而变得模糊不清。
- 影像学评估:根据腕关节的正位片和侧位片通常可以诊断。斜位片和舟骨位片,或腕关节尺偏位的后前位(PA)片,可能有助于诊断或帮助进一步了解骨折。锝元素骨扫描已被磁共振成像取代。另外,计算机断层扫描和超声评估可用于诊断隐匿性舟骨骨折。
- 分型(图 46.2)
  - A 型:远极骨折。
    - A1:关节外远极骨折。
    - A2:关节内远极骨折。

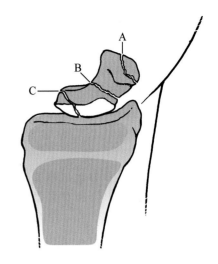

图 46.2　**三种类型的舟骨骨折。** A. 远极。B. 中间 1/3。C. 近极 (From Lightdale-Miric N, Kozin SH. Fractures and dislocations of the hand and carpal bones in children. In: Waters PM, Skaggs DL, Flynn JM, eds. Rockwood and Wilkins' Fractures in Children. 9th ed. Philadelphia: Wolters Kluwer; 2020:153-242.)

  - B 型:中 1/3 骨折(腰部骨折)。
  - C 型:近极骨折。
- 治疗
  - 如果鼻烟窝有压痛,即使在平片上骨折不明显,也应推定为骨折。如果肿胀不明显,急诊科的初期治疗应包括拇指夹板或石膏固定。在儿童人群中,长臂石膏或夹板是典型的固定方法。这种情况应维持 2 周,在此期间应进行重复评估。
  - 对于稳定的、无移位骨折,应将患肢置于长臂石膏中,使腕关节的内收/外展和屈曲/伸直均处于中立位,并维持固定 6～8 周,或直到出现愈合的影像学证据。
  - 儿童的移位性骨折可以闭合复位和经皮穿针固定。通过牵引和尺偏,可以复位远极骨折。
  - 残余移位＞1mm、成角＞10°或青少年的腕舟骨骨折,一般需切开复位内固定。无头加压螺钉或光滑的克氏针可用于骨折固定,包括术后的长臂拇指"人"字形石膏 6 周固定。

- 并发症
  - 延迟愈合、骨不连和畸形愈合:在儿童中很少见,需要手术固定和植骨来使其愈合。
  - 骨坏死:在儿童中极为罕见,发生在骨骼成熟的个体中的近极骨折。
  - 漏诊:临床诊断重要性超过影像学诊断,短暂的固定(2 周)后,如有必要,可进行重复的临床检查和进一步的影像学检查。

月骨骨折

- 这种极为罕见的损伤主要来自严重的直接创伤(如挤压伤)。
- 临床评估显示腕关节掌侧桡骨远端和月骨有触痛,因疼痛而导致的活动范围受限。
- 放射学评估:由于腕骨重叠排列并相互遮挡,腕关节正位和侧位片往往不足以确诊月骨骨折。
  - 斜位片有帮助,但计算机断层或锝元素骨扫描是判断骨折与否的最佳手段。
- 治疗
  - 无移位的骨折或漏诊的骨折通常愈合良好,只有在回顾时才被发现。确诊后,应该用短臂石膏或夹板治疗 2～4 周,直到放射学证实愈合,临床症状消失。
  - 移位或粉碎性骨折应手术治疗,以便有足够的接触面积利于新生血管的形成。可以通过切开复位和内固定来实现,尽管严重的损伤机制通常会引起腕关节的合并损伤,从而导致生长停滞。
- 并发症
  - 骨坏死:在儿科称为"月骨软化症",发生在 10 岁以下的儿童。症状一般较轻。放射学检查显示月骨密度轻度增加,形态微小改变或无改变。制动是必要的,通常功能预后较好并且症状逐渐

缓解。

三角骨骨折

- 罕见,真正的发病率是未知的,因为三角骨骨化较晚,潜在的损伤难以确诊。
- 骨折的机制通常是直接损伤腕关节的尺侧或由背侧韧带结构的撕脱伤。
- 临床评估显示腕关节尺侧背面压痛,因疼痛而导致的活动受限。
- 放射学评估:在年龄较大的儿童和青少年中,在正位片上通常可以发现体部的横行骨折。在这些情况下,各种应力位片有帮助。
- 治疗
  - 三角骨体部的无移位骨折或背侧片状骨折可在症状改善时,用短臂石膏或尺侧夹板固定 2～4 周,直至症状缓解。
  - 明显移位的骨折可采用切开复位内固定。

豌豆骨骨折

- 文献中没有关于儿童豌豆骨骨折的明确讨论。
- 青春期后期可由直接暴力造成粉碎性骨折或尺侧腕屈肌撕脱伤。
- 影像学评估通常是未发现的,因为豌豆骨骨化直到 8 岁才发生。
- 只是对症治疗即可,用尺侧夹板固定,直到患者感到舒适为止。

大多角骨骨折

- 在儿童和成人中极为罕见。
- 损伤的机制是拇指内收位时的轴向负荷,将第一掌骨的基部压向大多角骨关节面,撞击大多角骨的背侧。当拇指受到强有力的偏斜、牵拉,或旋转暴力时,可发生撕脱骨折。掌弓直接损伤可引起腕横韧带在大多角骨嵴上的止点撕脱。
- 临床评估显示桡侧腕关节触诊有压痛,并

伴有第一腕掌关节在应力试验时疼痛和活动受限。

- 影像学评估:由于大多角骨的骨化较晚,骨折很难识别。在年龄较大的儿童和青少年中,可识别的骨折可以在正位和侧位片上看到。
  - 通过获得第一腕掌关节和大多角骨的 Robert 位片或真正的正位片,消除第一掌骨基部的重叠。
- 治疗
  - 大多数骨折可通过拇指的"人"字形夹板或石膏固定第一腕掌关节 3～5 周。
  - 严重移位的骨折罕见,需要切开复位内固定来恢复关节面的匹配和保持腕掌关节的完整性。

小多角骨骨折

- 小多角骨骨折极为罕见。
- 通过第二掌骨传递的轴向负荷导致脱位,更常见的是背侧脱位,并伴有(关节)韧带断裂。冲击或挤压伤造成的直接创伤可导致小多角骨骨折。
- 临床评估显示第二掌骨基部近端有压痛,第二掌骨关节因疼痛而导致活动受限。
- 影像学评估:由于骨化较晚,骨折很难确定。在年龄较大的儿童和青少年中,他们在正位片上根据第二掌骨基部和小多角骨之间正常关系的丧失来识别。与对侧正常腕关节对比,有助于诊断。小多角骨或骨折块可能与大多角骨或头状骨重叠,第二掌骨可能向近端移位。
- 治疗
  - 大多数骨折可以用夹板或短臂石膏治疗 3～5 周。
  - 严重移位的骨折需要切开复位,并用克氏针内固定,恢复关节面的匹配。

头状骨骨折

- 由于其相对受保护的位置,孤立的损伤并不常见。
- 头状骨骨折常见于更大的损伤弧模式(经舟骨、经头状骨月周骨折脱位)。与此相关的一种变异是舟状骨头状骨综合征,即头状骨和舟状骨骨折,但无相关脱位。
- 损伤机制:通常是直接创伤或挤压暴力,引起相关的腕骨或掌骨骨折。过度背屈会引起头状骨腰部对月骨或桡骨的背侧面撞击。
- 临床评估显示,当头状体骨撞击桡骨背缘时,腕关节点状压痛和不同程度的腕关节背屈痛。
- 影像学评估:通常可以在正位片上识别骨折,侧位片上识别头状骨头部以确定旋转或移位。应力位片可以帮助诊断骨折及识别相关的更大的损伤弧。磁共振成像可以帮助评估韧带损伤。
- 治疗:对于轻微移位的头状骨骨折,行夹板或石膏固定 6～8 周。切开复位适用于极度移位或旋转的骨折,以避免骨坏死。用克氏针或加压螺钉实现固定。
- 并发症
  - 中腕关节炎:近极移位导致的头状骨塌陷引起。
  - 骨坏死:罕见最常见的是近极骨块的严重移位。导致功能障碍。必须强调准确诊断和稳定复位的必要性。

钩骨骨折

- 文献中没有关于儿科人群中钩骨骨折的具体讨论。
- 损伤机制:通常涉及对腕关节尺侧的掌面的直接创伤,如在参与球拍运动、垒球或高尔夫球时可能发生的损伤。
- 临床评估:患者通常在钩骨附近出现疼痛和压痛。还可有尺神经和正中神经损伤,以及罕见的尺动脉损伤。
- 影像学评估:根据腕关节的正位片通常可以诊断钩骨骨折。腕管位或 20°旋后斜位

（在腕关节桡偏、半旋后位斜向投射）是观察钩骨骨折的最佳体位像。不应将钩骨骨折与代表二级骨化中心的钩骨本体混淆。

- 治疗：所有钩骨骨折最初都应采用短臂夹板或石膏固定治疗，除非神经血管结构受损需要探查。在儿科人群中，骨折块的切除通常是不必要的。
- 并发症
  - 症状性骨不连：可以通过切除不愈合的骨块进行治疗。
  - 尺神经或正中神经病变：与钩骨邻近这些神经有关，需要手术探查和松解。

二、手外伤

（一）流行病学

- 双相分布：常见于幼儿和青少年。致伤原因在幼儿中是挤压伤，在青少年中通常和运动有关。
- 儿童手部骨折的数量在男孩中较高，在13岁时达到高峰，这与男孩参加有组织的接触性运动相一致。
- 儿童手部骨折的年发病率为每10 000名儿童26.4例，其中大多数发生在掌指关节周围。
- 手部骨折占所有小儿骨折的25%。

（二）解剖学（图46.3）

- 通常，手的伸肌腱止点融入骨骺。
- 在掌指关节水平，侧副韧带起源于掌骨骨骺，几乎完全插入近节指骨的骨骺；这导致该区域Salter-Harris Ⅱ型和Ⅲ型损伤的高发生率。
- 小儿手骨的骨膜通常发育良好，并且在看似不稳定的损伤中，骨膜是骨折固有的稳定因素；有助于实现或维持骨折复位。另一方面，丰厚的骨膜会嵌入骨折部位，从而防止有效的闭合复位。

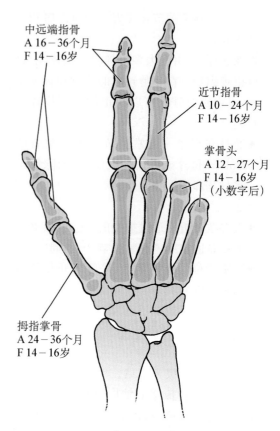

中远端指骨
A 16－36个月
F 14－16岁

近节指骨
A 10－24个月
F 14－16岁

掌骨头
A 12－27个月
F 14－16岁
（小数字后）

拇指掌骨
A 24－36个月
F 14－16岁

图46.3 二级骨化中心的示意图（A）。二级中心与初级中心的融合（F）（From Lightdale-Miric N, Kozin SH. Fractures and dislocations of the hand and carpal bones in children. In：Waters PM, Skaggs DL, Flynn JM, eds. Rockwood and Wilkins' Fractures in Children. 9th ed. Philadelphia：Wolters Kluwer；2020：153-242. ）

（三）损伤机制

- 手部损伤的机制各不相同。一般来说，骨折类型是由暴力的性质而决定的。
  - 非骨骺：扭转暴力，折弯暴力，压缩暴力，直接创伤。
  - 骨骺：撕脱暴力，剪切暴力，分离暴力。
  - 骺板：剪切暴力，折弯暴力，压缩暴力。

（四）临床评估

- 手部受伤的孩子通常因为疼痛、不熟悉的环境、父母的焦虑和"白大褂"的恐惧而不愿合作。对正在玩耍的孩子简单观察可以提供关于受伤的部位和严重程度的有用信息。与孩子一起玩游戏(如"西蒙说")用于临床评估。

- 病史:仔细地询问病史是非常重要的,因为它会影响治疗。这应该包括以下几项。
  - 患者年龄。
  - 主利手。
  - 拒绝使用受伤的肢体。
  - 伤害的确切性质:挤压伤,直接创伤,扭曲伤,撕裂伤,割裂伤等。
  - 受伤的确切时间(开放性骨折)。
  - 接触污染:谷仓,微咸水,动物/人类咬伤。
  - 治疗方法:清洁,消毒,绷带,止血带。
- 体格检查:应显露整个手并检查是否有开放性损伤。注意肿胀,以及是否存在严重畸形(旋转或成角)。
- 仔细的神经血管检查至关重要,记录毛细血管充盈时间和神经系统状态(两点辨别觉)。如果孩子不合作,怀疑有神经损伤,可以进行皱纹测试。这是通过将受伤的手指浸入温热的无菌水中5min并观察远端掌垫的皱纹(在去神经支配的手指中不存在)来实现的。
- 应确定每个关节的被动和主动活动范围。诊治肌腱粘连时被动活动腕关节,有助于评估手指的力线和粘连发生的位置。
- 可以进行应力试验以确定副韧带和掌板的完整性。

(五)影像学评估

- 应拍摄受伤的手指或手的正位、侧位和斜位 X 线片。如有可能,应分别拍摄受伤的手指的 X 线片,以尽量减少其他手指在关注区域的重叠。
- 在怀疑有韧带损伤的情况下,可以获得应力 X 线照片。

- 检查者必须意识到,尽管平片无损伤表现,也可能已经发生了软骨损伤。治疗时必须同时参照临床和放射学因素。

(六)治疗

- 一般原则
  - "争斗咬伤"伤害:任何覆盖手部关节的短而弯曲的撕裂伤,特别是掌指关节,都必须怀疑是由牙齿引起的。这些损伤必须被认为是受口腔菌群污染的,并应使用广谱抗生素治疗。
- 大多数小儿手部骨折是非手术治疗的,使用清醒镇静或局部麻醉(如指根阻滞)进行闭合复位。年龄较小的儿童应避免在无麻醉的情况下使用血肿内阻滞或手法复位骨折。
- 指套牵引可用于年龄较大的儿童或青少年,在年幼的儿童中通常耐受性差。
- 固定可以由短臂夹板(掌侧,背侧,尺骨沟等)或金属指夹板组成。根据指示,通过认真的随访及按照指南更换石膏,固定很少需要超过 4 周。
- 手术适应证包括不稳定的骨折,在这种情况下,需使用经皮克氏针固定;开放性骨折,需要冲洗、清创和二期伤口闭合;通过闭合手段无法复位的骨折可能是骨膜或软组织嵌插而需要切开复位。
- 占据甲板>50%的甲下血肿应使用针,电刀尖或加热的回形针排放积血。据报道,晚期指甲畸形发生率较高与未能排放甲下血肿相关。
- 甲床损伤应去除受损的指甲,用 6-0 或 7-0 可吸收缝合线或某种类型的真皮胶修复甲床,并将指甲保留在指甲褶皱下作为生物敷料来保护愈合的甲床。另外,可用市售的支架作为敷料。密切注意发现任何指骨的骨折或骨骺损伤。

三、特定骨折类型的管理

(一)掌骨

A型:骨骺和骺板骨折

- 掌骨的骨折包括以下类型。
  - 骨骺骨折。
  - 骺板骨折:最常见的是第五掌骨 Salter-Harris Ⅱ型骨折。
  - 副韧带撕脱骨折。
  - 斜形、垂直和水平的掌骨头骨折。
  - 粉碎性骨折。
  - 拳击手骨折伴关节内骨折。
  - 伴有骨缺损的骨折。
- 大多数需要解剖复位,以重建关节面的匹配和尽量减少创伤性关节病。
  - 稳定的骨折在复位后可以用夹板固定在受保护的位置,包括掌指关节屈曲超过70°和指间关节伸直,以减少关节僵硬(为了定位,制作夹板时让孩子握住一个小茶杯)。
  - 需要经皮穿针以获得复位后的稳定位置;同时进行干骺端部分(Thurston-Holland骨块)的内固定。
- 早期的功能训练至关重要。

B型:掌骨颈部

- 第四和第五掌骨颈的骨折通常被视为成人拳击手骨折的儿童型。
- 可接受的畸形程度因受伤的不同掌骨而异,特别是在青少年中。
  - 第二和第三掌骨超过15°的成角畸形是不可接受的。
  - 第四和第五掌骨的成角畸形超过40°~45°是不可接受的。
- 这些骨折通常通过使用Jahss手法的进行闭合复位,Jahss手法是将掌指关节屈曲至90°,并通过近节指骨施加轴向牵引力。然

后在保护位用夹板固定。
- 不稳定骨折需要经皮穿针(可能是髓内或横向穿入邻近掌骨)或钢板固定(青少年)进行手术治疗。

C型:掌骨干

- 大多数这些骨折可以通过闭合方法复位并在保护位用夹板固定。
- 手术适应证包括不稳定骨折,旋转畸形,第二和第三掌骨背侧成角>10°,第四和第五掌骨>20°,特别是对于年龄较大的儿童和青少年,因为这类人群预计不会有明显的重塑能力。
- 用闭合复位经皮穿针(髓内或横向穿入相邻掌骨)来进行固定。很少需要切开复位内固定,尽管多个、相邻的、移位的掌骨骨折的需要切开复位。

D型:掌骨基底部

- 由于腕掌关节位于手部的近端,加上匹配的骨骼形状和软组织的约束提供的稳定,使得腕掌关节不易受伤。
- 第四和第五腕掌关节比第二和第三腕掌关节更具活动性;因此,这些关节的损伤并不常见,通常是由高能量损伤引起的。
- 来自拳击机制的轴向载荷通常导致干骺端区域中的稳定扣环骨折。
- 对于大多数的这类骨折,可以在局部麻醉或清醒镇静下,进行闭合复位用短臂尺侧夹板固定,并使患儿可以活动近端指间关节。
- 该区域的骨折脱位是由于挤压伤或从高处坠落伤导致的;这类损伤可以先尝试闭合复位,通常横向掌骨穿针稳定骨折。特别是在腕掌关节水平多处骨折脱位的情况下需要切开复位。

(二)拇指掌骨

- 少见,通常与直接创伤有关。

- 干骺端和骺板损伤是最常见的骨折类型。
- 止于拇指掌骨的结构构成潜在的形变力。
  - 拇对掌肌：掌骨干和基部的广泛止点，使远端骨块相对内收和屈曲移位。
  - 拇长展肌：多个止点部位，包括掌骨基部，导致骨折脱位时的外展力矩。
  - 拇短屈肌：部分起于掌骨基底部的内侧，导致掌骨干骨折的屈曲和背侧成角。
  - 拇内收肌：使远端骨块内收。

(三)拇指掌骨头和骨干骨折

- 通常是由直接创伤引起的。
- 闭合复位通常足以治疗大多数骨折，复位后用拇指"人"字形夹板或石膏固定。
- 解剖复位对于关节内骨折至关重要，并且需要使用克氏针进行经皮穿针。

(四)拇指掌骨基部骨折

- 这些骨折分型如下(图 46.4)。
  - A 型：骺板远端骨折
    - 它们通常是横形或斜形的，具有顶点-侧方成角和内侧冲压伤的机制。

- 应在掌骨头施加牵引力，并直接压迫骨折的顶点，闭合复位后，用拇指"人"字形夹板或石膏固定 4~6 周。
- 幼儿可以接受高达 30° 的成角畸形。
- 不稳定的骨折需要经皮克氏针固定，通常使用光滑的针穿过骨骺。可以经腕掌关节穿针，其通常用于更近端的骨折。
- B 型：Salter-Harris Ⅱ 型骨折，干骺端内侧
  - 由于拇长展肌的牵拉，骨干骨块通常向近端移位，并向外侧成角；由于拇内收肌的牵拉，远端骨块一般内收畸形。
  - 解剖复位对于避免生长障碍至关重要。
  - 首先闭合复位后，用拇指"人"字形夹板固定，并进行密切的连续随访。如果外固定能维持复位，持续固定 4~6 周。
  - 不稳定骨折可经皮穿针固定，如果可能同时固定干骺端碎块。另外，需要经掌骨穿针到第二掌骨进行固定。需要切开，以解剖复位骺板骨折。

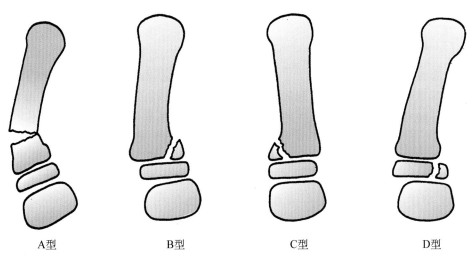

A型　　　　　　B型　　　　　　C型　　　　　　D型

图 46.4　**拇指掌骨骨折的分型。** A 型 . 干骺端骨折。B 型及 C 型 . Salter-Harris Ⅱ 型骨骺骨折伴外侧或内侧成角。D 型 . Salter-Harris Ⅲ 型骨折(小儿 Bennett 骨折)(From Lightdale-Miric N，Kozin SH. Fractures and dislocations of the hand and carpal bones in children. In：Waters PM，Skaggs DL，Flynn JM，eds. Rockwood and Wilkins' Fractures in Children. 9th ed. Philadelphia：Wolters Kluwer；2020：153-242.)

- C 型：Salter-Harris Ⅱ型骨折，干骺端外侧
  - 这些类似于 B 型骨折，但不太常见，并且通常由更严重的创伤引起，伴随顶端内侧成角。
  - 骨折端穿过骨膜，形成类似扣眼形的损伤很常见，可能会阻止解剖复位。
  - 通常必须切开复位以恢复正常的解剖关系。
- D 型：关节内 Salter-Harris Ⅲ型或Ⅳ型骨折
  - 这些是成人 Bennett 骨折的儿童型。
  - 很少见，具有类似于 B 型骨折的形变力，并在腕掌关节水平合并关节内骨折引起的侧向半脱位。
  - 非手术治疗方法结果差异很大。对于年龄较大的儿童，切开复位、经皮穿针或内固定可获得可靠的疗效。
  - 最初可以通过倾斜的骨牵引来解决严重的粉碎骨折或伴软组织损伤的骨折。
  - 外固定架可用于合并骨缺损的污染的开放性骨折。

（五）指骨（图 46.5）

- 骺板位于指骨的近侧。
- 近端和远端指间关节的侧副韧带起源于近端骨的侧凹，并止于远端骨和掌板的骨骺和干骺端。
- 掌侧板起于指骨颈的干骺端区域并止于更远端指骨的骨骺上。
- 伸肌腱止于中节和远节指骨的骨骺的背侧。
- 骨膜通常发育良好且旺盛，通常能抵抗位移并有助于复位，但偶尔嵌入骨折端，妨碍解剖复位。

（六）近节和中节指骨

- A 型：骺板

- 在小儿手部骨折中，41% 涉及骺板。近节指骨是儿科人群中最常受伤的骨骼。
- 侧副韧带止于近节指骨的骨骺上；除了该节骺板处于相对未受保护的位置之外，这也导致了骺板损伤较高的发生率。
- 小儿"猎场看守人"拇指是 Salter-Harris Ⅲ型撕脱骨折，尺侧副韧带附着于近节指骨近端的骨骺骨块。
- 初始治疗是闭合复位保护位置夹板固定。
- 不稳定的骨折需要经皮穿针。关节面受累>25% 或>1.5 mm 移位的骨折需要切开复位，并用克氏针或螺钉内固定。
- B 型：骨干
  - 骨干骨折并不像关节周围骨折那样常见。
  - 典型的近端指骨干骨折向掌侧成角和移位，这是由止于指骨远端的中央腱和侧束走行于旋转顶点的背侧产生的拉力，以及内在肌将近端骨块拉向屈曲位。
  - 斜形骨折与短缩和旋转移位有关。必须认识到这一点并将其作为治疗的考虑因素。
  - 对于大多数骨折来说，闭合复位保护位固定 3～4 周。
  - <10 岁儿童的残余角度>30°，>10 岁儿童的残余角度>20°，或任何旋转不良都需要手术干预，包括闭合复位和经皮交叉穿针。髓内钉不利于旋转移位纠正。
- C 型：颈部
  - 通过指骨干骺端区域的骨折通常与门夹伤有关。
  - 远端骨块的旋转移位和成角畸形是常见的，因为侧副韧带通常仍附着在远端的骨折块。这可以允许在骨折处插入掌侧板。
  - 需要经皮交叉穿针固定，但最初可以尝试闭合复位，然后在保护位置夹板固定 3～4 周。

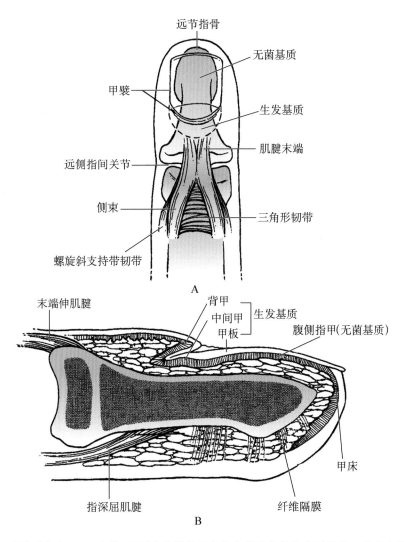

图 46.5　**远节指骨解剖。** A. 皮肤、指甲和伸肌装置与远节指骨的骨骼密切相关。手指末端特殊解剖结构被标记如上。B. 指甲的这种侧视图显示了肌腱止点和特殊指甲组织的解剖结构（From Light-dale-Miric N，Kozin SH. Fractures and dislocations of the hand and carpal bones in children. In：Waters PM，Skaggs DL，Flynn JM，eds. Rockwood and Wilkins' Fractures in Children. 9th ed. Philadelphia：Wolters Kluwer；2020：153-242. ）

- D 型：关节内（髁部）
  - 这些是由多种机制引起的，从剪切暴力或撕脱暴力导致的简单骨折，到混合的轴向暴力和旋转暴力导致的粉碎的关节内"T"形或"Y"形骨折。
  - 通常需要切开复位内固定恢复关节面的解剖复位。该手术一般经侧方切口或背侧切口进行，使用克氏针或微型螺钉

固定。

（七）远端指骨

- 这些损伤通常与软组织或指甲受损有关，需要甲下血肿清除，软组织重建手术或指甲床修复。
- 儿童远端指骨骨折可分为以下几类。
  - 骨骺。

- 背侧锤状指损伤（图 46.6）
  - A 型：Salter-Harris Ⅰ 型或 Ⅱ 型损伤。
  - B 型：Salter-Harris Ⅲ 型或 Ⅳ 型损伤。
  - C 型：与关节脱位相关的 Salter-Harris Ⅰ 型或 Ⅱ 型损伤。
  - D 型：Salter-Harris 骨折伴有伸肌腱撕脱。
- 锤状指是由背唇骨折伴伸肌肌腱断裂引

起。或者锤状指由单纯肌腱断裂引起，因此放射学表现可能不明显。
  - A 型和无移位或轻度移位 B 型损伤的治疗，用全长的伸直位夹板固定 4～6 周。
  - C、D 型和 B 型移位的骨折通常需要手术治疗。B 型损伤通常适合用光滑的克氏针固定。C 型和 D 型损伤通常需要切开复位内固定。
- 掌侧（反向）锤状指损伤
  - 这些与指深屈肌腱破裂有关（球衣手：见于足球和橄榄球运动员，最常见的是无名指）。
  - 治疗主要是使用粗缝合线，微型螺钉或克氏针进行修复。术后固定 3 周。
- 骺板外骨折（图 46.7）
  - A 型：横向骨干骨折。
  - B 型：纵向劈裂骨折。
  - C 型：粉碎性骨折。

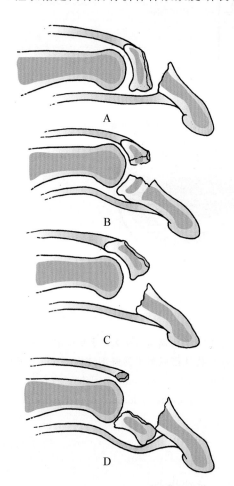

图 46.6 锤状指导致的骨骺骨折分型（From Light-dale-Miric N，Kozin SH. Fractures and dislocations of the hand and carpal bones in children. In：Waters PM，Skaggs DL，Flynn JM，eds. Rockwood and Wilkins' Fractures in Children. 9th ed. Philadelphia：Wolters Kluwer；2020：153-242.）

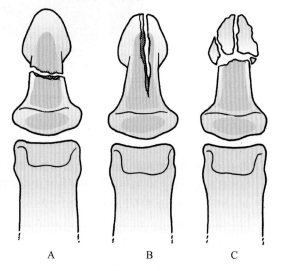

图 46.7 远节指骨骺板外骨折分型。A. 横向骨干骨折。B. 纵行劈裂骨折。C. 远端粉碎性骨折，骨折线呈放射状（From Lightdale-Miric N，Kozin SH. Fractures and dislocations of the hand and carpal bones in children. In：Waters PM，Skaggs DL，Flynn JM，eds. Rockwood and Wilkins' Fractures in Children. 9th ed. Philadelphia：Wolters Kluwer；2020：153-242.）

- 损伤机制几乎都是直接的创伤。
- 必须确诊和处理甲床损伤。
- 治疗通常是闭合复位和夹板固定 3～4 周,同时注意伴随的损伤。可能需要经皮穿针固定不稳定的骨折,可以从远节指骨的远端边缘纵向穿针,或对于极度不稳定的骨折、粉碎性骨折可以贯穿远侧指间关节(不常见)。

四、并发症

- 指甲生长受损:未能充分修复甲床可导致生发基质紊乱,导致指甲异常生长。这通常是一个美容问题,但如果疼痛、感染或康复成为问题,可以通过重建手术来解决。
- 伸肌迟滞:尽管进行了充分的治疗,但伸肌迟滞高达 10° 是常见的,虽然通常没有功能意义。最常见于近端指间关节水平,由肌

腱粘连引起。探查、松解和(或)重建可导致进一步的美容或功能障碍。
- 畸形愈合:背侧成角可能会干扰内在平衡,也可能导致掌侧的掌骨头突出,抓握时疼痛。旋转或成角畸形,尤其是第二和第三掌骨的旋转或成角畸形,可能会造成功能和外观上的影响,因此在治疗中要尽可能地恢复正常的解剖关系。
- 骨不连:罕见但可能发生,特别是有广泛的软组织损伤和骨缺损时,以及严重污染和感染的开放性骨折中。
- 感染、骨髓炎:严重污染的伤口需要细致的清创,合适的抗菌覆料和可能的延期缝合。
- 掌指关节伸直挛缩:如果未在保护位行夹板固定(如掌指关节在 >70° 位),导致软组织挛缩,则可能出现这种情况。

第**47**章 小儿髋关节骨折脱位

一、小儿髋部骨折

(一)流行病学

● 髋部骨折在儿童中很少见,发生率不到成人的 1%。

(二)解剖学

● 骨化(图 47.1)
  ● 股骨近端:子宫内第 7 周。
  ● 股骨近端骨骺:4—8 个月。
  ● 粗隆部:4 岁。
● 股骨近端骨骺在 18 岁时融合,粗隆部骨骺在 16—18 岁时融合。
● 股骨近端骨骺主要促进股骨颈干骺端的生长。对股骨头的原发性生长影响较小。这

一区域的破坏可导致结构性改变,从而影响股骨近端的整体解剖发育。
● 粗隆部骨骺对大粗隆的生长有显著促进作用,对股骨干骺端生长影响较小。
● 股骨近端的血供主要由旋股内、外侧动脉提供,其中旋股内侧动脉最为重要,在转子间沟的前上段吻合形成囊外动脉环。上行的支持带血管通向骨骺(图 47.2)。
● 在 3—4 岁时,外侧后上动脉(旋股内侧动脉的分支)占主导地位,并供应股骨头骨骺的整个前外侧部分。
● 8 岁以前,圆韧带动脉滋养股骨头的作用轻微,而成年后约提供股骨头 20% 的血供。
● 关节囊切开术并不破坏股骨头的血供,转子间沟或外侧的颈部上行血管的破坏影响股骨头的血供。

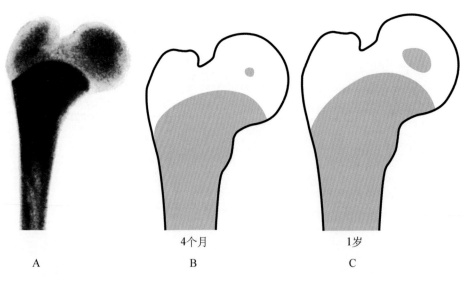

4个月　　　　　　　　1岁

A　　　　　　　B　　　　　　　C

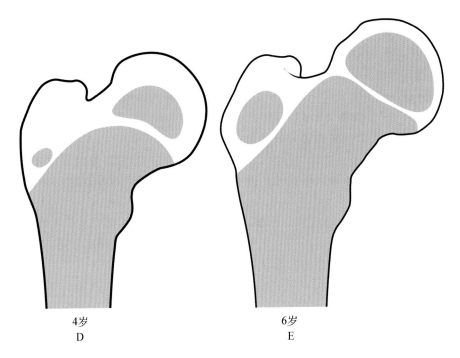

4岁
D

6岁
E

图 47.1　**股骨头和大转子从骺板前期到独立的生长区的演变。** 图示为股骨近端骨骺核的发育。A. 一名死亡的女婴（体重 325g）的股骨近端 X 线片。B～E. 根据 X 线绘制的示意图（From Edgren W. Coxa plana：a clinical and radiological investigation with particular reference to the importance of the metaphyseal changes for the final shape of the proximal part of the femur. Acta Orthop Scand Suppl 1965；84［suppl］：3-129. Copyright © 1965 Informa UK Ltd. Reprinted by permission of Taylor & Francis Ltd，www. tandfonline. com.）

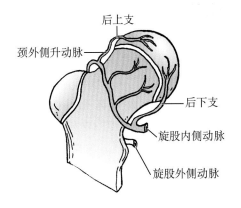

后上支

颈外侧升动脉

后下支

旋股内侧动脉

旋股外侧动脉

图 47.2　**股骨近端的动脉供应。** 股骨干骺端和骨骺的血供由旋股内侧动脉的两套支持带血管系统提供：后上支和后下支。旋股外侧动脉供应大转子、骨骺的外侧部分和干骺端前内侧的小部分区域

（三）损伤机制

- 轴向负荷，扭转，过度外展或直接打击可引起髋部骨折。严重的直接创伤（如机动车事故）占儿童髋部骨折的致伤原因的 75%～80%。
- 病理性：继发于骨囊肿或骨纤维发育不良骨折；其余的病理性骨折继发于肿瘤。
- 应力性骨折：不常见。

（四）临床评估

- 患者通常表现为下肢的短缩和外旋畸形。
- 髋关节活动时疼痛并伴随捻发音。
- 髋部肿胀、瘀斑与触诊压痛。
- 应进行细致的血管神经功能检查。

（五）影像学评估

- 应拍摄骨盆正位片，并在患儿可忍受的情况下，尽量伸直和内旋下肢，拍摄患侧髋关节的交叉侧位片
- 发育性髋内翻不应与髋部骨折相混淆，尤其是 5 岁以下的患者。与对侧髋关节对比有助于区分。
- 计算机断层扫描有助于诊断无移位的骨折或应力性骨折。
- 损伤 48h 后进行的放射性同位素骨扫描，隐匿骨折部位的摄取率升高。
- 而磁共振（MRI）可见伤后 24h 内发现隐匿性骨折。

（六）分类

儿童髋部骨折的 Delbet 分型（图 47.3）

- Ⅰ型：经骨骺骨折
  - 占儿童髋部骨折的 8％。
  - 骨坏死的发生率接近 100％，特别是合并髋关节脱位。
  - 终末期的股骨头骨骺滑脱；考虑与甲状腺功能减退、性腺功能减退和肾疾病相关。
  - 在新生儿中，鉴别诊断包括髋关节发育不良（DDH）和感染性关节炎。
- Ⅱ型：经颈骨折
  - 占儿童髋部骨折的 45％（最常见）。
  - 80％的病例存在骨折移位。
  - 高达 50％的病例出现骨坏死。
- Ⅲ型：股骨颈合并转子部骨折
  - 占儿童髋部骨折的 30％。
  - 儿童比成人更常见。
  - 骨坏死率为 20％～30％。
- Ⅳ型：转子间骨折
  - 占儿童髋部骨折的 10％～15％。
  - 与其他髋部骨折相比，因为血供丰富，并发症少。

（七）治疗

- Ⅰ型：闭合复位克氏针固定，低龄儿童使用光滑固定针，而大龄儿童可使用带螺纹的固定针。如果闭合复位失败，可采用切开复位内固定。
- Ⅱ型
  - 无移位的骨折：原位穿针固定或外展位髋"人"字形石膏固定；会继发髋内翻或骨不连。
  - 移位的骨折：闭合复位克氏针固定（必要时切开）；穿针时应避免损伤骺板。
- Ⅲ型
  - 无移位的骨折：先牵引然后再髋"人"字形石膏固定，或立即外展位髋"人"字形石膏固定，或原位穿针固定。
  - 移位的骨折：建议切开复位内固定，穿针时避免损伤骨骺。
- Ⅳ型：视患者的年龄和体形大小而定。无移位的骨折需要牵引 2～3 周，然后外展位髋"人"字形石膏固定 6～12 周。对于不稳定的骨折，或不能闭合复位的骨折，或不能维持复位的骨折，应切开复位内固定。

（八）并发症

- 骨坏死：儿童髋部骨折后继发骨坏死的总发生率为 40％。与初始骨折的移位程度和移位方向密切相关。一些医师建议清除关节囊内血肿以降低骨坏死的发生风险。Ratliff 描述了三种类型的骨坏死（图 47.4）。
  - Ⅰ型：弥漫性，头部完全受累并塌陷；预后不良（60％）。
  - Ⅱ型：局限性头部受累；轻微塌陷（22％）。
  - Ⅲ型：涉及股骨颈；股骨头部完好（18％）。
- 骨骺过早闭合：发生率≤60％，穿针固定时损伤骨骺可增加其发生率。可引起股骨和股骨颈的短缩及髋内翻。股骨近端骨骺的生长仅占下肢生长的 15％。骨坏死合并骨骺过早闭合可导致严重的下肢长度改变。

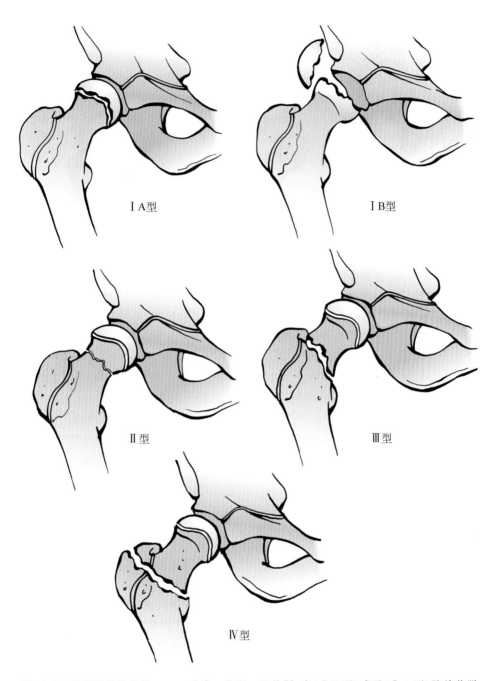

图 47.3　儿童髋部骨折的 Delbet 分类。 Ⅰ型．经骨骺，有（ⅠB型）或无（ⅠA型）髋关节脱位；Ⅱ型．经颈型；Ⅲ型．股骨颈合并转子部骨折；Ⅳ型．转子间（From Goldstein RY，Kim YJ. Fractures and traumatic dislocations of the hip in children. In：Waters PM，Skaggs DL，Flynn JM，eds. Rockwood and Wilkins' Fractures in Children. 9th ed. Philadelphia：Wolters Kluwer；2020：883-918. ）

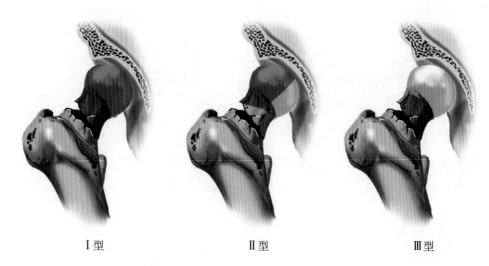

Ⅰ型   Ⅱ型   Ⅲ型

图47.4 小儿髋关节缺血性坏死的类型。Ⅰ型.股骨头骨骺、骨骺和干骺全部受累。Ⅱ型.前外侧受累。Ⅲ型.干骺端受累(From Epps HR. Pediatric lower extremity injuries. In: Brinker MR,ed. Review of Orthopaedic Trauma. 2nd ed. Philadelphia:Lippincott Williams & Wilkins; 2013:467-486.)

- 髋内翻:发生率为20%,通常继发于复位不良。切开复位内固定可降低髋内翻的发生率。
- 骨不连:发生率为10%,主要原因是复位不良或内固定不充分。需要外翻截骨术来促进愈合,术中可能需要植骨。

二、创伤性髋关节脱位

(一)流行病学

- 比髋部骨折更常见。
- 双峰分布:由于相对松弛的关节和柔韧的软骨,2—5岁的儿童发病率更高;而11—15岁峰值则由运动损伤和机动车事故引起。
- 后脱位:发生率是前脱位的10倍。

(二)损伤机制

- 低龄患儿(年龄<5岁):发生于相对不严重的外伤,如从站立高度跌落。
- 年龄稍长的患儿(年龄>11岁):这些损伤往往继发于运动损伤或车辆事故(自行车、

汽车等)。在这个年龄组,合并髋臼骨折的风险升高。
- 髋关节内收位时受到向后的轴向暴力常引起后脱位,而髋关节处于外展、外旋位时发生前脱位。

(三)临床评估

- 在髋关节后脱位的病例中,典型表现为伤侧髋关节的屈曲、内收和内旋畸形。髋关节前脱位的典型表现为髋关节的伸直、外展和外旋畸形。
- 细致的神经血管检查必不可少,后脱位情况下,应记录坐骨神经及其分支的功能。前脱位患者应仔细评估股神经的功能和肢体的灌注情况。闭合复位后应重复上述检查。
- 常合并同侧股骨骨折,在实施髋部手法复位操作前必须排除。

(四)影像学评估

- 应拍摄骨盆的正位片和伤侧髋关节的侧位片。股骨区疼痛、肿胀、明显畸形提示应拍摄股骨 X 线片,以排除相关骨折。

- 通常在髋关节复位后拍摄的 X 线片上,更容易发现股骨头或髋臼的骨折块,因为解剖标志更清晰。髋臼边缘碎片在平片和 MRI 上不容易显示。
- 复位后,应进行计算机体层摄影或 MRI 检查,以确定相关的股骨头或髋臼骨折及是否有软组织嵌顿。

(五)分型

- 描述性
  - 方向:前方或后方。
  - 骨折脱位:继发于股骨头或髋臼骨折。
  - 是否存在同侧股骨骨折等。

(六)治疗

- 非手术治疗
- 脱位 12h 以内的患者可在清醒镇静麻醉下行闭合复位。
- 骨骼牵引用于治疗慢性的或漏诊的髋关节脱位,可在 3~6d 复位,复位后需维持牵引 2~3 周,以达到稳定。
- 手术治疗
  - 超过 12h 的脱位,需要在全身麻醉状态下复位。难以闭合复位的,可以切开复位,去除嵌顿的关节囊、翻转的盂唇或骨软骨碎块。
  - 开放性复位也适用于合并坐骨神经损伤的病例,需要同时手术探查神经。
  - 髋关节脱位合并同侧股骨干骨折,应先在全麻下复位髋关节脱位。如果闭合复位不成功,可在转子区域行骨牵引以控制近端骨折块,然后行股骨干骨折的内固定术或外固定。

- 有些情况下,股骨干骨折的手术固定对维持髋关节复位的稳定性至关重要。
- 术中应评估髋关节稳定性。单纯的脱位复位后一般较为稳定。
- 术后,如果对维持复位的稳定性存疑,可行 4~6 周的骨牵引或髋"人"字形石膏固定。

(七)并发症

- 骨坏死(8%~10%):随着患者年龄<5 岁,发病率降低,严重移位和延迟复位可引起骨坏死的发生率上升。
- 骨骺分离:外伤性骨骺损伤可发生在脱位的同时,引起骨坏死或生长停滞。
- 复发性脱位:在外伤性髋关节脱位的病例中,是由于关节囊完全撕裂或关节囊薄弱引起,还可能与关节松弛症与先天性疾病(如 Down 综合征)有关。可以通过髋关节紧缩手术来治疗,手术修补关节囊,或叠瓦状缝合关节囊,并在术后使用髋"人"字形石膏固定 4~6 周。
- 退行性关节疾病:通常是由关节内嵌顿的软组织或骨性碎片,引起髋关节的非同心性复位所致,或由原始损伤导致。继发于股骨头或髋臼骨折的髋关节匹配度降低,或者关节内残留的软骨碎片,常常可加剧关节的退变。
- 神经损伤(2%~13%):后脱位合并坐骨神经损伤,并常表现为神经失用症。治疗通常为观察,除非怀疑神经撕裂或嵌顿于关节内(罕见)。
- 软骨溶解(6%):常在脱位时发生软骨损伤。治疗通常是应用 NSAID 类药物进行对症治疗及使用助行器减少下肢的负重。

第48章 小儿股骨干骨折

一、流行病学

- 占儿童骨折总数的 1.6%。
- 男性患儿比例较高,为 2.6:1。
- 发病率呈双峰分布:第一高峰在 2—4 岁,第二高峰在青春期中期。
- 也呈季节性分布,夏季发病率高。
- 在步行期前的儿童中,80% 是由于虐待所致;而在学步期儿童中,这一比例下降至 30%。
- 在青少年中,90% 以上的股骨骨折是由于机动车事故所致。

二、解剖学

- 儿童时期,股骨的塑形使得最初脆弱的非板层骨变为强壮的板层骨。
- 骨折移位模式将取决于骨折的水平和该水平上肌肉组织的变形力(图 48.1)。

三、损伤机制

- 直接创伤:包括机动车事故、徒步损伤、摔伤和虐童事件。
- 间接创伤:旋转暴力。

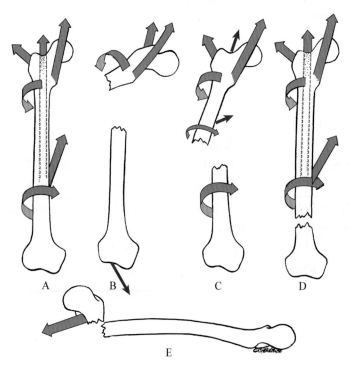

图 48.1 **骨折水平与近端碎片位置的关系。** A. 在静息未骨折状态下,由于平衡的肌肉拉力,股骨的位置相对固定。B. 在轴近端骨折中,近端碎片呈屈曲(髂腰肌)、外展(外展肌群)和外旋(短外旋肌)的位置。C. 在中骨干骨折中,影响不那么极端,因为在近端碎片上有内收肌和伸肌附着的补偿。D. 骨干远端骨折对近端碎片位置的改变很小,因为大多数肌肉附着在相同碎片上,提供了平衡。E. 由于腓肠肌的牵拉,髁上骨折常出现远端碎片过伸的位置(From Flynn JM, Skaggs DL. Femoral shaft fractures. In: Waters PM, Skaggs DL, Flynn JM, eds. Rockwood and Wilkins' Fractures in Children. 9th ed. Philadelphia: Wolters Kluwer; 2020:919-959.)

- 病理性骨折：包括成骨不全、非骨化性纤维瘤、骨囊肿和肿瘤。严重累及的脊髓脊膜膨出或脑性麻痹，可致全身性骨质减少和轻微创伤即可诱发骨折的倾向。

四、临床评估

- 有高能量损伤病史的患者应接受全面的创伤评估。
- 股骨干骨折可导致患儿无法行走，极度疼痛，不同程度的肿胀，不同的肢体畸形。对于多发性创伤或头部损伤的患者，或不能行走的严重残疾儿童，诊断更为困难。
- 仔细的神经血管检查是必要的。
- 必须去除急救时使用的夹板或者绷带，仔细检查该区域下的软组织以排除开放性骨折。
- 单纯股骨干骨折引起的低血压较少见。头部损伤、腹腔内或胸腔内创伤和股骨干骨折（Waddell 三联征）与车祸外伤密切相关，更可能导致血容量流失。然而，严重肿胀的大腿意味着大量的体液流至骨折周围的肌肉间室内。
- 骨筋膜室综合征较少见，仅发生于大量的出血流入大腿筋膜室时。
- 应检查同侧髋、膝关节是否有合并损伤。

五、影像学评估

- 应拍摄股骨的正位和侧位 X 线检查。
- 应进行髋关节和膝关节的 X 线检查，以排除合并损伤；股骨粗隆间骨折、股骨颈骨折、髋关节脱位、股骨远端骨骺损伤、韧带断裂、半月板撕裂和胫骨骨折，这些都是已报道的股骨干骨折的联合损伤。
- 磁共振成像（MRI）或计算机断层扫描（CT）通常不是必需的，但有助于诊断其他隐匿性无移位的骨折、搭扣骨折或应力性骨折。

六、分型

1. 描述性分类

- 开放性的与闭合性的。
- 骨折部位：近端、中段、远端 1/3。
- 骨折类型：横形、螺旋形、斜形、蝶形骨块。
- 粉碎程度。
- 移位程度。
- 成角程度。

2. 根据解剖分类

- 转子下。
- 干部。
- 髁上。

七、治疗

　　治疗方式取决于年龄，各年龄组之间有明显重叠。选择治疗方案时，必须考虑儿童体型的大小及损伤机制（即孤立的、低能量的与高能量多发伤）。

- 年龄＜6 个月
  - 建议使用 Pavlik 吊带或后方的夹板。
  - 此年龄段很少使用牵引和"人"字形石膏固定。
- 6 个月至 4 岁
  - 髋"人"字形石膏固定是常用的治疗方法（＞95％）。
  - 必须保持长度和可接受的对线，否则需行骨牵引治疗，牵引针的位置最好位于股骨远端骨骺的近侧。
  - 多发伤或开放性骨折可考虑外固定架固定。
- 4—12 岁
  - 在这个年龄组中，常使用逆行弹性髓内钉或可弯曲的髓内钉（对于体型较大的儿童，体重超过 45kg 者，以及骨折严重粉碎和缩短者，通常禁止使用弹性或可弯曲的髓内钉）。

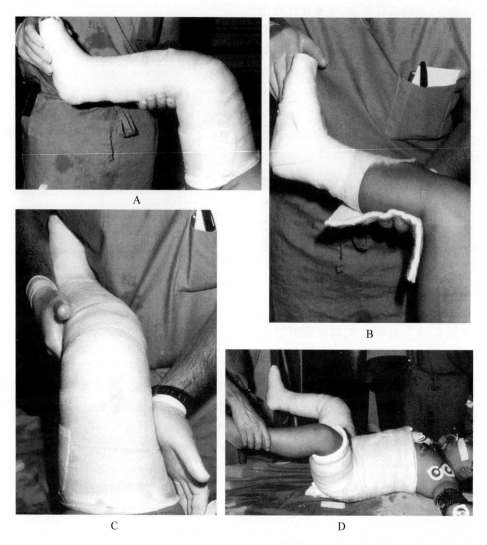

图 48.2 应用 90°/90°石膏固定。A. 在脚上涂抹大量的添加剂。B. 在腘窝处放置填充物,以防止损伤腓神经和腘血管。在膝盖弯曲 90°时打一个长腿石膏。C. 在骨折尖端放置模具,一般将内翻畸形矫正为轻度外翻。D. 使用标准 spica 表,1½ 石膏固定,髋屈曲 90°,外展 30°(From Flynn JM,Skaggs DL. Femoral shaft fractures. In:Waters PM,Skaggs DL,Flynn JM,eds. Rockwood and Wilkins' Fractures in Children. 9th ed. Philadelphia:Wolters Kluwer;2020:919-959.)

- 对于多发伤、部分开放性骨折和不宜使用弹性髓内钉固定的骨折,可以考虑采用外固定架或桥接钢板固定。
- 有些中心使用的是通过大转子或大转子外侧插入的交锁髓内钉(有争议)。
- 该年龄段可使用管型石膏固定轴向稳定的骨折。

- 12 岁至成年
  - 无论是弹性髓内钉(如果骨折的类型和患者的体型适合)还是交锁髓内钉,避开梨状肌窝进行固定,已成为治疗的首选。
  - 对于干部、髁上或股骨粗隆下骨折,可考虑使用肌下锁定钢板(切开或经皮)。
  - 对于多发伤或开放性骨折,仍可考虑外

固定架。骨折并发症,如针孔感染和再骨折,导致此种固定方式的使用率下降。

- 复位标准(表 48.1)
  - 长度
    - 年龄 2—11 岁:可以接受 2cm 以内的短缩。
    - 年龄＞11 岁:可接受 1cm 以内的短缩。

表 48.1　可接受角度

年龄	内翻/外翻 (°)	前/后 (°)	缩短 (mm)
出生到 2 岁	30	30	15
2—5 岁	15	20	20
6—10 岁	10	15	15
11 岁至成年	5	10	10

From Flynn JM, Skaggs DL. Femoral shaft fractures. In: Waters PM, Skaggs DL, Flynn JM, eds. Rockwood and Wilkins' Fractures in Children. 9th ed. Philadelphia: Wolters Kluwer; 2020: 919-959.

  - 成角
    - 矢状面:30°以内的内翻或外翻是可以接受的。
    - 额状面:可以接受 10°以内的内翻/外翻成角(内翻常见于髋"人"字石膏固定)。
    - 这与股骨骨折的类型、年龄和位置有关。
  - 旋转
    - 可以接受 10°以内的旋转畸形;外旋比内旋耐受性好。
- 手术适应证
  - 多发伤,包括头部创伤。
  - 开放性骨折。
  - 血管损伤。
  - 病理性骨折。
  - 不合作的患者。
  - 身体体质不适合髋"人"字石膏固定。

- 手术方式
  - 髓内钉
    - 可弯曲(弹性)钉:自股骨远端骨骺的近端逆行插入。
    - 扩髓、交锁髓内钉:它们通过梨状窝、大转子或大转子外侧的入路顺行放置。远端不应使用横穿钉锁定。由于有股骨近端生长异常和血供中断导致股骨头坏死的风险,骨骺未闭的患儿不推荐使用梨状窝作为入钉点。从理论上讲,使用股骨大转子为入针点可以降低骨坏死的风险,但它可能会影响大转子隆起部的生长。
  - 外固定架
    - 外侧,单边外固定架:此方法不损伤股直肌,但会影响股外侧肌。并发症包括膝关节僵硬、针道感染和再骨折。
    - 多发性创伤,特别是那些血流动力学不稳定、开放性骨折或烧伤的患儿,可以使用此方式固定。
  - 钢板固定
    - 无论是否使用骨折断端加压技术,均可使用 3.5 或 4.5mm 的加压钢板,但由于需要较长的切口并充分剥离骨膜、股四头肌的瘢痕形成及需要取出钢板和感染等原因,这种方式让人难以满意(图 48.3)。
    - 经皮放置的肌下锁定钢板可用于髁上、干部和转子下骨折,在这些骨折中,髓内固定具有局限性。即便需要剥离的软组织更少,但感染和钢板取出的问题仍然令人困扰。

八、并发症

- 畸形愈合:重塑不能纠正旋转畸形。大龄儿童不会像低龄儿童那样重塑。股骨的前后方向的重塑比内翻/外翻畸形的重塑更快、更彻底。因此,可以接受较大的矢状位的成角。

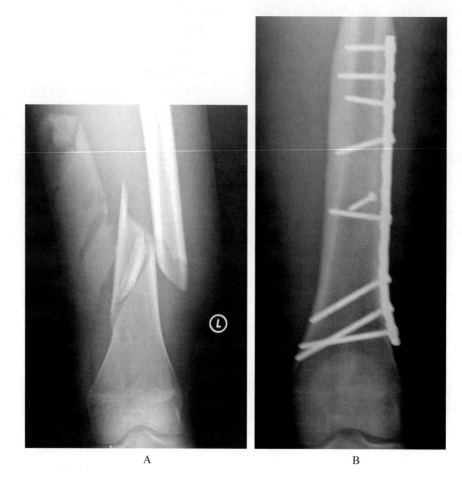

图 48.3　一例 12 岁男性,左股骨远端骨折(A),采用切开复位钢板螺钉内固定。患者术后 4 个月痊愈,并随访至骺板闭合(B)

- 骨不连:罕见;即使有多段骨折,儿童通常有足够的成骨潜能来填补中等程度的骨量缺失。5—10 岁儿童的骨不连,可能需要植骨和钢板固定,尽管在年龄较大(＞12 岁)儿童中,有使用交锁髓内钉的趋势。

- 肌肉萎缩:许多患儿表现出肌肉无力,典型的表现为髋外展肌、股四头肌或腘绳肌的无力,与对侧未受伤的下肢相比,肌力下降高达 30％,大腿周径萎缩 1cm,尽管这很少有临床意义。

- 腿的长度差异:继发于肢体短缩或过度生长是股骨干骨折后最常见的并发症。

  - 过度生长:在接受髋"人"字石膏治疗的

2—10 岁年龄段的患儿中,常见 1.5～2.0cm 的过度生长。这种情况在骨折后的 2 年内最常见,特别是股骨远端 1/3 的骨折和伴有严重创伤的骨折。

- 肢体短缩:可接受 2.0cm 以内(取决于年龄)的初始缩短,因为有过度生长的可能。对于骨缩短超过 3.0cm 的骨折,可以在石膏固定前行骨牵引治疗,以获得足够的长度。如果在骨折后 6 周出现不能接受的骨短缩,医师必须权衡立即进行折骨术和使用外固定架牵引,是否优于后期的肢体长度均衡术。

- 骨坏死:由于血供不丰富,股骨近端骨坏死可能是由髓内钉的顺行放置引起的。当股骨近端骨骺未闭合时，这一点尤其值得关注，因为股骨头的主要血管供应来自股骨颈外侧升动脉，该动脉在转子切迹水平穿过关节囊。近年来，有人提倡使用转子或转子外为入针点进行髓内固定以降低骨坏死的风险。最晚在顺行髓内钉植入术后 15 个月内可出现影像学改变。

第49章　小儿膝关节

一、概述

- 膝关节是由三个关节组成的屈戌样（铰链）关节：髌股关节、胫股关节和胫腓关节。
- 在正常的循环负荷下，每走一步膝关节可能承受高达5倍体重的负荷。
- 正常的屈伸活动度，从过伸10°到屈曲140°，在屈曲/伸直弧中伴有8°～12°的旋转。
- 除了骨关节之外，膝关节的动态和静态稳定性主要由软组织（韧带、肌肉、肌腱、半月板）维持。
- 因为未成熟骨骼中的韧带比骺板和干骺端骨具有更强的抵抗拉伸能力，所以创伤所致的骨骺分离和撕脱在成年人中不多见。
- 有三个具有二级骨化中心的骺板。
- 骨化中心出现的时间如下。
  - 股骨远端：第39周胎儿。
  - 胫骨近端：2个月。
  - 胫骨结节：9岁。
- 骨骺封闭的时间如下。
  - 股骨远端：16－19岁。
  - 胫骨近端：16－19岁。
  - 胫骨结节：15－17岁。
- 髌骨是一籽骨，有自己的骨化中心，在3－5岁出现。
- 胫骨峰：为前交叉韧带（ACL）的起始部位。
- 下肢2/3的生长由股骨远端（每年9mm）和胫骨近端（每年6mm）承担。

二、股骨远端骨骺骨折

（一）流行病学

- 为膝关节周围最常见的损伤部位。
- 占所有骨骺损伤的1％～6％，占所有儿童骨折的不到1％。
- 大多数（65％）是 Salter-Harris Ⅱ 型骨折，发生于青少年。
- 占儿童股骨骨折总数的12％～18％。

（二）解剖学

- 股骨远端骨骺是身体中最大、生长最快的骨骺。
- 骨骺本身无内在的保护结构。韧带和肌腱结构附着在骨骺上。
- 坐骨神经在股骨远端水平处分叉。
- 腘动脉在股骨干骺端后方发出膝上分支至膝关节。

（三）损伤机制

- 股骨远端的直接损伤可来自于机动车损伤，坠落时屈曲的膝关节着地；或者运动中，如在足球比赛中，当穿着钉鞋的足部固定不动时，膝关节受到来自侧方的冲击。在婴儿中，股骨远端骨折可能与虐待儿童有关。
- 间接损伤：内翻/外翻或过度伸直/过度屈曲的暴力；导致一侧骨骺受到压缩暴力，而另一侧同时受到牵拉暴力。间接力可能导致骨骺自干骺端分离。最典型的是，骨骺端分离开始于干骺端的张力侧,结束于压力侧(Salter-Harris Ⅱ型)。

- 继发于臀位或关节挛缩的产伤可能会导致这种骨骺分离损伤。
- 在合并导致生长板普遍弱化的疾病(骨髓炎、白血病、骨髓增生异常)中,轻微创伤也可能引起骨骺骨折。

(四)临床评估

- 尽管低能量机制(如运动损伤)造成的无移位骨骺损伤的患儿可能会以避痛步态行走,但通常无法承受下肢的重量。
- 大龄儿童和青少年可能会听到或感觉到"砰"的病史,同时伴有膝关节肿胀和软组织肿胀;这可能会与韧带损伤相混淆。
- 由于腘绳肌痉挛,膝关节通常处于屈曲状态。

- 各种各样的短缩畸形或成角畸形,合并由牵拉伤、撕裂伤或压迫伤导致的神经血管结构受损。因此,完整的神经血管评估是至关重要的。
- 骺线表面可能有压痛点;触诊髌骨上极和内收结节水平的股骨远端,通常可以发现。
- 最常见的是,骨骺移位发生在冠状面,导致内翻或外翻畸形。

(五)影像学评估(表 49.1)

- 应拍摄 X 线正位、侧位及斜位片,如果诊断有疑虑,可拍摄对侧膝进行对比。
- 应力位片用于诊断无移位的骨骺分离,临床检查高度提示骨骺损伤(在正位和侧位片正常的情况下,膝关节肿胀,骺板处压痛)。充分的镇痛对于缓解肌肉痉挛和防止假阴性的应力位片和骨骺损伤是必要的。

表 49.1　评估股骨远端骨骺骨折的影像学检查

检查	适应证	局限性
普通 X 线平片	首选检查,可以满足临床需要	可能遗漏无移位的 Salter-Harris Ⅰ型或Ⅲ型骨折,或低估骨折的移位程度
计算机断层扫描	了解骨折类型和移位程度的最佳检查;用于决定是否需要手术和术前计划	软骨显示不清;在评估隐匿性 Salter-Harris Ⅰ型或Ⅲ型骨折方面不如磁共振成像
磁共振成像	评估隐匿的 Salter-Harris Ⅰ或Ⅲ型隐性骨折;骨骺骨化小的婴儿	可行性、成本、保险公司授权;识别相关软组织损伤;检查结果是否影响最初的治疗方案,尚不清楚
应力位片	鉴别隐匿的 Salter-Harris 骨折与韧带损伤	如果患儿清醒,疼痛和肌肉痉挛可能不允许张开骨折端;检查结果是否影响最初的治疗方案,尚不清楚
对侧 X 线片	婴儿,或评估骺线宽度	通常不需要

Adapted from Andraw L, Smith BG. Fractures of the distal femoral physis. In: Waters PM, Skaggs DL, Flynn JM, eds. Rockwood and Wilkins' Fractures in Children. 9th ed. Philadelphia: Wolters Kluwer; 2020:960-991.

- 在青春期之前,骺线厚度应为 3～5mm。
- Salter-Harris Ⅲ型损伤通常具有垂直方向的骨骺骨折成分,在正位片中最为明显。
- CT 扫描有助于评估粉碎程度。
- 婴儿的股骨远端骨骺分离难以辨别,除非

有明显的移位,因为出生时只有骨骺中心是骨化的;这在正侧位片上,均应与股骨的解剖轴在同一直线上。磁共振成像、超声或关节造影有助于股骨远端损伤的诊断。
- 如果怀疑有血管损伤,应进行下肢动脉

造影。

- 膝关节脱位在骨骼发育未成熟的患儿中不常见,而股骨远端的骨骺分离可合并血管损伤。

(六)分型

1. Salter-Harris 分型(图 49.1)

- I型:见于新生儿和青少年;容易漏诊;对照片上可见骺线增宽,在应力位片上显示不稳定。
- II型:股骨远端骨骺最常见的损伤;移位通常发生于内侧或外侧,压缩侧有干骺端骨折块。
- III型:关节内骨折,骨折线自骺板穿出(通常是外翻应力引起的内侧髁)。

- IV型:关节内骨折,骨折线自干骺端穿出;生长停滞率高,骨桥形成;罕见的损伤。
- V型:骺板挤压伤;诊断困难,生长停滞后的回顾性诊断;发现骨骺变窄。
- VI型:骨骺周围撕脱骨折,产生骨软骨碎片,包括部分骨骺软骨膜环及小块干骺端骨和骨骺骨。

2. 移位

- 前方移位:过度伸直性损伤的结果;因为近端干骺端骨块的尖端向后方移位,神经血管损伤的发生率高。
- 后方移位:膝关节过度屈曲造成的罕见损伤。
- 内侧移位:外翻暴力最常见,通常为 Salter-Harris II型。

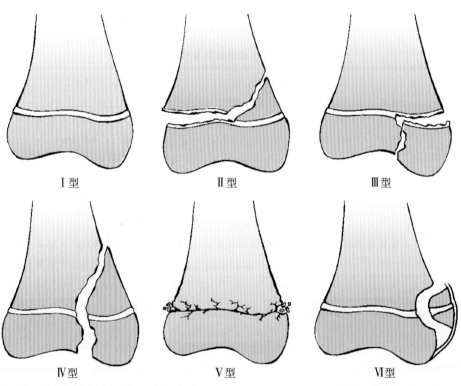

I型 II型 III型

IV型 V型 VI型

图 49.1 Salter-Harris 型股骨远端骨骺骨折分类(From Andraw L, Smith BG. Fractures of the distal femoral physis. In: Waters PM, Skaggs DL, Flynn JM, eds. Rockwood and Wilkins' Fractures in Children. 9th ed. Philadelphia: Wolters Kluwer; 2020:960-991.)

- 横向移位:内翻暴力。

(七)治疗

- 非手术治疗
  - 适用于无移位的骨折。
  - 无菌条件下的关节内穿刺抽液,可缓解膝关节内肿胀。
  - 对于移位的骨折,可采用全麻下闭合复位获得稳定的结果(图 49.2)。
  - 操作过程中应施加足够的牵引,尽量减少骺板软骨的磨损(90%的牵引力,10%的杠杆力)。制动位置随移位方向的变化而不同。
    - 内侧移位/外侧移位:膝关节屈曲 15°～20°固定。内侧干骺端骨折外翻位固定,外侧干骺端骨折内翻位固定,以紧张完整的骨膜。
    - 前方移位:开始膝关节屈曲 90°位固定,然后随着时间的推移逐渐减少屈曲的角度。
    - 后方移位:伸直位固定。
  - 复位后残余内翻/外翻畸形往往不易重塑纠正。
  - 在伤后 3 周,可以使用拐杖走路,同时用足尖接触负重。
  - 根据患儿的年龄和骨折愈合状况,4～8周后拆除石膏。同时使用一个可拆除的后方夹板固定并进行主动的关节活动练习。
  - 在膝关节的活动范围恢复、症状缓解、股四头肌恢复足够的力量之前,应限制体育运动。
- 手术治疗
  - 切开复位内固定的适应证
    - 伴有软组织嵌顿的不可复位的 Salter-Harris Ⅱ 型骨折;可使用 4.0 或 6.5 mm 空心螺钉固定干骺端尖端骨块(图 49.3)。
    - 复位后不稳定是手术指征之一。

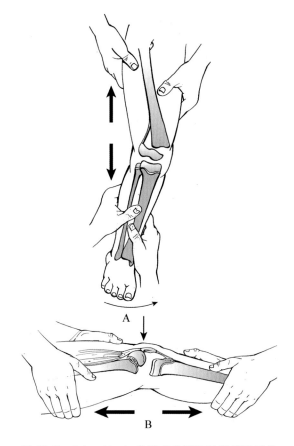

图 49.2　Salter-Harris Ⅰ 型或 Ⅱ 型股骨远端骨折的闭合复位和稳定的方法。A. 在内侧或外侧移位的情况下,沿畸形骨块的轴纵向施加牵引力,以复位骨块和恢复长度。B. 对于前移位,患儿俯卧或仰卧复位。首先恢复长度,然后增加屈曲力矩(From Andraw L, Smith BG. Fractures of the distal femoral physis. In: Waters PM, Skaggs DL, Flynn JM, eds. Rockwood and Wilkins' Fractures in Children. 9th ed. Philadelphia: Wolters Kluwer; 2020: 960-991.)

  - Salter-Harris Ⅲ 型和 Ⅳ 型:必须恢复关节面的平整。
- 为了减少残存畸形和生长障碍,应遵循特定的内固定原则。
  - 尽可能避免穿过骺板。
  - 如果必须穿过骺板,则尽可能使用光滑针垂直经过骺板。
  - 尽早取出穿过骺板的固定物。

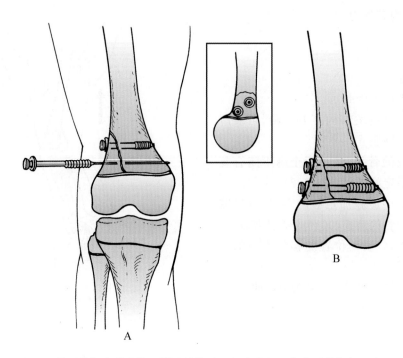

图 49.3　Salter-Harris Ⅱ型骨折合并大块干骺端骨块采用闭合或切开复位后的螺钉固定。A. 当使用空心螺钉时，置入螺钉前先置入两枚导针，以避免钻孔或置入螺钉时骨块旋转。螺纹应穿过骨折部位，以便加压。垫圈有助于增加压力。螺钉可以前后放置，这在尝试将多个螺钉打在一个小的干骺端碎骨块上时特别有用。B. 这种固定方式属于局部的"坚强内固定"，但必须用长腿石膏固定或长杠杆臂支具保护（From Andraw L，Smith BG. Fractures of the distal femoral physis. In: Waters PM, Skaggs DL, Flynn JM, eds. Rockwood and Wilkins' Fractures in Children. 9th ed. Philadelphia: Wolters Kluwer; 2020:960-991.）

- 术后，用长腿石膏固定患肢膝关节屈曲10°位。患儿可在术后 1～2d 后扶拐行走，受伤肢体免负重。1 周后开始直腿抬高锻炼。
- 如果在 4 周时有影像学证据显示骨性愈合，可拆除石膏，然后使用后方夹板保护。患儿开始主动的关节活动练习，并渐进性部分负重。
- 患儿通常在伤后 4～6 个月恢复正常、积极的生活方式。

（八）并发症

急性并发症

- 腘动脉损伤（<2%）：与过度伸直或骨骺向前移位的损伤相关，其中可能存在牵拉性损伤，由尖锐的干骺端骨块直接切割断裂。
- 当足部出现发凉、无脉，骨折复位后仍持续存在，应进行血管造影来排除动脉断裂伤。
- 骨折复位后缓解的血管危象，必须继续观察 48～72h，以排除内膜撕裂和随后的血栓形成。
- 腓总神经麻痹（3%）：骨折或复位时的牵引损伤，或继发于最初的骨骺骨块向前方/内侧的移位。持续性的腓总神经麻痹超过 3～6 个月时，应进行肌电图检查，必要时手术探查。
- 骨折再移位：闭合复位后稳定性有问题的骨折应接受手术固定（经皮穿针或内固定），以防止晚期移位或再次移位。前方和后方的移位尤其不稳定。

远期并发症

- 膝关节不稳定(高达 37% 的患儿):存在膝关节不稳定,提示合并的韧带损伤在初诊时漏诊。患儿可以接受康复治疗以增强下肢的肌力,也可能需要手术治疗。如果骨折固定后仍存在不稳定,可以一期修复侧副韧带。
- 成角畸形(19%):由初始的骨骺损伤(Salter-Harris Ⅰ 型和 Ⅱ 型)、非对称性的骨骺闭合(骨桥形成,Salter-Harris Ⅲ 型和 Ⅳ 型)或漏诊的骨骺损伤(Salter-Harris Ⅴ 型)引起的。
  - 随诊观察,必要时行骨桥切除(<30% 的骺板面积,>2 年的剩余生长潜力),半骨骺阻滞,骨骺溶解或楔形截骨术。
- 股骨远端骨骺闭合的程度是治疗股骨远端骨骺骨折的参考。由此产生的腿长差异(24%)取决于剩余的生长潜力:如果只剩<2 年的生长潜力,这在临床上通常是不明显的;否则,差异往往以每年 1cm 的速度发展。
  - 骨骼成熟时差异<2.0 cm 通常没有功能或外观意义。
  - 根据预计的长度差异,可以用对侧的骨骺阻滞术(股骨或胫骨,或两者)或股骨短缩术来治疗 2.5~5cm 的差异。
  - >5 cm 的差异是股骨延长联合对侧股骨远端或胫骨近端的骨骺阻滞术的指征。
- 膝关节僵硬(16%):由手术后粘连或关节囊或肌肉挛缩引起。它通常与固定的持续时间有关;因此,需要尽早地拆除管型石膏进行主动的活动练习。

三、胫骨近端骨折

(一)流行病学

- 占所有骨骺损伤的 0.6%~0.8%。

- 平均年龄为 14 岁。
- 大多数发生在青春期男性中。

(二)解剖学

- 腘动脉穿过膝关节的后部,并借助胫骨近端后面的结缔组织隔膜拴系在膝关节囊上。血液供应来自膝下动脉的吻合支。
- 骨骺受到骨和软组织结构的良好保护,这可能是胫骨近端损伤发生率低的原因。
  - 侧面:腓骨。
  - 前:髌腱/韧带。
  - 内侧:内侧副韧带(MCL;止于干骺端)。
  - 后内侧:半膜肌止点。

(三)损伤机制

- 直接损伤:胫骨近端的创伤(机动车撞车,割草机事故)。
- 间接损伤:更常见,涉及运动损伤、机动车事故、跌倒或跳起着地的过程中的过伸性、外展性或过屈性损伤,可同时合并 MCL 撕裂。
- 产伤:臀位分娩时的过伸性损伤或关节挛缩的结果。
- 病理状况:胫骨近端骨髓炎和脊髓脊膜膨出。

(四)临床评估

- 通常表现为患肢不能承重,膝关节因积血而肿胀,腘绳肌痉挛导致的伸直受限。
- 在关节线以远 1~1.5cm 处存在压痛,存在多种畸形。
- 应仔细评估神经血管状况,除外腘动脉或腓总神经损伤。应触诊前方、外侧、后浅和后深筋膜室是否有疼痛或充盈。对怀疑筋膜室压力升高的患儿进行系列的神经血管检查,必要时监测筋膜室压力。
- 应注意合并的韧带损伤,尽管继发于严重骨折的这类损伤很难诊断。

(五)影像学评估

- 应拍摄膝关节正位、侧位及斜位片。可拍摄对侧膝关节的 X 线片用于比较。
- 可拍摄冠状面和矢状面上的应力位片,但由于可能损伤腘窝内的结构,应避免膝关节过伸。
  - 大多数胫骨近端骨骺损伤的患儿是青少年,他们已出现了胫骨结节的次级骨化中心。胫骨结节基底部的光滑的水平透亮线不应与骨骺骨折混淆。
- 当复位困难时,磁共振成像可帮助发现软组织嵌入。
- CT 可有助于明确骨折类型,尤其是 Salter-Harris Ⅲ型或Ⅳ型骨折。
- 对于怀疑血管受损(腘动脉)的患儿,可行动脉造影。

(六)分型(表 49.2)

Salter-Harris 分型

- Ⅰ型:经骺板型损伤;经常漏诊;需要仔细阅片或比照对侧;50%初始无移位。

表 49.2　胫骨近端骨骺骨折的分型及影响

分型	影响
损伤机制	
Ⅰ.过伸	血管损伤的风险
Ⅱ.内翻/外翻	通常由跳跃引起;近成人时
Ⅲ.屈曲	参见胫骨结节骨折,Ⅳ型,在下一节
Salter-Harris 分型	
Ⅰ	50%没有移位
Ⅱ	30%没有移位
Ⅲ	可伴有副韧带损伤
Ⅳ	罕见
Ⅴ	据报道;诊断通常较晚

From Price CT, Herrera-Soto J. Extra-articular injuries of the knee. In: Beaty JH, Kasser JR. Rockwood and Wilkins' Fractures in Children. 7th ed. Philadelphia: Wolters Kluwer; 2010: 865.

- Ⅱ型:最常见;经骺板骨折,骨折线自干骺端穿出;1/3 未移位;通常向内侧移位而呈外翻畸形。
- Ⅲ型:外侧平台的关节内骨折;常伴 MCL 撕裂。
- Ⅳ型:内侧或外侧平台的关节内骨折;骨折线自干骺端穿出。
- Ⅴ型:挤压伤;经常是在生长停滞后的回顾性诊断。

(七)治疗

- 非手术治疗
  - 无移位骨折长腿石膏固定膝关节屈曲30°。应密切随访,进行系列的影像学检查,以发现骨折再移位。
  - 移位骨折可以通过轻柔地闭合复位,复位时应控制内翻和过伸的力量,以分别减少对腓总神经和腘窝血管的牵拉。用长腿石膏固定屈膝位,通常为30°~60°,取决于骨折稳定时的位置。
  - 伤后 4~6 周可拆除石膏,如患儿症状得到改善,有明确的影像学证据表明其愈合,便可开始进行主动的活动练习及股四头肌锻炼。
- 手术治疗
  - 移位的 Salter Ⅰ型或Ⅱ型骨折,如果复位后不能维持稳定,可采用光滑的钢针经皮穿入内固定,在Ⅰ型损伤中钢针穿过骺板,或在Ⅱ型损伤中平行于骺板。
  - 切开复位和内固定适用于移位的 Salter-Harris Ⅲ型和Ⅳ型骨折,以求恢复关节面的平整。可平行骺板置入克氏针或螺钉;目的是恢复关节面的匹配。
  - 术后可用长腿石膏屈膝 30°固定 6~8 周,拆除石膏后开始进行主动的关节活动练习。

（八）并发症

急性并发症

- 骨折再移位：对于不稳定的骨折进行闭合复位和石膏固定而不进行手术固定时，可能会发生这种情况。它可能继发于漏诊的软组织损伤。
- 腘动脉损伤（10%）：尤其好发在过伸型损伤中；它和腘动脉与胫骨近端后方膝关节囊的拴系有关（图 49.4）。当远端搏动在即刻复位骨折后仍没有恢复时，可进行动脉造影。
- 腓总神经麻痹：这种牵拉性损伤是由于在受伤时或试图闭合复位期间骨折移位引起的，特别是在损伤部位施加内翻应力时。

远期并发症

- 成角畸形：由于骨骺损伤（Salter-Harris Ⅰ

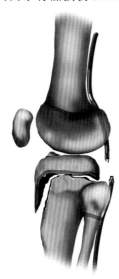

图 49.4　腘动脉被胫骨远端动脉拴系，造成胫骨后干骺端移位使动脉破裂（From Shore BJ, Edmonds EW. Proximal tibial physeal fractures. In：Waters PM, Skaggs DL, Flynn JM, eds. Rockwood and Wilkins' Fractures in Children. 9th ed. Philadelphia：Wolters Kluwer；2020：992-1010.）

型和 Ⅱ 型）引起的，导致不对称的骨骺闭合（骨桥形成，Salter-Harris Ⅲ 型和 Ⅳ 型），或被漏诊的骨骺损伤（Salter-Harris Ⅴ 型）。

- 随诊观察，骨桥切除（<30% 的骺板面积，>2 年的剩余生长潜力），半侧骨骺阻滞，骨骺溶解或楔形截骨术。
- 肢体长度差异：如果仅剩<2 年的生长潜力，通常无明显的临床表现；否则，差异常以每年 1cm 的速度发展。肢体长度差异的治疗与股骨远端骨骺损伤的治疗相似。

四、胫骨结节骨折

（一）流行病学

- 占所有骨骺损伤的 1%。
- 最常见于 14—16 岁的好运动的男孩。
- 将此类骨折与 Osgood-Schlatter 疾病鉴别，尤为重要。

（二）解剖学（图 49.5）

- 胫骨结节与胫骨平台相连，在 13—16 岁间最脆弱，骺板从后向前逐渐闭合。
- 内侧支持带的止点向胫骨近端骨骺外延伸，并进入干骺端；因此，在胫骨结节骨折后，尽管存在高位髌骨和伸肌迟滞，但仍然可以有部分的主动伸膝功能。
- 胫骨结节位于关节线下方 1～2 个手指宽处。它与屈曲位的髌骨内缘和伸直位的髌骨外缘成一直线。

（三）损伤机制

- 典型的损伤机制是间接的，通常是由于突然加速或减速时股四头肌收缩引起的。
- 易患因素
  - 低位髌骨。
  - 腘绳肌紧张（增加屈曲扭矩）。
  - 先前存在的 Osgood-Schlatter 病（不确定股四头肌机制的机械脆弱性或过度发育）。
  - 神经系统异常的疾病。

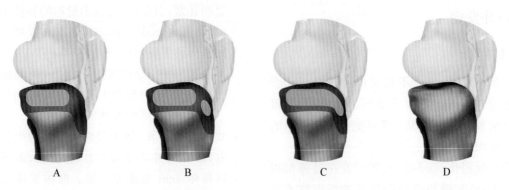

图 49.5 **胫骨结节的发育。** A. 在软骨阶段,胫骨结节的软骨基部不存在骨化中心。B. 在骨骺阶段,二级骨化中心形成于胫骨结节的软骨基部。C. 在骨骺阶段,胫骨近端骨骺的一级和二级骨化中心已经聚结。D. 在骨性阶段,胫骨近端骨骺已闭合 (From Cordasco FA, Green DW, eds. Pediatric and Adolescent Knee Surgery. Philadelphia: Wolters Kluwer; 2015; 336-340.)

(四)临床评估

- 通常表现为,伸膝受限和迟滞。膝关节由痉挛的腘绳肌维持在屈曲 20°～40°位。
- 通常胫骨结节处的肿胀和压痛,并可触及凹陷。
- 常伴有关节内积血。
- 如果移位严重,可以观察到高位髌骨。横向支持带会撕裂。损伤严重时可伴半月板和交叉韧带的损伤。

(五)影像学评估

- 拍摄膝关节正位和侧位片,就足以进行诊断,胫骨结节位于胫骨轴的外侧,所以轻微的内旋位摄片最能显示出损伤。
- 可发现高位髌骨。

(六)分型

1. Watson-Jones 分型

- Ⅰ型:撕脱的小骨块,并向近端移位;骨折线通过二级骨化中心。
- Ⅱ型:二级骨化中心已与胫骨近端骨骺合并;胫骨骨骺水平面部分的骨折。
- Ⅲ型:骨折线向近端穿过胫骨骺并进入关节;可能与 Salter-Harris Ⅲ型胫骨骺端损

伤相混淆。

2. Ogden 分型(图 49.6)

- 这种对 Watson-Jones 分型的改进应用于以下五组,每组骨折是基于移位、非移位或粉碎。

(七)治疗

- 非手术治疗
  - 适用于伸肌装置完整的ⅠA型骨折。
  - 包括手法复位和长腿石膏伸膝位固定,髌骨塑形。
  - 石膏固定 4～6 周以后,患儿需要随后 2 周的后方夹板固定。随着症状减轻,逐步开始轻柔地主动的活动练习和股四头肌肌力锻炼。
- 手术治疗
  - 适用于ⅠB、Ⅱ、Ⅲ型骨折或不能复位的ⅠA型骨折(可能有骨膜嵌顿)。
  - 使用正中纵行入路;可以使用光滑的钢针(距骨骼成熟＞3 年),螺钉,螺纹针或张力带来稳定骨折。
  - 术后,用髌骨塑形的长腿石膏伸直位固定 4～6 周,此后,可继续用后方夹板固定 2 周。随着症状的减轻,逐渐开始轻柔地主动的活动练习和股四头肌强化练习。

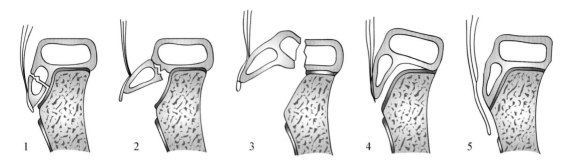

图 49.6 小儿胫骨结节骨折的改良 Ogden 分型(From Shore BJ, Edmonds EW. Proximal tibial physeal fractures. In：Waters PM, Skaggs DL, Flynn JM, eds. Rockwood and Wilkins' Fractures in Children. 9th ed. Philadelphia：Wolters Kluwer；2020:992-1010.)

(八)并发症

- 膝关节反屈：这种情况继发于前方骺板过早闭合；很少见，因为损伤通常发生在骨骼成熟附近的青少年患儿身上。
- 膝关节僵硬：屈曲受限可能与瘢痕形成或术后固定有关。伸直受限可能与未能解剖复位有关，并强调需要手术固定ⅠB、Ⅱ和Ⅲ型骨折。
- 高位髌骨：如果复位不充分，可能会发生这种情况。
- 骨折块的骨坏死：由于有软组织附着，罕见。
- 骨筋膜室综合征：罕见，当胫骨前返血管撕裂时发生，撕裂后的血管会收缩到前筋膜室。

五、胫骨嵴(髁间隆起)骨折

(一)流行病学

- 相对罕见的损伤，每年每10万儿童中有3人受伤。
- 最常见的原因是从自行车上摔伤(50%)。

(二)解剖学

- 胫骨有两个棘：前棘和后棘。ACL跨越股骨外侧髁的内侧面和胫骨前棘。
- 在未成熟的骨骼中，韧带比软骨或松质骨更能抵抗拉伸暴力；因此，在成人中导致前交叉韧带撕裂的暴力会导致儿童不完全骨化的胫骨髁间棘的撕脱骨折。

(三)损伤机制

- 间接创伤：其机制包括旋转暴力、过度伸直暴力和外翻暴力。
- 直接创伤：极为罕见，继发于多发性创伤和严重的膝关节损伤。

(四)临床评估

- 患儿通常不能用患肢负重。
- 通常会出现膝关节内积血，膝关节活动时疼痛和各种形态的骨块影响膝关节完全伸直。
- MCL和外侧副韧带(LCL)应采用外翻/内翻应力试验检查，以排除合并损伤。

(五)影像学评估

- 应拍摄正侧位X线片并仔细阅片，观察是否有胫股关节内的碎骨块；这些可能很难发现，因为撕脱的骨块可能只是一个薄的、骨化的薄片。
- 拍摄正位X线片时，补偿胫骨近端关节面向后 5°的倾斜,有助于显示撕脱的骨片。
- 应力位片有助于识别相关的韧带或骨骺损伤。

(六)分型

Meyers 和 McKeever 分型(图 49.7)

- Ⅰ型:骨块轻微移位或无移位。
- Ⅱ型:前部抬高成角,后方软组织铰链完整。
- Ⅲ型:完全移位,有或无旋转(15%)。
- Ⅳ型:粉碎(5%)。
- Ⅰ型和Ⅱ型占胫骨脊柱骨折的 80%。

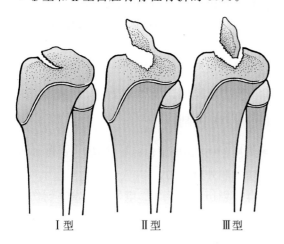

Ⅰ型　　Ⅱ型　　Ⅲ型

图 49.7　**胫骨脊柱骨折的分类。**Ⅰ型．轻微移位。Ⅱ型．后方铰链完整。Ⅲ型．完全分离(From Kramer DE, Kocher MS. Intra-articular injuries of the knee. In: Waters PM, Skaggs DL, Flynn JM, eds. Rockwood and Wilkins' Fractures in Children. 9th ed. Philadelphia: Wolters Kluwer; 2020: 1011-1076.)

(七)治疗

- 非手术治疗
  - 适用于Ⅰ型和Ⅱ型胫骨髁间嵴骨折。
  - 膝关节应于伸直位固定;脂肪垫在伸直时接触胫骨髁间嵴,从而有助于复位。
  - 4~6 周后拆除石膏,开始主动的活动练习及增强股四头肌和腘绳肌肌力的

锻炼。
- 手术治疗
  - 适用于Ⅲ型和Ⅳ型胫骨髁间嵴骨折,因为过去非手术治疗的效果都很差(最近 2009 年的证据可能与这种想法相矛盾)。
  - 建议对骨折部位新鲜化后,使用缝线、钢针或螺钉固定。
  - 骨折可以在关节镜下利用 ACL 导向器进行修复,也可以直接切开关节修复。
  - 术后长腿石膏屈膝 10°~20°固定。4~6 周后拆除石膏,开始进行关节功能练习,加强股四头肌和腘绳肌锻炼。

(八)并发症

- 膝关节伸直受限:高达 60%的病例出现这种情况。伸直受限的临床症状通常不明显,可能是Ⅲ型骨折畸形愈合的骨块阻挡膝关节伸直。
- 膝关节不稳定:在Ⅲ型或Ⅳ型骨折合并侧副韧带损伤和(或)骨骺骨折的患儿中,这种情况可持续存在。

六、髌骨骨折

(一)流行病学

- 在儿童中非常罕见;只有 1%的髌骨骨折发生在 16 岁以下的患儿身上。

(二)解剖学

- 髌骨是体内最大的籽骨。
- 髌骨的作用是增加股四头肌腱的机械优势和杠杆作用,有助于髌股关节面的滋养,保护股骨髁免受直接损伤。
- 儿童股四头肌所产生的力量没有成人大,这是因为他们的肌肉体量较小,而力矩臂较短。
- 髌骨的血供来源于膝上和膝下动脉的交通支形成的动脉环。脂肪垫通过髌骨下极提供的额外血供。

- 骨化中心出现在 3－5 岁。骨化过程从外围开始,并在 10－13 岁完成。
- 髌骨骨折必须与上外侧的二分髌骨(最多 8％的患儿存在)相鉴别。应拍摄对侧的 X 线片,因为多达 50％的病例存在双侧的二分髌骨。

(三)损伤机制

- 直接暴力:这是最常见的,继发于跌倒或机动车事故中涉及髌骨的外伤。软骨基底对直接打击起到缓冲的作用。
- 间接暴力:突然加速或减速的暴力作用于股四头肌。
- 边缘骨折:由于髌骨向外侧半脱位或脱位导致,通常位于内侧。
- 易患因素
  - 伸膝装置损伤。
  - 伸膝装置挛缩。

(四)临床评估

- 通常表现为拒绝用患肢负重。
- 膝关节存在肿胀、压痛和关节内积血,伴有主动伸膝活动受限或消失。
- 高位髌骨时可存在撕脱或脱套骨折,可触及明显的骨缺损。
- 恐惧实验阳性表明存在自发复位的髌骨脱位,并导致边缘骨折。

(五)影像学评估

- 应拍摄膝关节正侧位 X 线片和髌骨(轴位)片。
- 横向骨折在膝关节侧位 X 线片中最常被发现。在屈膝 30°应力位 X 线片上,可以更好地了解骨折移位的程度(患儿可能无法容忍更大角度的屈曲)。
- 纵向的骨折和边缘骨折可从正位及日出位片中发现。重要的是与骨软骨骨折相鉴别,后者可累及大面积的关节面软骨骨折。
- 放射状骨折和二分髌骨在正位 X 线片上最容易被发现。与对侧的髌骨片比较,有助于区分二分髌骨。

(六)分型

基于骨折形态(图 49.8)

- 横向骨折:完全与不完全。
- 边缘骨折:通常由髌骨外侧半脱位或脱位引起;内侧的(撕脱伤)或外侧的(髁突直接外伤)。
- 脱套骨折:在未成熟骨骼中特有的骨折;包括从骨性髌骨上撕下的大面积的袖套样软骨,包括或不包括来自上下极的撕脱骨块。
- 放射状的:一般来自于较大的儿童的直接创伤。

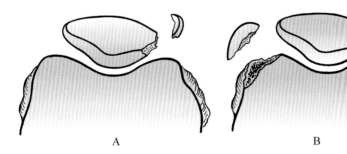

图 49.8　**骨软骨骨折伴右髌骨脱位。**A. 内侧面。B. 股外侧髁(From Kramer DE,Kocher MS. Intra-articular injuries of the knee. In:Waters PM,Skaggs DL,Flynn JM,eds. Rockwood and Wilkins' Fractures in Children. 9th ed. Philadelphia:Wolters Kluwer;2020:1011-1076.)

(七)治疗

- 非手术治疗
  - 适用于无移位和轻微移位(<3mm)的骨折,伸肌装置完整。
  - 塑形良好的管型石膏固定膝关节伸直位。
  - 患儿能耐受时可以逐渐负重,4~6 周后拆除石膏。
- 手术治疗
  - 移位骨折(间隙>3mm 或>3mm 关节面台阶):固定方式包括使用钢丝环扎、张力带技术、缝线或螺钉;必须修复支持带。
  - 脱套骨折:仔细复位下极和脱套的软骨部分,进行固定和支持带修复;漏诊的后果是,髌骨拉长,伸肌迟滞和股四头肌无力。
  - 术后,患肢管型石膏固定 4~6 周。尽快进行股四头肌肌力锻炼和功能练习。
  - 严重的粉碎性骨折,可行髌骨部分切除术。

(八)并发症

- 股四头肌无力:股四头肌功能受损,继发于漏诊或治疗不当,伸肌装置功能性延长失去机械优势。
- 高位髌骨:这是由于伸肌装置的功能性延长,与股四头肌萎缩和无力有关。
- 创伤性关节炎:继发于损伤时的软骨损伤导致的退行性改变。

七、骨软骨骨折

(一)流行病学

- 通常累及股骨内侧髁或外侧髁或髌骨。
- 常与髌骨脱位有关。

(二)解剖学

- 当屈膝时,髌骨与滑车沟对合。在屈膝

90°~135°时,髌骨移至髁间切迹内。

(三)损伤机制

- 外源性:直接暴力或剪切暴力(髌骨脱位)。这是最常见的病理过程。
- 内源性:膝关节的屈曲/旋转损伤。胫骨与股骨髁接触导致髁软骨骨折。

(四)临床评估

- 表现为膝关节肿胀和骨折处的压痛。
- 膝关节被维持在一个舒适的位置,通常是屈膝 15°~20°。

(五)影像学评估

- 通常可以通过标准的膝关节正侧位 X 线片,做出明确诊断。
- 直下位和隧道位片有助于定位髁间切迹周围的碎骨块。

(六)治疗

- 选择手术切除与骨折固定,取决于缺损的大小和位置及手术时机。
- 非负重部位的小骨块或损伤可通过切开或关节镜下切除。
- 大的骨块可用软骨下拉力螺钉或埋头拉力螺钉固定。
- 如果在损伤后超过 10d 进行手术,则应切除骨软骨片,因为软骨通常无法存活。
- 术后,对于选择内固定的患儿,应使用屈膝 30°位的长腿石膏固定。患肢通常在 6 周内不负重。
- 如果选择了骨块切除,在软组织愈合后,患儿可在能耐受的范围内负重和活动膝关节。

八、髌骨脱位

(一)流行病学

- 髌骨脱位在女孩中更常见。脱位也与生理性松弛有关,并与关节活动范围过大和结缔组织疾病(如 Ehlers-Danlos 或 Marfan 综合征)有关。

(二)解剖学

- "Q 角"定义为髂前上棘至髌骨中心的直线与髌骨中心至胫骨结节的第二直线之间的夹角(图 49.9)。Q 角确保股四头肌收缩时产生的拉力矢量是侧向的;这个侧向力矩通常由髌股的、髌胫的和支持带的结构及滑车沟内的髌骨咬合,来平衡。Q 角增大,容易发生髌骨脱位。
- 脱位与高位髌骨、先天性髌骨和滑车畸形、股内侧肌发育不全和外侧支持带肥大有关。

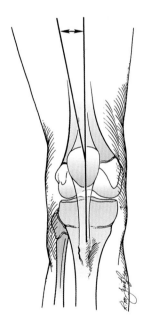

图 49.9 测量从髂前上棘到髌骨和胫骨结节的 Q 角(股四头肌)(From Kramer DE, Kocher MS. Intra-articular injuries of the knee. In: Waters PM, Skaggs DL, Flynn JM, eds. Rockwood and Wilkins' Fractures in Children. 9th ed. Philadelphia: Wolters Kluwer; 2020:1011-1076.)

(三)损伤机制

- 外侧脱位:其机制在屈膝时,强迫股骨在已处于外旋位和固定的胫骨平台上内旋。它有 5% 合并骨软骨骨折的风险。
- 内侧不稳是罕见的,通常是医源性的、先天性的、创伤性的,或与股四头肌萎缩有关。
- 关节内脱位:不常见,但它可发生在青春期男孩的膝关节创伤后。髌骨从股四头肌腱上撕脱,绕水平轴旋转,髌骨上极嵌入髁间切迹中。

(四)临床评估

- 未复位的髌骨脱位患儿会出现关节内积血、膝关节屈曲不能和触诊时髌骨移位。
- 外侧脱位的患儿可出现内侧支持带区域的疼痛。
- 已复位的或慢性的髌骨脱位的患儿,可出现"恐惧实验"阳性,在该实验中,在逐渐伸膝的同时,对髌骨施加向外侧的推力会再现即将脱位的感觉,导致疼痛和股四头肌收缩以限制髌骨活动。

(五)影像学评估

- 应拍摄膝关节的正、侧位片。此外,还应该拍摄双侧髌骨的轴位(日出位)片。几个作者描述了各种轴位片(见图 35.5)。
  - Hughston 屈膝 55°:滑车角,髌股指数。
  - Merchant 屈膝 45°:滑车角,顺应角。
  - Laurin 屈膝 20°:髌股指数,髌股外侧角。
- 基于膝关节侧位片,评估高位或低位髌骨。
  - Blumensaat 线:屈膝 30° 时,髌骨的下极应位于髁间窝顶部硬化线向前方的延长线上。
  - Insall-Salvati 比值:髌韧带长度(LL;从髌骨下极到胫骨结节)与髌骨长度(LP;髌骨最大对角线长度)的比值应为 1.0(这个比率适合青少年;儿童有

其他评估髌骨的方法）。比率为1.2为高位髌骨,而比率为0.8为低位髌骨（见图35.6）。

（六）分型

- 复位的与未复位的。
- 先天性与后天性。
- 急性（创伤性）与慢性（复发性）。
- 外侧,内侧,关节内,上部。

（七）治疗

- 非手术治疗
  - 复位后使用石膏或支具在膝关节伸直位固定,可以关节穿刺抽液使患儿舒适。
  - 膝关节固定在伸直位时行走3周。然后进行渐进性屈膝锻炼和采用物理疗法进行股四头肌肌力锻炼。6～8周后,可拆除支具。
  - 除非有移位的关节内骨折,很少有手术治疗急性髌骨脱位的指征。
  - 关节内脱位需要在麻醉下复位。
  - 在物理治疗文献中已经报道了肌效贴有一定的疗效。
- 手术治疗
  - 主要用于复发性脱位的病例。
  - 没有一个单一的手术可以纠正所有的髌骨力线不良问题,必须考虑患儿的年龄、诊断、运动水平和髌股关节的状况。
  - 髌股关节不稳定应通过纠正所有力线不良因素来解决。
  - 退行性关节改变影响力线调整的术式选择。
  - 外科手术干预措施
    - 外侧松解:适用于髌股外侧倾斜伴疼痛、髌骨外侧移位伴外侧支持带疼痛和髌骨外侧压迫综合征。可以在关节镜下进行,也可以开放手术进行。
    - 内侧紧缩:可以在外侧松解时进行,使髌骨向中央靠拢。
  - 近端髌骨力线重排:当外侧松解/内侧紧缩术不能使髌骨居中时,就有使髌骨近端的牵引力内移的手术指征。为了减少髌骨向外侧活动,提高髌股关节的匹配度,对近端紧张的外侧结构进行松解,同时加强内侧支撑结构的拉力,特别是股内侧斜肌。适应证包括非手术治疗失败后的复发性髌骨脱位和年轻运动员的急性脱位,特别是闭合复位后有内侧髌骨撕脱骨折的或放射学上显示外侧半脱位/倾斜的病例。
  - 髌骨远端力线重排:当成人患者出现复发性脱位和髌股关节疼痛,同时伸肌装置排列紊乱时,有重新定位髌韧带和胫骨结节的手术指征。患儿骨骺未闭（在儿童,可以将股薄肌肌腱转移到髌骨）和正常的Q角,是手术的禁忌证。其目的是使胫骨结节向前和向内移位,从而矫正高位髌骨,使Q角正常。

（八）并发症

- 再脱位:初始脱位的年龄越小,复发脱位的风险就越大。复发性脱位是手术治疗的指征。
- 膝关节僵硬:可能是由于长时间固定造成的。
- 髌股关节疼痛:可能是由于脱位时支持带断裂或软骨损伤所致。

九、膝关节脱位

（一）流行病学

- 在骨骼发育不成熟的个体中并不常见,因为更容易导致股骨远端或胫骨近端的骨骺损伤。

(二)解剖学

- 这种情况通常发生在膝关节周围的主要韧带断裂[2 条交叉韧带断裂或髁间嵴骨折,伴有 MCL 和(或)LCL 断裂]。
- 常合并严重的软组织损伤和神经血管损伤;血管修复必须在最初的 6～8h 进行,以避免永久性损伤。
- 合并其他的膝关节损伤,包括胫骨髁间嵴骨折、骨软骨损伤和半月板撕裂。

(三)损伤机制

- 大多数脱位是由于机动车辆事故造成的多处创伤或从高处坠落造成的。

(四)临床评估

- 大多数患者表现为严重的膝关节扭曲。应立即复位,而无须等待拍摄移位的 X 线片。最重要的是评估患肢的血供,其次为神经状况。
- 韧带损伤的程度与移位的程度相关,当移位超过韧带静息长度的 10%～25% 时才发生损伤。明显不稳可在复位后被发现。
- 在复位前和复位后,仔细的神经血管检查非常重要。腘动脉在近端和远端的拴系,导致其在通过腘窝时产生了弓弦效应,所以在膝关节外伤性脱位时,腘动脉容易受到损伤。腓总神经损伤也很常见,主要表现为牵拉性的神经麻痹。

(五)影像学评估

- 首先应复位明显的脱位,而不是等待 X 线摄片。
- 正侧位 X 线片足以明确诊断;最常见的是前方脱位。
- 阅读 X 线片时应仔细检查胫骨髁间嵴、股骨远端骨骺或胫骨近端骨骺是否有合并损伤。进行应力位片检查以明确侧副韧带的损伤程度。

- 是否所有患者都应该做动脉造影,仍有争议。一些作者指出,如果复位前后都有脉搏搏动,就不需要做动脉造影。由于血管内膜损伤可能导致晚期血栓形成,患儿在复位后必须接受 48～72h 的监护。

(六)分型

描述性的

- 是基于胫骨近端相对于股骨远端的移位程度进行分型。还应该包括开放性的与闭合性的,可复位与不可复位的。这种损伤还可能是隐匿性损伤,提示膝关节脱位伴自行复位。
  - 前脱位:强力过伸膝关节超过 30°;最常见;合并 PCL 的撕裂,可能伴有前交叉韧带断裂,随着过伸程度的增加,腘动脉破裂的发生率增加。
  - 后脱位:后向暴力直接作用于屈曲的膝关节的胫骨近端;"仪表板"损伤;伴有前交叉韧带/后交叉韧带断裂,随着胫骨近端移位的增加,可能有腘动脉损伤。
  - 外侧脱位:外翻暴力;内侧支撑结构断裂,常伴有 2 条交叉韧带撕裂。
  - 内侧脱位:内翻暴力;外侧和后外侧结构断裂。
  - 旋转性脱位:内翻/外翻暴力伴旋转性成分,通常导致股骨髁突出关节囊裂口,形成纽孔损伤。

(七)治疗

- 治疗的基础是即刻诊断和复位膝关节脱位,识别血管损伤,必要时进行手术干预。
- 目前还没有大样本统计,但对于年轻患者,有早期韧带修复的手术指征。

(八)并发症

- 血管损伤:漏诊的和未经治疗的腿部血管损伤,通常是漏诊的原始损伤导致的晚期血栓形成和缺血,是膝关节脱位最严重的和最具潜在破坏性的并发症。在伤后 48~72h,对神经血管状况进行仔细、连续的评估,这一点至关重要,必要时积极地行动脉造影。

- 腓总神经损伤:通常是牵拉性神经性麻痹,可自愈。如果在 3~6 个月没有缓解,则可行肌电图检查。

第50章　儿童胫腓骨

一、流行病学

- 胫骨骨折是儿童第三常见的长骨骨折,仅次于股骨和前臂骨折。
- 占儿童骨折的15%。
- 平均发病年龄为8岁。
- 这些骨折中,30%合并同侧的腓骨骨折。
- 男女发病率为$2:1$。
- 胫骨是受虐儿童第二常见的骨折;26%的受虐儿童骨折都伴有胫骨骨折。

二、解剖学

- 胫骨的前内侧位于皮下,没有肌肉组织的覆盖来保护。
- 胫骨骨化中心
  - 骨干:妊娠7周发生骨化。
  - 近端骨骺:骨化中心在出生后出现,16岁时闭合。
  - 远端骨骺:骨化中心出现在第二年,15岁时闭合。
- 内踝和胫骨结节可作为单独的骨化中心出现,不应与骨折混淆。
- 腓骨的骨化中心
  - 骨干:妊娠8周发生骨化。
  - 远端骨骺:骨化中心2岁出现,16岁闭合。
  - 近端骨骺:骨化中心4岁出现,$16-18$岁闭合。

三、损伤机制

- 儿童同侧的胫腓骨骨折中,50%是由于车祸伤引起的。
- 在腓骨完好的胫骨骨折中,81%是由间接的旋转暴力引起的。
- $1-4$岁的儿童易受自行车车轮辐损伤,而$4-14$岁的儿童在运动损伤或机动车事故中最常发生胫骨骨折。
- 单纯的腓骨骨折通常是直接暴力所致。

四、临床评估

- 胫骨骨折中60%以上与机动车或行人机动车创伤相关,故应充分遵循儿童创伤治疗原则。
- 通常表现为患肢无法负重、疼痛、不同程度的畸形,以及膝关节或踝关节因疼痛而活动受限。
- 神经血管的评估是必要的,应评估足背和胫后动脉的搏动情况。
- 触诊前方、外侧和后方的(深和浅)肌筋膜室,以评估潜在的骨筋膜室综合征。如有怀疑,应进行筋膜室内压力测量,并行紧急筋膜切开术。
- 去除急救时使用的敷料/夹板并充分显露腿部,以评估软组织损伤并排除开放性骨折。

五、影像学评估

- 应行胫骨和膝关节正位(AP)和侧位X线检查。应行踝关节的前后位、侧位和踝穴位X线检查,以排除相关的踝关节损伤。
- 很少需要拍摄未受伤的对侧肢体的对比片。

- 在适当的临床条件下,可行锝骨扫描或磁共振成像(MRI)以排除隐匿性骨折。

六、胫骨近端干骺端骨折

(一)流行病学

- 罕见,占低于 5% 的儿童骨折和 11% 的儿童胫骨骨折。
- 最高发病率为 3−6 岁。

(二)解剖学

- 一般来说,胫骨近端骨骺在结构上较干骺端脆弱,这是胫骨干骺端骨折发生率较低的原因。

(三)损伤机制

- 膝关节伸直位时的外侧受力是最常见的受伤机制,这种暴力会导致内侧干骺端的皮质在张力下断裂,通常表现为内侧皮质无移位的青枝骨折。
- 腓骨通常无骨折,但存在塑性改变。

(四)临床评估

- 通常表现为骨折部位疼痛、肿胀和压痛。
- 膝关节活动时疼痛,幼童通常拒绝走动。
- 外翻畸形是典型表现。

(五)影像学评估

- 应拍摄胫骨正位和侧位片,以及膝关节和踝关节的适当的体位片,以排除相关损伤。

(六)分型

描述性

- 成角。
- 移位。
- 开放性与闭合性。
- 类型:横形、斜形、螺旋形、青枝型、塑性畸形、环形骨折。

- 粉碎程度。

(七)治疗

- 非手术治疗
  - 无移位骨折可行膝关节近伸直位、内翻位长腿石膏固定。
  - 应在全麻下或静脉麻醉下行骨折闭合复位,使用长腿石膏在膝关节完全伸直位进行固定,并在石膏上施加内翻应力,以防止外翻塌陷。
  - 石膏固定 6~8 周,密切进行影像学检查以排除骨折移位。
  - 当膝关节、踝关节运动恢复正常,且骨折部位无压痛时,可恢复正常活动。
- 手术治疗
  - 闭合复位失败的骨折,应行切开复位并移除嵌插的软组织。
  - 如伴有"鹅足"撕裂,应修复以恢复张力。
  - 术后 6~8 周应用长腿石膏将膝关节固定于完全伸直位,并进行系列的 X 线检查观察骨愈合情况。
  - 开放骨折或污染严重骨折合并血管损伤,特别是大龄儿童,可行清创外固定架治疗。应用局部皮瓣、游离皮瓣或植皮闭合创面。

(八)并发症

- 逐渐加重的外翻畸形:可能是多种因素综合作用的结果,包括:伤时外侧骨骺的损伤;骨折端的过度生长;内侧骨折处的骨膜卡压及合并对骺板的刺激;或伴随"鹅足"的损伤,最终导致对骨骺生长的抑制性的拴系效应的丧失,骨骺无限制的生长。在骨折后的 1 年内,畸形最为突出;年龄较小者会自我矫正和重新塑形,年龄较大者则可能需行半骨骺阻滞术或截骨矫形术。
- 胫骨近端骨骺早闭:发生在胫骨近端骨骺的漏诊的挤压伤(Salter-Harris V 型),导致胫骨近端骨骺的生长停滞。最常影响前方的骨骺并导致患侧膝关节反曲畸形。

七、胫骨和腓骨骨干骨折

(一)流行病学

- 在儿童胫骨骨折中,39%发生在中 1/3 处。
- 约 30%的儿童骨干骨折合并腓骨骨折。有时,它表现为有塑性形变,使胫骨外翻。
- 单纯的腓骨干骨折罕见,是由小腿外侧的直接创伤造成的。

(二)解剖学

- 滋养动脉发自胫后动脉,在比目鱼肌起始部的远端穿入后外侧皮质,位于胫骨斜线处。血管进入髓腔内后发出三个升支和一个降支。这些形成骨内血管网,并与来自胫前动脉的骨膜血管相吻合。
- 胫前动脉在穿过骨间膜的裂孔时特别容易受到损伤。
- 腓动脉有一个与足背动脉相连的前交通支。
- 腓骨承担 6%～17%的重量负荷。腓总神经在腓骨颈周围走行,腓骨颈在这个区域几乎是位于皮下;因此,在这个水平上,它特别容易受到直接的打击或牵拉性损伤。

(三)损伤机制

- 直接暴力:腿部创伤,主要发生在车祸外伤或行人-机动车事故中。
- 间接暴力:在较年幼的儿童中,大多数胫骨骨折是由扭转暴力所致。这些螺旋形、斜形骨折发生在身体以固定的足为轴负重旋转时。腓骨完整时,它可阻止骨折端形成明显的缩短,但骨折端常会产生内翻畸形。

(四)临床评估

- 表现为骨折部位的疼痛、肿胀和压痛。
- 膝关节活动时疼痛剧烈,患儿通常拒绝走动。

- 胫骨应力性骨折的患儿可能会自诉负重时疼痛,休息时疼痛部分缓解。

(五)影像学评估

- 拍摄小腿的标准正侧位片。
- 拍摄同侧踝关节和膝关节的 X 线片,以排除伴随的损伤。
- 诊断不明确时,可行健侧肢体影像学检查进行对比。
- MRI 可排除隐匿性骨折。

(六)分型

描述性的

- 成角。
- 移位。
- 开放性与闭合性。
- 骨折形态:横形、斜形、螺旋形、青枝型、塑性变形、环形。

(七)治疗

- 非手术治疗
  - 大多数儿童胫腓骨骨折并不复杂,尤其是无移位或很小移位时,可以通过简单的手法整复石膏固定。但是,孤立的胫骨干骨折更容易产生内翻畸形,而胫腓骨的双骨折更容易产生外翻、短缩和反曲畸形(图 50.1)。
  - 移位骨折可在全麻下行闭合复位石膏固定。
    - 在儿童中,可接受的复位包括 50%骨折端接触面积,短缩<1cm,在矢状面和冠状面上 5°～10°的成角,和<5°的旋转。
    - 应用长腿石膏,踝关节轻微跖屈位固定(远端和中部 1/3 骨折为 20°,近端 1/3 骨折为 10°),以防止骨折在最初 2～3 周后成角。屈膝 45°位固定,以控制旋转和限制负重。

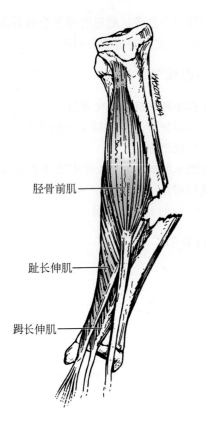

胫骨前肌

趾长伸肌

姆长伸肌

图 50.1 同侧胫腓骨完全骨折时,小腿前室和外侧室的肌肉产生外翻畸形

- 应仔细地监测力线,尤其是在初始的3周内。肌肉的萎缩和肿胀的消退可导致复位丢失。在初始石膏固定后的2~3周时,有些患者需要在全麻下再次复位。
- 可能需要楔形(开放式或闭合式楔形)切开石膏来矫正成角畸形。如果理想的楔块>15°,建议更换管型石膏。
- 愈合时间因患儿的年龄而异
  - 新生儿:2~3周。
  - 儿童:4~6周。
  - 青少年:8~12周。
- 手术
  - <5%的儿童胫骨骨折通常需要手术治疗。
  - 手术的适应证

- 开放性骨折。
- 无法达到稳定的复位或难以维持复位的骨折。
- 合并血管损伤。
- 合并骨筋膜室综合征的骨折。
- 严重的粉碎性骨折。
- 合并股骨骨折(漂浮膝)。
- 痉挛综合征的骨折患者(脑瘫、颅脑损伤)。
- 出血性体质的患者(血友病)。
- 多系统损伤的患者。
- 开放性骨折或污染严重的骨折合并血管损伤,可行清创、外固定架治疗,尤其是对于年龄较大的儿童。需要局部或游离皮瓣或植皮闭合创面。
- 其他手术固定方法包括经皮穿针、钢板和螺钉、柔性或"弹性"髓内钉或刚性髓内钉(青少年,胫骨近端骨骺闭合后)。
- 术后通常使用长腿石膏(取决于固定方法),屈膝15°,以控制旋转,石膏固定4~16周。根据骨折的愈合情况,行系列的影像学随访检查及相关合并伤的情况。

(八)并发症

- 骨筋膜室综合征:在儿童胫骨骨折中,骨筋膜室综合征最常见于严重损伤,其中围绕骨筋膜室的前骨间膜被破坏。室内压升高 > 30mmHg 或与舒张压的压差在30mmHg 以内的患儿,应进行小腿四间室的紧急筋膜切开术,以避免神经损伤和缺血性后遗症。
- 成角畸形:可自行矫正的成角畸形因年龄和性别而异。
  - 8岁以下的女孩和10岁以下的男孩会重塑能力强。
  - 9－12岁的女孩和11－12岁的男孩可纠正50%的角度畸形。
  - 在13岁以上的青少年中,预计的角度矫正率<25%。

- 向后和外翻的成角畸形,重塑的可能性最小。
- 旋转畸形:胫骨旋转畸形不能随着重塑而矫正且耐受性差,常导致足部位置不正,并发展为相关的踝关节和足部的疾患。旋转矫正可能需要踝上截骨术。
- 胫骨近端骨骺过早闭合:发生在胫骨近端骨骺的未识别的挤压伤(Salter-Harris V型),导致生长停滞。最常见的是影响前方骨骺,并导致伤侧膝关节的反曲畸形。
- 延迟愈合和骨不连:在儿童中不常见,但可能是由于感染、使用外固定架或不充分的制动造成的。腓骨截骨、植骨、扩髓髓内钉(青少年)和钢板固定同时植骨,都是治疗儿童胫骨骨不连的有效方法。

八、胫骨远端干骺端骨折

(一)流行病学

- 胫骨远端 1/3 的骨折约占儿童胫骨骨折的 50%。
- 大多数发生在 14 岁以下的患者,发病高峰在 2—8 岁。

(二)解剖学

- 在远端,胫骨随着皮质骨的骨干移行为关节面上方的松质骨的干骺端,而向外扩张。这与胫骨平台相似,因为在薄薄的皮质骨壳内主要是松质骨。

(三)损伤机制

- 间接:从高处跳下或坠落产生的轴向负荷。
- 直接:小腿外伤,如自行车轮辐伤,儿童的足被用力推至自行车旋转的轮辐之间,导致小腿远端、脚踝和足部严重挤压,并伴有多种软组织损伤。

(四)临床评估

- 患者通常不能走动,或者只能忍受剧痛走动。
- 会出现肿胀,并伴有不同程度的擦伤或撕裂伤,但足部、脚踝和腿部通常看起来相对正常,无明显畸形。
- 整个足部、踝关节和腿部都应充分显露,以评估软组织损伤的程度,并评估可能出现的开放性骨折。
- 仔细的神经血管检查尤为重要,必须排除骨筋膜室综合征。
- 在自行车轮辐损伤的情况下,应触诊脚和踝关节的所有骨性结构,并评估韧带的完整性和稳定性。

(五)影像学评估

- 应拍摄小腿正侧位片。对踝关节和膝关节进行适当的摄片检查,以排除相关的损伤,同时也要对足进行摄片检查。
- 典型的远端干骺端骨折通常表现为青枝损伤,伴有前皮质嵌插、后皮质破坏和骨膜撕裂,常导致小腿的反曲。
- 严重扭转暴力混合冲击暴力或牵张暴力所致的损伤,可能会引起螺旋骨折。
- 通常不需要 CT 扫描,但 CT 有助于了解粉碎性或复杂性骨折。

(六)分型

描述性的

- 成角。
- 移位。
- 开放性的与闭合性的。
- 形态:横形、斜形、螺旋形、青枝型、塑性变形、环形。
- 粉碎程度。
- 相关损伤:膝、踝、足。

(七)治疗

- 非手术治疗
  - 无移位、极小移位、环形或青枝骨折应采用手法复位长腿石膏固定。

- 胫骨骨折出现反曲畸形时,应将足部固定于足跖屈位,防止再次成角出现反曲。
- 石膏固定 3～4 周后,如影像学检查表明骨折正在愈合,则可以拆除长腿石膏,改为踝关节中立位短腿步行石膏固定。
- 由于软组织损伤的程度早期可能不明显,故自行车辐条损伤的儿童应住院观察。
  - 下肢抬高 24h 并使用长腿夹板固定,随后 48h 内持续检查软组织情况。
  - 如不存在开放性骨折,软组织损伤较轻,可在出院前行长腿石膏固定,具体如前所述。
- 手术治疗
  - 开放性骨折或闭合复位后不稳定的骨折,应行手术治疗。
  - 不稳定的胫骨远端骨折通常可以通过闭合复位经皮穿针(使用斯氏针或克氏针固定)来治疗。粉碎性骨折尽管少见,但是需要切开复位内固定,选择切开或经皮的方式穿针或钢板螺钉固定。也可以使用柔性或弹性髓内钉(图 50.2)。

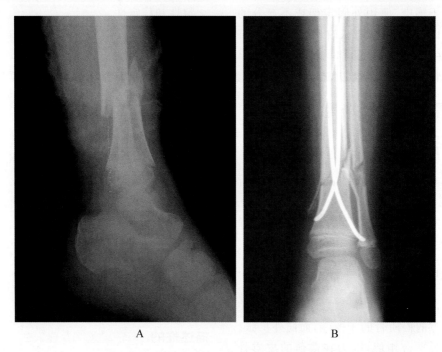

A   B

图 50.2   8 岁儿童胫骨远端开放性干骺端骨折(A)。用弹性髓内钉治疗(B)

- 术后使用长腿石膏固定。定期复查 X 线,以评估骨折愈合情况。在 3～4 周时,去除固定针并更换石膏,根据骨折的愈合程度,选用长腿石膏或短腿步行石膏。
- 开放性骨折需要外使用固定架固定,以便伤口处理。坏死明显时,应清创切除失活组织。抽吸大的血肿,避免上层的皮肤损伤。伤口闭合时,需要植皮或皮瓣手术(局部或游离)。

(八)并发症

- 反曲畸形:复位不充分或骨折端下沉可导致骨折处的反曲畸形。低龄患儿往往能更好地耐受这种情况,因为后期的骨重塑将会显著地矫正这种畸形。对于严重影响踝关节功能和步态的反曲畸形,年龄稍大一些的患儿需要进行踝上截骨治疗。

- 胫骨远端骨骺早闭：发生于漏诊的胫骨远端骨骺挤压伤（Salter-Harris Ⅴ型），导致生长停滞。

九、"学步者"骨折

(一)流行病学

- 根据定义，"学步者"骨折是此段年龄组的胫骨螺旋骨折。
- 骨折大多发生在 2.5 岁以下的儿童。
- 平均发病年龄 27 个月。
- 男孩比女孩更容易发生，右腿比左腿发生率高。

(二)解剖学

- 胫骨远端骨骺约在 2 岁时出现；因此，胫骨远端的骨骺损伤可能不容易发现，必须加以警惕。

(三)损伤机制

- 对于"学步者"骨折机制的经典描述是：在膝关节固定的情况下，足的外旋，产生胫骨的螺旋形骨折，伴或不伴腓骨骨折。
- 据报道，跌倒也会导致这类损伤。

(四)临床评估

- 患儿通常表现为易激惹状态和不能行走或急性的避痛跛行步态。
- 对无明确原因而拒绝走动的儿童进行检查时，应仔细询问病史，密切观察症状和体征（如发热）的短暂变化，并对髋关节、大腿、膝关节、小腿、踝关节和足部进行系统评估，注意压痛的部位、肿胀或瘀斑。如果诊断仍有疑问，则应随后进行放射学评估和适当的实验室分析。
- 在"学步者"骨折中，胫骨触诊时可发现不同程度的疼痛和肿胀。这些体征通常表现在胫骨的前内侧，此处皮下组织的保护作用较弱。

(五)影像学评估

- 拍摄小腿的正侧位 X 线片。
- 小腿的内斜位 X 线片有助于显示无移位螺旋骨折，因为在 X 线平片上很难发现这些骨折。
- 有时，不完全骨折在放射学上表现不明显，但在损伤后 7～10d，随着骨膜新生骨的形成，在 X 线片上清晰可见。
- 通过观察整个胫骨弥漫的吸收浓聚，锝骨扫描有助于诊断学步者骨折。与感染不同，感染往往会产生局部的吸收浓聚。

(六)治疗

- 长腿石膏 2～3 周后，再改为短腿步行石膏 2～3 周就已足够。
- 因为成角和移位畸形一般较轻，在可接受的范围内，所以不需要手法复位。

(七)并发症

- "学步者"骨折的并发症罕见，因为低能量的损伤，患儿的年龄，以及这类骨折的快速、完全愈合的特点。
- 旋转畸形：当骨折端沿螺旋形骨折线发生轻微滑动时，"学步者"骨折可能导致临床上不明显的胫骨旋转畸形。通常不为患者所注意，但在下肢对比检查时会发现。

十、应力性骨折

(一)流行病学

- 胫骨应力性骨折多发生在近 1/3 处。
- 儿童胫骨应力性骨折的发病高峰在 10－15 岁。
- 大多数腓骨应力性骨折发生在远端 1/3 处，但也可能发生在近端 1/3 处。
- 儿童腓骨应力性骨折的发病高峰在 2－8 岁。
- 儿童胫骨比腓骨更易发病；成年人的情况

正好相反。

(二)损伤机制

- 当施加在骨骼上的力超过骨骼承受力时，就会发生急性骨折。应力性骨折是指当一块骨头受到反复的应力刺激，其力量小于造成急性骨折的应力。
- 随着微创伤的发生，破骨细胞隧道的形成增加，以重塑微裂纹。新骨形成导致产生未成熟的编织骨，缺乏其所替代的成熟骨强度，在受到持续的创伤时导致该区域骨折。
- 大龄儿童和青少年的应力性骨折往往是参与运动所致。
- 腓骨远端应力性骨折被称为"滑冰运动员骨折"，由于反复的滑冰运动导致外踝近端约4cm处的腓骨骨折。

(三)临床评估

- 通常表现为躲避疼痛的步态，休息后可缓解，低龄患儿拒绝步行。
- 疼痛通常起病隐匿，活动时加重，夜间改善。
- 尽管患者自诉骨折部位隐性疼痛，并伴有触痛，但患处通常无肿胀。
- 一般表现为正常的和无痛的膝关节和踝关节的活动范围。
- 有时，患者的症状和体征可能是双侧的。
- 必须排除肌肉扭伤、感染和骨肉瘤。运动诱发的小腿的筋膜室综合征也有类似的临床表现。

(四)影像学评估

- 尽管应力性骨折在症状出现后最初的10~14d的标准X线片上表现不明显，还是应拍摄小腿的正位和侧位片以排除急性骨折或其他损伤。
- 骨折修复的影像学证据表现为骨膜下新骨形成、骨内放射密度增高或骨折部位存在"蛋壳"样骨痂。
- 锝骨扫描显示骨折处局部示踪剂摄取增加，在损伤后1~2d进行检查。
- 计算机断层扫描很少显示骨折线，尽管它可以显示出骨髓密度增加、骨内膜/骨膜下新生骨形成和软组织水肿。
- 磁共振成像可以显示一个局部的与皮质连续的非常低的信号带。

(五)分类

- 应力性骨折可分为完全性骨折与不完全性骨折、急性骨折与慢性骨折或复发性骨折。它们很少移位或成角。

(六)治疗

- 儿童胫骨/腓骨应力性骨折的治疗始于运动矫正。
- 可行长腿(胫骨)或短腿(腓骨)石膏固定，早期免负重，逐渐增加活动量。石膏固定4~6周，直到骨折部位无压痛，并有愈合的影像学证据。
- 骨不连可通过开放手术，切除骨不连的部位，髂骨移植或电刺激来治疗。

(七)并发症

- 复发性应力性骨折：这些可能是过度训练的结果，如体操或滑冰。必须强调改变运动模式防止复发。
- 骨不连：这种情况很少见，通常发生在胫骨中间1/3处。

第51章 小儿踝关节

一、流行病学

- 小儿踝关节损伤占所有骨骺损伤的 25%，发病率排名第三，紧随指骨骨骺损伤和桡骨远端骨骺损伤之后。
  - 58% 的踝关节骨骺损伤发生在运动过程中。
  - 在所有骨骼发育未成熟的运动员损伤中占 10%~40%。
  - 胫骨骨骺损伤在 8－15 岁年龄段最为常见。
  - 腓骨骨骺损伤在 8－14 岁年龄段最为常见。
- 韧带损伤在儿童中很少见，因为他们的韧带相对于骨骺更强壮。
- 15－16 岁后，成人骨折类型相似。

二、解剖学

- 踝关节是由内侧和外侧韧带复合体稳定的改良的铰链关节。所有韧带均附着于胫腓骨骺板的远端，这在小儿踝关节骨折的病理解剖学中具有重要意义。
- 胫骨远端骨化核出现在 6－24 个月，女孩在 15 岁时与胫骨干融合，男孩在 17 岁时。在 18 个月的时间里，胫骨远端骺板的外侧部分保持开放，而内侧部分已经闭合。
- 腓骨远端骨化核出现于 9－24 个月，并在胫骨骺板闭合后的 12－24 月龄与腓骨干联合。
- 继发性骨化中心发生可与内踝或外踝骨折混淆；通常是双侧的。
- 胫骨骺板从中央到前内侧到后内侧、最后到外侧的融合顺序，形成独特的骨折模式。

三、损伤机制

- 直接损伤：跌倒、机动车事故或行人-机动车事故对踝关节造成的创伤。
- 间接损伤：通过前足和后足的轴向暴力传导或足部固定时身体的旋转暴力；它可能继发于跌倒，或更常见的是参与运动的过程中。

四、临床评估

- 移位性踝关节骨折通常表现为疼痛、严重畸形及不能行走。
- 体格检查可显示压痛、肿胀和瘀斑。
- 韧带不稳可能存在，但由于急性损伤引起的疼痛和肿胀导致很难通过查体做出诊断。
- 踝关节扭伤是一种排除性的诊断，应根据压痛的位置将其与无移位的骨折相鉴别。
- 神经血管检查是必不可少的，包括记录足背和胫骨后动脉的搏动、毛细血管充盈、轻触觉和针刺感觉，以及运动测试。
- 应去除急救时放置的敷料和夹板，并评估软组织状况，注意可能提示开放性骨折皮肤裂伤，或影响伤口愈合的骨折水疱。
- 应检查同侧足、小腿和膝关节是否有合并损伤。

五、影像学评估

- 应拍摄踝关节的正位（AP）、侧位和踝穴位的 X 线片。腓骨近端有压痛时，应拍摄小腿的 X 线片。

- 临床检查将决定是否有拍摄膝关节和足部 X 线片的指征。

- 踝关节的应力位片用来确定潜在的无移位的骨骺骨折。

- 继发性骨化中心的存在(20%的患者为内侧胫下骨化中心,1%的患者为外侧腓下骨化中心)不应与骨折混淆,尽管触痛可能提示损伤。

- Tillaux 骨块是在损伤过程中从胫骨远端外侧撕脱的骨块。

- 计算机断层扫描(CT)通常有助于评估复杂的关节内骨折,如青少年 Tillaux 骨块或三平面的骨折。

- 磁共振成像已被用来显示与踝关节骨折相关的骨软骨损伤。

六、分型

1. Dias-Tachdjian 分型(图 51.1)

- 遵循 Lauge-Hansen 分型原则,包括 Salter-Harris 分型(见图 49.1)。

- 该分型是基于骨骺移位的方向、Salter-Harris 类型和干骺端骨块的位置来简化。

- 该分型有助于确定闭合复位的正确操作方法。

- 第一个是指脚受伤时的位置,第二个是指损伤的暴力。

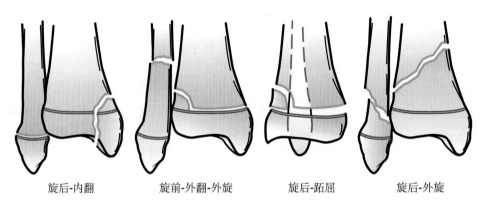

旋后-内翻　　　旋前-外翻-外旋　　　旋后-跖屈　　　旋后-外旋

图 51.1　**胫骨和腓骨远端骨骺损伤的 Dias-Tachdjian 分型**(From Shea KG,Frick SL. Ankle fractures. In:Waters PM, Skaggs DL, Flynn JM, eds. Rockwood and Wilkins' Fractures in Children. 9th ed. Philadelphia:Wolters Kluwer;2020:1120-1172.)

旋后-内收

- 这是骨折最常见的机制,也是并发症发生率最高的骨折。
  - 第一阶段:Salter-Harris Ⅰ型或Ⅱ型腓骨远端骨骺骨折最常见,因为内收力或旋后暴力使骨骺撕裂;X 线片阴性时,沿腓骨远端骨骺有疼痛。这是最常见的儿童踝关节骨折。
  - 第二阶段:由于距骨楔入胫骨内侧关节面导致 Salter-Harris Ⅲ型或Ⅳ型胫骨

内侧骨骺骨折;Ⅰ型或Ⅱ型骨折很少发生。这些是关节内骨折,远期生长障碍发生率较高(即骺板骨桥形成)。

旋前-外翻-外旋

- 这类骨折占儿童踝关节骨折的 15%～20%。
- 发生明显的外翻畸形。
- 胫骨和腓骨骨折同时发生。
- 最常见的是胫骨远端骨骺的 Salter-Harris Ⅱ型骨折,但也有Ⅰ型骨折;干骺端骨折位于外侧。

- 腓骨尖近端4～7cm处发生短斜形的腓骨远端骨折。

旋后-跖屈

- 最常见，是胫骨远端骨骺的 Salter-Harris Ⅱ型骨折，干骺端骨折块位于胫骨后方；Ⅰ型 Salter-Harris 骨折很少见。
- 腓骨骨折很少见。

旋后-外旋

- 第一阶段：胫骨远端 Salter-Harris Ⅱ型骨折，干骺端骨折块位于后外侧；远端骨折块向后侧移位，但在前后位 X 线片上可以看到 Thurston-Holland 骨折块，这与旋后-跖屈骨折（SPF）不同。
- 第二阶段：随着外旋力的继续施加，腓骨的螺旋状骨折开始于内侧，然后向后上延伸；与成人 SER 损伤不同。

2. 描述性分型

轴向压缩（图51.2）

- 胫骨远端 Salter-Harris Ⅴ型损伤。

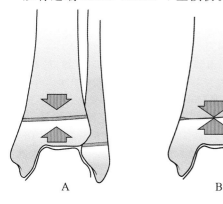

图 51.2　**胫骨骺板压缩型损伤。**骺板早闭引起小腿长度的差异。A. 胫骨物理轴向受压。B. 胫骨中央骺板闭合（From Shea KG, Frick SL. Ankle fractures. In: Waters PM, Skaggs DL, Flynn JM, eds. Rockwood and Wilkins' Fractures in Children. 9th ed. Philadelphia: Wolters Kluwer; 2020: 1120-1172. ）

- 一种罕见的继发于生长停滞预后差的损伤。
- 常常出现漏诊，直到发现有骺板闭合早闭和小腿长度不一致时。

青少年 Tillaux 骨折（图51.3）

- 这类骨折是胫骨前外侧骨骺的 Salter-Harris Ⅲ型骨折，发生在 2.9% 的踝关节骨折中。

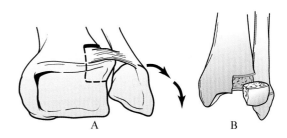

图 51.3　**青少年 Tillaux 骨折。**损伤机制：胫腓前下韧带自外侧骨骺处撕下一骨块（A），对应部位骨骺仍处于开放状态（B）（From Shea KG, Frick SL. Ankle fractures. In: Waters PM, Skaggs DL, Flynn JM, eds. Rockwood and Wilkins' Fractures in Children. 9th ed. Philadelphia: Wolters Kluwer; 2020: 1120-1172. ）

- 外旋暴力使胫腓前韧带止点处的撕脱骨折。
- 这类骨折发生在 13－16 岁年龄组，此时胫骨远端骺板的中央和内侧部分已经融合，外侧部分仍然开放（图51.4）。
- Tillaux 骨折患者通常比三平面骨折患者年龄大。
- CT 扫描或 X 线断层扫描有助于区分这类损伤和三平面骨折。

三平面骨折

- 此类骨折出现在三个平面上：横截面、冠状面和矢状面。
- 骨折的原因是胫骨骺板从中央到前内侧到后内侧、最终到外侧的融合顺序。

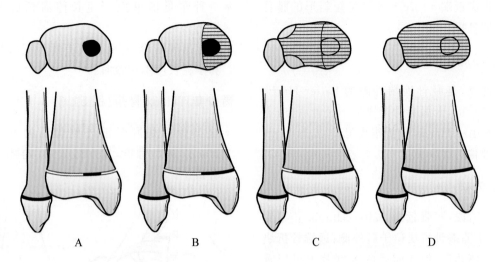

图51.4 胫骨远端骺板的闭合从中央部(A)开始,向内侧延伸(B),然后向外侧延伸(C),最后闭合(D)(From Shea KG,Frick SL. Ankle fractures. In:Waters PM, Skaggs DL, Flynn JM, eds. Rockwood and Wilkins' Fractures in Children. 9th ed. Philadelphia:Wolters Kluwer; 2020:1120-1172.)

- 发病率最高的年龄段为 13－15 岁的男孩和 12－14 岁的女孩。
- 机制被认为是足和踝的外旋导致的。
- 可能出现腓骨骨折;骨折线通常呈斜形位于腓骨尖近端 4～6cm 处,从前下至后上走行。
- CT 在术前评估中有重要价值。
- 目前已报道了两部分和三部分类型。
  - 两部分骨折要么位于内侧,其中冠状骨块位于后内侧;要么位于外侧的,其中冠状骨块位于后外侧(图 51.5)。
  - 三部分骨折包括①类似于青少年 Tillaux 骨折(Salter-Harris Ⅲ型)的前外侧骨折块;②胫骨干骺端的其余部分带一个后外侧的尖状骨块;③胫骨远端干骺端的其余部分(图 51.6)。

七、治疗

(一)外踝(腓骨远端)骨折

- Salter-Harris Ⅰ型或Ⅱ型
  - 建议在 4～6 周采用闭合复位和短腿步

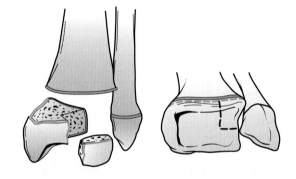

图51.5 两部分外侧三平面骨折(左踝)的解剖。注意大的后外侧骨骺块及其后干骺骨折块。内踝前部保持完整(From Shea KG,Frick SL. Ankle fractures. In:Waters PM, Skaggs DL, Flynn JM, eds. Rockwood and Wilkins' Fractures in Children. 9th ed. Philadelphia:Wolters Kluwer; 2020:1120-1172.)

行石膏固定治疗。
- Salter-Harris Ⅲ型或Ⅳ型
  - 闭合复位后经皮克氏针固定、然后短腿石膏固定。
  - 对于骨膜嵌顿,需要切开复位,使用垂直于骺板的克氏针固定。

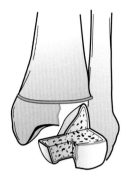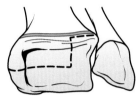

图 51.6　三部分外侧三平面骨折（左踝）的解剖。注意较大的骨骺块及其干骺部分和较小的前外侧骨骺块（From Shea KG，Frick SL. Ankle fractures. In：Waters PM，Skaggs DL，Flynn JM，eds. Rockwood and Wilkins' Fractures in Children. 9th ed. Philadelphia：Wolters Kluwer；2020：1120-1172.）

（二）内踝（胫骨远端）骨折

- Salter-Harris Ⅰ型或Ⅱ型
  - 闭合复位是首选的治疗方法；通常是可以闭合复位，除非软组织嵌顿阻止复位。
  - 在＜10 岁的儿童中，可以接受一些残余的成角畸形，因为会发生重塑。
  - 对于骨膜嵌顿的病例需要切开复位，然后在骺板的近端平行放置 1 枚克氏针或者加压螺钉进行固定。
  - 长腿石膏固定 3 周后，更换短腿行走石膏固定 3 周。
- Salter-Harris Ⅲ型或Ⅳ型
  - 解剖复位是必不可少的。
  - 关节内移位超过 2mm 是不可接受的；建议切开复位内固定。
  - 可通过前内侧入路进行切开复位，将松质骨螺钉平行放置于骺板的下方和（或）上方固定骨折。
  - 术后采用短腿石膏固定 6 周。
  - 为了确保关节内骨折块未移位，应该在前几周内每周进行一次 X 线片检查。

- 青少年 Tillaux 骨折
  - 闭合复位可以通过轻柔地牵引、伴随着足部的内旋和直接对胫骨前外侧施加压力来尝试；根据旋转稳定性，可以用短腿或长腿石膏固定维持复位。患者在最初的 3 周内避免负重，随后更换短腿步行 3 周进行训练。
  - 不稳定损伤需要经皮克氏针固定。
  - 垂直移位＞2 mm 或水平移位 3～5 mm 是不可接受的，应切开复位内固定。
  - 可通过前外侧入路进行切开复位松质骨螺钉内固定。
  - CT 可用于评估复位情况。
- 三平面骨折
  - 无移位骨折可采用膝关节屈曲 30° 的长腿石膏持续固定 3～4 周、然后再进行 3 周的短腿行走石膏固定治疗。
  - 关节面的移位＞2 mm 者需手术固定，可采用闭合复位经皮穿针固定，或松质骨螺钉/克氏针联合切开复位内固定。
  - CT 可用于评估复位的情况。
  - 术后短腿或长腿石膏固定 3～4 周的（取决于固定的稳定性），后更换短腿步行石膏固定 3 周。

八、并发症

- 成角畸形：继发于骺板早闭，特别容易出现在 Salter-Harris Ⅲ 型和 Ⅳ 型损伤后。Harris 生长停止线在损伤后 6～12 周出现，表明生长停止。
- 内翻畸形：最常见于旋后-内翻损伤型损伤，并伴有胫骨内侧骺板闭合过早。
- 外翻畸形：可见腓骨远端骺板闭合，是由于复位不良或软组织嵌顿所致。
- 旋转畸形：可发生在三平面骨折未充分复位的情况下；关节外旋转畸形可通过去旋转截骨术治疗，但关节内骨折不能。
- 腿长差异：10%～30% 的病例可出现，并取决于患者的年龄。尽管骨骼发育成熟的个体需要截骨术，但 2～5cm 的差异可以通过对侧肢体的干骺端固定术来治疗。

● 创伤性关节炎：这可能是由于 Salter-Harris Ⅲ型和Ⅳ型骨折的关节面复位不良所致。

第 **52** 章　小儿足部

一、距骨

(一)流行病学

- 距骨骨折在儿童中极少发生(在所有小儿骨折中占 0.01%～0.08%)。
- 多数为距骨颈骨折。

(二)解剖学

- 距骨骨化中心出现于胎儿期 8 个月(图 52.1)。
- 距骨表面的 2/3 被关节软骨覆盖。
- 距骨体上方覆盖着滑车关节面,体重通过滑车关节面传递。前面比后面宽,这赋予了踝关节内在的稳定性。
- 距骨的动脉供应主要有两个来源。
  - 跗骨管动脉:起于胫后动脉,距足底内、外侧动脉起始的近端 1cm 处。它在起始后立即发出三角支,与距骨颈上的足背动脉的分支相吻合。
  - 跗骨窦动脉:起于腓动脉穿支和足背动脉跗外侧支的吻合环。
- 距后三角骨存在于 50% 的正常足部。它起源于距骨后突外侧结节后面的一个单独的骨化中心。

(三)损伤机制

- 机动车辆事故或跌倒迫使踝关节被动背伸,是儿童受伤最常见的机制。这通常导致距骨颈骨折。
- 曾有报道过距骨穹隆和距骨体的孤立骨

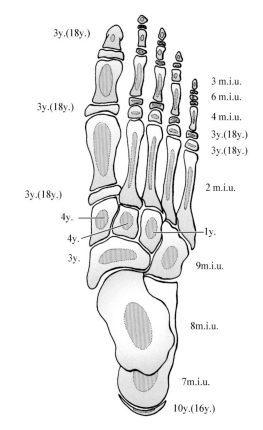

图 52.1　**足部骨化中心出现和融合的时间。**括号中的数字表示初级和次级骨化中心融合的时间(y.岁;m. i. u. 胎儿期月数)(Redrawn from Aitken JT, Joseph J, Causey G, et al. , eds. A Manual of Human Anatomy. Vol. 4. 2nd ed. London, United Kingdom:E & S Livingstone;1966;80. Copyright © 1966 Elsevier. With permission.)

折,但极为罕见。

(四)临床评估

- 通常表现为受累肢体负重时疼痛。

- 典型的踝关节的活动范围内的疼痛,尤其是背伸时可诱发骨擦音。
- 可出现后足弥漫性肿胀,触诊距骨和距下关节时有压痛。
- 需要进行神经血管检查。

(五)影像学评估

- 应拍摄踝关节的标准正位、踝穴位和侧位的 X 线片,以及足部正位、侧位和斜位的 X 线片。
- 计算机断层扫描(CT)对术前计划有用。
- 磁共振成像(MRI)可用于鉴别 10 岁以下儿童由于骨化有限而造成的隐匿性损伤。

(六)分型

1. 描述性分型

- 部位:儿童距骨骨折多发生于距骨颈。
- 成角:通常为内翻。
- 移位:以毫米计量。
- 脱位:距下关节、距舟关节或踝关节。
- 形式:粉碎性。

2. Hawkins 距骨颈骨折分型

该分型为成人分型,但也常用于儿童。示意图参见于图 40.3 至图 40.5。
- Ⅰ型:无移位骨折。
- Ⅱ型:移位、合并距下关节脱位或半脱位。
- Ⅲ型:移位、合并距下关节和踝关节脱位。
- Ⅳ型:Ⅲ型基础上合并距舟关节脱位或半脱位。

(七)治疗

- 非手术治疗
  - 无移位骨折可用长腿石膏固定,固定膝关节于屈曲 30°位以阻止负重。持续 6～8 周并连续拍 X 线片以评估愈合状况。然后后续 2～3 周的时间,可以更换为短腿行走石膏固定并进行渐进性负重。
- 手术治疗
  - 适用于移位骨折。
  - 根据移位的情况,移位较小的骨折通常可以通过前足跖屈及后足外翻或内翻闭合复位而成功治疗。
  - 需要长腿石膏固定 6～8 周;这可能需要足跖屈来保持复位。如果复位不能通过简单的体位固定而维持,则需要手术固定。
  - 移位骨折通常采用后外侧入路进行内固定,从后向前放置 3.5 mm 或 4.0 mm 空心钉或克氏针。这样方式避免了距骨颈部周围的分离。
  - 术后用短腿石膏固定 6～8 周,3～4 周拆除克氏针。

(八)并发症

- 骨坏死:这可能发生在距骨的脆弱血供中断或血栓形成时。与初始移位和成角程度,以及理论上从骨折到复位的时间有关。它通常发生在伤后的 6 个月内。
- Hawkins 征:是指无负重距骨在 6～8 周时因再血管化导致软骨下骨量减少。虽然往往表明距骨仍有生存能力,这种迹象的存在不排除骨坏死。
  - Ⅰ型骨折:报道的骨坏死发生率为 0～27％。
  - Ⅱ型骨折:发生率为 42％。
  - Ⅲ、Ⅳ型骨折:发生率超过 90％。

二、跟骨

(一)流行病学

- 跟骨骨折较罕见(＜2％),通常涉及年龄较大的儿童(＞9 岁)和青少年。
- 大部分属于关节外骨折,累及突起或结节。大多数发生在从高处坠落之后。
- 其中 33％合并其他损伤,包括腰椎和同侧下肢的损伤。

(二)解剖学

- 主要骨化中心出现在胎儿期 7 个月;继发性骨化中心出现于 10 岁,16 岁发生融合。
- 儿童跟骨骨折的类型与成人不同,主要有三个原因。
  - 外侧突是成年人跟骨压缩导致关节凹陷损伤的好发部位,但在未成熟的跟骨上,外侧突较小。
  - 跟骨后侧方形关节面与地面平行,而不是像成人那样倾斜。
  - 儿童跟骨是由一个被软骨包围的骨化核组成的,软骨抵消了在成人中产生典型的骨折形式的损伤暴力。

(三)损伤机制

- 大多数跟骨骨折是由于摔倒或从高处跳下造成的,通常比成人骨折的损伤能量小。
- 割草机损伤可导致开放性骨折。

(四)临床评估

- 患儿通常由于后足疼痛而不能行走。
- 在体格检查中,表现为受伤部位的疼痛、肿胀和压痛。
- 因为合并损伤是常见的,检查同侧下肢和腰椎是必要的。
- 应进行仔细的神经血管检查。
- 44%～55%的病例在初诊时漏诊。

(五)影像学评估

- 评估儿童跟骨骨折时,应进行背伸位、侧位、轴位和外侧斜位 X 线片检查。
- Böhler 角是由两条直线构成的夹角:一条线为跟骨前突的最高点与跟骨后关节面最高点的连线,另一条线为后关节面相同的点与跟骨结节最高点的连线。正常情况下,这个角度在 25°～40°;这个角度变平表明后关节面塌陷(图 52.2)。

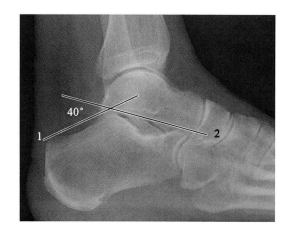

图 52.2　测量 Böhler 角的骨性标志是跟骨的前方和后方关节面的最高点和跟骨结节的上缘。中央三角区主要为血管所占据,在距骨外侧突下方有少量支撑骨小梁(From Berquist TH, ed. Fractures/dislocations. In:Imaging of the Foot and Ankle. 3rd ed. Philadelphia:Lippincott Williams & Wilkins; 2011:205-326.)

- 比较对侧足部的角度可以帮助检测 Böhler 角度的细微变化。
- 当怀疑跟骨骨折,标准 X 线片不能鉴别时,可用锝骨扫描。
- 计算机断层摄影有助于骨折的诊断,尤其是关节内骨折,其碎骨片块三维特征有助于术前规划。

(六)分型

Schmidt 和 Weiner 分型(图 52.3)

- Ⅰ 型:A. 结节或隆起骨折;B. 载距突骨折;C. 前突骨折;D. 前下外侧突骨折;E. 体部撕脱骨折。
- Ⅱ 型:跟骨结节的后部和(或)上部骨折。
- Ⅲ 型:不涉及距下关节的跟骨体骨折。
- Ⅳ 型:经距下关节的无移位或轻微移位骨折。
- Ⅴ 型:经距下关节的移位骨折
  - A. 舌型。

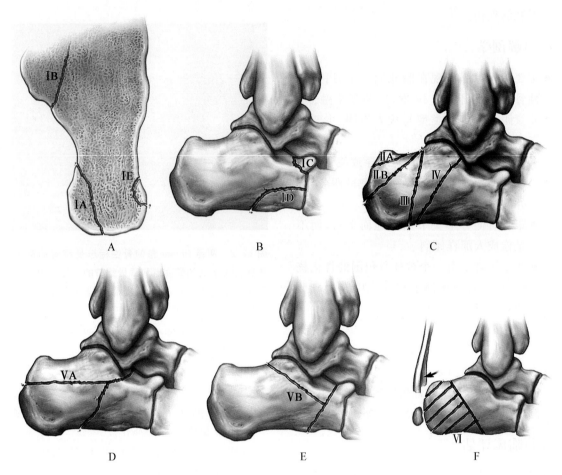

图 52.3　儿童跟骨骨折的 Schmidt 和 Weiner 分型。A. ⅠA 型:结节或隆起骨折。ⅠB 型:载距突骨折。ⅠE 型:撕脱骨折。B. ⅠC 型:前突骨折。ⅠD 型:下关节骨折。C. ⅡA 型:喙样骨折。ⅡB 型:跟腱止点撕脱骨折。Ⅲ型:无移位的关节外骨折。Ⅳ:线状关节内骨折。D. ⅤA 型:距下关节舌型压缩性骨折。E. ⅤB 型:关节凹陷型骨折。F. Ⅵ型:明显缺损的骨折伴跟腱止点明显缺损(箭)(From Berquist TH, ed. Fractures/dislocations. In: Imaging of the Foot and Ankle. 3rd ed. Philadelphia: Lippincott Williams & Wilkins; 2011:205-326.)

- B. 关节压缩型。
- Ⅵ型:未分类(Rasmussen 和 Schantz),或是严重软组织损伤、骨缺损及跟腱止点缺损。

(七)治疗

- 非手术治疗
  - 对于关节外跟骨骨折及无移位或移位不明显的关节内跟骨骨折的儿童患者,建议使用石膏固定。6 周内限制负重,尽管一些作者建议,真正的无移位骨折的

非常小的儿童,可在石膏固定保护的情况下负重。
- 轻度关节不匹配重塑效果较好,但严重关节塌陷是手术治疗的适应证。
- 手术治疗
  - 移位的关节内骨折需要手术治疗,尤其是年龄较大的儿童和青少年。
  - 跟骨前突移位骨折是切开复位内固定的相对指征,因为高达 30% 的病例出现骨不连。
  - 应用拉力螺钉技术进行固定,对关节面

进行解剖重建是必要的。

(八)并发症

- 创伤性骨关节炎:这可能是继发于残留的或未被识别的关节不匹配导致的。虽然年龄较小的儿童重塑很好,但对年龄较大的儿童和青少年,关节面的解剖复位和重建十分必要。
- 足跟变宽:这在儿童中并不像在成人中那么严重,因为受伤的机制往往不是那么高能量(即从较低的高度跌落、跟骨受到的爆炸性冲击力较小),重塑可以部分恢复轮廓的完整性。
- 骨不连:这种罕见的并发症最常发生于采用石膏固定(非手术)治疗的移位的前突骨折。是由于分歧韧带附着造成的,分歧韧带在足跖屈和内翻运动时对前突骨块产生移位作用力。
- 筋膜室综合征:高达 10% 的跟骨骨折患儿足部静水压力升高;如果不通过手术释放筋膜室压力,这些患儿中有 5% 会出现爪状趾。

三、跖跗关节(Lisfranc)损伤

(一)流行病学

- 这类损伤在儿童中极为罕见。
- 往往发生在较大的儿童和青少年(>10岁)。

(二)解剖学(图 52.4)

- 第二跖骨基底部是足弓的"基石",足弓由坚韧的足底韧带连接。
- 足底韧带往往比足背韧带复合体强壮得多。
- 与第 2~5 跖骨间的韧带连接相比,第一跖骨和第二跖骨之间的韧带连接较弱。
- Lisfranc 韧带连接第二跖骨基底部和内侧楔骨。

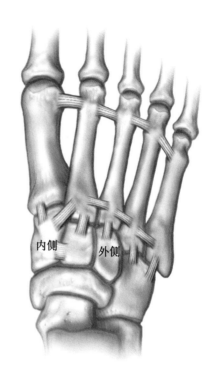

内侧　　外侧

图 52.4　**图示跖跗关节和韧带。** 第一跖骨和第二跖骨之间没有横韧带。斜韧带从内侧楔形骨延伸到第二跖骨基底。第二跖骨基底位于由内侧和外侧楔形骨形成的榫眼内(From Berquist TH, ed. Fractures/dislocations. In: Imaging of the Foot and Ankle. 3rd ed. Philadelphia:Lippincott Williams & Wilkins; 2011:205-326.)

(三)损伤机制

- 直接损伤:这类损伤继发于沉重的物体撞击足背造成的,导致跖骨向跖侧移位、跖骨间韧带的损伤。
- 间接损伤:这类损伤更常见,由前足极度的外展、强力的跖屈或扭转导致。
  - 外展容易导致嵌入的第二跖骨基底部骨折,并且前足外侧移位可引起骰骨"胡桃夹"骨折。
  - 由于轴向负荷向近端传递,跖屈常伴有跖骨干骨折。
  - 扭伤可导致单纯的韧带损伤。

(四)临床评估

- 典型表现为足背肿胀、不能行走或行走时感到疼痛。
- 由于韧带损伤后自行复位较常见,所以可导致多种多样的畸形。
- 跖跗关节常有压痛;跖跗关节处施加应力会导致疼痛加剧。
- 在这些损伤中,20%初诊时未被发现。

(五)影像学评估

- 应拍摄足部的正位、侧位和斜位X线片。
  - X线正位片
    - 第二跖骨的内侧缘应与中间楔骨的内侧缘共线。
    - 发现第二跖骨基底部骨折时,医师应警惕跖跗关节脱位的可能性,因为通常脱位会自行复位。若仅能看到"斑片征",提示Lisfranc韧带撕脱。
    - 第二跖骨基底部骨折合并骰骨骨折,表明严重的韧带损伤、并伴有跖跗关节脱位。
    - 第一跖骨和第二跖骨基底之间分离超过2~3mm,提示韧带损伤。
  - X线侧位片
    - 跖骨背侧移位表明韧带损伤。
    - 负重的侧位片上、内侧楔骨相对于第

五跖骨的跖侧移位提示潜在的韧带损伤。
  - 斜位片
    - 第四跖骨的内缘应与骰骨的内缘共线。

(六)分型

Quenu 和 Kuss 分型(图 52.5)

- A 型:跖跗关节整体不匹配。
- B 型:部分不稳定、内侧或外侧。
- C 型:离散的部分或全部不稳定。

(七)治疗

- 非手术治疗
  - 轻微移位的跖跗关节脱位(<2~3mm)可以通过抬高患肢和敷料加压包扎处理、直到肿胀消失。接下来进行短腿石膏固定5~6周直到症状好转。然后将患者放置在硬底鞋或石膏靴中,直到患者能很好地耐受行走。
  - 全麻下闭合复位移位的关节脱位,通常可获得良好的效果。
    - 患者仰卧、足趾用指套牵引,牵引重量约4.5kg。
    - 如果复位后稳定,则采用短腿石膏固定4~6周,然后穿硬底鞋或石膏靴,直到可以耐受行走。

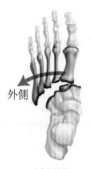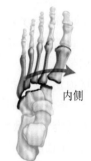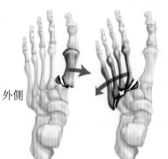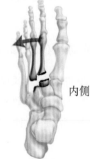

外侧　　　　　　　　　　内侧　　　外侧　　　　　　　　　　内侧

外侧脱位　　内侧脱位　　　　内侧脱位　　　外侧脱位

A型整体不匹配　　　　　　　　B型部分不匹配

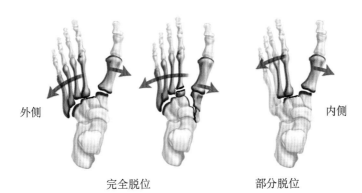

外侧   内侧

完全脱位   部分脱位

C型离散型

图 52.5 **跖跗骨损伤的 Quenu 和 Kuss 分型**（From Stewart DS Ⅱ，McGarvey WC. Injuries of the foot. In：Brinker MR，ed. Review of Orthopaedic Trauma. 2nd ed. Philadelphia：Lippincott Williams & Wilkins；2013：187-209. ）

- 手术治疗
  - 当复位失败或无法维持时，需要手术处理移位的关节脱位。
  - 可以尝试如前所述的闭合复位后，经皮克氏针固定维持复位。
  - 在罕见的情况下，当闭合复位失败时，则可经背侧切口切开复位。利用克氏针维持复位；通常将针尾留在皮肤外面，以便于取出。
  - 术后短腿石膏固定；持续固定 4 周后，拔除克氏针并拆除石膏；患者穿硬底鞋或石膏靴，直到能够耐受行走。

（八）并发症

- 持续性疼痛：这可能是由于韧带损伤引起的漏诊或未治疗的跖跗关节损伤及残余的关节不稳定所致。
- 成角畸形：尽管进行了治疗，但仍可能出现这种情况。因此，需要强调的是，有手术指征时要通过手术进行复位固定。

四、跖骨

（一）流行病学

- 这是儿童中一种很常见的损伤，占儿童足部骨折的 60%。
- 儿童中只有 2% 的应力性骨折涉及跖骨；在成人中 14% 的应力性骨折涉及跖骨。

（二）解剖学

- 在胎儿期 2 个月时可见跖骨骨化。
- 第一跖骨的生长板在近端，第 2~5 跖骨的生长板在远端。
- 跖骨由结实的跖骨间韧带连接在一起。
- 跖骨的冠状面呈一个拱形，第二跖骨是拱形的"基石"。
- 跖骨颈部相对较小的直径，导致其更容易骨折。
- 第五跖骨基底部骨折必须与骨突生长中心或第五跖骨粗隆、腓骨短肌止点近端籽骨相鉴别。在 8 岁之前没有骨突，通常女孩 12 岁和男孩 15 岁时与骨干相连。

（三）损伤机制

- 直接损伤：主要是沉重的下落物体引起对足背的损伤。
- 间接损伤：这种情况更为常见，是由于通过跖屈的踝关节传递的轴向载荷暴力，或前足扭曲产生扭转暴力。
- 第五跖骨基底部的撕脱伤是由于腓骨短

肌、小趾外展肌的肌腱止点牵拉,或由于跖腱膜的坚韧的侧束止点牵拉造成的。

- "双层床骨折":由于从双层床上跳下、落地时足跖屈,引起的第一跖骨近端骨折。
- 长期反复的应力可导致应力性骨折,如长距离跑步。

(四)临床评估

- 典型表现为肿胀、疼痛和瘀斑,无法用患足行走。
- 移位较小的骨折触诊时可出现轻微肿胀和压痛。
- 应进行仔细的神经血管检查。
- 如果出现严重的肿胀、疼痛、足趾静脉充血或有挤压伤机制的病史,应排除足部筋膜室综合征的存在。骨间肌和足底短肌包含在封闭的筋膜间室中。

(五)影像学评估

- 应拍摄足部的正位、侧位和斜位 X 线片。
- 临床需要时,骨扫描可用于发现隐匿性骨折或平片阴性的应力性骨折。
- 在常规的足部 X 线片中,由于穿透跗骨的 X 线计量通常会导致跖骨和趾骨的过度曝光;因此,当怀疑前足损伤时,该区域的理想的射线计量会导致后足曝光不足。

(六)分型

描述性分型

- 部位:跖骨的序列、近端、干部或远端。
- 形态:螺旋形、横形、斜形。
- 成角。
- 移位程度。
- 粉碎性。
- 是否累及关节面。

(七)治疗

- 非手术治疗

- 大多数跖骨骨折可以先用夹板固定,在肿胀消退后继续用短腿行走石膏固定。如果出现严重肿胀,应在轻微跖屈位用夹板固定踝关节,以最大限度地减少对踝关节周围神经血管的干扰。必须小心以确保周围的敷料不会在踝关节处缩窄,造成进一步的充血和神经血管损害。
- 另外,如果确实是无移位骨折且无或仅有轻微肿胀者,可直接使用石膏固定。一般持续固定 3～6 周,直到影像学证据显示愈合。
- 第五跖骨底部骨折可采用 3～6 周的短腿行走石膏固定治疗,直到影像学证据显示愈合。发生在干骺端-骨干连接处的骨折,愈合率较低,应采用非负重短腿石膏固定治疗 6 周;可考虑切开复位和髓内螺钉固定,特别是在损伤前有 3 个月或以上的疼痛病史,这表明是慢性应力性损伤。
- 跖骨应力性骨折可采用短腿行走石膏固定治疗 2 周,在此期间如果压痛消退且行走时无疼痛感,可停止固定。跖趾关节过度活动引起的疼痛,可通过在鞋底放置跖骨条来缓解。
- 手术治疗
  - 如果发现筋膜间室综合征,应对足部所有 9 个筋膜间室进行松解。
  - 不稳定骨折需要经皮克氏针固定,特别是对第一和第五跖骨骨折。低龄的患儿可以接受相当大的侧方移位和背侧角度,因为会发生骨重塑。
  - 当复位失败或无法维持时,可以切开复位穿针内固定。标准技术包括:背侧显露,在远骨折端中钻入克氏针,骨折复位和逆行髓内置入克氏针以实现骨折固定。
  - 术后使用短腿非负重石膏固定 3 周,然后取出固定克氏针,并为患者更换行走石膏并持续 2～4 周。

（八）并发症

- 畸形愈合：通常不会导致功能障碍，因为骨重塑可以实现部分矫正。严重畸形愈合导致的残疾可采用截骨和钢针固定治疗。
- 筋膜室综合征：这种罕见但灾难性的并发症导致骨间肌纤维化和内在肌缺损伴爪形趾。在相应的临床表现中，医师必须高度警惕；因为足部腔室容积小易被紧密的筋膜结构包围，应积极检查并有效治疗。

五、趾骨

（一）流行病学

- 不常见；由于报道较少，真实的发生率未知。

（二）解剖学

- 趾骨骨化发生的年龄范围：其余四趾的远节趾骨在胚胎期 3 个月；近节趾骨在胚胎期 4 个月；中节趾骨在胚胎期 6 个月；继发性骨化中心至 3 岁。

（三）损伤机制

- 几乎所有这类创伤都是由直接损伤造成的，通常是来自重物下落时的足背部直接受力，或者是踢到坚硬的物体时导致的轴向暴力。
- 间接机制不常见，扭伤导致的旋转暴力占主导作用。

（四）临床评估

- 通常表现为可走动，但避免使用受伤的前足负重。
- 可发现瘀斑、肿胀、触诊时压痛。
- 神经血管检查很重要，记录足趾内侧和外侧感觉，以及毛细血管充盈的评估。
- 应显露全部足趾并寻找开放性骨折或穿刺伤的创口。
- 甲床损伤可能与甲床下的开放性骨折有关。

（五）影像学评估

- 应拍摄足的正位、侧位和斜位 X 线片。
- 诊断通常在 X 线正位或斜位上进行；其余四趾的趾骨侧位片通常价值有限。
- 可以拍摄对侧 X 线片进行对比。

（六）分型

描述性分型

- 部位：足趾编号、近节、中节、远节。
- 形态：螺旋形、横形、斜形。
- 成角。
- 移位。
- 粉碎性。
- 累及关节面。

（七）治疗

- 非手术治疗
  - 几乎所有的小儿趾骨骨折都应接受非手术治疗，除非有严重的关节不匹配或踇趾近节趾骨不稳定的移位骨折。
  - 几乎不需要复位操作；严重的成角或移位可以通过简单的纵向牵引来解决。
  - 外部固定通常包括简单的伙伴包扎固定，在足趾之间用纱布衬垫以防止浸渍性溃疡；硬底矫形器可以在限制前足运动时提供额外的舒适性。这种治疗持续到患者无疼痛时，通常是 2～4 周（图 52.6）。
  - 踢腿和跑步运动应该额外限制 2～3 周。
- 手术治疗
  - 当复位失败或无法维持时，需要手术治疗，特别是对于移位或成角的踇趾近节趾骨骨折。

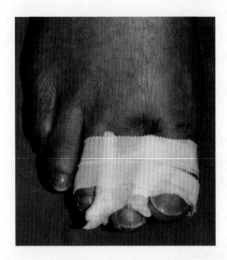

图 52.6 趾骨骨折或脱位时,用胶带包扎相邻足趾的方法。 足趾之间放置纱布以防止浸渍性溃疡。显露甲床以确定受伤的足趾没有旋转不良(From Hamilton GA,Ford LA,Richey J-M. Dislocations of the foot and ankle. In:Southerland JT,ed. McGlamry's Comprehensive Foot and Ankle Surgery. 4th ed. Philadelphia:Wolters Kluwer Health;2013:1600-1628.)

- 相对的适应证包括不能通过闭合方法矫正的旋转移位和严重的成角畸形,如果不进行矫正,将导致仰趾畸形或第五趾外展。
- 通过逆行置入的克氏针髓内固定骨折。
- 应修复甲床损伤。切开复位是必要的,以移除嵌顿软组织或达到适当的关节匹配。
- 术后固定包括硬底矫形器或夹板。克氏针一般在 3 周拔除。

(八)并发症

- 畸形愈合一般不会导致明显的功能障碍,通常是由于踇趾节近节趾骨骨折导致内翻或外翻畸形。仰趾畸形和第五趾外展可能会影响美观,以及鞋子不合适或出现刺激症状。

第六部分

术中影像学

Part VI

第53章 常见骨折术中患者的体位及透视

最理想的患者体位和最佳的影像增强器位置,有助于医师在手术过程中获得准确、实时的影像。当影像易于获取时,可减少整个手术时间,并可实现更准确的复位和内植物位置的评估。无论手术部位如何,患者的体位和影像增强器的位置,应能够使手术中获得最大限度的手术野,最大限度地减少对手术部位的阻挡,并允许很容易实现必需的术中双平面成像。

一、上肢

(一)肩关节骨折

肱骨近端

- 患者摆放在改良的沙滩椅位或仰卧位。
- 肩胛骨内侧缘下可放置一个块状物,使患者稍微转向对侧。
- 头部固定在旋转和屈曲中立位,患者的通气管道固定,面向没有受伤的一侧。
- 影像增强器最容易从患者上方进入术区,以便获得必要的手术部位前、后(AP)和腋位影像(图53.1)。

锁骨

- 患者摆放在改良的沙滩椅位或仰卧位。
- 头部固定,通气管道面向未受伤一侧。
- 影像增强器从患者的对侧进入,以使锁骨中部和胸锁关节能够清晰显示(图53.2)。

(二)肱骨干骨折和肘关节周围骨折

- 固定肱骨干骨折和肘关节周围骨折都可以在患者仰卧位、侧卧位或俯卧位完成。

- 选择何种体位部分取决于医师的偏好,部分取决于骨折类型,因为骨折类型可能使一种入路优于另一种入路。

后入路(肱骨干、肱骨远端、鹰嘴)

- 患者侧卧位,用豆袋固定,或者是俯卧。如果是侧卧,受影响的肢体可以悬挂在扶手上,以增加支撑,使其有助于复位。
- 腋窝卷应置于对侧臂下方,以减少臂丛牵拉损伤。
- 影像增强器再次从同侧引入,可以很容易地获得所需的正位像和侧位像(图53.3)。
- 能可靠地用于肱骨干骨折或肘关节周围骨折。

直接外侧和前外侧入路(肱骨干、肱骨远端、桡骨头、桡骨近端、尺骨近端)

- 患者仰卧位在可穿透射线的治疗台上。如果需要,可以使用手外科台。
- 将患者移动到台面边缘,这样可以自由挪动受伤的肢体,以获得肱骨干、肱骨远端或肘部成像时的必要视角(图53.4)。
- 将影像增强器从患者的同侧引入,以方便在需要时将机器移入或移出。

(三)手腕/手部骨折

- 患者仰卧位,受伤的肢体置于一张手外科台的中心。
- 影像增强器从受伤肢体的同侧移入。图像可以通过将受伤的手腕/手移到无菌的影像增强器上时获得(图53.5)。

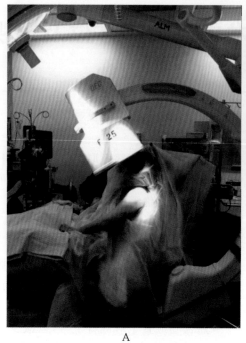

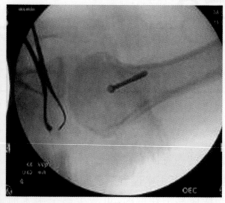

B

A

图 53.1 A. 影像增强器从患者的上方进入,患者肩胛骨下的垫块改善了前后位和腋位的视野。B. 图像说明在这个体位很容易获得腋位视野

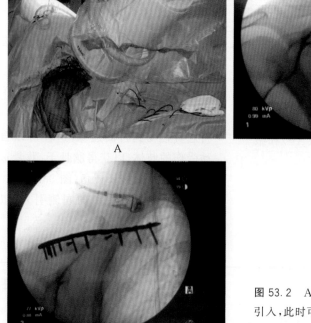

A

B

C

图 53.2 A. 影像增强器从损伤肢体的对侧引入,此时可以看到锁骨中段。B. 术前前后位图像。C. 固定后前后位图像

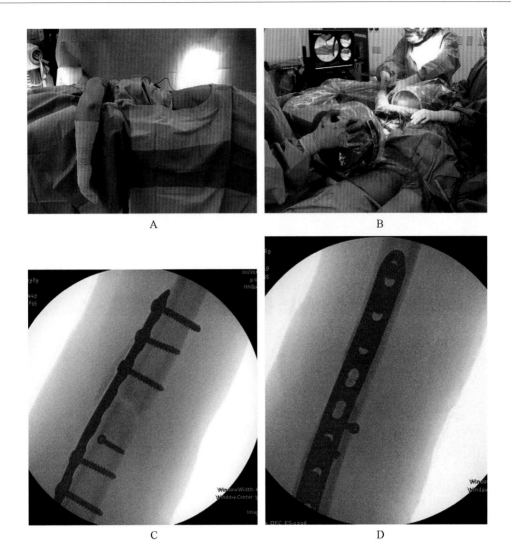

图 53.3　A. 患者侧位于豆袋内,手臂悬吊在 X 线可穿透的臂柱上。B. 影像增强器是从同侧引入的。C、D.
内固定术后,术中影像显示骨折部位的前后位和侧位图像。定位也可以用于肘部的骨折

- 在需要的时候移入影像增强器以获得所需的正位像和侧位像,以避免妨碍术者进入手术区域。

二、下肢

(一)骨盆(前入路和经皮骶髂骨固定)

- 患者仰卧位在可穿透 X 线的手术台上。
- 垫块置于患者背部下方,以增加腰椎前凸并利于骶骨成像。

- 如果要放置骶髂螺钉,臀部后外侧的广泛消毒准备是至关重要的。
- 影像增强器是从受伤的半骨盆的对侧移入,并向尾端或头端倾斜,以获得所需的入口位或出口位像。
  - 验证标准的入口位像,图像上的上部骶椎体应该呈同心圆状。
  - 验证理想的出口位像,耻骨联合的上半部应叠加在 S2 椎体上。
- 无论需要前路或后路固定,影像增强器的

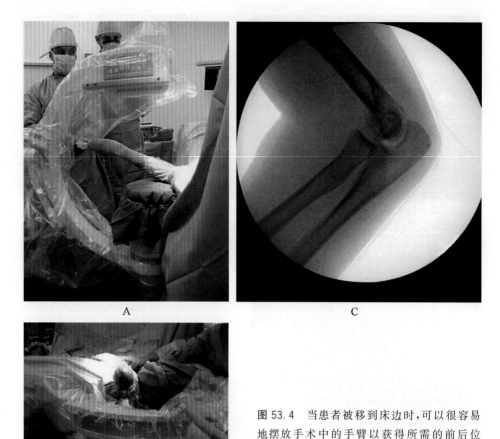

图 53.4　当患者被移到床边时,可以很容易地摆放手术中的手臂以获得所需的前后位(A)和受伤肢体的侧位像(B)。C. 术中获得的肘关节侧位片

摆放都是一样的。

- 在这个位置上,通过旋转影像增强器至 X 线可穿透手术台下方,直到确定所需的放射学标志(即髂骨皮质密度),可以很容易地获得骶骨侧位像。

(二)髋臼

后路(Kocher-Langenbeck 入路)

- 患者俯卧在骨折手术台上或侧卧在透视床上。
- 臀部伸展,膝关节屈曲 80°~90°。
- 垫好足部和腓骨柱,以减少皮肤或神经损伤的风险。
- 将影像增强器从患者的对侧引入,以获得所需要前后位和 Judet 位像。

前路(髂腹股沟入路或 Stoppa 入路)

- 患者仰卧在可透 X 线的手术台上。
- 髋关节应稍微弯曲,以放松髂腰肌和股神经。
- 位于手术区域的整个患肢消毒铺巾,以便能够行人工牵引,如果术中认为有必要,也可以进行侧方牵引。
- 将影像增强器从对侧进入手术区域,尽可能减少对手术野影响的同时,获得必要的放射学影像(图 53.6)。

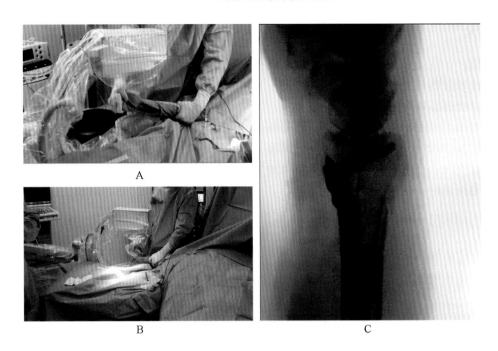

图 53.5　当患者的肢体位于 X 线可穿透手外科台中心时,影像增强器可以根据需要轻松地进入手术区域。移动患肢前臂以提供侧位像(A)和前后位像(B)。C. 侧位 X 线片显示骨折复位,且内固定物位置满意

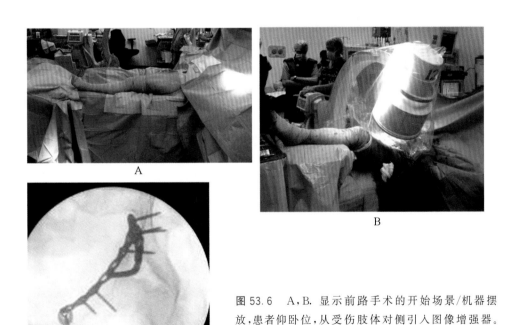

图 53.6　A,B. 显示前路手术的开始场景/机器摆放,患者仰卧位,从受伤肢体对侧引入图像增强器。C. X 射线束可以相应地倾斜以获得所需的 Judet 位像。如果需要,也可以通过这种定位获得入口位/出口位像

经皮手术

- 患者仰卧在可透X线的手术台上。
- 将影像增强器从对侧引入,根据需要进行操作以获得必要的影像。
- 只需对X线束进行微调,就很容易获得所需的影像(即闭孔斜位、髂入口斜位、闭孔入口斜位),从而确定骨折的复位和正确的内固定物位置。

(三)髋部骨折

- 患者仰卧在标准骨折手术台上,将患肢固定在经过充分填充和牢固固定的靴子中。
- 一个充分垫好的会阴柱被用来进一步把患者固定在手术台上。
- 然后可以将对侧腿交叉并固定在骨折手术台的金属柱上。另一种技术是将未受伤的腿放在一个垫好的腿定位器上。
- 将手术台(患者躯干)向对侧倾斜,以优化手术视野。
- 将同侧手臂横过患者胸部,并将其固定在手术台的对侧。
- 影像增强器从对侧引入,以获得必要的影像,避免阻塞手术野(图53.7)。

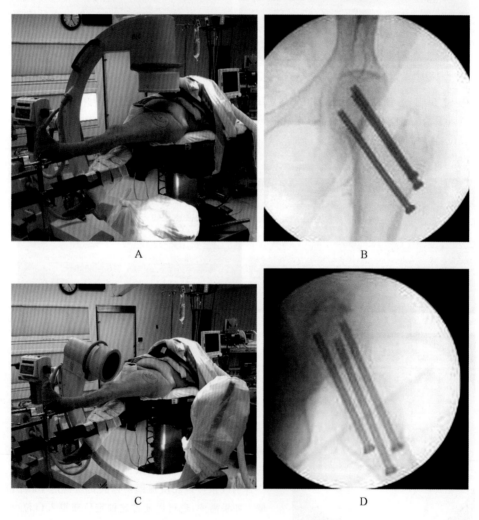

A B

C D

图53.7 A,C. 患者的对侧腿绑在骨折手术台的金属底座上,从患肢的对侧引入影像增强器。B,D. 用这种体位所显示的术中前后位和侧位图像

● 成像光束可以倾斜一定的角度,以优化 X 线。影像增强器可以滑动到手术台下面以获得所需的穿过手术台的侧位图像。

(四)股骨干骨折

● 患者仰卧位在可透 X 线的手术台上。也可以使用一个骨折手术台。

● 如果使用骨折手术台,对侧腿应牢固地固定在手术台的金属柱上,或放置在垫好的腿固定器中,以便对患肢进行无障碍成像。(图 53.8)。

● 如果采用仰卧位,整个肢体都应该包含在手术区域中消毒铺巾,这样助手就可以很容易地进行徒手牵引。

● 影像增强器从对侧引入,可以很容易地反复进行患侧股骨的前后位和侧位摄像。

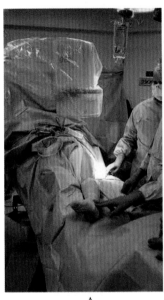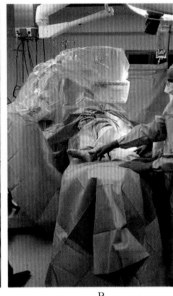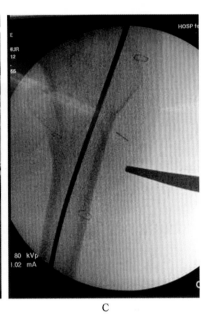

图 53.8　A. 患者仰卧时,影像增强器垂直向下并从患肢对侧引入。B. 如果有必要的话,增强器可以很容易地向远、近侧滑动,以便观察整个股骨。C. 插入了扩髓导丝的前后位图像

(五)膝关节周围骨折(股骨远端骨折、胫骨平台骨折、髌骨骨折)

● 患者仰卧位,平躺在可透 X 线的手术台上。

● 如果需要患侧肢体的向内旋转,则在同侧髋部下方放置一个垫子。

● 影像增强器从患肢对侧引入,将很容易获得前后位及侧位图像(图 53.9)。

● 可以使用无菌垫子将患侧肢体抬高,使其离开未损伤肢体平面,以获得侧位图像。

(六)胫骨干骨折

● 患者仰卧在可透 X 线的治疗台上。

● 与处理膝部骨折时相比,影像增强器可以更远距离地移动,如果采用髌骨下入路行胫骨髓内钉固定,则为膝关节的充分屈曲留出空间(图 53.10)。

● 可以使用一个可透 X 线的三角形工具去帮助充分屈曲膝关节。

● 将影像增强器置于治疗台下方,获取侧位图像,以确定铰刀和髓内钉的安全通路。

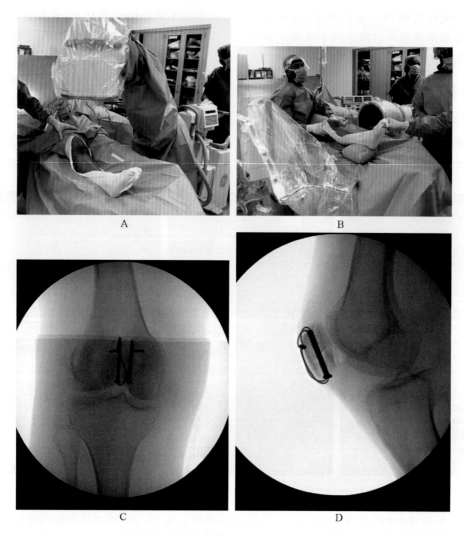

图 53.9 A,B. 患者仰卧位,在同侧髋关节下方放置一个垫块,以便使肢体内旋。影像增强器垂直向下并从患肢对侧引入,可以很容易地滑到 X 线可穿透治疗台下,获得所有需要的图像。C,D. 前后位和侧位图像显示内固定位置满意

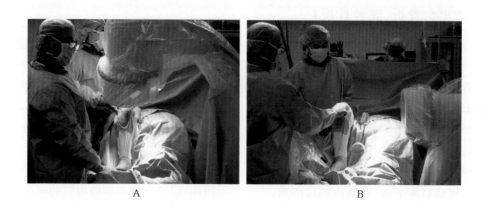

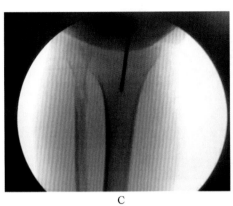

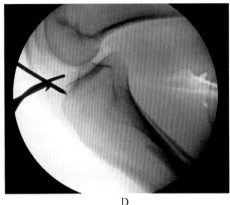

C　　　　　　　　　　　　　　D

图 53.10　**患者和影像增强器之间留有足够的空间,以允许膝关节充分屈曲。** A. 当膝关节充分屈曲时,X 射线束要倾斜,以便在前后位图像上获得髓内钉固定的入钉点。B. 影像增强器可以在手术台下面移动,从侧位确定髓内钉的入钉点。C,D. 展示用此摆放方法获得的前后位和侧位图像

- 如果放置阻挡钉时要得到最佳的位置,则可以通过这个步骤轻松获得。

(七)踝关节周围骨折(踝关节、Pilon、跟骨)

- 踝关节骨折固定可以选择仰卧位或俯卧位。患者的体位取决于骨折的类型及所选用的手术方式。
- 仰卧位
  - 如果患足/踝关节必须向内旋转,则需要在患肢同侧髋关节下放置垫子。
  - 影像增强器从患肢对侧引入,以获得必要的前后位、侧位、斜位视角,以及足部所需的任何视角(图 53.11)。
- 俯卧位
  - 再次放置垫子在患者的患侧肢体,抬高髋关节,使患侧肢体与未受伤肢体维持在不同平面。
  - 影像增强器从患肢对侧引入,以便对受伤的脚或脚踝进行简易、无障碍的成像。

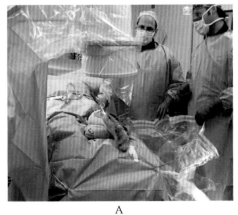

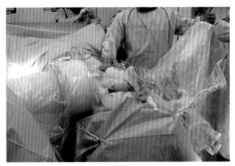

A　　　　　　　　　　　　　　B

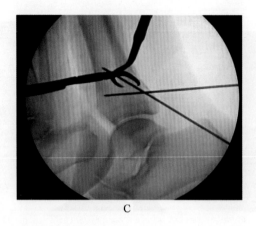

C

图 53.11　在患者俯卧的情况下,将受伤的肢体放在一个垫子上,使其脱离未受伤一侧肢体的平面。A. 这样可以直接投照踝关节和清晰显示后部的骨折块,影像增强器用于前后位和踝穴位像的位置。B. 用于踝关节 X 线侧位像的位置。C. 踝关节侧位 X 线图像